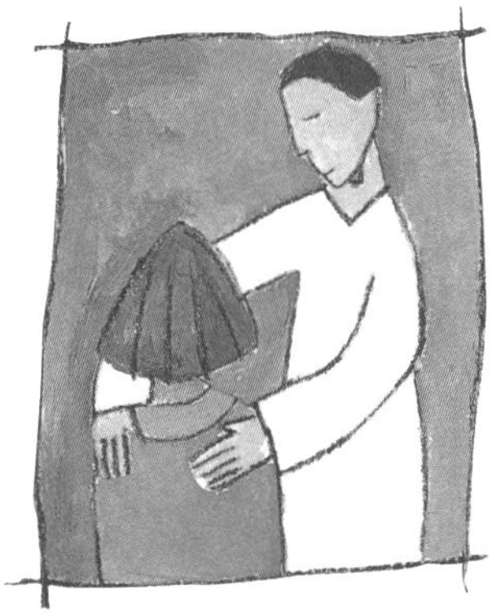

CHINESISCHE HEIL-KRÄUTER

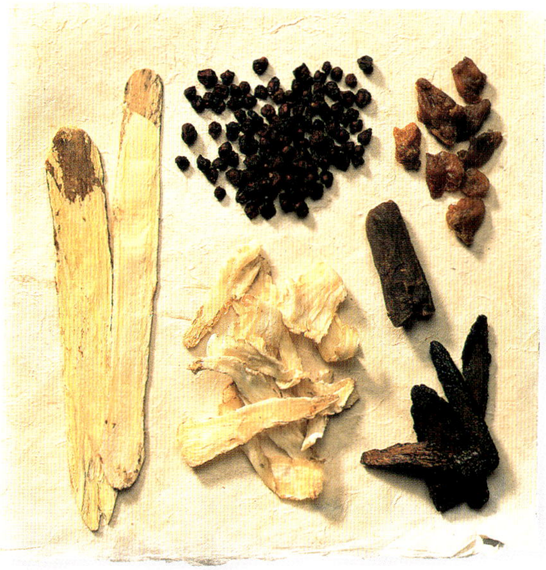

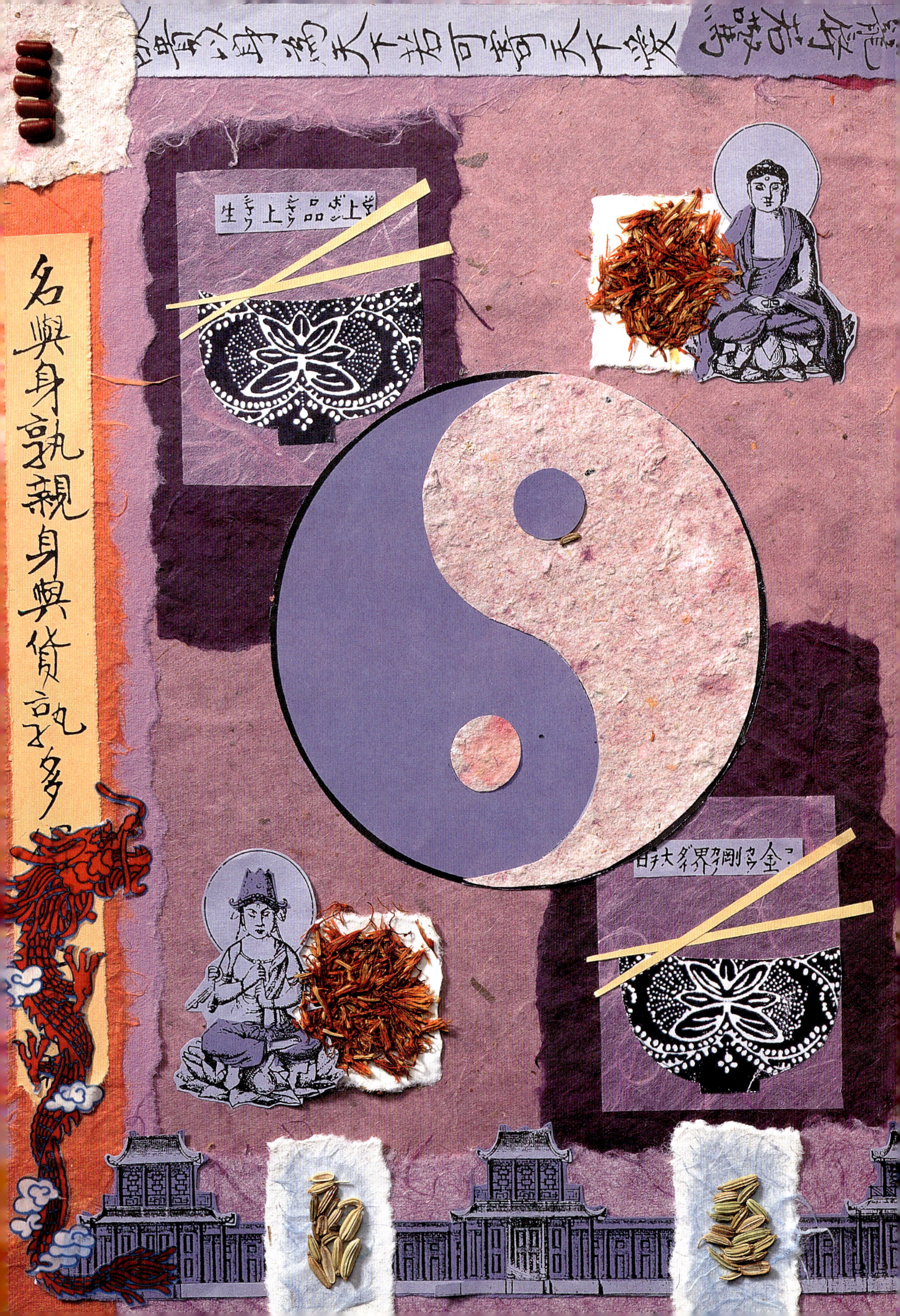
名與身孰親身與貨孰多

CHINESISCHE HEIL-KRÄUTER

STEFAN CHMELIK

evergreen

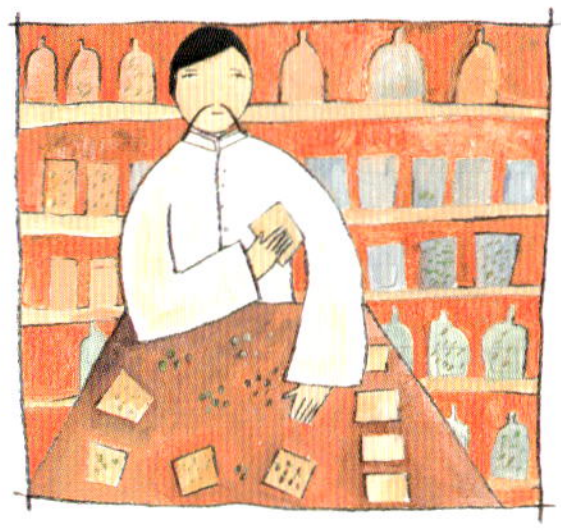

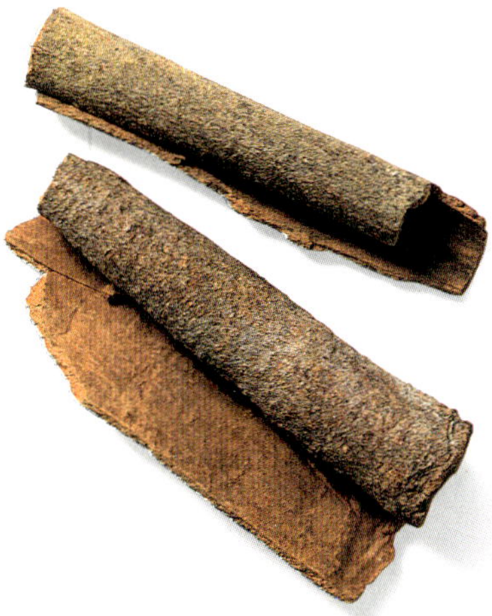

HINWEIS

Alle Angaben dieses Buches wurden sorgfältig geprüft. Dennoch kann keine Gewähr für ihre Richtigkeit übernommen werden. Für eventuelle Nachteile oder Schäden, die aus den im Buch gemachten praktischen Hinweisen resultieren, übernehmen weder Autor noch der Verlag eine Haftung.

EVERGREEN is an imprint of Benedikt Taschen Verlag GmbH

Hohenzollernring 53, D-50672 Köln

First published in 1999 by Newleaf,
an imprint of Gill & Macmillan Ltd.,
Goldenbridge, Dublin 8
Originaltitel: Chinese Herbal Secrets. The Key to total Health

Konzept, Design und Herstellung:
© The Ivy Press Limited
The Old Candlemakers, West Street,
Lewes, East Sussex BN7 2NZ

Übersetzung aus dem Englischen:
Martina Bauer für Print Company, Wien
Redaktion und Produktion der deutschen Ausgabe:
Print Company Verlagsgesellschaft mbH, Wien
Umschlagfoto: Guy Ryecart

Printed in China

ISBN 3-8228-0815-6

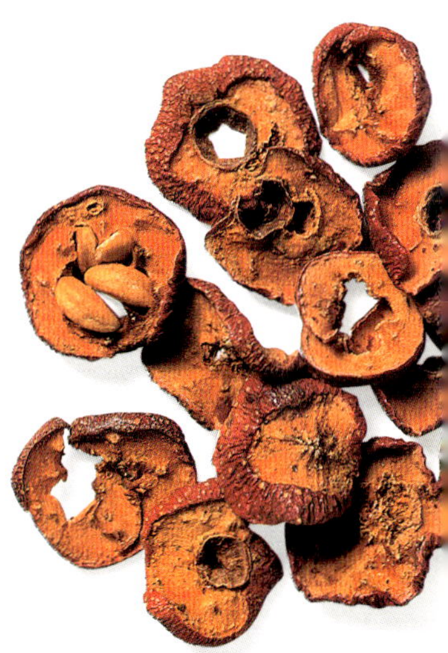

INHALT

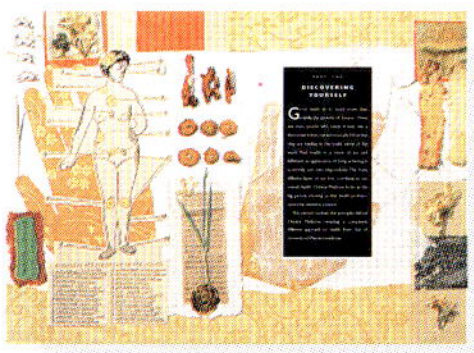

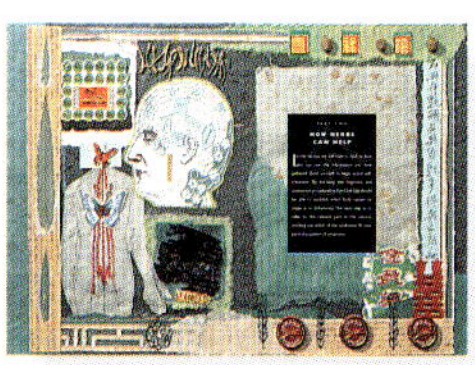

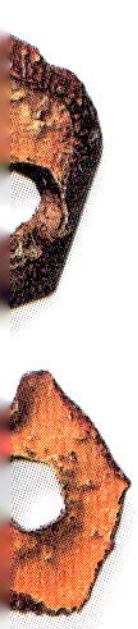

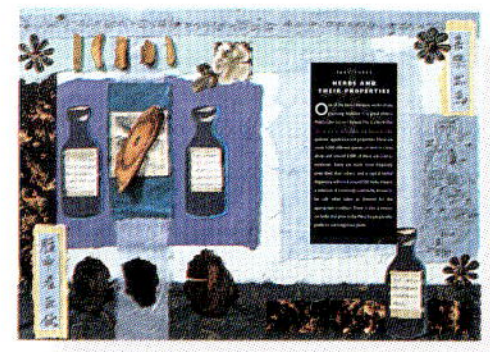

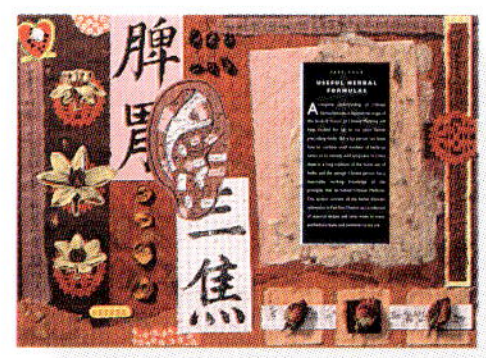

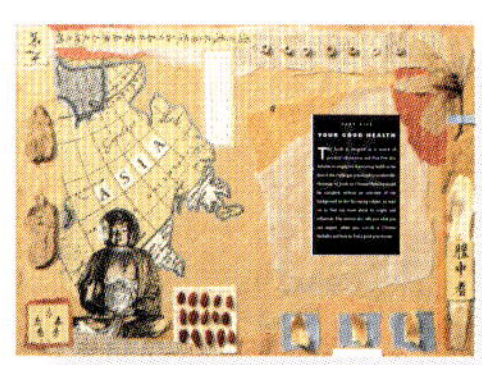

CHINESISCHE HEILKRÄUTER

EINLEITUNG

PATIENTEN, die mehr über mich wissen wollen, fragen häufig, wie ich zur chinesischen Medizin gekommen bin. Eine durchaus verständliche Neugier, da die chinesische Medizin für viele eine kulturspezifische Behandlungsform ist. Wer zum ersten Mal meine Praxis aufsucht, ist oft auch überrascht, daß ich kein Chinese bin (fremd klingende Namen können anscheinend Verwirrung stiften).

Das Studium dieser alten Heilkunde war für mich die natürliche Konsequenz eines Prozesses, der bereits in meiner Kindheit begann. Bei uns zu Hause waren alle Familienmitglieder Anhänger der Alternativmedizin, darüber hinaus interessierten sich meine Eltern für asiatische Philosophie. Als ich dann den entscheidenden Schritt wagte und mich für das Studium der chinesischen Medizin entschied, war es, als ob ich nach langem Suchen nach Hause gefunden hätte. Ich fand die Konzepte logischer, verständlicher und vernünftiger als jene der modernen Wissenschaft.

Ich habe die Erfahrung gemacht, daß es vielen Patienten ähnlich ergeht. Die chinesische Medizin zeigt auf nachvollziehbare Weise, daß den Symptomen, an denen die Menschen leiden, Muster zugrunde liegen. Dies ist für die meisten Patienten, die die Hintergründe ihrer Leiden auf diese Weise oft zum erstenmal verstehen können, eine große Ermutigung. Ich hoffe, Ihnen mit diesem Buch zu einem besseren Verständnis zu verhelfen. Es gibt eine feine Grenze zwischen dem legitimen Wunsch des Arztes, den Zugang zu potentiell schädlichen Behandlungsformen und Substanzen zu kontrollieren, und der Bewahrung von Geheimnissen, die nur dazu dient, den Berufsstand in ein Mysterium zu hüllen. Dies spiegelt sich auch in der Tatsache wider, daß es in China seit jeher eine Ärztehierarchie gibt, die vom »Barfußdoktor« bis zum Hofarzt reicht. Die meisten Chinesen und Asiaten haben medizinische Grundkenntnisse – ein Wissen, das bei uns im Westen zum Großteil verlorenging. Dieses Buch soll den Patienten etwas von diesem Wissen zurückgeben und gleichzeitig darüber aufklären, wann professionelle Hilfe unumgänglich ist.

Ich empfehle Ihnen, auch wenn Sie sich in erster Linie selbst behandeln möchten, den Kontakt zu einem chinesischen Arzt zu suchen. Durch regelmäßige Besuche lernt der Arzt Sie kennen, und Sie haben die Möglichkeit, Fragen zur Selbstbehandlung zu stellen. Darüber hinaus ist der Arzt die beste Bezugsquelle für die Heilkräuter, die Sie benötigen. Ein Arzt, der bei einem Berufsverband für chinesische Kräuterheilkunde eingetragen ist, weiß am besten, welche Lieferfirmen über eine optimale Qualitätskontrolle verfügen. Sie erhalten dort hochwertigere Arzneimittel als in unkontrollierten kleinen Läden, in denen Qualität und Herkunft der Präparate nicht überprüfbar sind.

Selbstbehandlung hat viele Gesichter. Die Zuflucht zur Medizin wird von chinesischen Ärzten eigentlich schon als Scheitern betrachtet. Gesundheit läßt sich durch eine harmonische Lebensweise erhalten. Neben den Informationen über Heilkräuter ist ein großer Teil dieses Buches daher den Themen Ernährung, Körperübungen und anderen Aspekten des Lebensstils gewidmet. Diese Bereiche kann jeder beeinflussen, die Ziele sind meist einfach zu erreichen, und die Methoden sind kostengünstig oder gar umsonst.

ZUM AUFBAU DIESES BUCHES

Die chinesische Philosophie und Medizin eröffnen eine völlig neue Weltsicht. Wenn diese Themen Neuland für Sie sind, empfehle ich, dieses Buch der Reihe nach von Anfang bis Ende zu lesen. Der Informationsteil ist logisch aufgebaut, so daß Fragen, die sich in einem Abschnitt stellen, im nächsten beantwortet werden. Ich möchte darauf hinweisen, daß es Zeit erfordert, die Ideen und Konzepte, die der chinesischen Medizin zugrunde liegen, zu verstehen. Eine einfache Lektüre wird für ein umfassendes Verständnis nicht ausreichen. Meiner Erfahrung nach ist ein wirkliches Verständnis nur durch intensives Studium zu erreichen. Nehmen Sie sich Zeit, und lesen Sie die Kapitel immer wieder.

KAPITEL EINS: SICH SELBST ENTDECKEN

In Kapitel Eins werden die grundlegenden Ideen und Begriffe der östlichen Medizin erläutert: Qi, Yin und Yang, die Fünf Elemente, die Jahreszeiten nach chinesischer Auffassung, die Acht Disharmoniemuster, die zwölf Organe und die Grundlagen der Selbstdiagnose.

KAPITEL ZWEI: WIE HEILKRÄUTER HELFEN

In Kapitel Zwei werden die Probleme behandelt, die in den verschiedenen Organen und Funktionskreisen auftreten können, und eine Reihe von Kräuterpräparaten für Ihre Erste-Hilfe-Apotheke zu Hause vorgestellt.

KAPITEL DREI: HEILKRÄUTER UND IHRE EIGENSCHAFTEN

In Kapitel Drei werden die einzelnen Heilkräuter im Detail erläutert, wobei die Pflanzen nach ihrer Wirkung in Kategorien eingeteilt sind. Außerdem finden Sie Beiträge über Tee und Ginseng.

KAPITEL VIER: NÜTZLICHE KRÄUTERREZEPTUREN

Dieses Kapitel informiert über die Zusammenstellung von Kräutermischungen für verschiedene Beschwerden. Darüber hinaus werden Rezepte für jede Jahreszeit und Anleitungen für die Herstellung von Medizinalweinen sowie Cremes und Salben vorgestellt.

KAPITEL FÜNF: IHRER GESUNDHEIT ZULIEBE

Gesundheit und ein langes Leben haben in China seit jeher einen hohen Stellenwert. Kapitel Fünf gibt Aufschluß darüber, wie dieses traditionelle Gedankengut auch in der modernen Welt zu verwirklichen ist. Ein Abschnitt ist dem Zusammenhang von Krankheiten und Umweltverschmutzung sowie der Vermeidung von Schadstoffquellen gewidmet. Des weiteren finden Sie Beiträge über Feng Shui und gesunde Ernährung sowie Richtlinien, wann man einen Arzt aufsuchen sollte.

STEFAN CHMELIK

LONDON, NOVEMBER 1998

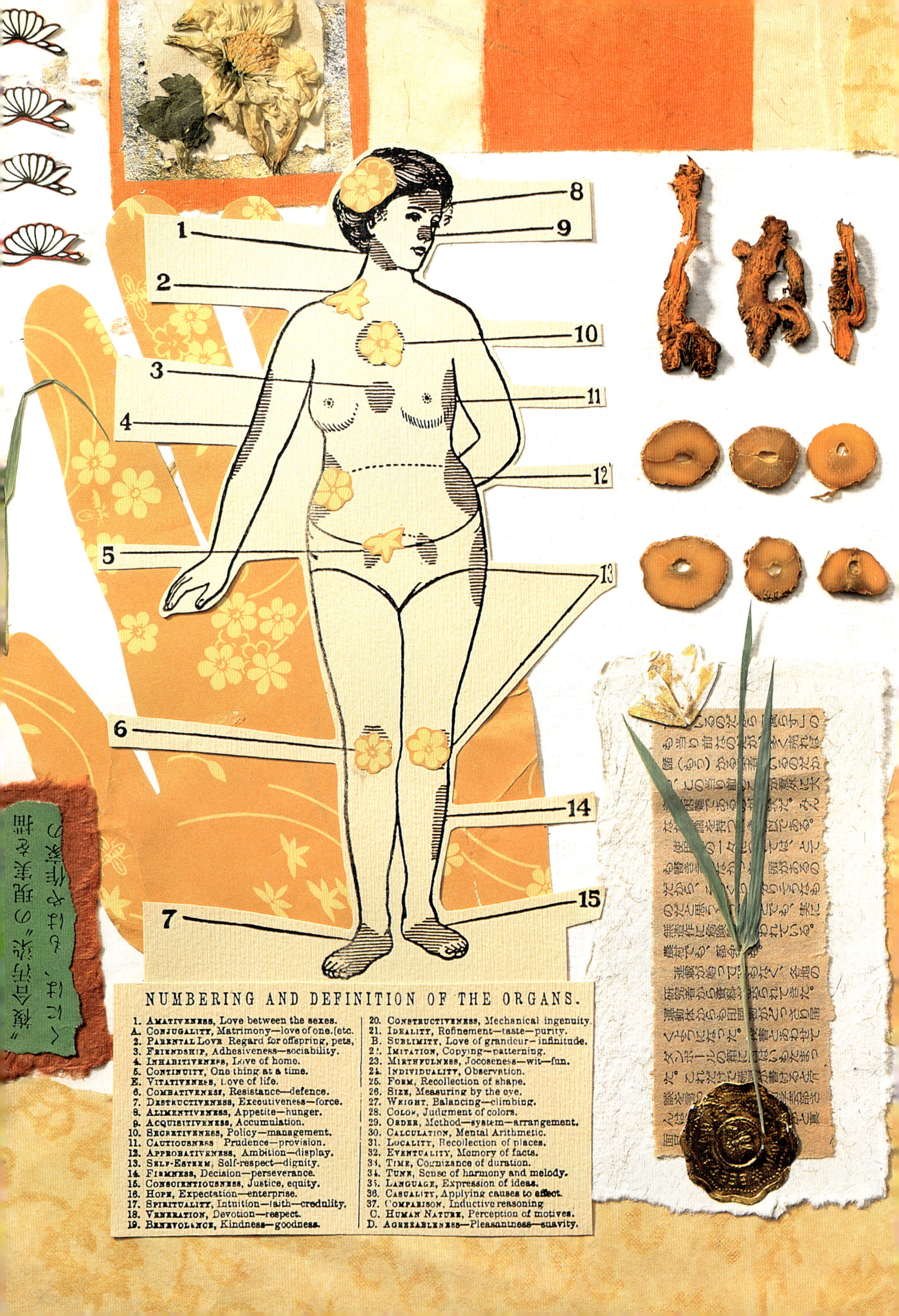
NUMBERING AND DEFINITION OF THE ORGANS.
1. Amativeness, Love between the sexes.
A. Conjugality, Matrimony—love of one. [etc.
2. Parental Love Regard for offspring, pets,
3. Friendship, Adhesiveness—sociability.
4. Inhabitiveness, Love of home.
5. Continuity, One thing at a time.
E. Vitativeness, Love of life.
6. Combativeness, Resistance—defence.
7. Destructiveness, Executiveness—force.
8. Alimentiveness, Appetite—hunger.
9. Acquisitiveness, Accumulation.
10. Secretiveness, Policy—management.
11. Cautiousness Prudence—provision.
12. Approbativeness, Ambition—display.
13. Self-Esteem, Self-respect—dignity.
14. Firmness, Decision—perseverance.
15. Conscientiousness, Justice, equity.
16. Hope, Expectation—enterprise.
17. Spirituality, Intuition—faith—credulity.
18. Veneration, Devotion—respect.
19. Benevolence, Kindness—goodness.
20. Constructiveness, Mechanical ingenuity.
21. Ideality, Refinement—taste—purity.
B. Sublimity, Love of grandeur—infinitude.
22. Imitation, Copying—patterning.
23. Mirthfulness, Jocoseness—wit—fun.
24. Individuality, Observation.
25. Form, Recollection of shape.
26. Size, Measuring by the eye.
27. Weight, Balancing—climbing.
28. Color, Judgment of colors.
29. Order, Method—system—arrangement.
30. Calculation, Mental Arithmetic.
31. Locality, Recollection of places.
32. Eventuality, Memory of facts.
33. Time, Cognizance of duration.
34. Tune, Sense of harmony and melody.
35. Language, Expression of ideas.
36. Casuality, Applying causes to effect.
37. Comparison, Inductive reasoning
C. Human Nature, Perception of motives.
D. Agreeableness—Pleasantness—suavity.

KAPITEL EINS

SICH SELBST ENTDECKEN

Gesundheit ist mehr als die Abwesenheit von Krankheit. Viele Menschen suchen selten – ja fast nie – einen Arzt auf, was aber nicht unbedingt heißt, daß sie wirklich gesund sind. Wahre Gesundheit umfaßt Freude, Erfüllung und Lebensbejahung. Diesen Zustand zu erreichen, liegt allein in unserer Hand, denn alle Aspekte haben Einfluß auf unsere Gesundheit. Die chinesische Medizin betrachtet das Gesamtbild des Menschen und nicht isolierte gesundheitliche Probleme.

In diesem Kapitel werden die Prinzipien der chinesischen Medizin skizziert, die eine völlig andere Auffassung von Gesundheit vertritt als die konventionelle westliche Medizin.

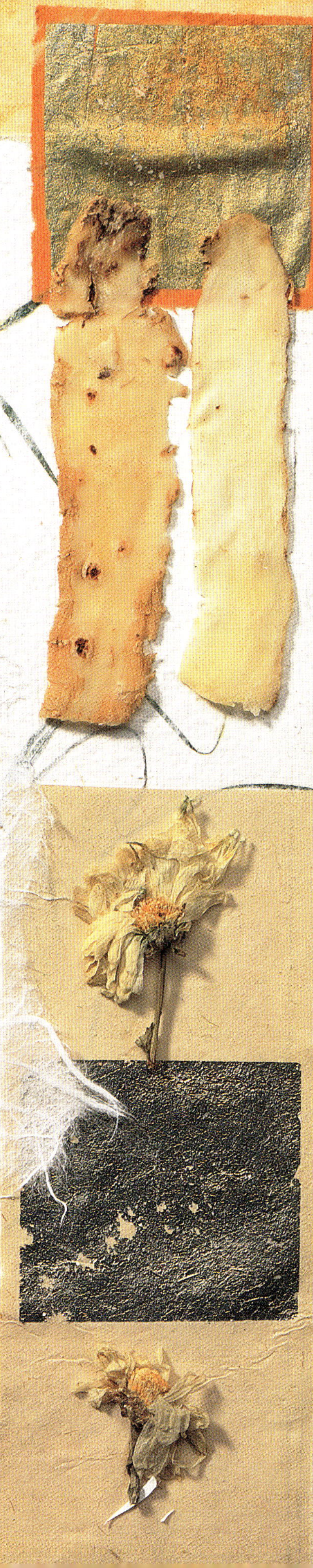

CHINESISCHE HEILKRÄUTER

ZUM VERSTÄNDNIS DER CHINESISCHEN MEDIZIN

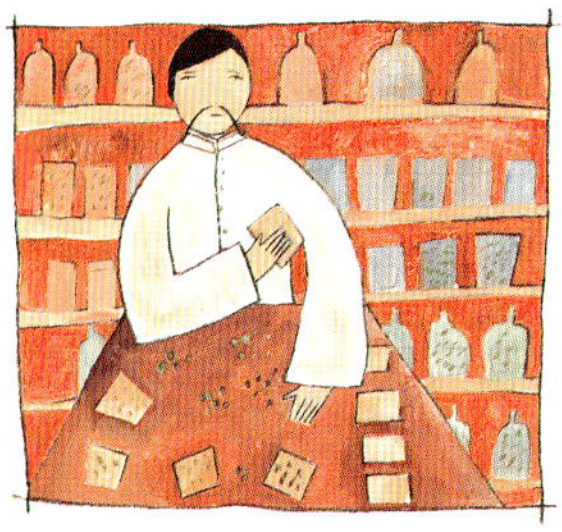

OBEN: **Die traditionelle chinesische Medizin verwendet Tausende von Kräutern.**

Die chinesische Medizin ist beinahe 5 000 Jahre alt und geht auf legendäre Gestalten wie Shen Nong (»der göttliche Landmann«) und Huang Di (»der gelbe Kaiser«) zurück. Die grundlegenden Prinzipien wurden zu einer Zeit festgelegt, als die Menschen mit der Natur und den Jahreszeiten noch in Einklang lebten. Damals machte man sowohl den Energiefluß als auch die unmittelbare Beziehung zu den elementaren Kräften und den Einfluß von Hitze und Kälte für das Wohlbefinden verantwortlich.

Die grundlegenden Prinzipien

YIN UND YANG

In Yin und Yang spiegelt sich die Sichtweise der alten Chinesen von den Gesetzen des Universums wider. Dieses Konzept läßt sich auf die gesamte Wirklichkeit, auch auf die Funktionsweise des menschlichen Körpers übertragen. Es geht davon aus, daß alles auf Polen komplementärer Energie beruht, zwischen denen ein fließender Übergang herrscht. Wasser kann siedend heiß oder eiskalt sein, doch zwischen diesen Extremen gibt es eine Reihe von Temperaturabstufungen. Wichtig ist, daß Yin und Yang relativ sind: Ein Ding ist nur Yin oder Yang im Vergleich zu einem anderem.

DIE FÜNF ELEMENTE

Die Fünf Elemente – Feuer, Erde, Metall, Holz und Wasser – stellen einen weiteren Aspekt zur Beschreibung der Energieströme der Natur und des Körpers dar. Jedes Element kontrolliert bestimmte Organe und Körperfunktionen und ist beispielsweise mit einem Geschmack, einer Farbe, einer Jahreszeit oder einer Richtung verbunden.

Die Fünf Elemente sind durch einen genau festgelegten Kreislauf miteinander verbunden: Wasser läßt im Frühling die Pflanzen wachsen und sorgt so für Holz, das vom Feuer des Sommers zerstört und zu Asche und Erde wird. Die Erde birgt die Erze, die zu Metall werden, das durch Abkühlung und Kondensierung wiederum Wasser erzeugt.

DIE ZWÖLF ORGANE

Jedes Organ hat eine Reihe von Funktionen zu erfüllen, kontrolliert bestimmte Körperbereiche und den dazugehörigen Meridian (Leitbahn). Entlang der Meridiane befinden sich die Akupunkturpunkte. Diese »Organe« sind nicht mit jenen der westlichen Anatomie zu verwechseln. Die sogenannten festen oder »Zang-Organe« sind Leber, Herz, Milz, Lunge und Nieren. Die hohlen oder »Fu-Organe« umfassen Gallenblase, Dünndarm, Magen, Dickdarm und Blase. Darüber hinaus gibt es zwei weitere Organe, das Perikard, den Herzbeutel (eine Art Schutzschild des Herzens), und den Dreifachen Erwärmer oder San Jiao, der die Verteilung von Wärme und Wasser reguliert.

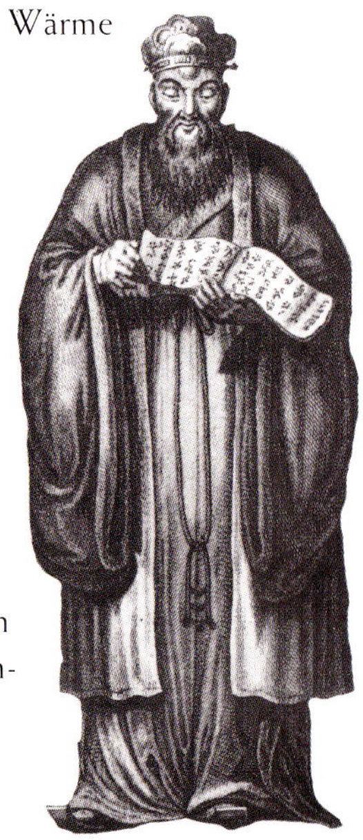

DAS QI

Qi bedeutet Energie oder Lebenskraft. Es bezeichnet das Energiepotential aller Lebewesen. Die Stärke des Qi bestimmt unsere Vitalität und beeinflußt alle körperlichen Prozesse: Das Qi bewegt das Blut, das Blut versorgt die Organe, diese produzieren Qi. Wir alle haben verschiedene Typen von Qi, deren Stärkung der wichtigste Beitrag zur Gesundheit ist.

SIEHE AUCH: Yin und Yang, *Seite 20–21*; Die Fünf Elemente, *Seite 22–29*; Die zwölf Organe, *Seite 38–41*

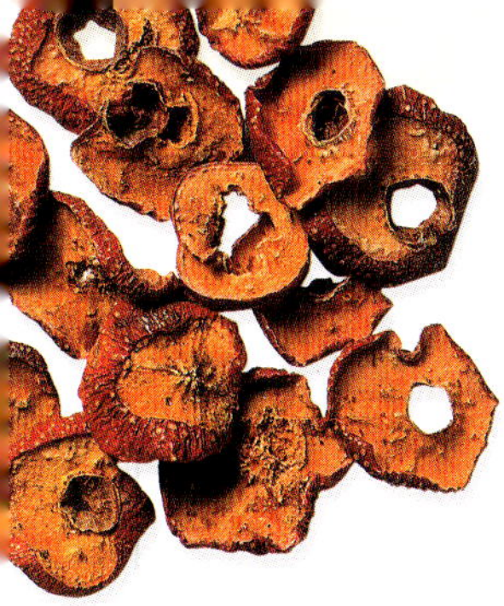

SHAN ZHA

OBEN: **Shan Zha senkt den Blutdruck und fördert die Verdauung.**

DAS BLUT UND DIE DREI SCHÄTZE

Das Blut steuert alle befeuchtenden, nährenden und kühlenden Prozesse des Körpers. Zusammen mit dem Qi hat es erheblichen Einfluß auf unsere Gesundheit und unser Wohlbefinden. Es nährt die Organe, insbesondere das Gehirn, das Herz und die Leber.

Das Jing, oder die »Essenz«, steht in engem Zusammenhang mit dem vererbten Qi (*siehe Seite 19*), der Fortpflanzungsenergie und den Nieren. Die Stärke des Jing, jener Energie, mit der wir geboren werden, bestimmt ebenso wie das Qi unsere Konstitution. Die Körperflüssigkeiten (Jin Ye) haben – wie das Blut – die Aufgabe, den Körper mit Flüssigkeit zu versorgen und zu nähren. Sie zirkulieren vom Magen ausgehend durch alle Organe. Eine Unausgewogenheit der Körperflüssigkeiten verursacht Feuchtigkeit und Schleimbildung. Shen (der Geist) wohnt im Herzen. Störungen führen zu Schlaflosigkeit, Verwirrung und Angst. Jing, Qi und Shen sind die Drei Schätze.

DIE ACHT GRUNDMUSTER

Die Acht Grundmuster, auch die Acht Disharmonien genannt, bauen auf dem Prinzip von Yin und Yang auf und ermöglichen dem Arzt eine genauere Diagnose. Sie bestehen aus den vier Gegensatz-Paaren: Yin – Yang, Hitze – Kälte, Fülle – Leere und Innen – Außen. Symptome werden als Übermaß, Mangel, Hitze oder Kälte, Innen (innere Ursachen) oder Außen (äußere Ursachen) definiert. Symptome oder Krankheiten können auch mehrere dieser Eigenschaften aufweisen.

SCHÄDLICHE EINFLÜSSE

Krankheiten haben äußerliche Ursachen (die Sechs Übel: Wind, Kälte, Feuer, Sommerhitze, Trockenheit und Feuchtigkeit) oder entstehen aufgrund einer innerlichen Disharmonie der Organe und der damit verbundenen Emotionen. Eine der Hauptursachen von Disharmonie ist Feuchtigkeit: Flüssigkeiten, die vom Körper nicht richtig verarbeitet werden, gerinnen und stagnieren. Feuchtigkeit hat die Tendenz, sich mit Hitze zu verbinden, wodurch Entzündungen entstehen. Der sogenannte Schleim ist nach chinesischer Vorstellung die Zuspitzung eines durch Feuchtigkeit verursachten Problems.

LINKS: **Konfuzius (551–479 v. Chr.) erörterte in seinen Schriften die Bedeutung der Fünf Elemente.**

ZUM VERSTÄNDNIS DER MERIDIANE

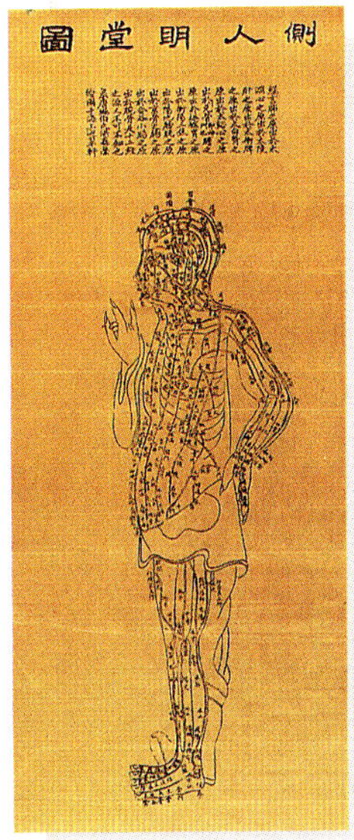

OBEN: **Die Meridiane stehen mit bestimmten Organen in Verbindung.**

Die chinesische Medizin beschreibt ein komplexes System von Meridianen oder Leitbahnen, imaginären Linien, die verschiedene Punkte an der Körperoberfläche verbinden. Das Meridiansystem verteilt Qi, Blut und Körperflüssigkeiten im Körper. Jeder Meridian weist die gleichen therapeutischen und diagnostischen Verbindungen wie das zugehörige Körperorgan auf. Es werden zwei Arten von Meridianen unterschieden: die Hauptmeridiane (meist Jing Mai genannt) und die kleinen Abzweigungen der Hauptleitbahnen, die sogenannten Nebenmeridiane oder Luo Mai.

Es gibt vierzehn Hauptmeridiane: einen für jedes Organ sowie zwei Sonderleitbahnen, das Lenkergefäß (Du Mai) und das Dienergefäß (Ren Mai), die mithelfen, den Qi- und den Blutfluß zu steuern. Von jedem Hauptmeridian zweigen eine Reihe von Nebenmeridianen ab.

Die Meridiane werden nach den mit ihnen verbundenen Organen (z. B. Lungen-Meridian) oder nach ihrer Funktion (z. B. Dienergefäß) benannt. Die Akupunkturpunkte befinden sich in unterschiedlichen Abständen entlang dieser Leitbahnen. Der Herz-Meridian hat beispielsweise nur neun Punkte, während der Harnblasen-Meridian 67 Punkte aufweist.

Das Qi fließt durch die Haupt- und Nebenmeridiane. Mit Hilfe der Akupunktur wird der Qi-Fluß an den einzelnen Punkten stimuliert und reguliert.

CHINESISCHE HEILKRÄUTER

ZUM AUFBAU DIESES BUCHES

Chinesische Heilkräuter *ist in fünf Kapitel gegliedert, um Ihnen das Verständnis chinesischer Medizin zu erleichtern. Das Buch beginnt mit einer Einführung in die wichtigsten Ideen und Theorien dieser Heilkunde und behandelt anschließend Symptome, Behandlungsformen und die Eigenschaften der Heilkräuter im Detail.*

Lernen in fünf Schritten

Kapitel Eins erläutert die Grundideen der chinesischen Medizin. In Kapitel Zwei werden Krankheiten und deren Symptome und Behandlungsformen erörtert. Kapitel Drei informiert im Detail über chinesische und westliche Heilkräuter. In Kapitel Vier werden Kräutermischungen und Entscheidungshilfen für eine Therapie vorgestellt. Kapitel Fünf bietet detailliertere Informationen über vorbeugende Maßnahmen und präsentiert einen Überblick über die Geschichte der chinesischen Medizin.

HINTERGRUNDINFORMATIONEN IN VERSTÄNDLICHER SPRACHE

FALLSTUDIEN ZEIGEN, WIE MAN SEIN WISSEN IN DIE PRAXIS UMSETZT.

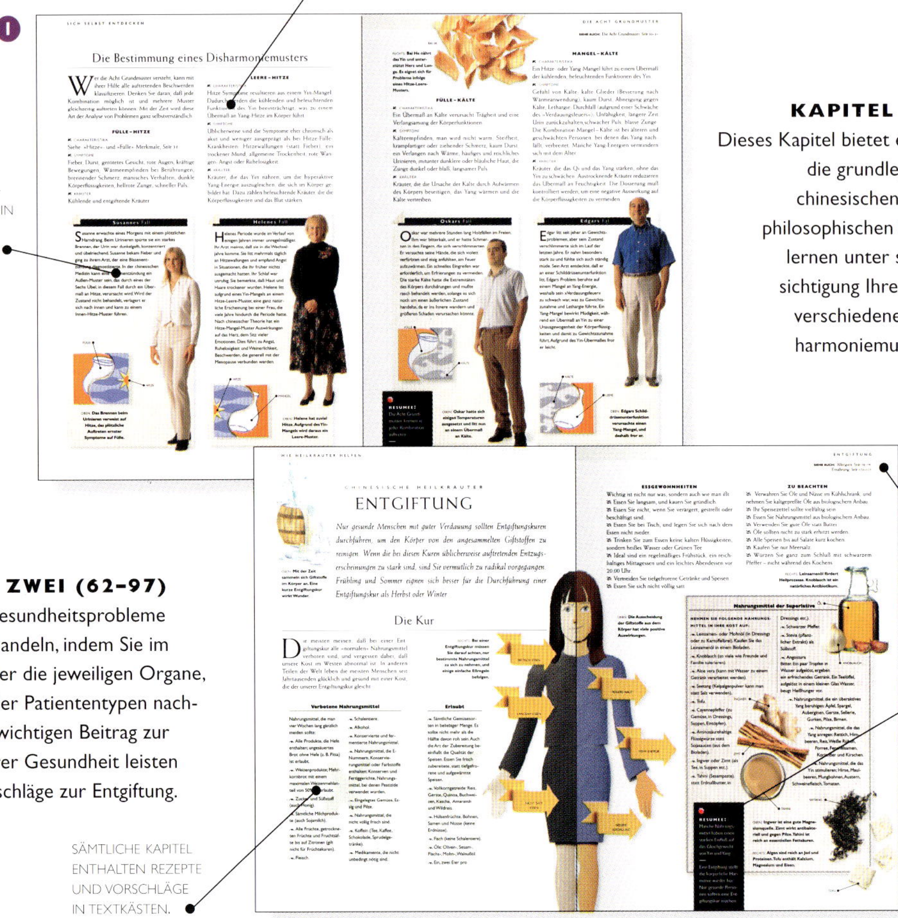

KAPITEL EINS (8–61)
Dieses Kapitel bietet eine Einführung in die grundlegenden Ideen der chinesischen Medizin und ihre philosophischen Hintergründe. Sie lernen unter spezieller Berücksichtigung Ihres Körpertyps und verschiedener Symptome Disharmoniemuster zu erkennen.

KAPITEL ZWEI (62–97)
Sie lernen, Gesundheitsprobleme selbst zu behandeln, indem Sie im Abschnitt über die jeweiligen Organe, Probleme oder Patiententypen nachlesen. Einen wichtigen Beitrag zur Erhaltung Ihrer Gesundheit leisten auch die Vorschläge zur Entgiftung.

QUERVERWEISE ZEIGEN, WO SIE WEITERE INFORMATIONEN ZUM THEMA FINDEN.

DIE RESÜMEES LIEFERN AUF EINEN BLICK DIE WICHTIGSTEN INFORMATIONEN.

SÄMTLICHE KAPITEL ENTHALTEN REZEPTE UND VORSCHLÄGE IN TEXTKÄSTEN.

3

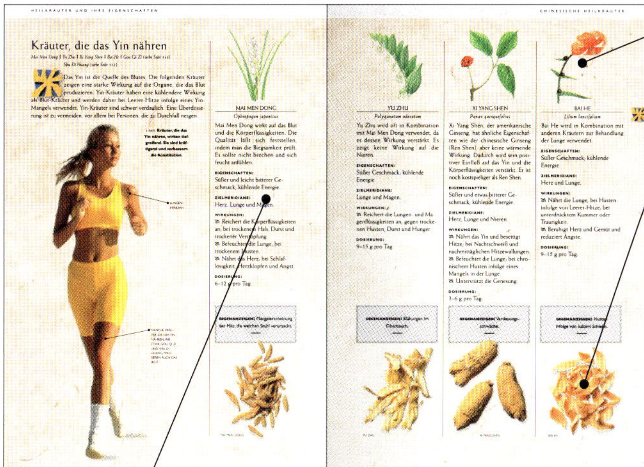

JEDER BEITRAG ENTHÄLT BOTANISCHE ILLUSTRATIONEN: EINE ZEICHNUNG DES BLÜHENDEN HEILKRAUTS UND EINE FOTOGRAFIE DES GETROCKNETEN KRÄUTER-PRÄPARATS.

ZU JEDEM HEILKRAUT SIND EIGENSCHAFTEN, WIRKUNG UND DOSIERUNG ANGEGEBEN.

KAPITEL DREI (98–145)

beinhaltet ein Verzeichnis der nützlichsten Heilkräuter, in dem Eigenschaften und Indikationen sowie die empfohlene Dosierung angegeben werden. Die Kräuter wurden nach ihrer wichtigsten Heilwirkung gruppiert (zum Beispiel Kräuter, die das Yin nähren).

4

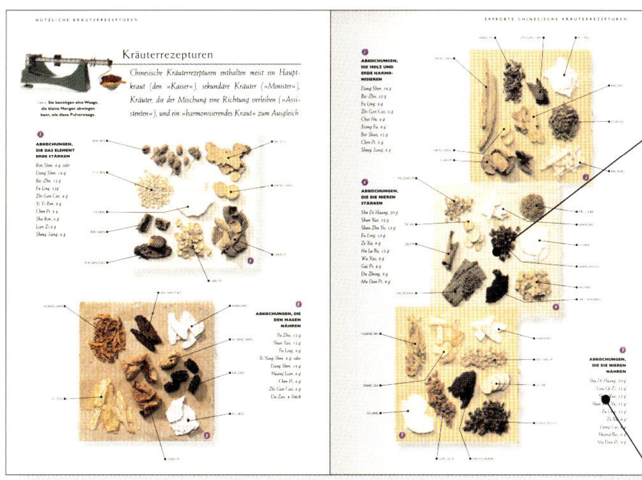

DIE FOTOS ZEIGEN SÄMTLICHE REZEPTZUTATEN IN IHREN MENGENVERHÄLTNISSEN.

AUCH DIE TRADITIONELLE KRÄUTERREZEPTUR WIRD ANGEFÜHRT.

KAPITEL VIER (146–165)

Dieses Kapitel enthält detaillierte Anweisungen für die Zubereitung der diversen Kräuterrezepturen, einige köstliche Rezepte, die das Gleichgewicht der Fünf Elemente wiederherstellen, und andere Verwendungsmöglichkeiten von Heilkräutern, wie etwa tonisierende Weine und externe Anwendungen.

5

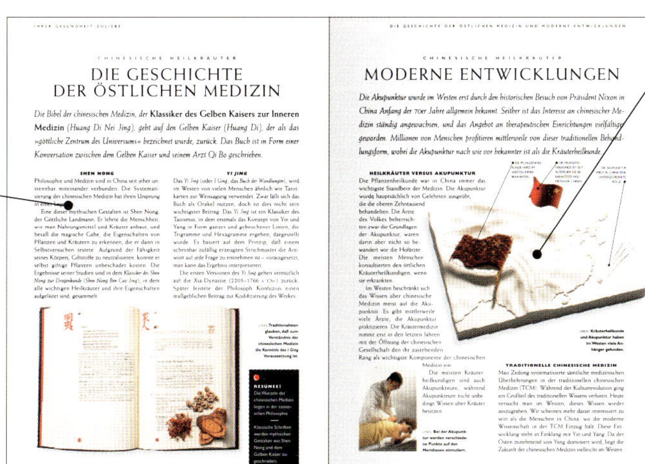

DER AUSFÜHRLICHE TEXT BIETET NÜTZLICHE HINTERGRUNDINFORMATIONEN.

DREIDIMENSIONALE ILLUSTRATIONEN ERLEICHTERN DAS VERSTÄNDNIS.

KAPITEL FÜNF (166–175)

Hier finden Sie eine kurze Geschichte der chinesischen Medizin, Informationen über Feng Shui sowie Strategien zur Erleichterung Ihres Alltags, wie etwa Körperübungen und Ernährungsregeln.

CHINESISCHE HEILKRÄUTER

EINE GANZHEITLICHE SICHTWEISE

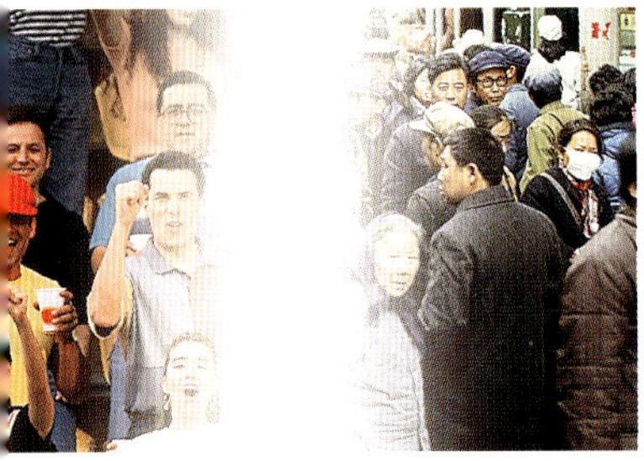

OBEN: **Trotz der Unterschiede zwischen West und Ost können wir von der chinesischen Medizin viel lernen.**

Die »ganzheitliche« oder »holistische Medizin« ist heute in aller Munde. Der Begriff leitet sich von dem Wort »holistisch« – »das Ganze betreffend« – ab. Eine ganzheitliche Sichtweise bedeutet, daß man alle Aspekte einer Sache gleichzeitig berücksichtigt. Daraus folgt, daß physische, emotionale und spirituelle Dimensionen gleich wichtig sind und eine Unausgewogenheit in jedem dieser Bereiche Krankheiten auslösen kann.

Ganzheitliche versus allopathische Medizin

Die ganzheitliche Medizin berücksichtigt Geist und Körper, Ernährung, Bewegung, Lebensstil, Beziehungen, Arbeit, Freizeit, Erfolge und Mißerfolge. Ob man Schmerzen im Bein oder Kopfschmerzen hat, nichts wird isoliert betrachtet. Die chinesische Medizin beruht auf diesem Prinzip der Ganzheitlichkeit.

Die allopathische Medizin (die herkömmliche Heilmethode der Schulmedizin) setzt hingegen bei den Symptomen an. Sie bekämpft Krankheit mit entgegengesetzt wirkenden Mitteln: Fieber wird beispielsweise mit temperatursenkenden Medikamenten und ein schmerzender Rücken mit Schmerzmitteln behandelt.

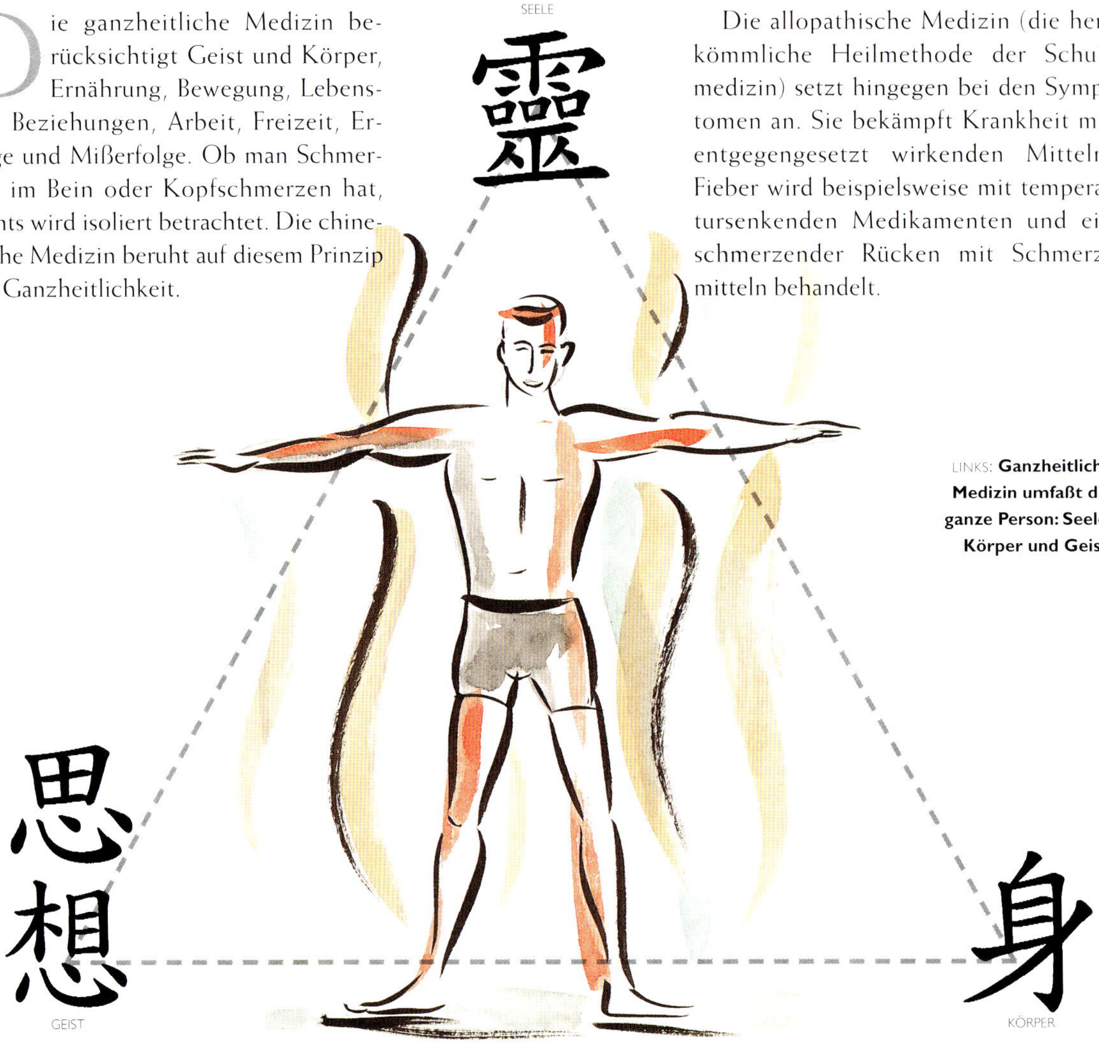

LINKS: **Ganzheitliche Medizin umfaßt die ganze Person: Seele, Körper und Geist.**

SIEHE AUCH: Die Kunst der Diagnose, *Seite 46–55*, Die Geschichte der östlichen Medizin, *Seite 168–169*

WAS IST CHINESISCHE MEDIZIN?

Wenn in diesem Buch von traditioneller Medizin die Rede ist, ist die chinesische gemeint, die herkömmliche westliche Medizin wird als allopathisch bezeichnet. Ich betrachte die chinesische Medizin weder als »Alternativ-« noch als »Komplementärmedizin« oder »unkonventionelle Heilmethode«, da sie, wie auch Ayurveda und die tibetanische Medizin, seit Tausenden von Jahren praktiziert wird. Global gesehen, sind dies die eigentlichen »traditionellen« medizinischen Schulen.

DER ANSATZ DER ALLOPATHISCHEN MEDIZIN

Sehen wir uns den Fall von Herrn Maier an, der an einem Magengeschwür leidet. Für einen Schulmediziner ginge es nur um seine Krankheit und um die Symptome, nicht aber um die Person. Seine Aufmerksamkeit würde sich auf das Geschwür und weniger auf den bedauernswerten Herrn Maier richten.

Die chinesische Medizin betrachtet das Geschwür von Herrn Maier als die Widerspiegelung einer Disharmonie seiner ganzen Person. Die Behandlung würde bei der Ursache des Geschwürs ansetzen, man würde versuchen herauszufinden, warum er zuviel Magensäure absondert, oder die Herkunft der Bakterien suchen, die das Geschwür verursachen.

DER CHINESISCHE ANSATZ

Die chinesische Medizin geht davon aus, daß Krankheit durch eine Disharmonie oder ein Ungleichgewicht im Körper entsteht. Die Auffassung der Körperorgane unterscheidet sich grundlegend von jener der westlichen Medizin. Organe werden in ihrem funktionalen Zusammenhang verstanden – nicht isoliert wie in der westlichen Medizin. Dies gilt auch für andere wichtige Komponenten des Organismus, wie für Geist und Blut. Weitere Informationen dazu finden Sie auf *Seite 38–41*.

WER BIETET GANZHEITLICHE BEHANDLUNG AN?

Die »Ganzheitlichkeit« eines Arztes hängt mehr von der Einstellung der jeweiligen Person als vom medizinischen System ab. Ich traf viele Schulmediziner, die den Problemen ihrer Patienten wirklich auf den Grund gingen, und auch viele traditionelle (alternative) Ärzte, die bei ihren Patienten nur eine Symptombehandlung durchführen. Die chinesische Medizin wird seit Tausenden von Jahren praktiziert. Die taoistischen Prinzipien, auf denen sie beruht, betonen die Einheit von allem Existierenden, die Untrennbarkeit von Materie und Energie und die Tatsache, daß alle Phänomene und Erfahrungen einen gemeinsamen Ursprung besitzen. Der Chinese sagt, daß »der Erleuchtete ißt, wenn er hungrig ist, und schläft, wenn er müde ist«. Indem man in Einklang mit der Energie der Jahreszeiten und den jeweiligen Anforderungen an Körper und Geist lebt, kann man seine Gesundheit positiv beeinflussen.

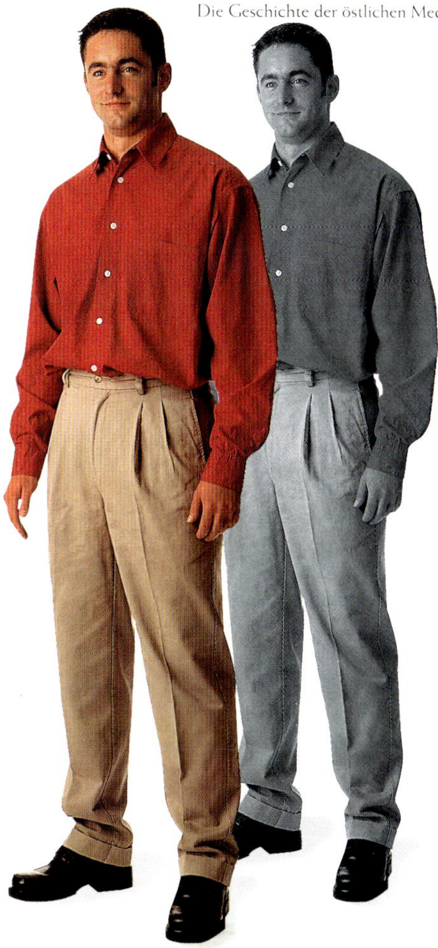

LINKS: **Die chinesische Medizin hat eine dreidimensionale Auffassung von Gesundheit. Sie betrachtet ein Problem nicht isoliert, sondern berücksichtigt die ganze Person.**

Zwei Behandlungsformen

CHINESISCH	ALLOPATHISCH
traditionell	konventionell
Der Arzt verschafft sich ein umfassendes Bild des Patienten.	Der Patient wird oft nur im Hinblick auf seine Krankheit betrachtet.
Die ganze Person wird behandelt, nicht nur Krankheitssymptome.	Die Krankheitssymptome werden behandelt, nicht die ganze Person.

RESÜMEE:

Krankheit ist das Ergebnis einer Unausgewogenheit oder Disharmonie der ganzen Person und nicht ausschließlich physischer Natur.

Die chinesische Medizin hat einen ganzheitlichen Ansatz.

CHINESISCHE HEILKRÄUTER

DAS QI ~ DIE LEBENSENERGIE

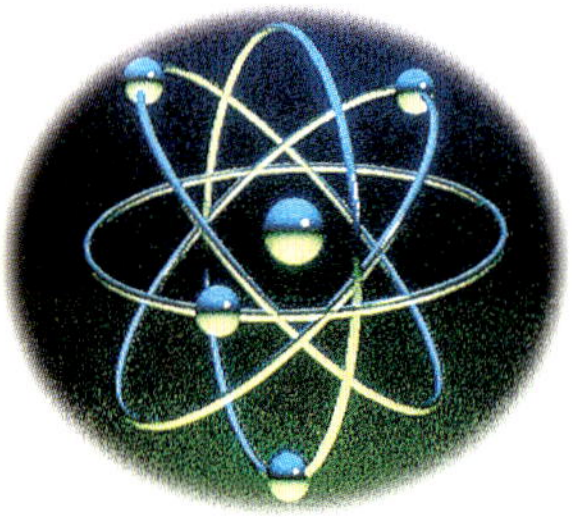

OBEN: **Das Qi ist der Urstoff des Universums und dem Atom vergleichbar.**

Das Qi (sprich: »tschi«) ist die universelle Lebensenergie. In uns Menschen ist das Qi in mehreren Formen verkörpert. Wenn das Qi harmonisch fließt, fühlen wir uns nicht nur gesund, sondern auch befähigt, Erfüllung, Glück und Wohlbefinden zu finden. Das Qi hat umwandelnde Funktion, beeinflußt den Stoffwechsel und die Transformation von Energien, die wiederum auf Geist und Seele einwirken.

Ihre persönlichen Bedürfnisse

Wer gesund bleiben will, sollte sein Qi in bester Verfassung halten. Möglicherweise müssen Sie Ihren Lebensstil ändern oder Heilkräuter einnehmen, um eine Disharmonie (Krankheit) zu beheben. Es gibt keine Wunderkräuter, sondern nur Heilkräuter, die für bestimmte Verfassungen geeignet sind. Ginseng und Echinacea sind zwar Kräuter mit starker medizinischer Wirkung, die Disharmonien ausgleichen können, aber nur dann, wenn die Indikation stimmt.

Man sollte auch nicht vergessen, daß, trotz unterschiedlicher individueller Voraussetzungen an uns, gewisse Naturgesetze nicht gebrochen werden können, ohne daß unsere Gesundheit darunter leidet. Ausreichender Schlaf, gesunde Ernährung, richtige Atmung und Bewegung sind unerläßlich für die Gesundheit.

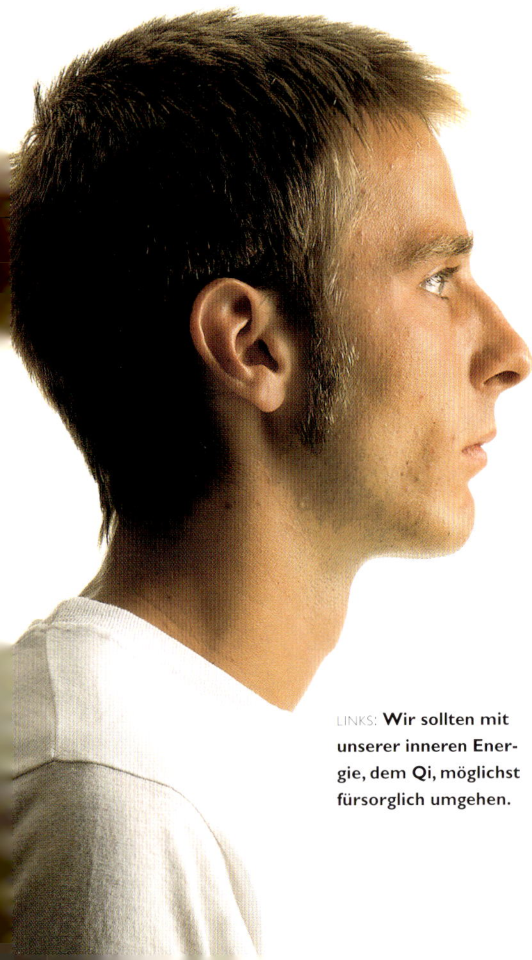

LINKS: **Wir sollten mit unserer inneren Energie, dem Qi, möglichst fürsorglich umgehen.**

Qi-Förderer

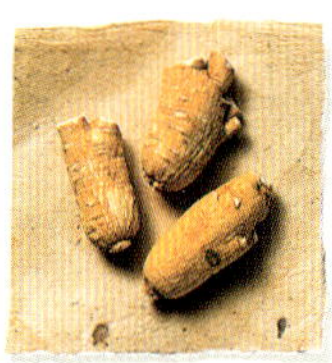

Ginseng, eines der kostspieligsten Kräuter, stärkt das Qi.

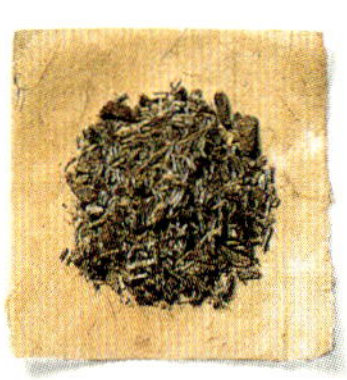

Echinacea ist ein westliches Heilkraut, das das Immunsystem stimuliert und entzündungshemmend wirkt.

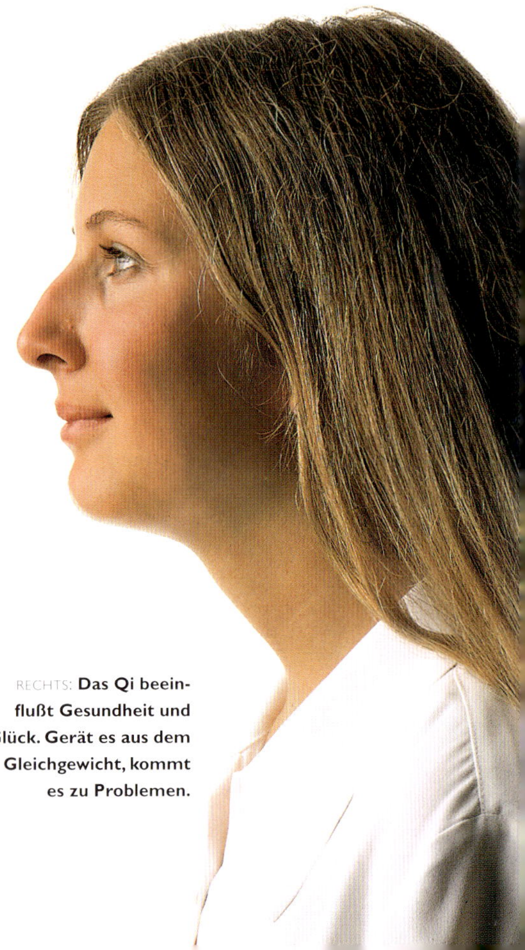

RECHTS: **Das Qi beeinflußt Gesundheit und Glück. Gerät es aus dem Gleichgewicht, kommt es zu Problemen.**

SIEHE AUCH: Die Einschätzung Ihres Qi, *Seite 18–19*, Kochrezepte, *Seite 160–161*, Fitneß, *Seite 172–173*

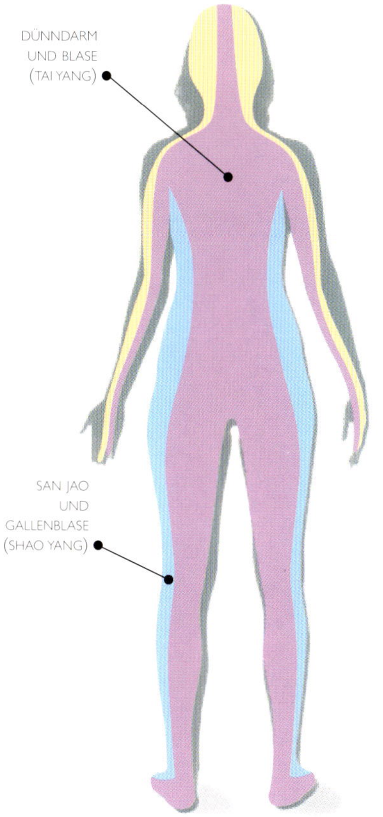

RESÜMEE:
Gesundes Qi resultiert aus einem gesunden Lebensstil, der ausreichend Schlaf, Bewegung, Ernährung und richtige Atmung umfaßt.

Diese Faktoren müssen ausgewogen sein. Mangel oder Übermaß können zu Krankheiten führen.

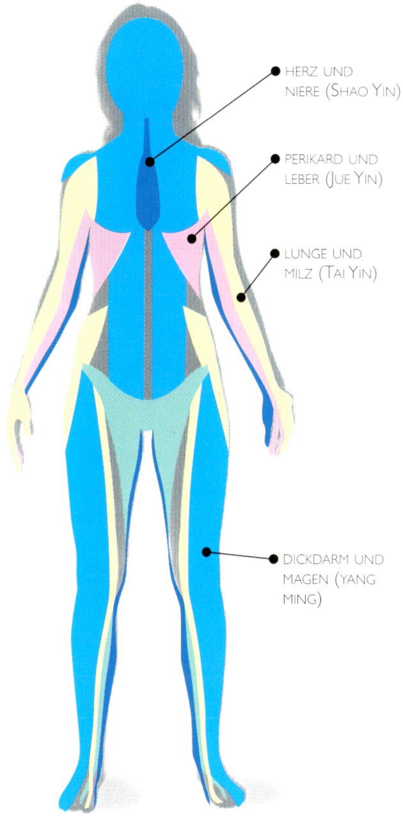

LINKS UND RECHTS: **Hinter- und Vorderansicht der Meridianbereiche des Körpers. Probleme eines Organs können über den zugehörigen Meridian behandelt werden.**

SCHLAF

Jeder Mensch benötigt acht oder mehr Stunden Schlaf. Wer beim Aufwachen ständig müde ist, schläft zu wenig. Ebenso wichtig ist, zu welcher Zeit man schläft. Seiner inneren Uhr nach sollte der Mensch zwischen Mitternacht und sechs Uhr morgens schlafen, wobei ein Spielraum von etwa einer Stunde davor und danach besteht. Der eigentliche Tiefschlaf, in dem sich der Körper regeneriert, findet nur in diesen Stunden statt. Ein Nickerchen am Nachmittag ist empfehlenswert, um in Zeiten hoher Anforderung oder während der Rekonvaleszenz aufzutanken.

ATMUNG

Sitzende Beschäftigung, Mangel an Bewegung, die Qualität der Luft, die wir einatmen, und eine schlechte Haltung beeinflussen unsere Atmungsgewohnheiten. Vor allem Frauen neigen dazu, »den Bauch einzuziehen«, so daß das Zwerchfell nicht effizient arbeiten kann. Das Zwerchfell, nicht etwa die Rippen oder Lungen, kontrolliert die Atmung. Wenn es nicht benutzt wird, können sich die Lungenflügel nie wirklich füllen oder leeren, und den Organen im Bauch fehlt die wichtige Massage durch die rhythmische Atembewegung.

ERNÄHRUNG

Auch die Ernährung sollte gewisse Regeln befolgen. Der menschliche Stoffwechsel ist relativ konstant und verändert sich nur unter extremen Wetter- oder Umweltbedingungen. Unser Verdauungsapparat arbeitet am effizientesten in der ersten Tageshälfte. Reichhaltige Mahlzeiten sollten daher morgens oder mittags verzehrt werden, abends sollte man sich auf leichtes Essen beschränken. Die meisten halten es genau umgekehrt. Kräuterpräparate sollten morgens auf nüchternen Magen eingenommen werden, um die Verdauungsenergie zu nutzen. Essen nach Mitternacht kann »stagnieren«.

Das Frühstück ist Gold, das Mittagessen Silber und das Abendessen Gift.

BEWEGUNG

Welche Bewegungsform die richtige ist, hängt von Geschlecht, Alter und Konstitution ab. Schnelle Aerobic-Übungen sind für das erste Drittel des Lebens geeigneter, in den mittleren Jahren sollte man harmonisierenden und regulierenden Übungen und im Alter eher meditativen, entspannenden Bewegungsformen den Vorzug geben. Auch die körperliche Verfassung ist für die Häufigkeit und die Art der Bewegung ausschlaggebend. Körperliche Schwachstellen sollte man nur mit sanften Übungen trainieren. Rekonvaleszenten sollten Überanstrengung vermeiden.

CHINESISCHE HEILKRÄUTER

DIE EINSCHÄTZUNG IHRES QI

Die Kenntnis der individuellen Qi-Ressourcen ist zentral für das Verständnis der eigenen Gesundheit. Die chinesische Medizin kennt drei Kategorien von Qi: das vererbte, das erworbene und das Ahnen-Qi. Einige Glückliche haben bei ihrer Geburt von ihren Eltern starke Energieressourcen mitbekommen. Andere müssen hart arbeiten, um ihr vorhandenes Energieniveau durch eine gesunde Ernährung und Lebensweise zu heben.

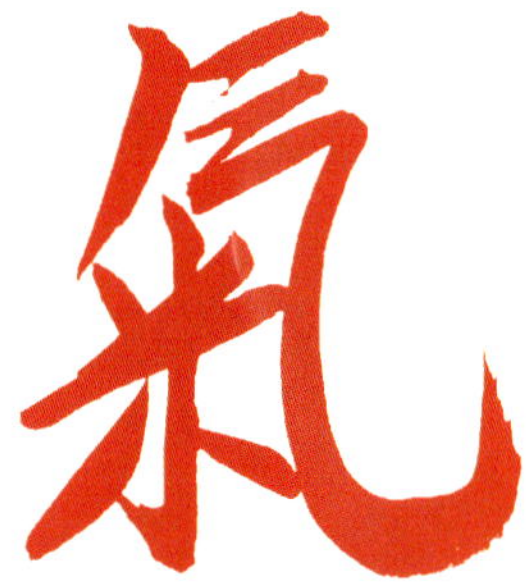

OBEN: **Das chinesische Schriftzeichen für Qi.**

Die drei Arten des Qi

Die drei wesentlichen Qi-Arten sind das vererbte und das erworbene Qi sowie das Ahnen-Qi. Jenes Qi, das uns unsere Eltern vererbt haben, wird auch das »Ursprungs-Qi« genannt, während das im Laufe des Lebens erworbene Qi als »Nahrungs-Qi« bezeichnet wird.

UNTEN: **Das Qi wird zwar familiär vererbt, kann aber im Laufe des Lebens vermehrt oder vergeudet werden.**

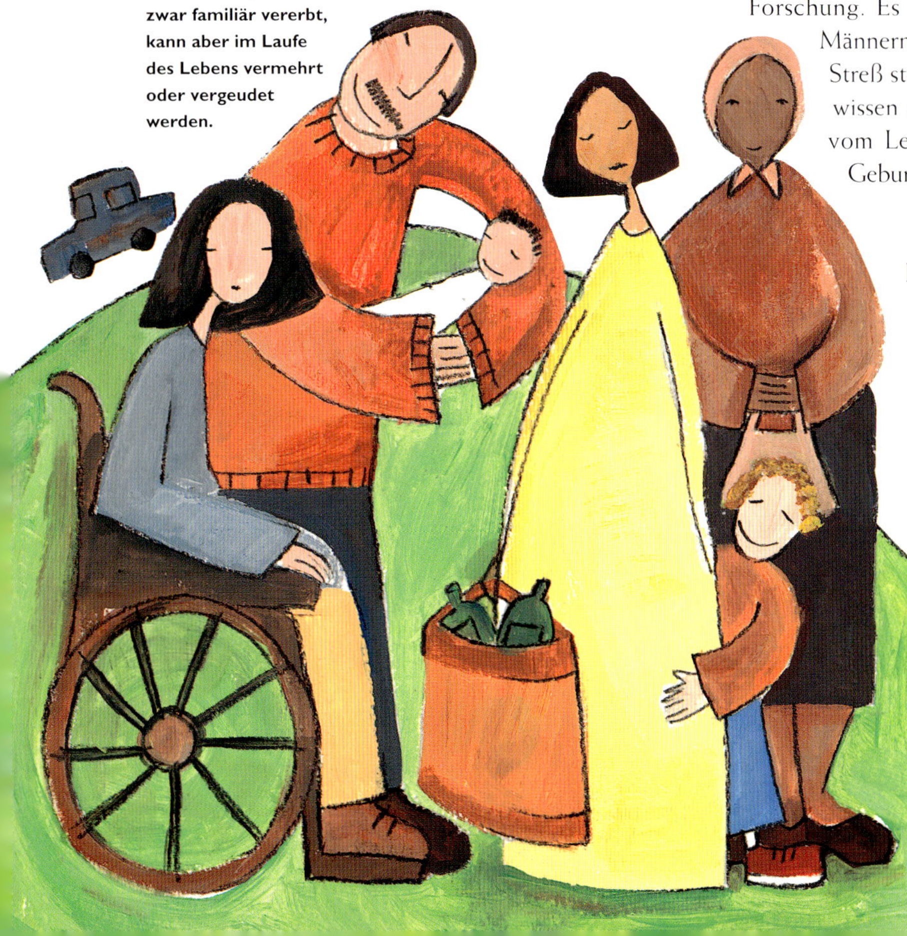

DAS VERERBTE QI

Das vererbte Qi entspricht der Konstitution, die man bei der Geburt von seinen Eltern mitbekommt. Es wird vom Gesundheitszustand der Eltern zum Zeitpunkt der Empfängnis sowie von der Gesundheit der Mutter während der Schwangerschaft und der Niederkunft geprägt. Dies entspricht auch der modernen Forschung. Es ist bekannt, daß die Spermien von Männern, die stark trinken, rauchen oder unter Streß stehen, von minderer Qualität sind. Wir wissen auch, daß die Gesundheit eines Babys vom Lebensstil der Mutter oder durch ein Geburtstrauma beeinflußt wird.

DAS ERWORBENE QI

Das erworbene Qi ist jene Energie, die wir nach unserer Geburt aus Nahrung, Flüssigkeiten und Luft beziehen. Schlechte Ernährung, Alkoholmißbrauch oder Luftverschmutzung können selbst die Gesundheit jener, die durch ein starkes elterliches Qi begünstigt sind, angreifen.

DAS AHNEN-QI

Es wird hauptsächlich durch die Konstitution der Familie bestimmt und erklärt, warum gewisse Krankheiten vererbbar sind.

SIEHE AUCH: Das Qi – die Lebensenergie, *Seite 16–17*,
Kräuter, die das Qi stärken, *Seite 103–105*

Ihr Qi-Konto

Das Qi ist mit Geld vergleichbar, das man ausgeben, sparen oder investieren kann. Versuchen Sie, sich die verschiedenen Qi-Arten als Konten vorzustellen.

DAS VERERBTE QI – DAS SPARKONTO

Das Sparkonto wird nur für besondere Ausgaben oder in Notzeiten genutzt. Der Kontostand erhöht sich durch Einlagen aus einem Plus des Girokontos. Wenn Sie von Ihrem Guthaben nicht allzu oft etwas Geld abheben, erhalten Sie Zinsen. Ist das Konto ständig überzogen, müssen Sie auf das Ahnen-Qi zurückgreifen, um Ihre Existenz zu bestreiten.

DAS ERWORBENE QI – DAS GIROKONTO

Das Girokonto dient der Begleichung der Ausgaben des täglichen Lebens. Der Kontostand schwankt je nach Bedürfnissen oder Jahreszeit. Es wird häufig Geld abgehoben und wieder eingezahlt. Wer ständig zuviel ausgibt, muß auf das Sparkonto zurückgreifen.

DAS AHNEN-QI – DER NOTGROSCHEN

Der Notgroschen ist eine einmalige Pauschale, die nicht vermehrt werden kann. Wenn sie aufgebraucht ist, ist man pleite. Menschen, die an Erbkrankheiten leiden, sind mit einem schlechten Qi-Erbe geboren. Mit der Zeit verbraucht sich das Qi-Depot. In der chinesischen Medizin werden natürliche Alterungsprozesse, wie die Menopause, mit der Erschöpfung des Qi verbunden.

Die Qi-Bank

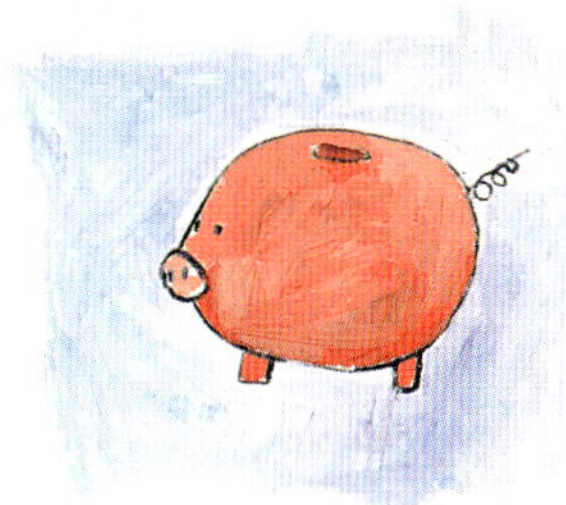

VERERBTES QI

Das vererbte Qi, unsere Mitgift bei der Geburt, entspricht den Rücklagen in einem Sparschwein.

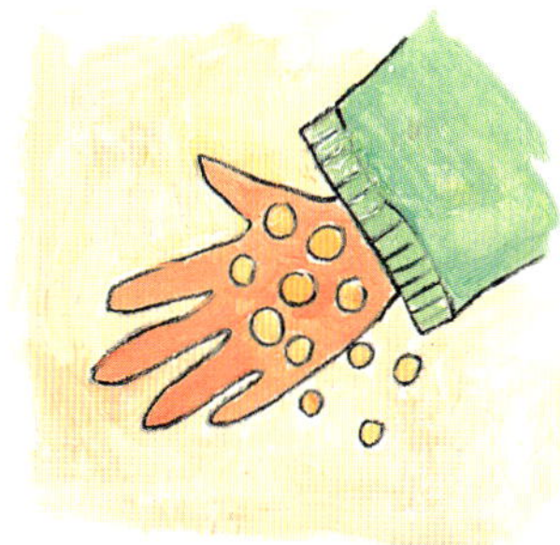

ERWORBENES QI

Das erworbene Qi wird durch eine gesunde Lebensweise vermehrt und aufgebraucht, wenn unser Energiepegel sinkt.

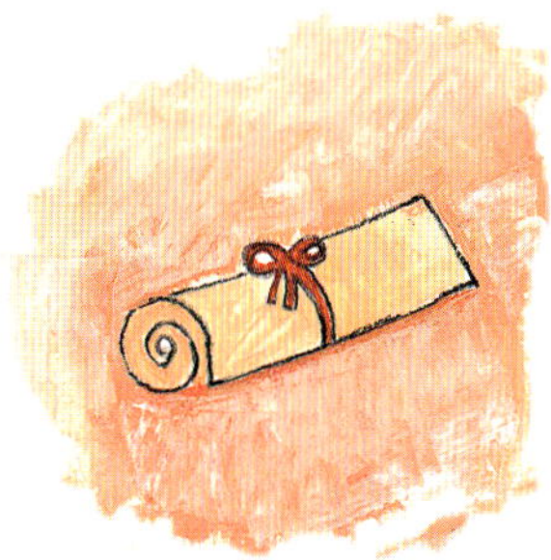

AHNEN-QI

Das Ahnen-Qi, unser Notgroschen, ist eine einmalige Reserve, deren Umfang individuell variiert.

Gutes Qi-Management

Durch richtige Ernährung, Ruhe und Bewegung können Sie Ihr Qi-Girokonto in den schwarzen Zahlen halten. Nach einiger Zeit verfügen Sie über ein Plus, das Sie auf einem Qi-Sparkonto anlegen können. Wenn Sie nichts abheben, wächst das Qi-Sparkonto an.

Arbeiten Sie Soll und Haben Ihrer Qi-Finanzen heraus, um zu sehen, welche Bereiche Ihrer Lebensführung besonderer Aufmerksamkeit bedürfen. Wer in guten Zeiten Qi anspart, hat in Notzeiten Energieressourcen zur Verfügung, um Krankheiten zu bekämpfen.

RESMÜMEE:
Wir haben kaum Einfluß auf das Ahnen-Qi, können jedoch durch Erwerb von Qi das Energieniveau heben.

Das vererbte Qi hängt von der Gesundheit der Eltern ab.

Das folgende Beispiel soll diese Theorie verdeutlichen: Adam war von Geburt an begünstigt und mußte sich nie um sein Qi bemühen. Solche Menschen wissen ihr Qi oft nicht zu schätzen und erkennen seine Bedeutung erst, wenn es erschöpft ist. Maria, eine Selfmadefrau, bekam nicht viel Ausgangskapital, aber durch Geduld und kluges Management konnte sie ein großes Qi-Kapital erwerben. Adam kann nur wenig tun, um seine Ressourcen zu erneuern, während Maria die Früchte ihrer lebenslangen Bemühungen erntet.

CHINESISCHE HEILKRÄUTER

YIN UND YANG

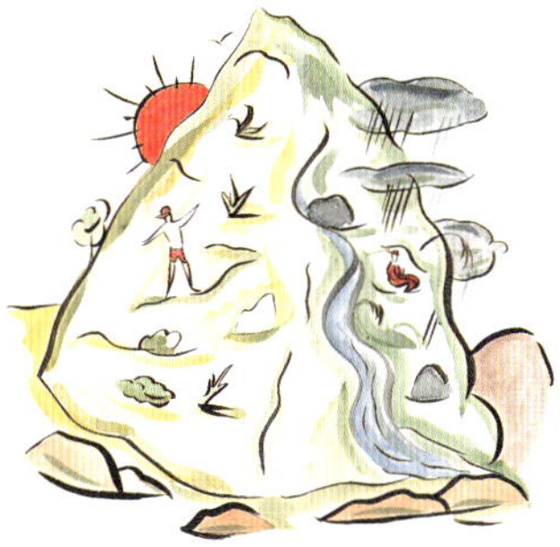

OBEN: **Yin und Yang sind miteinander verbundene Gegensätze, vergleichbar der sonnigen und schattigen Seite eines Berges.**

Yin und Yang sind vermutlich die bekanntesten, aber auch die am häufigsten mißverstandenen Begriffe der östlichen Philosophie. Viele haben zwar eine Ahnung, was Yin und Yang bedeuten, verwechseln aber die beiden Begriffe. Vergessen Sie dieses Verwirrspiel, Yin und Yang sind nicht voneinander zu trennen. Sie können nicht isoliert existieren, da alles sowohl Aspekte von Yin als auch von Yang enthält.

Die Philosophie

Der erste Hinweis auf Yin und Yang findet sich im *Yi Jing oder dem Buch der Wandlungen* (wird oft *I Ging* geschrieben), das die Chinesen zur Weissagung verwenden. Manche meinen, daß man die chinesische Medizin nicht verstehen kann, ohne das Yi Jing zu kennen.

Die chinesischen Schriftzeichen für Yin und Yang beschreiben die zwei Seiten eines Berges: die sonnige oder Yang-Seite und die schattige oder Yin-Seite. Bei diesem Berg kann entweder der Yin- oder der Yang-Aspekt dominieren, er kann dunkel oder hell, heiß oder kalt sein, je nach den Kräften, die einwirken. Yin und Yang beschreiben einen Übergangszustand. In anderen Worten: Etwas ist nie ausschließlich Yin oder Yang, sondern ständig im Fluß, es ist immer ein Anteil des einen im anderen.

Im Symbol für Yin und Yang wird dies durch die dynamische Kurve und den kontrastierenden Punkt dargestellt.

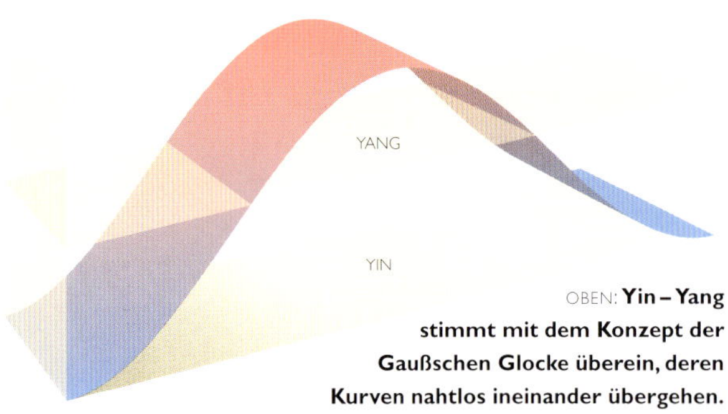

OBEN: **Yin – Yang stimmt mit dem Konzept der Gaußschen Glocke überein, deren Kurven nahtlos ineinander übergehen.**

Yin-Zustände 陰	**Yang-Zustände** 陽
Dunkelheit, Schatten	Helligkeit, Sonnenschein
Kühle, Kälte	Hitze, Wärme
Stille, Ruhe	Aktivität, Geschwindigkeit
Sinken, Abwärtsbewegung	Steigen, Aufwärtsbewegung
Innenschau, Passivität	Extrovertiertheit, Aktivität
innerlich	äußerlich
warten, unterstützen, wieder auffüllen	Bewegung, Veränderungen, Initiative
verdunkelnd	erhellend
befeuchtend	austrocknend

RESÜMEE:

Alle Dinge enthalten Yin und Yang, da diese nicht isoliert existieren können.

—

Yin und Yang stehen immer in Relation zueinander und sind immer im Übergang begriffen.

SIEHE AUCH: Die Acht Grundmuster, *Seite 30–33*
Kräuter, die das Yang stärken, *Seite 106–110*; Kräuter, die das Yin nähren, *Seite 114–116*

Die Macht des Augenblicks

Obwohl man Yin und Yang scheinbar erklären kann, handelt es sich eigentlich nur um Momente im Zeitfluß. In China sagt man, Mitternachtsei die Zeit des absoluten Yin, doch ist »Mitternacht« genau genommen keine Zeit, sondern der Übergang zwischen der Zeit davor und danach.

Auch die Aussage, daß Hitze ein Yang-Zustand ist, stimmt nur im Vergleich zu etwas Kälterem. Eine Schale heißes Wasser ist nur Yang im Vergleich zu kaltem Wasser, aber Yin im Vergleich zu der Hitze, die aus einem Kessel mit kochendem Wasser aufsteigt.

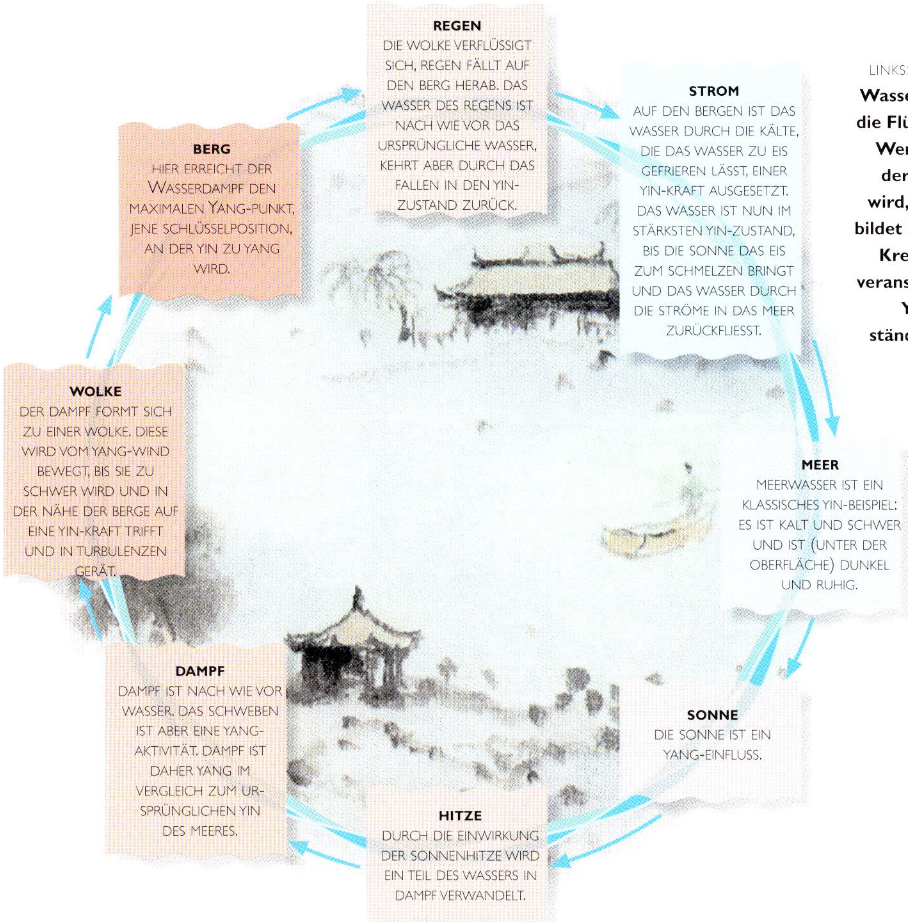

LINKS: **Der Kreislauf des Wassers: Regen fließt in die Flüsse und das Meer. Wenn das Wasser von der Sonne aufgeheizt wird, verdampft es und bildet Regenwolken. Der Kreislauf des Wassers veranschaulicht den Yin-Yang-Zyklus, der in ständiger Verwandlung begriffen ist.**

Das Ausbalancieren von Yin und Yang

Menschen werden nach ihren persönlichen Merkmalen entweder als Yin- oder Yang-Typ klassifiziert. Für Harmonie und Ausgewogenheit sind Yin und Yang gleich wichtig. Es kommt nicht darauf an, ob Yin oder Yang vorherrscht, man muß sich um Ausgewogenheit bemühen, indem man die Eigenschaften des entgegengesetzten Typs integriert. Wenn wir altern, wird jede Unausgewogenheit betont. Eine Yang-Person bekommt einen Yin-Mangel. Sie muß aktiv die Yin-Qualitäten fördern, um in Balance zu bleiben, und umgekehrt. Was heißt das nun übertragen auf unseren Körper?

Tagsüber sind wir wach (Yang), nachts schlafen wir (Yin). Der Übergang ist jene Zeit, zu der wir uns zur Ruhe begeben oder aus dem Schlaf erwachen. Jemand, der fröstelt, ist ein Yin-Typ, während eine Person, der oft heiß wird, von Yang dominiert ist. Müdigkeit verweist auf einen Yang-Mangel, hyperaktive Menschen leiden unter einem Yin-Mangel.

CHINESISCHE HEILKRÄUTER

DIE FÜNF ELEMENTE UND IHRE VERBINDUNGEN

Die Fünf Elemente (Wu Xing) – Erde, Metall, Wasser, Holz und Feuer – sind gemeinsam mit Yin und Yang die Grundbausteine des chinesischen Universums. Die Prinzipien der Fünf Elemente lassen sich auf alles übertragen. Jedes Element wird mit einer Jahreszeit, einer Farbe, einer Geschmacksrichtung, einem Körper- und Sinnesorgan verknüpft.

Beziehungen zwischen den Elementen

UNTEN: **Die Fünf Elemente sind durch den Zyklus der Erzeugung (äußerer Kreis) und den Zyklus der Kontrolle (innerer Kreis) verbunden.**

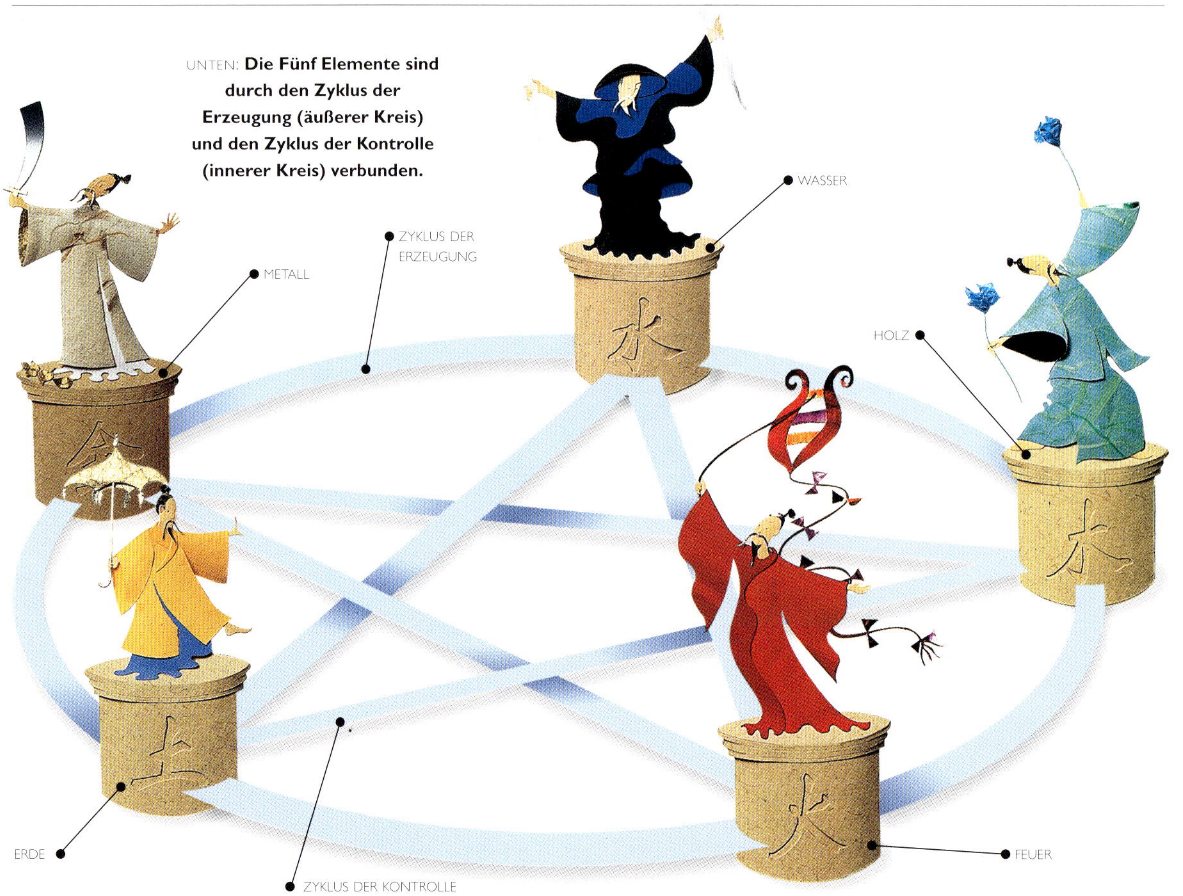

DER ZYKLUS DER ERZEUGUNG

Die Fünf Elemente oder Wandlungsphasen sind durch Wechselwirkungen und Zyklen miteinander verbunden. Der äußere Verbindungskreis wird Zyklus der Erzeugung genannt und kann mit der Beziehung zwischen einer Mutter und ihrem Kind verglichen werden. Jedes Element erzeugt im Uhrzeigersinn das folgende. Wasser erzeugt Holz, denn ohne Feuchtigkeit gibt es kein Wachstum. Holz ist der Brennstoff, aus dem Feuer entsteht. Durch die Wirkung von Hitze entsteht aus organischem Material Erde (denken Sie an einen Komposthaufen). Die Erde produziert Metalle und Mineralien, die wiederum das Wasser filtern und reinigen, das die Bäume nährt …

SIEHE AUCH: Erde, *Seite 25*, Metall, *Seite 26*, Wasser, *Seite 27*, Holz, *Seite 28*, Feuer, *Seite 29*

DER ZYKLUS DER KONTROLLE UND DIE EIGENSCHAFTEN DER ELEMENTE

Die inneren Verbindungen der Elemente werden Zyklus der Kontrolle genannt. Dieser reguliert den Zyklus der Erzeugung und erklärt die Verbindungen zwischen den Elementen. Wasser beispielsweise hält Feuer unter Kontrolle, Feuer wiederum kann Metall nutzbar machen, während die Härte von Metall Holz biegt. Ohne die kontrollierende Struktur der Wurzeln würde die Erde in Chaos versinken. Wasser ist formlos und fließt immer zum tiefsten Punkt. Es ist die Erde, die seine Gestalt bestimmt. Auf die Körperfunktionen übertragen, werden die Fünf Elemente verwendet, um die Beziehungen, die zwischen den einzelnen Organen bestehen, zu beschreiben. Jedem Element wird ein Yin- und ein Yang-Organ zugeordnet.

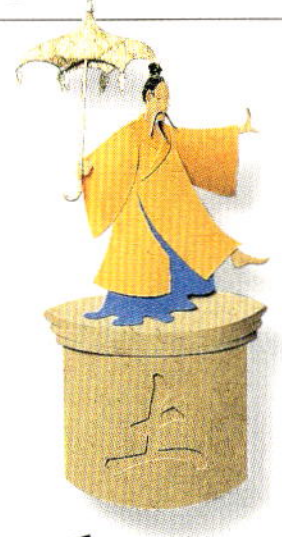

ERDE

土

Die Erde wird verbunden mit: Milz, Magen, Mund, Lippen, Muskeln, mit der Farbe Gelb, mit Sommer und Feuchtigkeit. Ein gelblicher Teint deutet auf ein Problem mit der Milz oder mit Feuchtigkeit hin. Die entsprechende Emotion ist die Sorge, die spirituelle Assoziation das sogenannte »Yi«, was übersetzt »das Bewußtsein der Möglichkeiten« bedeutet.

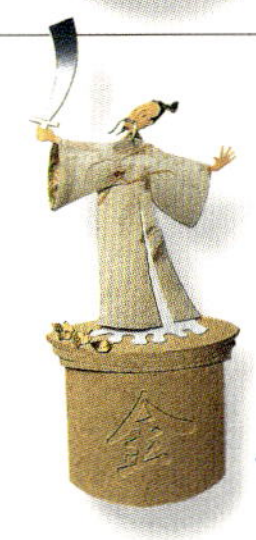

METALL

金

Metall wird verbunden mit: Lunge, Dickdarm, Nase, Körperbehaarung, Haut, der Farbe Weiß, Trockenheit, Herbst und Schärfe. Die entsprechende Emotion ist der Kummer. Lungenkrankheiten können mit schmerzlichen Verlusten in Zusammenhang stehen. Die spirituelle Assoziation ist »Po«, jener Teil der Seele, in dem die animalischen Begierden lokalisiert sind.

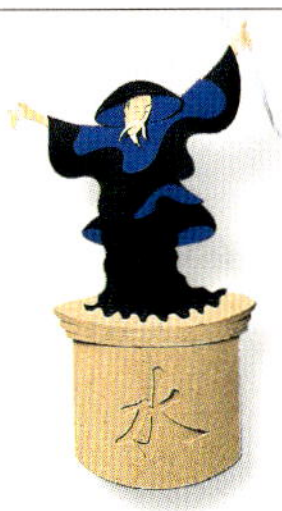

WASSER

水

Wasser ist das Element der Nieren und der Blase und wird mit Ohren, Knochen, Kopfhaar, der Farbe Schwarz, mit Winter und Kälte verbunden. Schwarze Schatten unter den Augen sind ein Hinweis auf eine Nierenschwäche. Ein grauer Teint signalisiert eine entstehende Erkältung: Die entsprechende Emotion ist die Angst, und die spirituelle Assoziation ist »Zhi« (Weisheit oder Willenskraft).

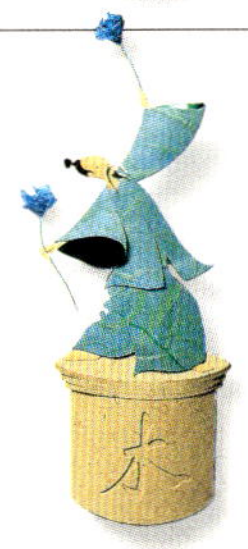

HOLZ

木

Holz wird verbunden mit: Leber, Gallenblase, Augen, Sehnen und Nägeln. Augenprobleme werden oft mit Leber-Kräutern behandelt. Die entsprechende Farbe ist Grün, die Jahreszeit der Frühling. Es wird auch mit dem Wind assoziiert. Die Emotion ist Zorn (»Gung ho« bedeutet »Leberfeuer«), und die spirituelle Assoziation ist »Hun« (Tugend, Güte und Freundlichkeit).

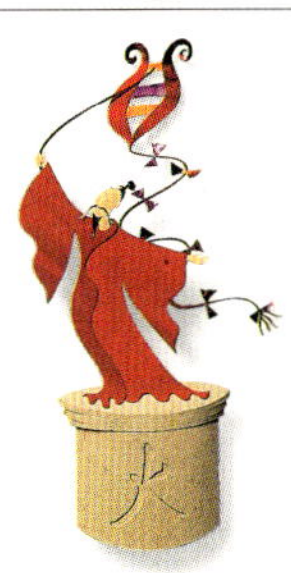

FEUER

火

Feuer wird verbunden mit: Herz, Dünndarm, Zunge, Teint und Blutgefäßen. Es wird mit Hitze, Sommer und der Farbe Rot assoziiert. Ein rötlicher Teint verweist auf Herzfeuer. Die entsprechenden Emotionen sind Freude und übersteigerte Gefühle. Das Herz steht mit der Seele in Zusammenhang. Jemand, in dessen Leben eine spirituelle Dimension fehlt, ist anfällig für Herzkrankheiten.

CHINESISCHE HEILKRÄUTER

WIE MAN SEIN ELEMENT FINDET

Die Redewendung »in seinem Element sein« bedeutet »sich wohl fühlen«. In der chinesischen Medizin wird jedem Menschen ein bestimmtes Element zugeordnet. Wenn man in Harmonie damit lebt, erfreuen sich Körper und Geist bester Gesundheit. Im folgenden Abschnitt werden die Gesundheitsprobleme jedes Elements und ihre entsprechende Behandlung beschrieben.

DAS BILD DES KÖRPERS

Die Geschichte der chinesischen Medizin beruht auf Beobachtungen der komplexen Prozesse im menschlichen Körper. Im Laufe der Jahrhunderte schufen die chinesischen Ärzte ein System, um die menschliche Physiologie zu beschreiben, das auf den Prinzipien von Yin und Yang und den Fünf Elementen aufbaut. Dieses System benutzte Metaphern, Allegorien und auch die Poesie, um die Beobachtungen zu erklären. Körperliche Prozesse wurden häufig mit alltäglichen Tätigkeiten verglichen, weshalb viele Metaphern aus der Landwirtschaft stammen. Der Energiefluß wurde mit dem Fließen des Wassers durch das Land, mit Strömen und Flüssen assoziiert, die den Körper durchlaufen. Die Organe wurden mit dem Kaiser und seinem Hofstaat oder auch mit Küchenarbeit verglichen. Der Körper wurde als Landschaft betrachtet, die Lungen als schwebende Wolken, die tiefer liegenden Eingeweide als Bewässerungs- und Ableitungsgräben. Jedem der Fünf Elemente ist ein bestimmtes Organ zugeordnet. Aufgrund ihrer Eigenschaften kann man das den jeweiligen Menschen dominierende Element bestimmen.

DIE FÜNF KÖRPERTYPEN

Jeder hat ein Element, das dem vorherrschenden Aspekt seiner Persönlichkeit entspricht. Darüber hinaus besitzen wir in unterschiedlichem Ausmaß Anteile aller anderen Elemente. Mancher weiß schnell, welches Element das seine ist, andere haben keine Ahnung. Deshalb haben die Chinesen eine Reihe von Methoden entwickelt, um Menschen und Krankheiten exakt zu beschreiben.

Mit Hilfe der Informationen auf Seite 25–29 können Sie Ihr Element finden. Im Einleitungstext werden das Element und seine Besonderheiten beschrieben. Darauf folgen die zugeordneten Affinitäten, Schlüsselwörter, Gesundheitsprobleme, Heilkräuter, empfohlene und zu vermeidende Nahrungsmittel sowie Strategien.

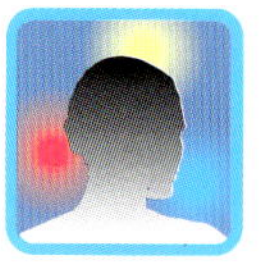

AFFINITÄTEN
Stärken und Schwachpunkte des Typs; die Farbe des Teints oder der Ton der Stimme; Umwelteinflüsse, auf die die Person sensibel reagiert.

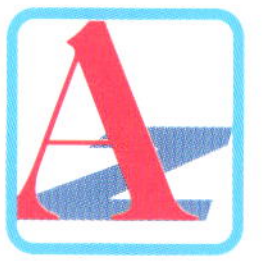

SCHLÜSSELWÖRTER
Assoziationen, die in der chinesischen Medizin traditionell mit diesem Element verbunden werden.

ANFÄLLIGKEITEN
Gesundheitsprobleme, für die dieser Typus anfällig ist.

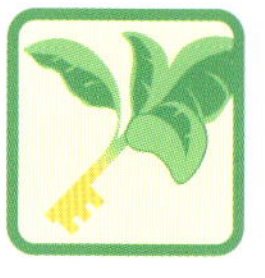

DIE WICHTIGSTEN HEILKRÄUTER
Kräuter, die heilsam wirken.

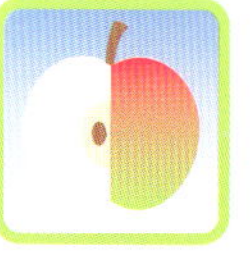

EMPFOHLENE NAHRUNGSMITTEL
Nahrungsmittel, die zur Gesundheitsvorsorge des jeweiligen Typus besonders geeignet sind.

ZU VERMEIDENDE NAHRUNGSMITTEL
Nahrungsmittel, die die Energie des jeweiligen Typus erschöpfen und Gesundheitsprobleme verursachen.

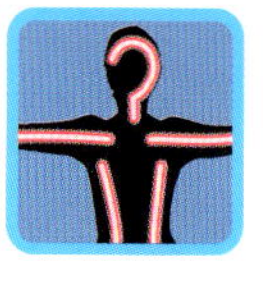

EMPFOHLENE STRATEGIEN
Möglichkeiten, um die negativen Eigenschaften des dominierenden Elements auszugleichen.

SIEHE AUCH: Organe des Elements Erde, *Seite 39*
Chinesische Heilkräuter, Seite *102–141*

RESÜMEE:
Wie Jahreszeiten, Farben und Organe haben wir Menschen auch ein dominierendes Element, das Stärken und Schwächen beeinflußt.

—

Die Erde ist fruchtbar und produktiv. Mögliche Probleme sind Schlaffheit, Eßstörungen, Gewichtszunahme.

Erde

土 Die Erde ist das Zentrum, um das sich die anderen Elemente drehen, folglich sind die Erd-Organe – Magen und Milz – der Mittelpunkt des Körpers. Alle Nahrungsmittel stammen von der Erde: Die Bäume wurzeln in ihr, das Wasser wird im Boden gefiltert. Die Nahrungsmittel und Flüssigkeiten, die wir zu uns nehmen, werden vom Magen verarbeitet, um Qi und Blut zu produzieren. Eine Person des Elements Erde neigt zu Großzügigkeit und Freigebigkeit und nimmt sich oft im Übermaß der Sorgen und Nöte der anderen an.

Damit die Erde fruchtbar sein kann, darf sie weder ausgetrocknet noch schlammig sein. Es heißt, daß die Milz es warm und trocken, der Magen es kühl und feucht mag. Wenn diese Bedingungen sich verändern, resultieren daraus Disharmonien der Organe.

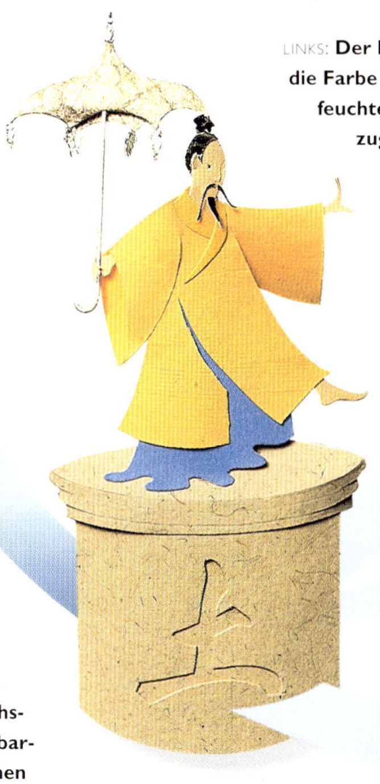

LINKS: **Der Erde wird die Farbe Gelb und feuchtes Wetter zugeordnet.**

UNTEN: **Die Erde verkörpert Wachstum und Fruchtbarkeit. Erd-Menschen sind großzügig.**

Welches ist Ihr Element? Erde

AFFINITÄTEN
Milz und Magen, Wechsel der Jahreszeiten, süßer Geschmack, Muskeln und Lippen bzw. Mund, die Farbe Gelb, kindliche Stimme, feuchtes Wetter, feuchte Bedingungen.

SCHLÜSSELWÖRTER
Pflege, Verwandlung, Sympathie, Sorge, Mütterlichkeit, Obsession, Unterdrückung.

ANFÄLLIGKEITEN
Müdigkeit, schwacher Muskeltonus, Schlaffheit, Anfälligkeit für blaue Flecken, Krampfadern, blasser Teint, Verdauungsprobleme, Eßstörungen, Pilzinfektionen und Nahrungsmittelunverträglichkeit, schlechtes Gedächtnis- und Konzentrationsprobleme.

DIE WICHTIGSTEN HEILKRÄUTER
Ren Shen, Fu Ling, Bai Zhu, Yi Yi Ren, Shan Yao, Dang Shen, Chen Pi, Hou Xiang, Sha Ren.

EMPFOHLENE NAHRUNGSMITTEL
Getreide, wie Reis und Hopfen; süßliche Gemüsesorten wie Möhren, Pastinaken, gelbe Kohlrüben und Kürbisse; Obst (rote Äpfel und Birnen); warme Gewürze wie Ingwer, Knoblauch, Kardamom.

ZU VERMEIDENDE NAHRUNGSMITTEL
Süße Nahrungsmittel, die raffinierten Zucker enthalten, und (vor allem) Süßstoffe; ein Übermaß an tropischen Früchten, wie Bananen und Mangos; große Mengen an Fruchtsaft; zu viele kalte Flüssigkeiten, vor allem zum Essen; Produkte aus Kuhmilch; Weizen, vor allem Weißbrot.

EMPFOHLENE STRATEGIEN
- Machen Sie das Frühstück zur wichtigsten Mahlzeit des Tages.
- Nehmen Sie das Abendessen früh zu sich, und essen Sie sich nur zu zwei Dritteln satt.
- Aerobische, muskelstärkende Gymnastik.

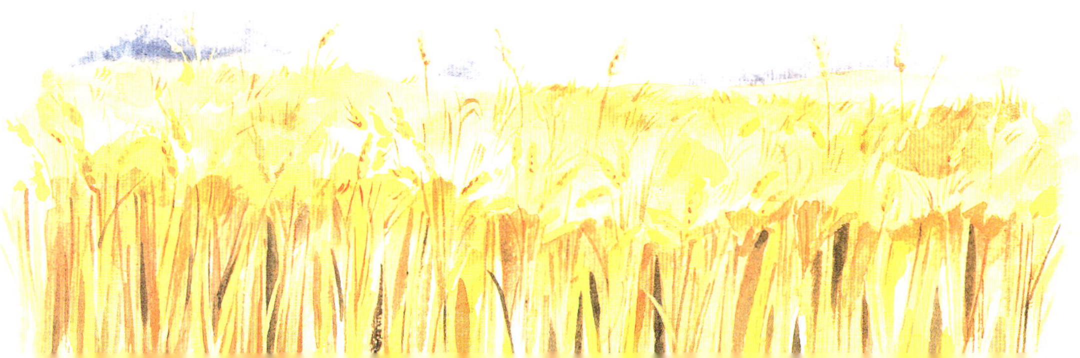

RESÜMEE:
Metall-Menschen errichten gerne eine Barriere um sich herum. Sie können unter Isolation leiden.

—

Wasser-Menschen sind häufig nachdenkliche Menschen und anfällig für durch Feuchtigkeit und Schleim verursachte Probleme.

Metall

金 Metall kann ein Schutzschild oder eine Barriere sein. Seine Härte und Klarheit können sich sowohl schädlich als auch nützlich auswirken. Wie der Herbst, die dazugehörige Jahreszeit, und die Farbe Weiß wird es mit Schönheit, aber auch mit Grausamkeit verbunden. Die Blattfärbung im Herbst verzaubert die Landschaft, kann aber auch kalt, öde und trostlos wirken.

Die mit Metall verknüpften Organe sind die Lunge und der Dickdarm. Sie entfernen über die Gedärme und die Haut den Schmutz aus dem Körper. Die Haut ist unsere Grenze zur Außenwelt. Metall hat die Aufgabe, uns vor schädlichen Umwelteinflüssen zu schützen. Ein zu starker Metalleinfluß kann aber zu Kontaktarmut führen.

Der Herbst ist die Zeit des Todes, in der die Dinge zur Erde zurückkehren. Kummer läßt die Lunge welken wie ein Blatt. Metall wird mit korrektem Verhalten, Tugend und Protokoll verbunden, der Metall-Typ reagiert spontan auf Ungerechtigkeiten und Beleidigungen. Metall ist kalt und spröde und kann zu Unempfindlichkeit führen. Metall-Menschen müssen ganzheitliche, spirituelle Ansätze entwickeln, um Krankheiten zu vermeiden. Auch ihre Neigung, Grenzen zu setzen, kann die Gesundheit beeinträchtigen.

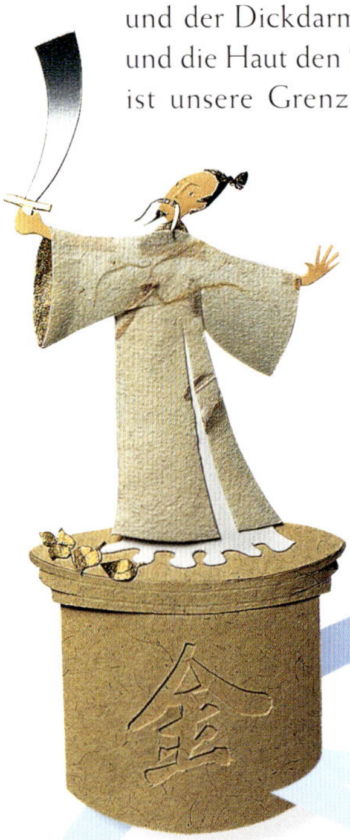

LINKS: **Metall ist eine Barriere, die den Körper vor schädigenden Einflüssen schützt.**

UNTEN: **Die Schönheit von Stalaktiten und ihre unterirdische Abgeschiedenheit spiegeln die Eigenschaften von Metall wider.**

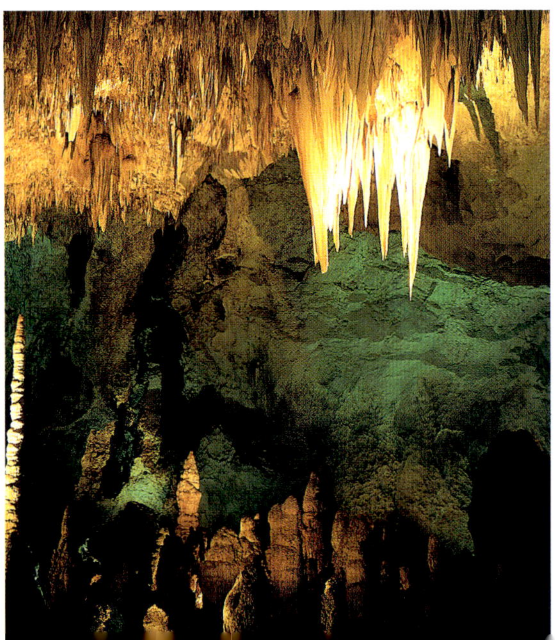

Welches ist Ihr Element? Metall

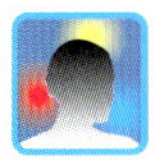

AFFINITÄTEN
Lunge und Dickdarm, Herbst, scharfe und aromatische Aromen, Haut, Körperbehaarung, Nase und Geruch, die Farbe Weiß, trockenes Wetter.

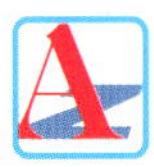

SCHLÜSSELWÖRTER
Schutz, Grenzen, Ausscheidung, Tod, Präzision, Isolation, Traurigkeit.

ANFÄLLIGKEITEN
Erkältung, Allergene aus der Luft, Egoismus, Husten, Asthma, trockene Haut, Verstopfung.

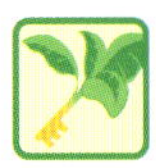

DIE WICHTIGSTEN KRÄUTER
Huang Qi, Dang Shen, Mai Men Dong, Bai He, Chen Pi, Bei Mu, Huang Qin, Sheng Jiang.

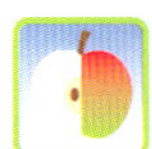

EMPFOHLENE NAHRUNGSMITTEL
Getreide, Wurzelgemüse, Birnen, Nüsse und Samen, scharfe Gewürze wie Ingwer und Schwarzer Pfeffer.

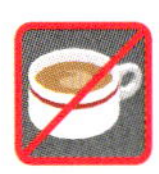

ZU VERMEIDENDE NAHRUNGSMITTEL
Zu viele gegrillte Speisen, geräucherte Nahrungsmittel, zu viele Milchprodukte.

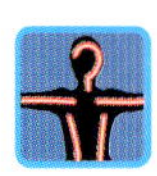

EMPFOHLENE STRATEGIEN
- Regelmäßige aerobische Gymnastik.
- Spiritualität.
- Toleranz.

SIEHE AUCH: Metall-Organe, *Seite 39*; Wasser-Organe, *Seite 40*, Chinesische Heilkräuter, *Seite 102–141*

Wasser

水 Wasser ist aufgrund seiner Eigenschaft, zugleich überall und nirgends zu sein, ein einzigartiges Element. Es ist formlos, nimmt aber die Form des jeweiligen Gefäßes an. Das Wasser ist der tiefe, verborgene Aspekt aller Lebewesen.

Die Wasser-Organe Niere und Blase spielen eine wesentliche Rolle beim Wasserstoffwechsel. Das Wasser steht in Zusammenhang mit dem Wachstum in den Tiefen der Erde. Es ist verantwortlich für die Fruchtbarkeit und die Entwicklung und legt daher die Qualitäten und Eigenschaften fest, die man von den Eltern mitbekommt. Die Wasser-Energie bestimmt die Stärke und Entwicklung der Knochen und der Zähne.

Wasser-Typen sind oft verschlossen und haben Angst vor der Zukunft. Die Nieren sind der Ursprung von Yin und Yang im Körper; extreme Hitze oder Kälte über längere Zeit wirken sich negativ auf das Wasser aus und können zu einem Yin- oder Yang-Mangel führen.

OBEN: **Wasser spiegelt die tiefen, verborgenen Aspekte einer Person.**

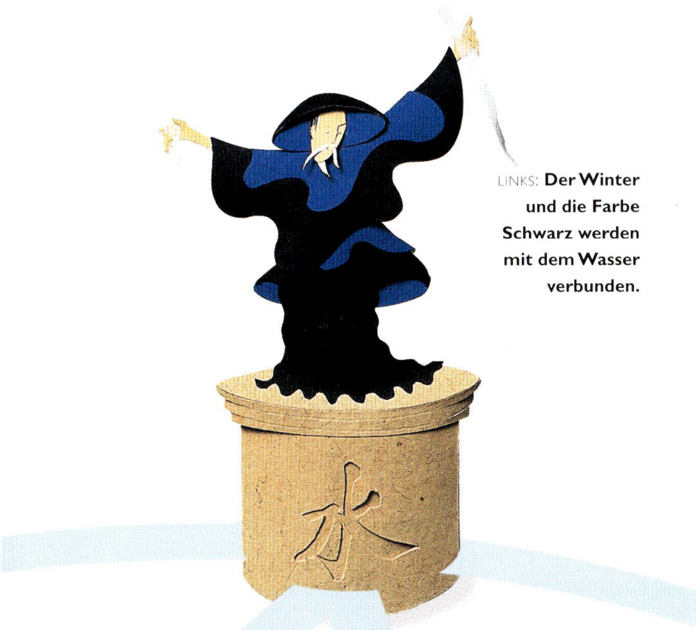

LINKS: **Der Winter und die Farbe Schwarz werden mit dem Wasser verbunden.**

Welches ist Ihr Element? Wasser

AFFINITÄTEN
Nieren und Blase, Winter, Speichern, salziger Geschmack, Knochen, Zähne, Ohren, Gehör, die Farbe Schwarz, Stöhnen, kaltes Wetter, kalte Bedingungen.

SCHLÜSSELWÖRTER
Weisheit, Schicksal, Willenskraft, Konstitution, Entwicklung, Motivation, Angst, Schock.

ANFÄLLIGKEITEN
Rücken- und Blasenprobleme, schwache Knochen oder Zähne, hormonelle Veränderungen, verzögerte Entwicklung.

DIE WICHTIGSTEN HEILKRÄUTER
Shu Di, Gou Qi Zi, He Shou Wu, Gui Pi, Du Zhong, Huang Bai.

EMPFOHLENE NAHRUNGSMITTEL
Seetang, salzhaltige Nahrungsmittel wie Fenchel und Sellerie, warme Flüssigkeiten.

ZU VERMEIDENDE NAHRUNGSMITTEL
Kalte Speisen und Flüssigkeiten, zuviel Salz.

EMPFOHLENE STRATEGIEN
- Gymnastik, die Knie und Rücken stärkt.
- Maßvolles Liebesleben.
- Nicht zu viel und nicht zu wenig Flüssigkeit.

Holz

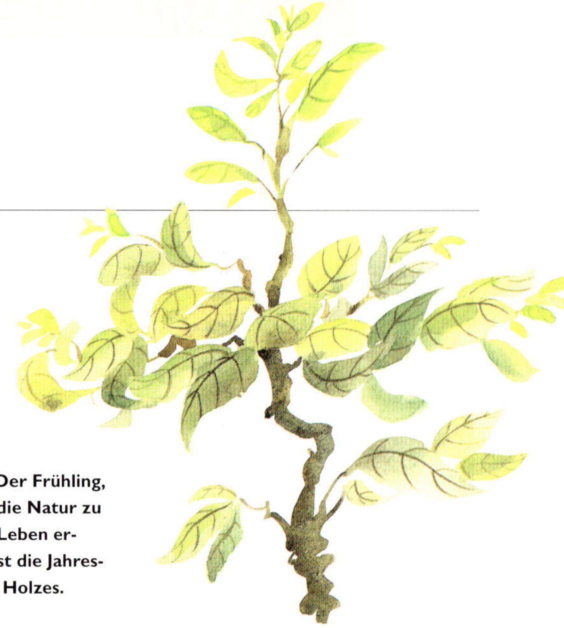

RECHTS: **Der Frühling, in dem die Natur zu neuem Leben erwacht, ist die Jahreszeit des Holzes.**

木 Die Energie von Holz symbolisiert Dynamik und Neubeginn. Ein typisches Beispiel dafür sind die jungen Triebe der Pflanzen, die im Frühling kraftvoll aus dem Boden schießen. Holz verfügt über eine aufsteigende, expansive Energie, die gezähmt werden muß, damit sie nutzbar wird.

Manchmal richten Holz-Menschen ihre Energie gegen sich selbst. Holz sollte biegsam und flexibel sein. Disharmonien erzeugen Steifheit und Härte und haben Aggression und Gewalt zur Folge. In harmonischem Zustand ist die Energie des Holzes zielgerichtet, überlegt und klar. Die Augen sind das Sinnesorgan der Leber. Diese ist genauso wie die Gallenblase mit den Yin-Qualitäten des Holzes verbunden. Bei einer Disharmonie kann das Sehvermögen geschwächt sein.

Die Energie des Holzes ist beschränkt (das Wachstum des Frühlings wird im Sommer vom Reifeprozeß abgelöst), daher muß der Holz-Typus darauf achten, Energie zu speichern.

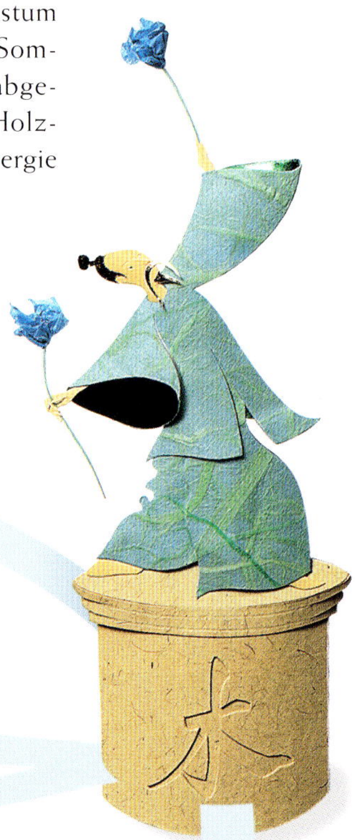

RECHTS: **Holz wird mit der Bewegung und dem Frühling, dem Beginn des Wachstums, assoziiert.**

RESÜMEE:
Holz-Menschen müssen sich vor Hyperaktivität und Zorn hüten.

Feuer-Menschen haben Führungsqualitäten, können aber auch ruhelos und hyperaktiv sein.

Welches ist Ihr Element? Holz

AFFINITÄTEN
Leber und Gallenblase, Frühling, saurer Geschmack, Sehnen, Augen, die Farbe Grün, eine laute Stimme, Wind und Bewegung.

SCHLÜSSELWÖRTER
Bewegung, Dynamik, Organisation, Zorn, Frustration, Strenge, Gewalt.

ANFÄLLIGKEITEN
Stimmungsschwankungen, Depression, Reizkolon, Menstruationsprobleme, Gallensteine, Alkohol- und Drogenmißbrauch, Schlaflosigkeit, Alpträume, Gewalttätigkeit.

DIE WICHTIGSTEN HEILKRÄUTER
Dang Gui, Bai Shao, Gou Qi Zi, Ju Hua, Chai Hu, Xiang Fu, Yu Jin.

EMPFOHLENE NAHRUNGSMITTEL
Grünes Gemüse, ölhaltiger Fisch, rotes und gelbes Wurzelgemüse, grüner Tee, Leber, Olivenöl, Sesamöl.

ZU VERMEIDENDE NAHRUNGSMITTEL
Alkohol, Kaffee (auch entkoffeinierter), scharfe, würzige, fette Nahrungsmittel, koffeinhaltige Getränke, zuviel Essig.

EMPFOHLENE STRATEGIEN
- Entspannende Tätigkeiten wie Meditation, Gartenarbeit, Malen, Tai Chi oder Yoga.
- Ein vernünftiger Umgang mit Zorn. Vermeiden Sie, daß sich Groll anstaut, damit Sie nicht später plötzlich explodieren.
- Rhythmische Bewegungsformen wie Schwimmen oder Jogging.

SIEHE AUCH: Chinesische Heilkräuter, *Seite 102–141*, Holz-Organe, *Seite 40*, Feuer-Organe, *Seite 40*

Feuer

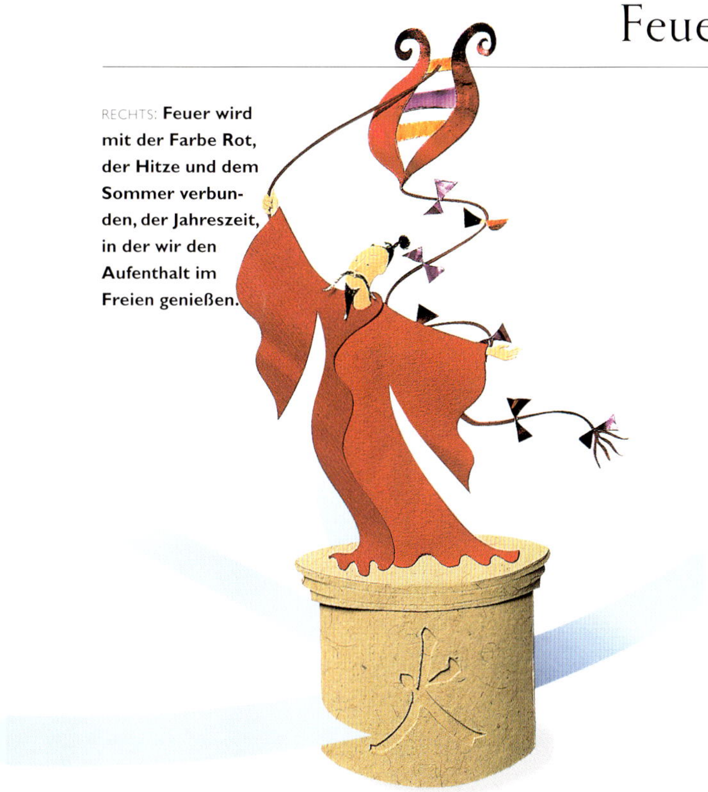

RECHTS: **Feuer wird mit der Farbe Rot, der Hitze und dem Sommer verbunden, der Jahreszeit, in der wir den Aufenthalt im Freien genießen.**

火 Das Feuer symbolisiert die Vollendung menschlicher Erfahrung. Freude und Glück stellen sich ein, wo Licht und Wärme ist. Feuer durchdringt den Schatten und die Dunkelheit und wirkt aufmunternd und erhellend.

Die Menschen dieses Elements haben von Natur aus Führungsqualitäten, können die Menschen in ihrem Umkreis inspirieren und ziehen Loyalität und Hingabe an. Das Herz ist das Feuer-Organ und das Zentrum der Emotionen, das auch für die Kommunikation verantwortlich ist. Feuer-Menschen können ihre Gefühle gut artikulieren und sprechen gerne.

Die emotionalen Aspekte des Herzens reagieren empfindlich auf äußere Einflüsse. Feuer kann zu hell brennen oder erlöschen, wenn es nicht genährt wird. Das Bedürfnis nach sozialen Kontakten kann emotionalen Streß verursachen. Das Herz beherbergt Shen, unser individuelles Bewußtsein, das Ruhe und Stille benötigt, um in Harmonie zu sein. Wenn es daran mangelt, sind Unbehagen, Angst und Schlaflosigkeit die Folge.

Welches ist Ihr Element? Feuer

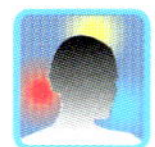

AFFINITÄTEN
Herz und Dünndarm, Sommer, Wachstum, bitterer Geschmack, Teint, Zunge, Sprache, die Farbe Rot, Lachen, heißes Wetter und heiße Bedingungen.

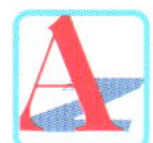

SCHLÜSSELWÖRTER
Glück, Liebe, Aufregung, Freude, Visionen, Angst, Unduldsamkeit, übersteigerte Gefühle.

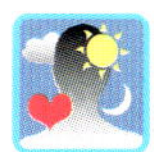

ANFÄLLIGKEITEN
Angst, Überreizung, schwache Durchblutung, Venenprobleme, fahler Teint, unruhiger Schlaf, Träume, Unentschiedenheit, schwaches Gedächtnis, Kommunikationsprobleme, Redefluß, Hyperaktivität.

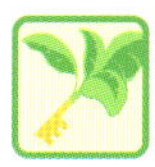

DIE WICHTIGSTEN HEILKRÄUTER
Suan Zao Ren, Bai Zi Ren, Hou Ma Ren, Yuan Zhi, Ling Zhi, Dan Shen, Lian Zi, Huang Qin, Hong Hua.

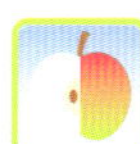

EMPFOHLENE NAHRUNGSMITTEL
Ölhaltiger Fisch, bittere Salate, wie Endiviensalat, Radicchio, Löwenzahn, Datteln und Früchte des Longanbaums, Kräutertees aus Blättern und Blüten.

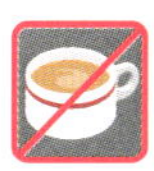

ZU VERMEIDENDE NAHRUNGSMITTEL
Stimulantien wie Kaffee und Zucker, übermäßig scharfe Nahrungsmittel.

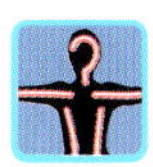

EMPFOHLENE STRATEGIEN

- Ruhige und erdverbundene Freizeitbeschäftigungen wie Gartenarbeit.
- Entwickeln Sie Ihre Führungsqualitäten, Einfühlsamkeit und Mitgefühl.
- Gehen Sie früh zu Bett.

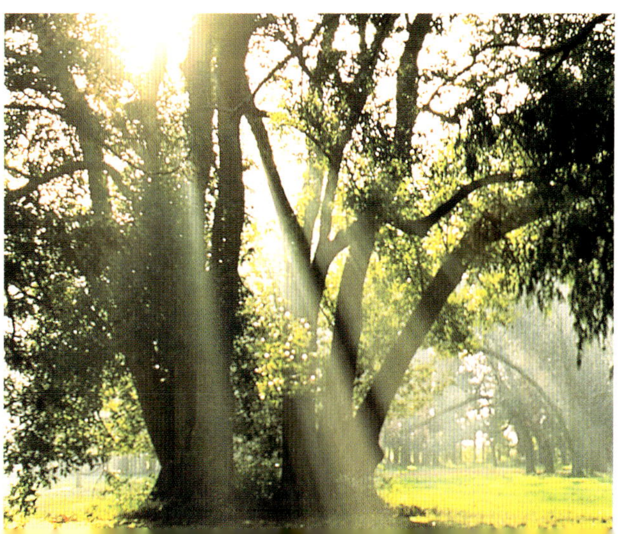

LINKS: **Die langen, herrlichen Sommertage spiegeln das frohe Wesen des Feuers.**

CHINESISCHE HEILKRÄUTER

DIE ACHT GRUNDMUSTER

Yin und Yang allein können die Komplexität menschlicher Erfahrung nicht hinreichend beschreiben. Daher entwickelten die Chinesen die Acht Grundmuster oder »Ba Gang«. Mit ihrer Hilfe läßt sich jede Disharmonie beschreiben. Sie sind das wichtigste Instrument zur Diagnosefindung. Mit ihrer Hilfe können Sie Ihre Stärken und Schwächen herausfinden und Unausgewogenheiten, die zu Krankheiten führen, vermeiden.

OBEN: **Yin und Yang sind eines der vier Gegensatzpaare der Acht Grundmuster.**

Die vier Gegensatzpaare

Die Acht Grundmuster sind Diagnosekriterien, die in vier Paare eingeteilt sind. Das Konzept der entgegengesetzten oder zweipoligen Kräfte entspricht der taoistischen Philosophie von Yin und Yang. Genaugenommen ist Yin – Yang ein Oberbegriff, die drei übrigen Muster sind Subkategorien. Die vier Gegensatz-Paare sind:

- Yin – Yang
- Hitze – Kälte
- Leere – Fülle
- Innen – Außen

Diese Acht Grundmuster lassen sich beliebig kombinieren und decken das gesamte Spektrum möglicher Disharmonien ab. Bei komplexen Disharmoniemustern ist es möglich, daß mehrere Muster, auch widersprüchliche Aspekte wie Hitze und Kälte, bei einer Person gleichzeitig auftreten.

YIN – YANG

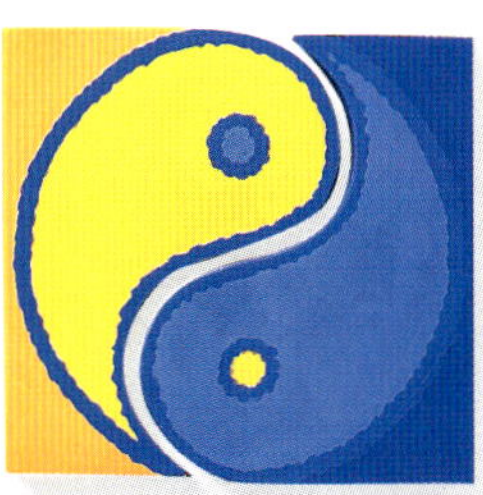

OBEN: **Abhängigkeit und Ineinandergreifen der Gegensätze.**

Die Philosophie von Yin und Yang wurde bereits besprochen. Indem Sie für sich selbst herausfinden, ob Ihre persönlichen Merkmale zu Yin oder Yang neigen, können Sie Ihren Körpertyp bestimmen. Welche der folgenden Beschreibungen trifft am ehesten auf Sie zu?

YIN

YIN-MENSCHEN

Yin-Menschen sind ruhig, zurückhaltend und bevorzugen eine Tätigkeit, die sie zu Hause ausüben können oder bei der sie andere unterstützen. Sie sind vorsichtig, entspannt und schätzen ein ruhiges Leben.

YIN-KRANKHEITEN

Chronische Beschwerden, die sich über längere Zeit entwickeln, sind Yin-Krankheiten. Menschen mit zuviel Yin brauchen Wärme, Trockenheit und Kräuter, die das Yang und das Qi stärken und die Feuchtigkeit vertreiben.

YANG

YANG-MENSCHEN

Yang-Menschen sind extrovertiert, gesellig, kräftig und dynamisch. Sie stellen gerne ihre Fähigkeiten zur Schau. Sie besitzen viel Energie, frieren nicht und haben Schwierigkeiten, sich zu entspannen.

YANG-KRANKHEITEN

Plötzliche, akute (relativ ernste) Symptome, wie Fieber, Schwellungen, Durst und Krämpfe, sind typische Yang-Krankheiten. Häufig treten Hitze-Störungen und heftige Reaktionen auf. Menschen mit zuviel Yang brauchen Kühlung, Beruhigung und Kräuter, die das Yin nähren, den Körper entgiften, Feuchtigkeit zuführen und den Geist beruhigen.

RESÜMEE:
Ein Ungleichgewicht oder eine Dominanz eines Merkmals führen zu Krankheit.

—

Wer seinen Körpertyp kennt, kann gesundheitliche Probleme besser verhindern.

SIEHE AUCH: Yin und Yang, *Seite 20–21,*
Die Bestimmung eines Disharmoniemusters, *Seite 32–33*

HITZE – KÄLTE

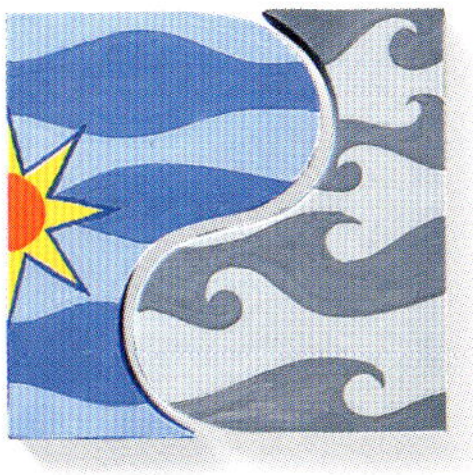

OBEN: **Hitze und Kälte. Hitze ist ein Yang-, Kälte ein Yin-Einfluß.**

Viele Disharmonien werden entweder der Hitze oder der Kälte zugeordnet. Yang-Menschen neigen zu Problemen in Verbindung mit Hitze, Yin-Menschen zu Kälte-Symptomen.

HITZE-KRANKHEITEN

CHARAKTERISTIKA

Rötung, Fieber, Durst, Trockenheit; heftige und plötzlich auftretende Symptome, häufig (aber nicht immer) in der oberen Körperhälfte; brennender oder beißender Schmerz; bei Kontakt mit Wärme Verstärkung des Problems; bei Hitze dunkelgelbe oder grüne Verfärbung der Körperflüssigkeiten.

BEISPIELE

Plötzliche Magenverstimmung mit einem brennenden, aufsteigenden Schmerz nach Alkoholmißbrauch; eine typische Nebenhöhleninfektion mit plötzlichem Schmerz und zähem, gelbgrünem Schleim; Entzündung und eventuell Fieber; Zorn, Irritation, Heißblütigkeit, gerötetes Gesicht, starke Kopfschmerzen, Neigung zu Bluthochdruck.

KÄLTE-KRANKHEITEN

CHARAKTERISTIKA

Dunkle Verfärbung der Haut; Empfindung von Kälte; allmähliche Verschlimmerung der Erkrankung; Mangel an Bewegung; Probleme meist in der unteren Körperhälfte; krampfartiger, ziehender oder Spannungsschmerz; große Mengen weißer oder klarer Körperflüssigkeiten.

BEISPIELE

Verkühlung der Blase: Kälteempfinden, Rückenschmerzen, kaum Durst, viel klarer Urin; Gelenkschmerzen, die sich bei kaltem Wetter verstärken; Steifheit, Müdigkeit; Magenkrämpfe und wässrige Diarrhöe nach zu vielen kalten Speisen.

FÜLLE – LEERE

Mit dem Paar Fülle – Leere läßt sich die Stärke oder Schwäche der Disharmonie bestimmen.

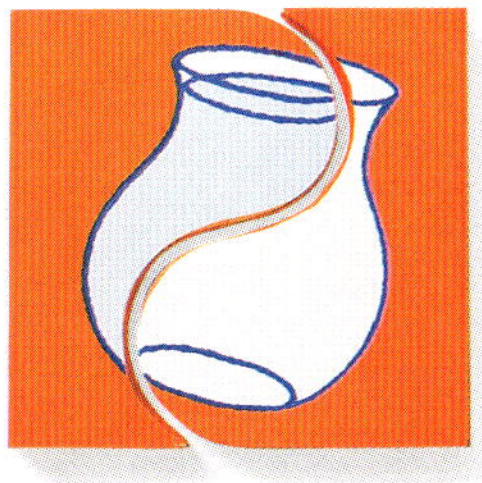

OBEN: **Fülle und Leere. Fülle weist auf ein Übermaß, Leere bedeutet Mangel**

FÜLLE-MUSTER

CHARAKTERISTIKA

Heftige Symptome sind ein Hinweis auf eine Fülle. Diese flammen oft plötzlich auf und klingen rasch ab. Ein Übermaß entsteht, wenn etwas im Körper überhandnimmt.

SYMPTOME

Plötzlicher und starker Schmerz; starke Aufgeregtheit; akute Zustände.

BEISPIELE

Eine Erkältung, die sich rasch entwickelt und mit starkem Katarrh, Schweiß, Temperaturanstieg und rauhem Hals einhergeht, deutet auf ein Hitze-Übermaß.

LEERE-MUSTER

CHARAKTERISTIKA

Eine Mangelerscheinung des Körpers. Die Disharmonie entwickelt sich meist relativ langsam, ist chronischer Art, die Symptome sind relativ schwach.

SYMPTOME

Schwäche; dumpfer Schmerz; Lethargie und Schläfrigkeit; meist chronische Erkrankungen.

BEISPIELE

Kälte im Körper; Symptome bessern sich bei Erwärmung.

INNEN – AUSSEN

Das letzte der vier Paare ermöglicht die Lokalisierung der Disharmonie.

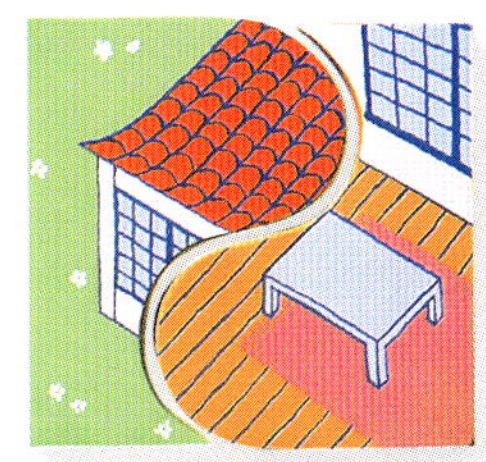

OBEN: **Innen und Außen. Mit Hilfe dieser Begriffe kann man das Problem lokalisieren.**

ÄUSSERLICHE MUSTER

CHARAKTERISTIKA

Krankheiten dieses Musters betreffen die Haut und die Muskeln. In der chinesischen Medizin umfaßt dies auch Erkältungen, Grippe und Viruserkrankungen, bei denen die ersten Symptome Muskelschmerzen, Fieber, Frost, ein steifer Nacken oder ein Ausschlag sind. Doch fallen nicht alle Hautkrankheiten in die Kategorie Außen. Die meisten beruhen auf innerlichen Disharmonien, die sich auf der Haut zeigen. Nur Ausschläge, die in Verbindung mit Krankheiten wie Masern oder Windpocken auftreten, gelten als äußerliche Muster.

INNERLICHE MUSTER

CHARAKTERISTIKA

Dem Inneren zugeordnet sind jene Krankheiten, die nicht durch äußere Einflüsse verursacht werden. Alle Beschwerden, die die inneren Organe des Körpers – Milz, Lunge, Niere, Leber, Herz – betreffen, sind innere Disharmonien. Wenn kleinere äußere Disharmonien nicht behandelt werden, können sie ins Innere des Körpers wandern und chronisch werden.

Die Bestimmung eines Disharmoniemusters

Wer die Acht Grundmuster versteht, kann mit ihrer Hilfe alle auftretenden Beschwerden klassifizieren. Denken Sie daran, daß jede Kombination möglich ist und mehrere Muster gleichzeitig auftreten können. Mit der Zeit wird diese Art der Analyse von Problemen ganz selbstverständlich.

FÜLLE-HITZE

CHARAKTERISTIKA

Siehe »Hitze«- und »Fülle«-Merkmale, *Seite 31*.

SYMPTOME

Fieber, Durst, gerötetes Gesicht, rote Augen; kräftige Bewegungen; Wärmeempfinden bei Berührungen; brennender Schmerz; manisches Verhalten; dunkle Körperflüssigkeiten; hellrote Zunge; schneller Puls.

KRÄUTER

Kühlende und entgiftende Kräuter.

LEERE-HITZE

CHARAKTERISTIKA

Hitze-Symptome resultieren aus einem Yin-Mangel. Dadurch werden die kühlenden und befeuchtenden Funktionen des Yin beeinträchtigt, was zu einem Übermaß an Yang-Hitze im Körper führt.

SYMPTOME

Üblicherweise sind die Symptome eher chronisch als akut und weniger ausgeprägt als bei Hitze-Fülle-Krankheiten: Hitzewallungen (statt Fieber); ein trockener Mund, allgemeine Trockenheit; rote Wangen; Angst oder Ruhelosigkeit.

KRÄUTER

Kräuter, die das Yin nähren, um die hyperaktive Yang-Energie auszugleichen, die sich im Körper gebildet hat. Dazu zählen befeuchtende Kräuter, die die Körperflüssigkeiten und das Blut stärken.

Susannes Fall

Susanne erwachte eines Morgens mit einem plötzlichen Harndrang. Beim Urinieren spürte sie ein starkes Brennen, der Urin war dunkelgelb, konzentriert und übelriechend. Susanne bekam Fieber und ging zu ihrem Arzt, der eine Blasenentzündung diagnostizierte. In der chinesischen Medizin kann eine Blasenentzündung ein Außen-Muster sein, das durch eines der Sechs Übel, in diesem Fall durch ein Übermaß an Hitze, verursacht wird. Wird der Zustand nicht behandelt, verlagert er sich nach innen und kann zu einem Innen-Hitze-Muster führen.

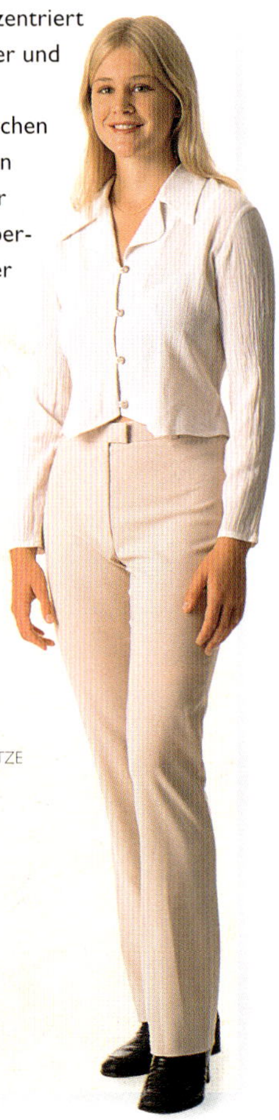

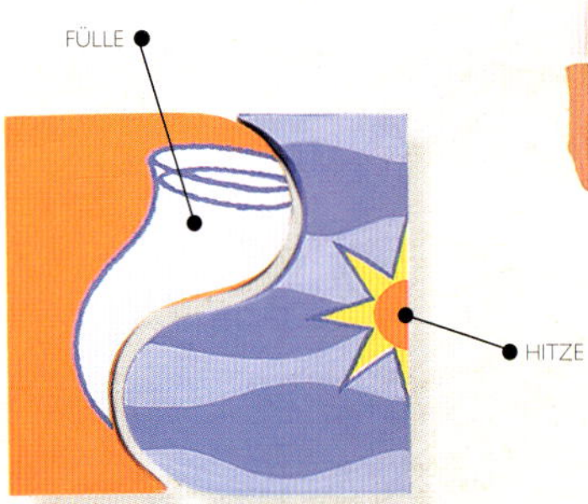

OBEN: **Das Brennen beim Urinieren verweist auf Hitze, das plötzliche Auftreten ernster Symptome auf Fülle.**

Helenes Fall

Helenes Periode wurde im Verlauf von einigen Jahren immer unregelmäßiger. Ihr Arzt meinte, daß sie in die Wechseljahre komme. Sie litt mehrmals täglich an Hitzewallungen und empfand Angst in Situationen, die ihr früher nichts ausgemacht hatten. Ihr Schlaf war unruhig. Sie bemerkte, daß Haut und Haare trockener wurden. Helene litt aufgrund eines Yin-Mangels an einem Hitze-Leere-Muster, eine ganz natürliche Erscheinung bei einer Frau, die viele Jahre hindurch die Periode hatte. Nach chinesischer Theorie hat ein Hitze-Mangel-Muster Auswirkungen auf das Herz, dem Sitz vieler Emotionen. Dies führt zu Angst, Ruhelosigkeit und Weinerlichkeit, Beschwerden, die generell mit der Menopause verbunden werden.

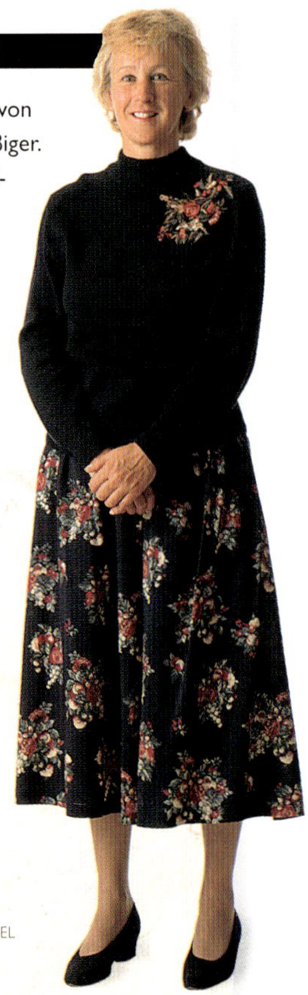

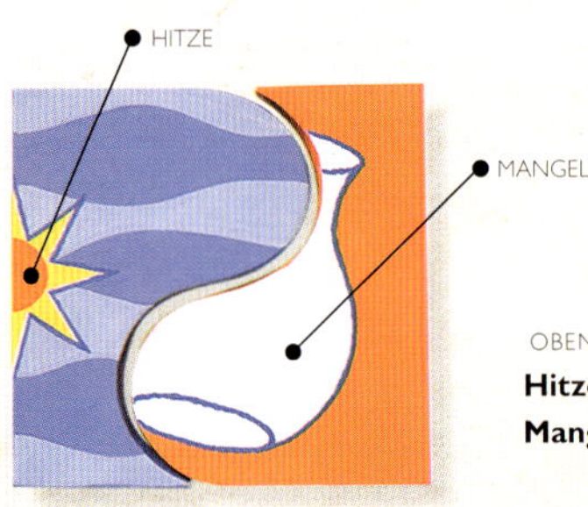

OBEN: **Helene hat zuviel Hitze. Aufgrund des Yin-Mangels wird daraus ein Leere-Muster.**

SIEHE AUCH: Die Acht Grundmuster, *Seite 30–31*

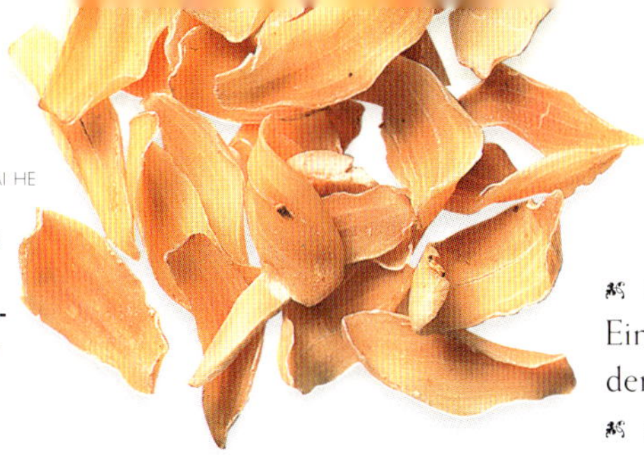

BAI HE

RECHTS: **Bai He nährt das Yin und unterstützt Herz und Lunge. Es eignet sich für Probleme infolge eines Hitze-Leere-Musters.**

FÜLLE – KÄLTE

CHARAKTERISTIKA

Ein Übermaß an Kälte verursacht Trägheit und eine Verlangsamung der Körperfunktionen.

SYMPTOME

Kälteempfinden, man wird nicht warm; Steifheit; krampfartiger oder ziehender Schmerz; kaum Durst, ein Verlangen nach Wärme, häufiges und reichliches Urinieren; mitunter dunklere oder bläuliche Haut; die Zunge dunkel oder blaß; langsamer Puls.

KRÄUTER

Kräuter, die die Ursache der Kälte durch Aufwärmen des Körpers beseitigen, das Yang wärmen und die Kälte vertreiben.

MANGEL – KÄLTE

CHARAKTERISTIKA

Ein Hitze- oder Yang-Mangel führt zu einem Übermaß der kühlenden, befeuchtenden Funktionen des Yin.

SYMPTOME

Gefühl von Kälte; kalte Glieder (Besserung nach Wärmeanwendung); kaum Durst, Abneigung gegen Kälte; Lethargie; Durchfall (aufgrund einer Schwäche des »Verdauungsfeuers«); Unfähigkeit, längere Zeit Urin zurückzuhalten;schwacher Puls, blasse Zunge. Die Kombination Mangel – Kälte ist bei älteren und geschwächten Personen, bei denen das Yang nachläßt, verbreitet. Manche Yang-Energien vermindern sich mit dem Alter.

KRÄUTER

Kräuter, die das Qi und das Yang stärken, ohne das Yin zu schwächen. Austrocknende Kräuter reduzieren das Übermaß an Feuchtigkeit. Die Dosierung muß kontrolliert werden, um eine negative Auswirkung auf die Körperflüssigkeiten zu vermeiden.

Oskars Fall

Oskar war mehrere Stunden lang Holzfällen im Freien. Ihm war bitterkalt, und er hatte Schmerzen in den Fingern, die sich verschlimmerten. Er versuchte seine Hände, die sich violett verfärbten und eisig anfühlten, am Feuer aufzuwärmen. Ein schnelles Eingreifen war erforderlich, um Erfrierungen zu vermeiden. Die starke Kälte hatte die Extremitäten des Körpers durchdrungen und mußte rasch behandelt werden, solange es sich noch um einen äußerlichen Zustand handelte, da er ins Innere wandern und größeren Schaden verursachen könnte.

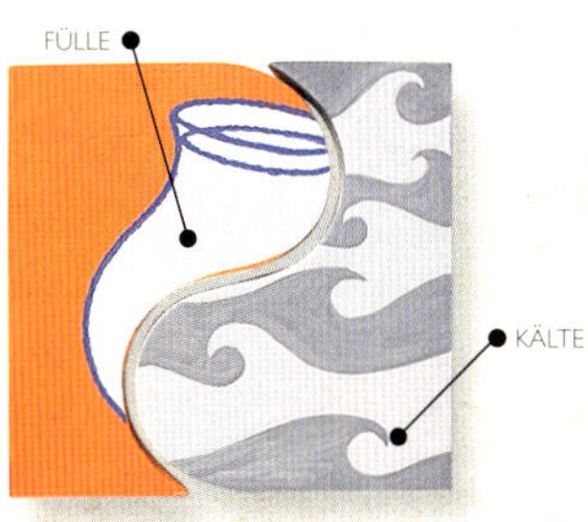

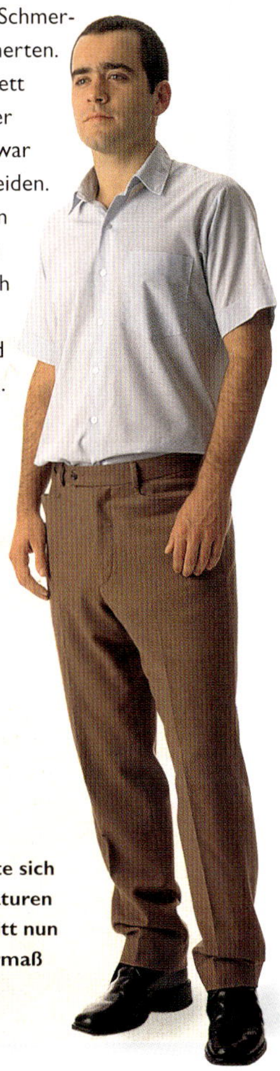

OBEN: **Oskar hatte sich eisigen Temperaturen ausgesetzt und litt nun an einem Übermaß an Kälte.**

RESÜMEE:
Die Acht Grundmuster können in jeder Kombination auftreten.

Für eine genaue Diagnose müssen alle Symptome berücksichtigt werden.

Edgars Fall

Edgar litt seit jeher an Gewichtsproblemen, aber sein Zustand verschlimmerte sich im Lauf der letzten Jahre. Er nahm besonders stark zu und fühlte sich auch ständig müde. Sein Arzt entdeckte, daß er an einer Schilddrüsenunterfunktion litt. Edgars Problem beruhte auf einem Mangel an Yang-Energie, weshalb sein »Verdauungsfeuer« zu schwach war, was zu Gewichtszunahme und Lethargie führte. Ein Yang-Mangel bewirkt Müdigkeit, während ein Übermaß an Yin zu einer Unausgewogenheit der Körperflüssigkeiten und damit zu Gewichtszunahme führt. Aufgrund des Yin-Übermaßes fror er leicht.

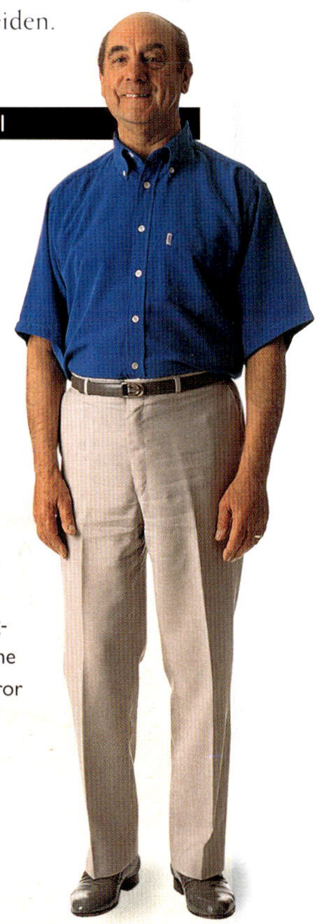

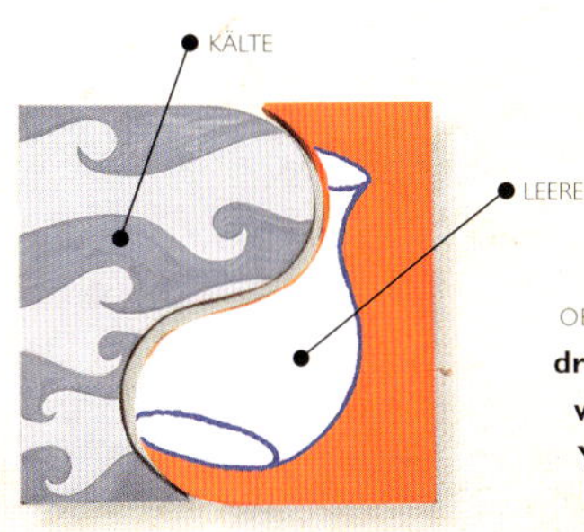

OBEN: **Edgars Schilddrüsenunterfunktion verursachte einen Yang-Mangel, und deshalb fror er.**

CHINESISCHE HEIKRÄUTER

DIE JAHRESZEITEN UND DIE GESUNDHEIT

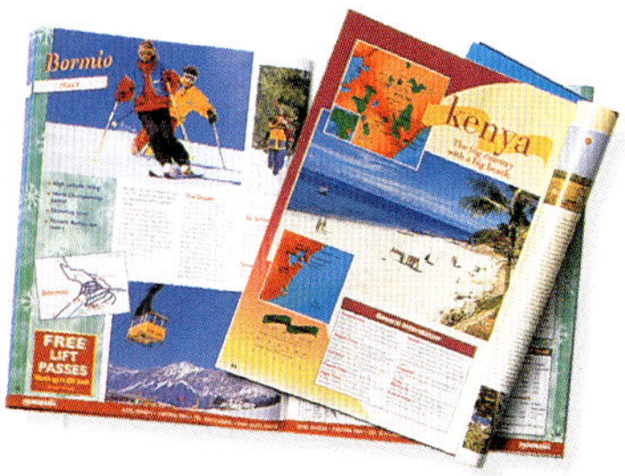
Bormio
kenya
FREE LIFT PASSES

OBEN: **Durch die Geschwindigkeit modernen Reisens gelangen wir rasch von einer Zeitzone in die andere. Doch wie wirkt sich das auf unser Qi aus?**

Durch unseren modernen Lebensstil kommen wir kaum noch mit den Jahreszeiten in Berührung. Umgeben von Zentralheizung, Klimaanlagen und doppelten Fenstern, spüren wir kaum etwas von den Wirkungen des Wetters. Doch wie sehr wir uns auch von der Umwelt abschotten, unser Qi ist nach wie vor auf die Jahreszeiten eingestimmt.

Jahresrhythmus

Ein Leben in Harmonie mit den Jahreszeiten ist ein Garant für Gesundheit. Im Frühling, nach den langen Wintermonaten, die man in Innenräumen verbrachte, ist Aktivität angesagt. Im Sommer genießen wir das warme Wetter, und im Herbst sollten wir beginnen, Vorräte für denWinter anzulegen.

Nach chinesischer Ansicht gibt es fünf Jahreszeiten: Frühling, Sommer, Herbst, Winter und die Übergangsperiode, wenn eine Jahreszeit in die andere überwechselt. Jede Jahreszeit ist mit einem Element verbunden und teilt dessen Charakteristika. Sommer und Feuer werden beispielsweise mit Wachstum, Wärme und Freude assoziiert. Diese Eigenschaften sind zugleich mögliche Schwachpunkte von Personen, bei denen das entsprechende Element bereits dominiert. So reagiert der Wasser-Typ (entspricht dem Winter) empfindlicher auf Kälte und Dunkelheit als andere.

DIE FÜNF KLIMATISCHEN FAKTOREN

Die fünf klimatischen Faktoren beziehen sich auf die natürlichen Wetterbedingungen einer Jahreszeit und der jeweiligen Übergangsperiode, wie Hitze im Sommer und Kälte im Winter. Wenn das Wetter der Jahreszeit nicht entspricht, wie es zunehmend der Fall ist, da sich die Auswirkungen der globalen Klimaveränderung zeigen, können jahreszeitlich bedingte Krankheiten auftreten.

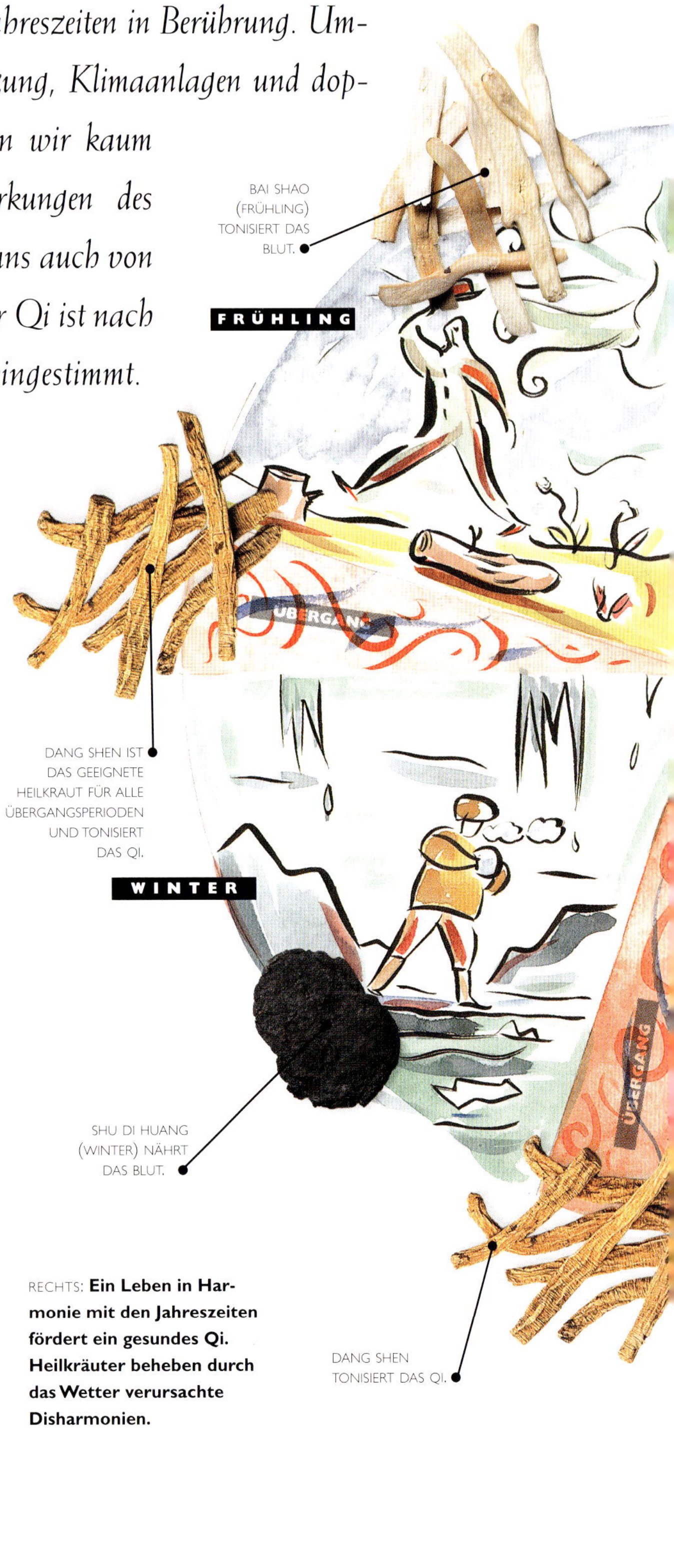
BAI SHAO (FRÜHLING) TONISIERT DAS BLUT.
FRÜHLING
ÜBERGANG
DANG SHEN IST DAS GEEIGNETE HEILKRAUT FÜR ALLE ÜBERGANGSPERIODEN UND TONISIERT DAS QI.
WINTER
ÜBERGANG
SHU DI HUANG (WINTER) NÄHRT DAS BLUT.
DANG SHEN TONISIERT DAS QI.

RECHTS: **Ein Leben in Harmonie mit den Jahreszeiten fördert ein gesundes Qi. Heilkräuter beheben durch das Wetter verursachte Disharmonien.**

RESÜMEE:
Niemand existiert isoliert: Wir sind eng mit der Umwelt und den Einflüssen der Jahreszeiten verbunden.

—

Im Frühling steigt der Energiepegel. Im Sommer kann die Hitze Probleme verursachen.

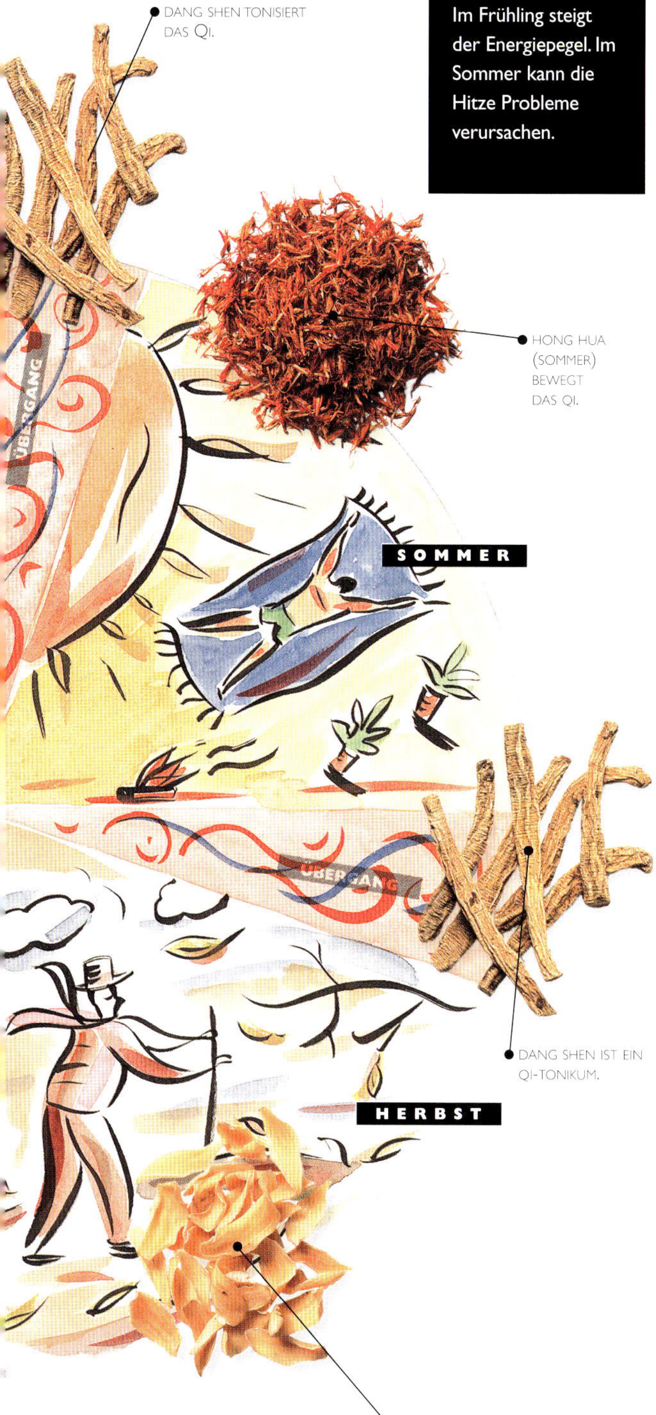

SIEHE AUCH: Die Fünf Elemente und ihre Verbindungen, *Seite 22–29*, Die Acht Grundmuster, *Seite 30–33*

FRÜHLING

Im Frühling bricht mit den ersten Sonnenstrahlen die Energie, die unter der Erde überwintert hat, hervor. Es ist eine Zeit rapider Veränderung und Entwicklung.

ELEMENT: **HOLZ**

Der Frühling ist die Zeit des Windes. Das chinesische Schriftzeichen für Wind (Feng) zeigt einen heftigen Windstoß, der ein kleines Insekt trägt. Dieses Symbol veranschaulicht eine Krankheit, die durch die Luft übertragen wird. Wind impliziert eine meist heftige Bewegung oder das Fehlen derselben. Der Frühling ist eine Zeit des Neubeginns, in der die Energie impulsiv und ihre Richtung aufsteigend ist.

RATSCHLÄGE FÜR DEN FRÜHLING

Im Frühling sind wir besonders anfällig für Erkältungen, Virusinfektionen und Allergien. Man sollte sich vor dem Wind schützen, indem man sich warm kleidet und Zugwind im Bereich des Halses oder der Brust vermeidet. Vor allem Metall-Typen und jene, die zu Erkältungen neigen, sollten Kräuter einnehmen, die das Qi und die Lungen stärken.

Planen Sie Aktivitäten im Freien. Essen Sie weniger und einfacher, oder machen Sie eine Entgiftungskur, um die im Winter gespeicherten Fette abzubauen. Geben Sie leichten, rohen, süßen und scharfen Nahrungsmitteln den Vorzug. Die Speisen sollten bei hoher Temperatur nur kurz gekocht werden.

SOMMER

Im Sommer reifen die Früchte. Wir sind durch die längeren Tage und wärmeren Nächte voller Energie, Lebensfreude und Liebeslust.

ELEMENT: **FEUER**

Der Sommer ist die Zeit der Hitze. Hitze und Feuer sind Yang-Energien. Das Yang ist im Sommer auf seinem Höhepunkt, was sich in Wachstum, Helligkeit, Aktivität, Kreativität und Freude ausdrückt. Hitze ist wärmend, trocknend, energetisierend und aktivierend. Hitze ist für alle Umwandlungsprozesse, wie etwa für das Kochen oder das Pflanzenwachstum, erforderlich. Feuer ist eine zerstörerische Kraft – Hitze, die außer Kontrolle geraten ist.

Das Herz, das Organ, das dem Element Feuer entspricht, ist besonders anfällig für die Auswirkungen der Hitze. Dies zeigt sich bei akuten Hitzschlägen, bei denen der Patient verwirrt ist und schwitzt (das Herz kontrolliert die Sprache und die Transpiration).

RATSCHLÄGE FÜR DEN SOMMER

Menschen des Elements Feuer sollten darauf achten, daß sie sich während der Sommermonate weder innerlich noch äußerlich zu starker Hitze aussetzen. Wenn Anzeichen von sich ausbreitender Hitze oder Feuer auftreten, sollten Sie Kräuter nehmen, die den Geist beruhigen und entgiftend wirken.

Empfohlen werden Nahrungsmittel mit kräftigen Farben, Gewürze, kurz gekochte Speisen, wenig Salz und viel Wasser. Trinken Sie warme Flüssigkeiten, und essen Sie an heißen Tagen kleinere, leichtere Mahlzeiten.

Achten Sie auf eine sorgfältige Zubereitung der Nahrungsmittel und auf die Anregung des Geruchssinns. Nahrungsmittel sollten gebacken, kurz angebraten und bei niedriger Hitze langsam gekocht werden. Allmählich können Sie den Speisezettel mit sauren, salzigen und bitteren Nahrungsmitteln bereichern.

RESÜMEE:
Der Übergang von der Hitze des Sommers zu den kühleren Herbsttagen beeinflußt die Yin-Yang-Balance.

—

Wenn es kühler wird, entstehen Disharmonien der Flüssigkeiten und des Blutes. In dieser Zeit muß man das Yang stärken.

DIE ÜBERGANGSZEITEN

Es ist wichtig, daß wir unser Verhalten und unsere Einstellung an eine neue Jahreszeit anpassen, da in Übergangszeiten häufig Krankheiten auftreten.

ELEMENT: ERDE

In diesen Zeitspannen geht eine Jahreszeit zu Ende, und man stimmt sich auf die kommende ein. Der Wechsel von einer Jahreszeit zur anderen ist wie Yin – Yang ein Prozeß und kein plötzliches Ereignis. Diese Zeit des Wandels steht in Zusammenhang mit den transformativen Eigenschaften des Elements Erde. Alle Dinge müssen zur Erde zurückkehren, bevor etwas Neues entstehen kann.

RATSCHLÄGE FÜR DIE ÜBERGANGSPERIODE

Die Ernährung sollte einfach sein. Typen des Elements Erde müssen besonders auf ihre Verdauung achten. Die Mahlzeiten sollten regelmäßig, langsam und entspannt eingenommen werden. Zu empfehlen sind süße Getreidesorten und Gemüse.

HERBST

Der Herbst bringt Klarheit und Einfachheit. Dies ist die Zeit, in der man sich auf den Winter vorbereitet.

ELEMENT: METALL

Der Herbst ist die Zeit der Trockenheit, in der die Energie nach innen und abwärts wandert und in die Erde zurückkehrt.Gleich den Blättern wird unsere Haut trockener. Lunge und Dickdarm, die Metall-Organe, leiden unter der Trockenheit. Die Lunge ist anfälliger, wenn die Zentralheizung zu früh eingeschaltet wird.

RATSCHLÄGE FÜR DEN HERBST

Wer zu Trockenheit neigt, sollte Kräuter nehmen, die Qi und Lunge stärken beziehungsweise Lunge sowie Dick- und Dünndarm befeuchten.

WINTER

Im Winter verleiten uns die langen, dunklen Nächte dazu, mehr Zeit drinnen zu verbringen. Nachdenklichkeit und Einkehr werden gefördert, während unsere Aktivität nachläßt.

ELEMENT: WASSER

Der Winter ist die Zeit der Kälte. Das Wasser, dessen Hauptaufgabe in Abkühlung und Befeuchtung besteht, ist das Element des Winters. Wasser sinkt immer zum tiefsten Punkt ab, wo es entweder nährend wirkt (indem es die Wurzeln versorgt) oder eine Blockierung verursacht (wenn keine Zirkulationsmöglichkeit besteht). Wasser braucht Bewegung, denn sonst entsteht Stagnation. Im Winter wandert die Energie in die Tiefen unseres Körpers, wo sie bis zum Frühling schlummert. Das Wesen des Wassers ist daher die Kälte.

Die Zirkulation des Qi und des Blutes werden durch die Kälte reduziert. Da Kälte ihrer Natur nach kontrahierend wirkt, versteifen sich Muskeln und Sehnen, so daß Knie- und Rückenschmerzen auftreten. Das Wasser wird mit den Nieren und der Blase verbunden, die eine wichtige Rolle beim Wasserstoffwechsel spielen. Die Kälte verstärkt den Harndrang oder verursacht Wasseransammlungen.

RATSCHLÄGE FÜR DEN WINTER

Bei Kälte im Körper oder Kälteempfindlichkeit sollten Sie Kräuter einnehmen, die das Yang und das Qi stärken, und (bei Schmerzen) solche, die das Qi und das Blut bewegen.

Wärme, Ruhe und das Speichern von Energie sind angesagt. Empfohlen werden warme und herzhafte Nahrungsmittel, gedämpftes Gemüse, Meersalz, bittere, konservierte und fermentierte Nahrungsmittel wie Miso (Paste aus fermentierten Sojabohnen). Die Speisen sollten mit wenig Wasser langsam bei niedriger Temperatur gekocht werden.

SIEHE AUCH: Die Fünf Elemente, *Seite 22–29*,
Die Acht Grundmuster, *Seite 30–33*

Die fünf Geschmacksrichtungen

Jedes Element wird mit einem Geschmack verbunden. Wer an einer Disharmonie leidet, hat oft Heißhunger auf bestimmte Speisen. Menschen mit schwacher Erdenergie haben häufig ein Verlangen nach Süßigkeiten. Eine kleine Menge des jedem Element zugeordneten Geschmacks stimuliert und stärkt den damit verbundenen organischen Funktionskreis. Versuchen Sie, regelmäßig Nahrungsmittel jeder Geschmackskategorie zu essen.

Jedem Geschmack ist eine Richtung zugeordnet, die von der Art seines Qi bestimmt wird. Alkohol und pikante Speisen haben eine nach oben und nach außen gerichtete Energie. Dies bedeutet, daß sie das Qi in diese Richtung lenken und man deshalb nach ihrem Genuß errötet und schwitzt. Zitronensaft hingegen ist sauer, hat eine einwärts gerichtete, astringierende Energie und wird verwendet, um den Flüssigkeitsmangel zu behandeln.

SÜSS: ERDE

Süßes besitzt Yang-Energie, wirkt kühlend oder erwärmend, entspricht dem Übergang und der Veränderung, ist nach oben und auswärts gerichtet, klärt, harmonisiert, befeuchtet Trockenheit (positiv), erzeugt Feuchtigkeit (negativ), baut Gewebe auf (positiv).
Beispiele: Möhren, Kürbisse, Pastinaken, Früchte.

SALZIG: WASSER

Salziges besitzt Yin-Energie, wirkt kühlend, entspricht dem Winter, ist nach unten und einwärts gerichtet, reguliert die Flüssigkeiten, entgiftet, weicht auf (positiv), verhärtet (negativ).
Beispiele: Seetang, Sellerie, Schalentiere, Sojasauce.

BITTER: FEUER

Bitteres besitzt Yin-Energie, wirkt kühlend, entspricht dem Sommer, ist absteigend, reduziert ein Übermaß, fördert die Verdauung, trocknet Feuchtigkeit (positiv), verursacht Trockenheit (negativ).
Beispiele: Radicchio, Roggen, Rhabarber, Kaffee.

SAUER: HOLZ

Saures besitzt Yin-Energie, wirkt kühlend, entspricht dem Frühling, wirkt kontrahierend und adstringierend, festigt (positiv), erzeugt Spannung (negativ).
Beispiele: Grapefruit, Forelle, Tomate.

SCHARF: METALL

Scharfes besitzt Yang-Energie, wärmt, entspricht dem Herbst, ist nach oben und außen gerichtet, fördert Zirkulation und Verdauung, wirkt schweißtreibend, verteilt (positiv) und zerstreut (negativ).
Beispiele: Ingwer, Zwiebel, Kohl.

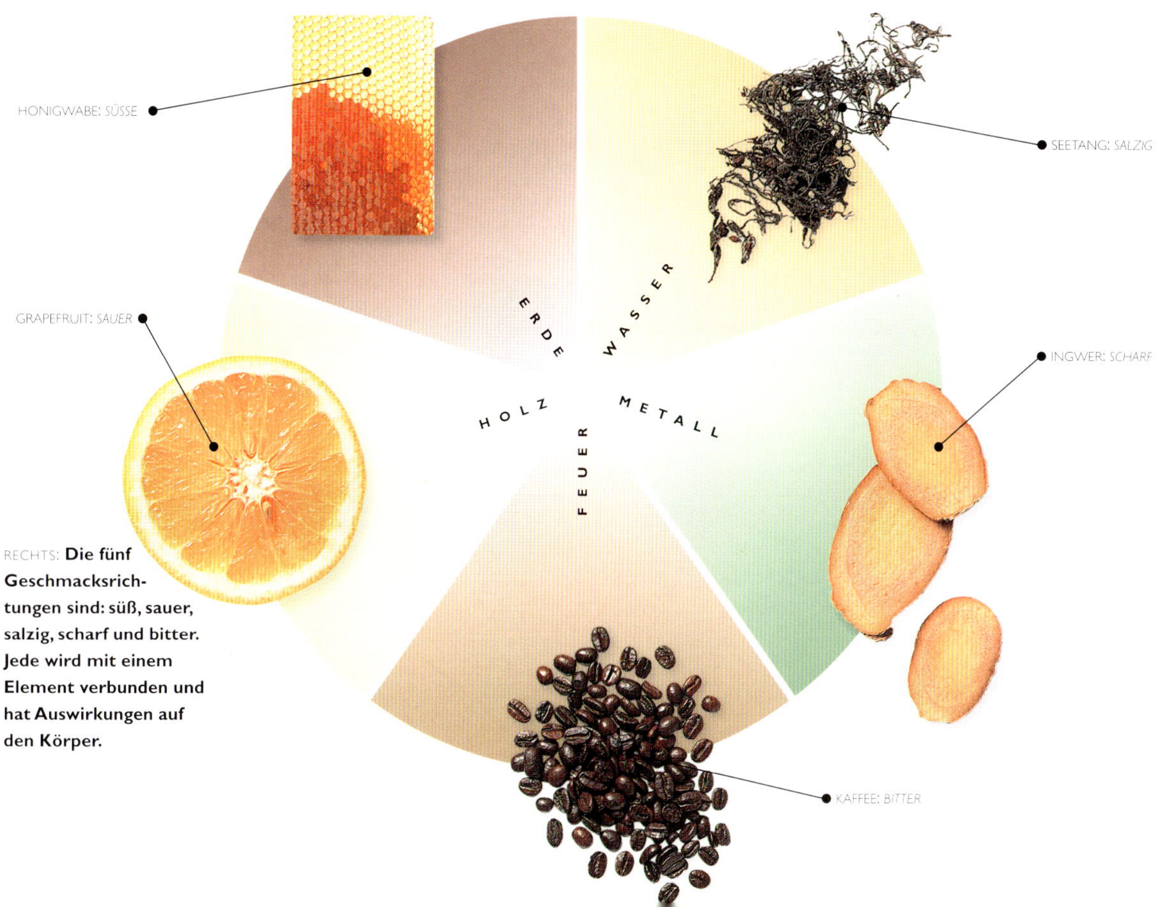

RECHTS: **Die fünf Geschmacksrichtungen sind: süß, sauer, salzig, scharf und bitter. Jede wird mit einem Element verbunden und hat Auswirkungen auf den Körper.**

CHINESISCHE HEILKRÄUTER

DIE ZWÖLF ORGANE

Die zwölf Organe sind Herz, Perikard, Dünndarm, der Dreifache Erwärmer (Sin Jiao), Milz, Magen, Lunge, Dickdarm, Niere, Blase, Leber und Gallenblase. Jedes Organ wird entweder Yin oder Yang sowie einem Element zugeordnet. Die zwölf Meridiane entsprechen jeweils einem der zwölf Organe, die alle eine bestimmte Aufgabe zu erfüllen haben.

Die Organe und ihre Elemente

Jedes der zwölf Organe ist einem der Fünf Elemente zugeordnet und weist auch dessen Charakteristika auf. Jedes Organ ist entweder Yin oder Yang. Yin-Organe stehen mit einem entsprechenden Yang-Organ in Verbindung und umgekehrt.

ELEMENT: **ERDE**

Yin-Organ: *Milz*

Yang-Organ: *Magen*

ELEMENT: **METALL**

Yin-Organ: *Lunge*

Yang-Organ: *Dickdarm*

ELEMENT: **WASSER**

Yin-Organ: *Nieren*

Yang-Organ: *Blase*

ELEMENT: **HOLZ**

Yin-Organ: *Leber*

Yang-Organ: *Gallenblase*

ELEMENT: **FEUER**

Yin-Organe: *Herz*, *Perikard (Xin Bao)*

Yang-Organe: *Dünndarm*, *Dreifacher Erwärmer (San Jiao)*

RECHTS: **Jeder der zwölf Meridiane (Energieleitbahnen) des Körpers entspricht einem der zwölf Organe. Es gibt drei paarweise verbundene Yin- und Yang-Meridiane am Arm und am Bein. Die Yin-Meridiane befinden sich auf der Innenseite der Gliedmaßen, die Yang-Meridiane auf der Außenseite.**

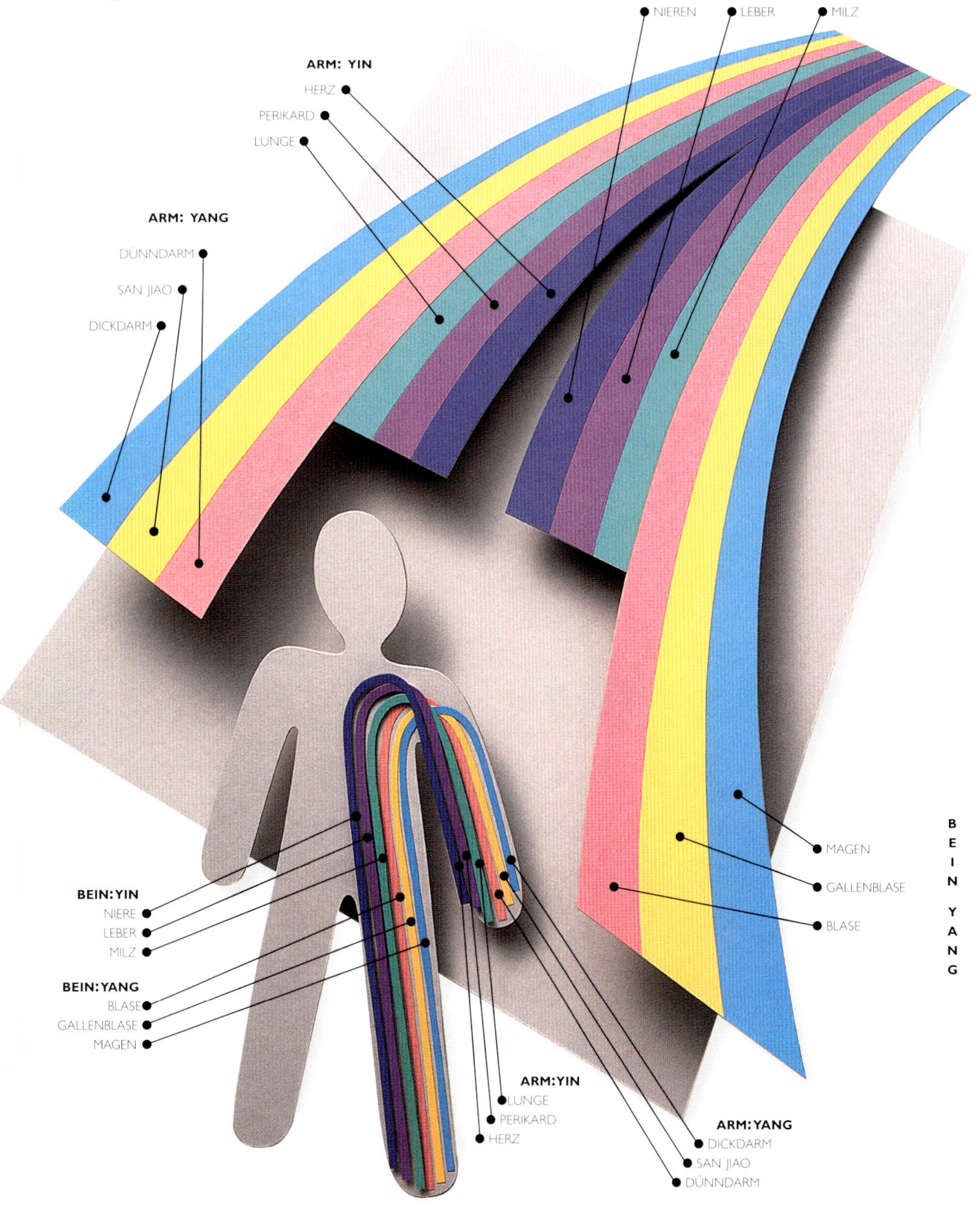

SIEHE AUCH: Die Fünf Elemente, *Seite 22–29,*
Feuchtigkeit, Schleim und stagnierende Nahrung, *Seite 42–45*

Die Funktionen der inneren Organe

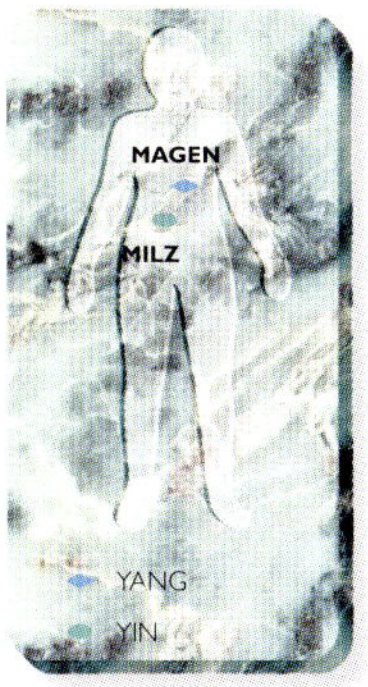

MILZ, MAGEN

Die Milz und der Magen sind zuständig für Verdauung, Absorbierung und Verteilung der Nährstoffe und des Wassers im Körper. Das Funktionieren von Milz und Magen ist ein wesentlicher Faktor für die Erhaltung der Gesundheit.

ELEMENT: Erde.

ANFÄLLIGKEIT: Feuchtigkeit.

EMOTIONALE ASPEKTE: Neigung zu Besorgtheit, Grübeln und Trübsinn, Obsessionen, Zwanghaftigkeit und Selbstquälerei.

Hauptfunktionen	Symptome von Disharmonien
Steuert die Verdauung: Milz und Magen extrahieren die Nährstoffe aus den Nahrungsmitteln.	Blähungen, Appetitmangel, Müdigkeit, weicher Stuhl, Gewichtszunahme, Brechreiz, starker oder schwacher Durst.
Befördert Nährstoffe aufwärts: Die Nährstoffe, auch »die Reinen« genannt, bewegen sich aufwärts in Richtung Herz und Lunge.	Organvorfall, Durchfall, Blut im Stuhl; plötzlich auftretende blaue Flecken.
Kontrolliert Gliedmaßen und Muskeln: Da die Milz eng mit der Ernährung verbunden ist, kontrolliert sie die Entwicklung von Gliedmaßen und Muskeln.	Schweregefühl und Schwäche in Armen und Beinen, schwacher Muskeltonus, Atrophie, allgemeine Schwäche.
Kontrolliert den Mund: Mund und Milz sind verbunden. Die Gesundheit der Milz spiegelt sich daher auf den Lippen wider.	Störungen des Geschmacksinns.
Sitz des Intellekts: Schwache Milz-Energie kann Verwirrung und Vergeßlichkeit bewirken.	Konzentrations- und Gedächtnisschwäche, Verwirrtheit.

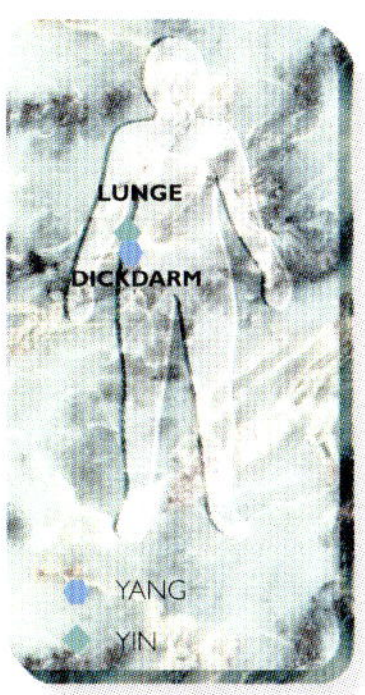

LUNGE, DICKDARM

Die Lunge ist zuständig für die Atmung und kontrolliert den Luftstrom sowie den Qi-Fluß. Sie ist mit dem Dickdarm verbunden, der die Exkremente aus dem Körper ausscheidet.

ELEMENT: Metall.

ANFÄLLIGKEIT: Trockenheit, Schleim und Kälte.

EMOTIONALE ASPEKTE: Trauer, Traurigkeit.

Hauptfunktionen	Symptome von Disharmonien
Steuert die Atmung: Die Lunge ist für die Atmung zuständig, kontrolliert den Qi-Fluß, verbreitet das Abwehr-Qi (Wei-Qi) im Körper und transportiert es zur Haut und zu den Muskeln.	Kraftlose Stimme, Kurzatmigkeit, Müdigkeit, kalte Hände.
Kontrolliert die Poren: Indem die Lunge das Abwehr-Qi zur Haut transportiert, beinflußt sie die Poren.	Anfälligkeit für Erkältungen, plötzliche Schweißausbrüche; Allergien.
Kontrolliert die Nase: Da die Luft durch die Nase aufgenommen wird, besteht eine Verbindung zwischen Nase und Lunge.	Schwacher Geruchssinn, Niesen, Erkankungen der Nebenhöhlen.
Reguliert den Darm: Der Dickdarm wird über das Zwerchfell durch die Atmung massiert. Dadurch wird eine regelmäßige Darmtätigkeit gefördert.	Verstopfung.

RESÜMEE:
Die festen Organe (Zang) sind Lunge, Milz, Herz, Leber, Nieren. Die hohlen Organe (Fu) sind Blase, Dick- und Dünndarm, Gallenblase, Magen und San Jiao.

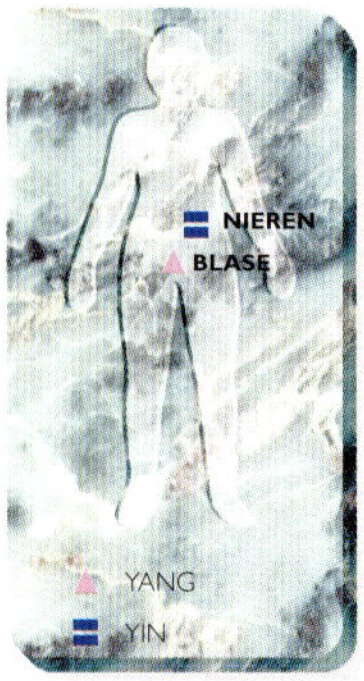

NIEREN, BLASE

Die Nieren sind für das Wachstum und die Fortpflanzung zuständig. Sie regulieren das Wasser und sind mit der Blase verbunden.

ELEMENT: Wasser.

ANFÄLLIGKEIT: Trockenheit, Kälte.

EMOTIONALE ASPEKTE: Angst, Willens- und Motivationsschwäche.

BEHERBERGT DIE LEBENSPFORTE: Die Wurzel des Qi.

Hauptfunktionen	Symptome von Disharmonien
Die Nieren steuern die Entwicklung: Sie speichern das Fortpflanzungs-Qi, das mit dem Ahnen-Qi verbunden ist.	Unfruchtbarkeit, Impotenz; verzögerte Entwicklung; vorzeitiges Altern, Menarche, Menopause.
Produzieren Knochen und Knochenmark	Schwache Knochen und Zähne; geistige Zurückgebliebenheit; Schwindelgefühl.
Steuern den Wasserhaushalt: zentrale Rolle bei der Kontrolle der Körperflüssigkeiten.	Blasser, übelriechender, dunkler Harn; nächtlicher Harndrang, Inkontinenz; Blasenentzündung, Nierensteine.
Kontrollieren die Ohren: Nieren und Ohren sind über die Meridiane verbunden.	Taubheit, schwaches Gehör, Tinnitus.
Manifestieren sich im Kopfhaar: Das Blut nährt das Haar mit Nieren-Jing.	Vorzeitiger Haarausfall und Ergrauen.

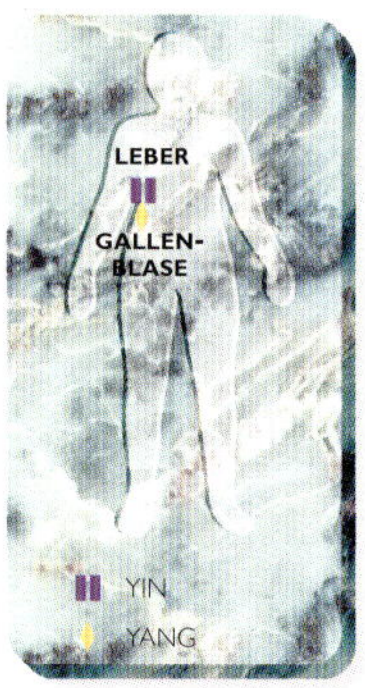

LEBER, GALLENBLASE

Die Chinesen sprechen der Leber mehr Eigenschaften zu als die westliche Medizin. Sie kontrolliert das Blut und das Qi.

ELEMENT: Holz.

ANFÄLLIGKEIT: Hitze, Feuchtigkeit-Hitze, Trockenheit.

EMOTIONALE ASPEKTE: Zorn, Frustration, Reizbarkeit, PMS.

Hauptfunktionen	Symptome von Disharmonien
Kontrolliert die Qi-Bewegung: Das Leber-Qi ist mit der Verdauung verbunden. Der Qi-Fluß ordnet die Emotionen.	Stagnierendes Qi; Migräne; Depression.
Speichert das Blut: Die Leber reguliert das Blutvolumen des Körpers und wird mit der Menstruation, den Augen, den Muskeln und den Nägeln verbunden. Die Nägel spiegeln die Gesundheit der Leber.	Menstruationsstörungen; stagnierendes Blut; Sehschwäche; trockene, zusammengekniffene, blutunterlaufene Augen, Lichtempfindlichkeit; Spasmen, Krämpfe, Steifheit, Zittern, Ticks; trockene, eingerissene, dunkle oder blasse Nägel.
Dient als Reservoir: Die Gallenblase ist das Reservoir der Gallenflüssigkeit, die die Verdauung unterstützt.	Gallensteine, eingebildete Blähungen.

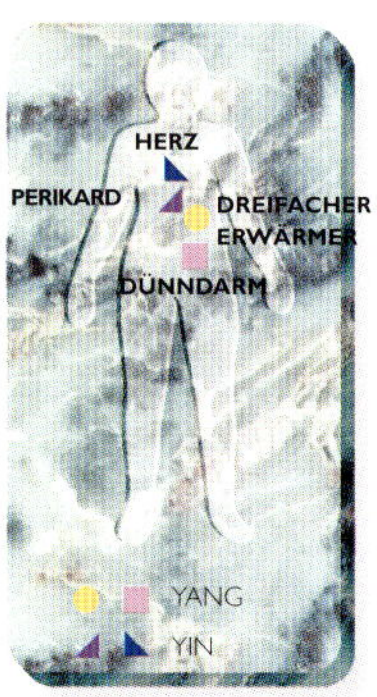

HERZ, DÜNNDARM

Das Herz regiert die Organe, kontrolliert die Lebensprozesse und koordiniert die Tätigkeit der Zang-Fu-Organe. Der Dünndarm trennt nach der Verdauung das Reine vom Unreinen.

ELEMENT: Feuer.

ANFÄLLIGKEIT: Hitze.

EMOTIONALE ASPEKTE: Enthusiasmus, Verhaltensauffälligkeiten, Gefühle.

BEHERBERGT DAS SHEN: Die Seele.

Hauptfunktionen	Symptome von Disharmonie
Steuert das Blut: Das Qi des Herzens beeinflußt die Stärke des Blutflusses.	Kalte Hände; Kraftlosigkeit; Müdigkeit.
Manifestiert sich im Teint: Die Blutgefäße im Gesicht zeigen die Verfassung des Herzens an. Ein Hitze-Übermaß des Herzens zeigt sich in rötlicher Gesichtsfarbe.	Kälte: helles Weiß; Hitze: rot; stagnierendes Blut: bläuliches Violett.
Beherbergt den Geist: Das Herz steht in enger Verbindung mit den Emotionen und mit dem Geist (Shen).	Depression, Angst; Gedächtnisschwäche; Schlaflosigkeit; Herzklopfen; Entscheidungsschwäche; Kreislaufprobleme.
Kontrolliert die Zunge: Die Chinesen assoziieren die Zunge traditionell mit dem Herzen und der Sprache.	Aphasie, Stottern; unaufhörlicher Redefluß; unangebrachtes Lachen; Kommunikationsprobleme.

SIEHE AUCH: Die Fünf Elemente, *Seite 22–29*, Feuchtigkeit, Schleim und stagnierende Nahrung, *Seite 42–45*

Die zwölf Minister

Das *Nei Jing Su Wen*, die Bibel der chinesischen Medizin, wurde von Huang Di, dem Gelben Kaiser (2696–2598 v. Chr.), verfaßt. Im deutschen Sprachraum ist es als *Der Klassiker des Gelben Kaisers zur inneren Medizin* bekannt. Huang Di bat seinen Arzt, Qi Bo, ihm die zwölf Organe und ihre wechselseitigen Beziehungen zu erläutern. Qi Bo beschrieb sie als zwölf Minister und deren Ämter, wobei er hinzufügte, daß für die Erhaltung der Gesundheit eine harmonische Zusammenarbeit der Zwölf nötig sei.

RESÜMEE: Jedes Organ besitzt Funktionen, Stärken, Schwächen und steht in enger Verbindung zu den anderen. Die Gesundheit eines Organs spiegelt sich im Körper wider. Rosa Lippen verweisen auf eine gesunde Milz.

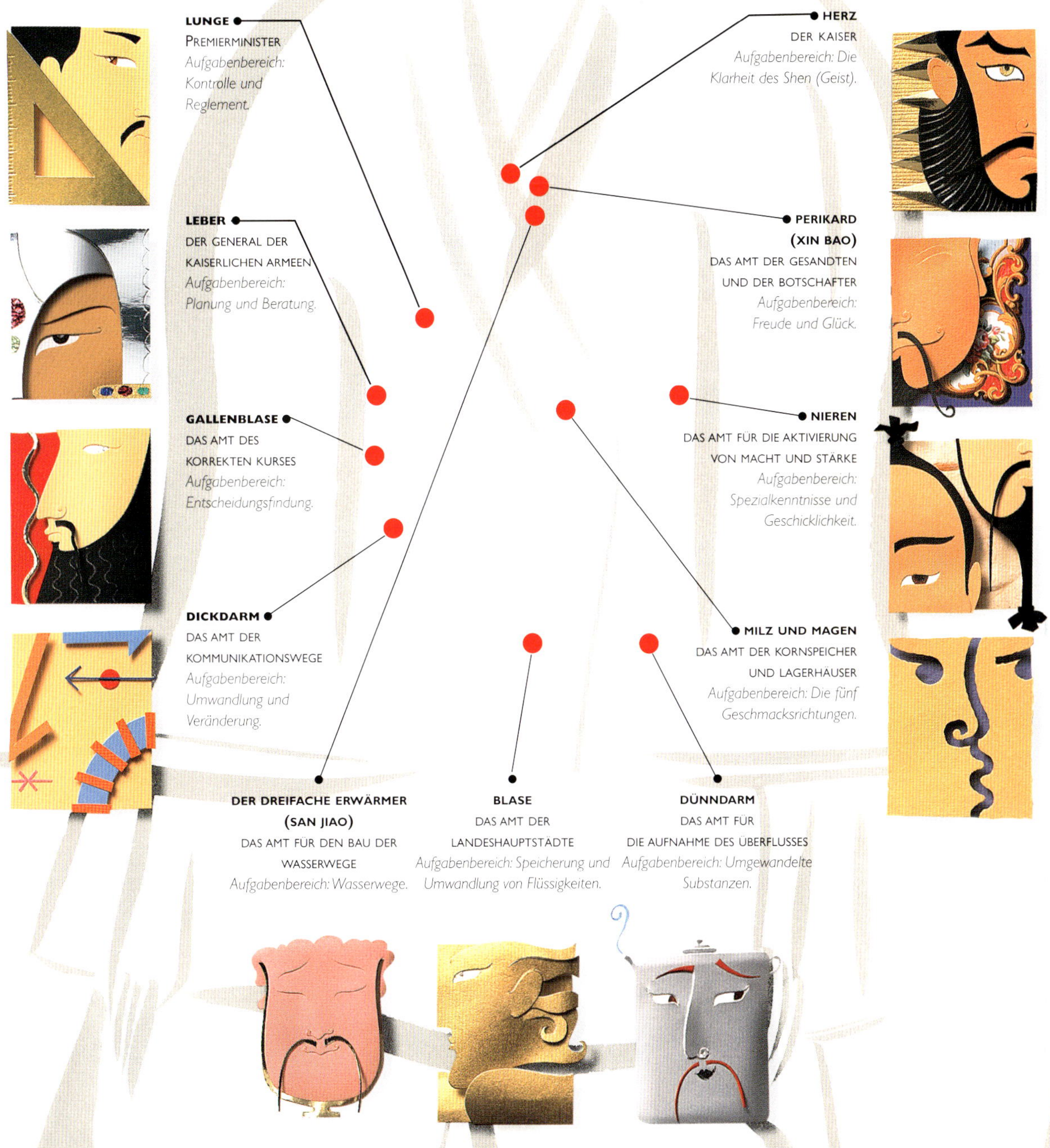

CHINESISCHE HEILKRÄUTER

FEUCHTIGKEIT, SCHLEIM UND STAGNIERENDE NAHRUNG

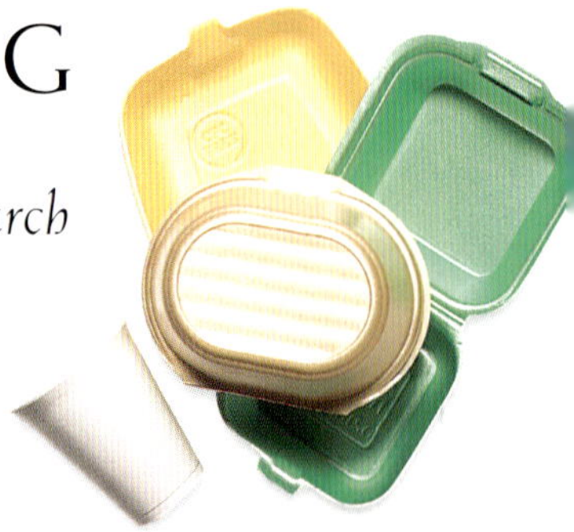

OBEN: **Junk food fördert Feuchtigkeit, Schleim und stagnierende Nahrung.**

Eßgewohnheiten können die Verdauung beeinträchtigen und dadurch Rückstände hinterlassen, die Feuchtigkeit, Schleim und stagnierende Nahrung genannt werden. Die westliche Ernährungsweise fördert die Bildung dieser Rückstände. Viele ernährungsbedingte Krankheiten, Nahrungsmittelunverträglichkeit, chronische Pilzinfektionen und Asthma sind auf ihre Auswirkungen zurückzuführen.

Die Ursachen

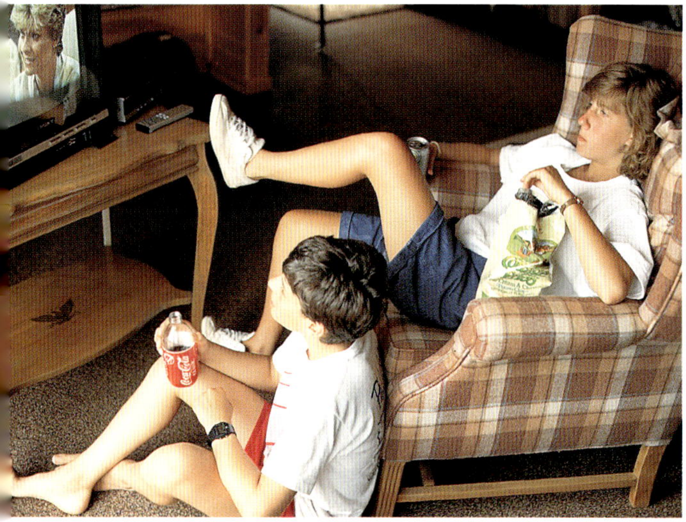

OBEN: **Bewegungsmangel und schlechte Ernährung sind im Westen für viele Gesundheitsprobleme mitverantwortlich.**

Unsere Ernährungsgewohnheiten sind für Feuchtigkeit, Schleim und stagnierende Nahrung mitverantwortlich. Auch Völlerei, mangelhaftes Kauen und kalte Getränke während des Essens wirken sich negativ aus. Folgende Nahrungsmittel verursachen besonders leicht Rückstände: ein Übermaß an süßen oder rohen Speisen, Milchprodukte, Eier, Weizen, Hefe; in geringerem Ausmaß: Roggen, Mais und Hirse, tierische Fette, Tiefkühlkost, ein Übermaß an Alkohol, industriell verarbeitete oder künstlich konservierte Nahrungsmittel.

FEUCHTIGKEIT

Die Körpersäfte (Jin Ye) haben die Aufgabe, Haut, Schleimhäute und die Gelenkinnenhaut zu befeuchten und zu schmieren. Ihre krankhafte Veränderung, das Gerinnen oder Eindicken der Körpersäfte, wird Feuchtigkeit genannt. Diese ist oft mit einem im Körper bereits vorhandenen Einfluß gekoppelt und verursacht die Entwicklung von feuchter Hitze oder feuchter Kälte.

MERKMALE VON FEUCHTIGKEIT

- ist schwer und bewegt sich nach unten,
- hemmt die Funktion der Organe,
- blockiert den Qi- und den Blut-Fluß,
- ist in den Körperausscheidungen feststellbar und
- ist auf der Zunge feststellbar.

SITZ DER DISHARMONIE

Milz, Dickdarm, Blase

Organ	Probleme durch Feuchtigkeit
Milz	Appetitmangel, Blähungen, weicher Stuhl, Müdigkeit, Lethargie, Schweregefühl, Konzentrationsschwäche, Nahrungsmittelunverträglichkeit.
Dickdarm	Durchfall, Schleim im Stuhl, Darmträgheit mit schmerzhaftem Stuhlgang.
Blase	Blasenentzündung.

SIEHE AUCH: Stagnierende Nahrung, *Seite 45*, Der Verdauungsapparat, *Seite 66*, Kochrezepte, *Seite 160*

RESÜMEE:
Feuchtigkeit entsteht durch ungesunde Ernährung.

—

Feuchtigkeitsprobleme stehen oft mit Hitze- und Kälte-Disharmonien in Zusammenhang und können viele Krankheiten verursachen.

RECHTS: **Die Anatomie nach konventioneller, westlicher Lehre. In der chinesischen Medizin werden den Körperorganen viele Funktionen zugeschrieben, die die westliche Medizin noch nicht erkannt hat.**

Die Anatomie nach westlicher Auffassung

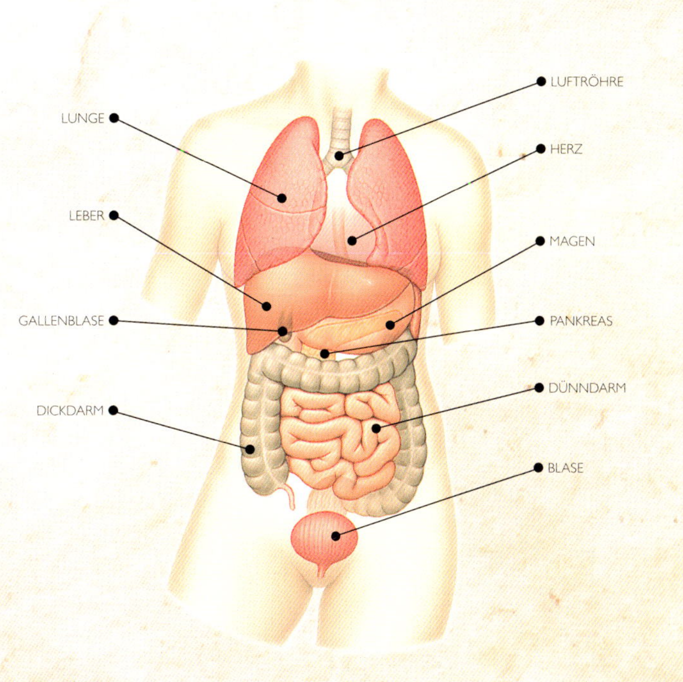

FEUCHTE HITZE

Die Kombination von Feuchtigkeit und Hitze ist im Westen häufig zu beobachten. Wie bei einem Komposthaufen entsteht durch anhaltende, »stagnierende« Feuchtigkeit Hitze. Feuchte Hitze wirkt wie ein Gift. Sie ist ein häufig zu beobachtendes Phänomen bei Krankheiten wie AIDS, chronisches Müdigkeitssyndrom und Krebs und wird auch mit Pusteln, Frostbeulen und Gürtelrose in Zusammenhang gebracht.

CHARAKTERISTIKA

Schwellungen, Juckreis, Vereiterung, Schleimbildung, übelriechende und gelbe Absonderungen, Infektionen, Gelbsucht, Entzündungen. Jede nässende Wunde, jeder Abszeß und jedes Geschwür verweist auf feuchte Hitze. Sie tritt meist auch bei Ermüdungszuständen nach viralen Infekten auf.

SITZ DER DISHARMONIE

Leber, Gallenblase, Milz, Magen, Dickdarm, Blase und Unterer Erwärmer.

NAHRUNGSMITTEL, DIE FEUCHTE HITZE ERZEUGEN

Würzige und ölhaltige Nahrungsmittel, fritierte und fettige Nahrungsmittel, Zucker und Süßigkeiten, tropische Früchte und Säfte, Kaffee, Alkohol.

Organ	Verbreitete Beschwerden
Leber	Gelbsucht, Sklerose, manche Hautkrankheiten, Gürtelrose.
Gallenblase	Gallensteine, Entzündung.
Unterer Erwärmer	Steine, Entzündungen.
Magen	Entzündungen im Genitalbereich, Soor, Blasenentzündung, Entzündung der Prostata.
Dickdarm	Dickdarmkatarrh, Ruhr.

FEUCHTE KÄLTE

Feuchte Kälte entsteht, wenn im Körper sowohl Feuchtigkeit als auch Kälte vorhanden sind. Verengung der Blutgefäße, Steifheit, Muskel- oder Gelenkschmerzen, Müdigkeit und eine Abneigung gegen Kälte sind die Folge.

CHARAKTERISTIKA

Siehe »Kälte«- und »Feuchtigkeit«-Charakteristika.

SITZE DER DISHARMONIE

Milz, Blase, Magen.

NAHRUNGSMITTEL, DIE FEUCHTE KÄLTE FÖRDERN

Eiscreme, Bananen, Avocados, kalte Getränke.

Organ	Verbreitete Beschwerden
Milz	Appetitmangel, Müdigkeit, Schweregefühl, Muskelschmerzen.
Blase	Irritation der Harnröhre mit häufigem Harndrang oder trübem Urin; Blasen- und Rückenschmerzen im unteren Bereich.
Magen	Übelkeit, Brechreiz, kaum Durst, Magenkrämpfe und wässriger Durchfall.

RESÜMEE: Durch Festsetzung von Feuchtigkeit entsteht Schleim: Dieser erzeugt zum Beispiel Schwindelgefühle, Schwellungen, Durst.

Schleim ist oft mit einer Erkältung oder einer Hitze-Disharmonie verbunden.

SCHLEIM

Der Schleim hat die Aufgabe, die Lungen und die Nase zu befeuchten. Pathologischer Schleim entspricht dem Auswurf bei Katarrhen. Er bildet sich durch die Festsetzung von Feuchtigkeit und durch die Einwirkung von Hitze oder Kälte auf normalen Schleim.

CHARAKTERISTIKA

- Schleim wird von der Milz erzeugt und sammelt sich in der Lunge an.
- Schleim verursacht viel ernste Krankheiten.
- Asthma hat immer mit Schleim zu tun.

SITZ DER DISHARMONIE

Schleim tritt meist in der Mitte des Oberkörpers, entweder in der Lunge oder im Magen, auf. Er tritt in Geschwülsten unter der Haut auf, in den Ganglien, in Lymphknoten, manchen Tumoren, Eierstockzysten und einer vergrößerten Schilddrüse.

SCHLEIM – HITZE

Wie auch Feuchtigkeit tritt Schleim meist in Kombination mit anderen Einflüssen auf. Schleim-Hitze-Syndrome sind meist mit dickem, gelblichem Auswurf und Fieber verbunden. Mund, Lippen und Stuhl sind trocken. Die Zunge ist mit einem gelben Film bedeckt.

CHARAKTERISTIKA

Heißer Schleim entsteht durch zuviel Hitze in der Lunge oder im Magen. Die Ursachen können Tabakrauch oder Angst sein.

SITZ DER DISHARMONIE

Lunge, Magen.

NAHRUNGSMITTEL, DIE SCHLEIM-HITZE ERZEUGEN

Alkohol, stark gewürzte Nahrungsmittel.

Organ	Verbreitete Beschwerden
Lunge	Durch das Rauchen verursachte Probleme; akute Virusinfektionen; allergiebedingter Schnupfen, Asthma; gelbgrüner, möglicherweise blutiger Auswurf, der je nach Trockenheit der Lungen entweder reichlich oder zäh ist.
Magen	Durst, Hunger (aber Schwierigkeiten beim Essen), Säure; Neurosen, starke Wahnvorstellungen und psychische Störungen.

SCHLEIM – KÄLTE

Der Auswurf ist eher dünn und schaumig; die Patienten frieren und klagen über Gliederschmerzen und Steifheit. Die Zunge hat einen weißen, feuchten Belag.

KÄLTE-CHARAKTERISTIKA

Kalter Schleim entsteht, wenn Lunge oder Milz zu kalt sind. Dies ist oft bei Kindern und bei Übergewichtigen zu beobachten. Bei akuten Krankheiten kann sich kalter Schleim leicht in heißen Schleim verwandeln.

SITZ DER DISHARMONIE

Lunge, Milz, Magen.

Organ	Verbreitete Beschwerden
Lunge	Reizhusten und Beschwerden im Brustbereich; weißer und klebriger Auswurf, reichlich und leicht abzuhusten; Kurzatmigkeit.
Milz	Verdauungsstörungen in Verbindung mit Blähungen, Appetitlosigkeit und Unbehagen.
Magen	Störung, die durch kalte Speisen, Getränke, Milchprodukte und Sorgen entsteht; wenig Appetit, Übelkeit, Schwindel, Bluthochdruck.

SCHLEIM IM GEWEBE

Von Schleim im Gewebe spricht man, wenn die Symptome dem Schleim zugeschrieben werden, dieser aber unsichtbar ist. Solche Krankheiten haben oft psychologische Ursachen. Diese Art von Schleim »umwölkt den Geist«, die Folgen können Gehirnschlag, Koma und Epilepsie (Wind – Schleim) sein.

Schleim im Gewebe spielt häufig eine Rolle bei Lähmung, Multipler Sklerose, Arteriosklerose, Erkrankungen der Herzkrankgefäße, aber auch bei der Parkinsonschen Krankheit und der Alzheimer-Krankheit.

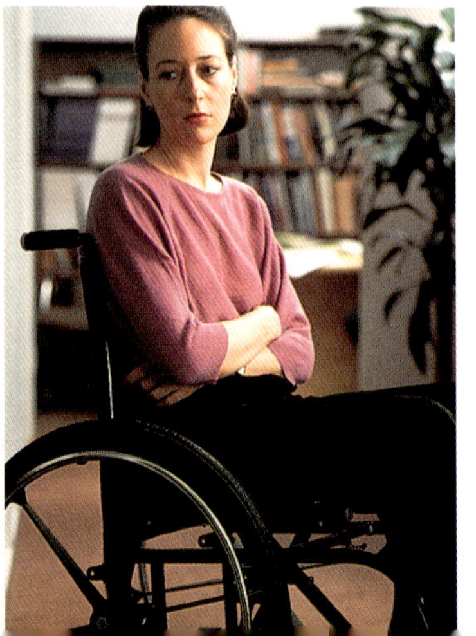

RECHTS: **Die Chinesen glauben, daß Schleim an der Entstehung von Multipler Sklerose beteiligt ist.**

SIEHE AUCH: Der Verdauungsapparat, *Seite 66*, Chinesische Heilkräuter, *Seite 102–141*, Kochrezepte, *Seite 160*

Stagnierende Nahrung

Vor allem bei üppigen Mahlzeiten am späten Abend kommt es oft zum Disharmoniemuster »stagnierende Nahrung«. Es tritt häufig bei Kindern auf und wird auch »Akkumulationssyndrom« genannt.

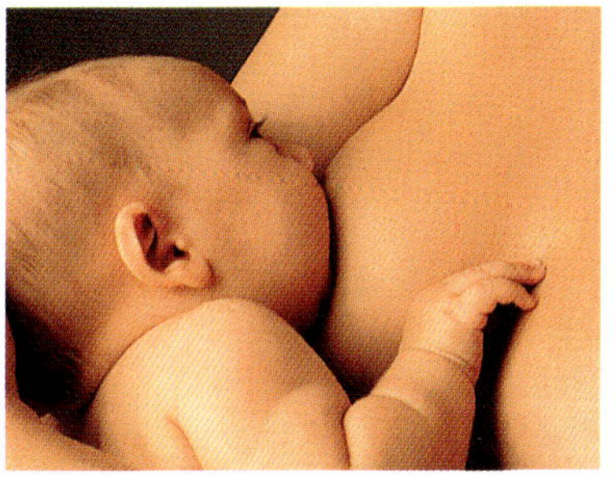

OBEN: **Stillen ist die beste Ernährung für ein Baby.**

KINDER

Kinder haben eine noch unausgereifte Verdauung, die durch moderne Ernährungsgewohnheiten (wie Fläschchen und Kuhmilch, zu frühe Gabe von fester Nahrung) noch verschlechtert wird. Viele Kinder erhalten eine Mischkost aus Fruchtsaft, Bananen, Yoghurt, Süßigkeiten und Knusperflocken. Diese Lebensmittel verursachen Stagnation, die Feuchtigkeit und Schleim erzeugt. Wenn man sich die häufigsten Kinderkrankheiten ansieht (Kolik, Asthma, Fieber, Husten, Hyperaktivität, nächtliches Schreien), wird der Zusammenhang zwischen Ernährung und Gesundheit deutlich.

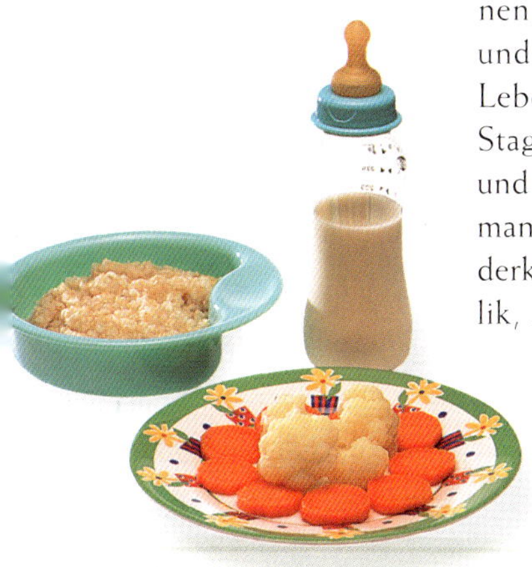

LINKS: **Wenn die Kinder älter werden, kann man eine einfache, nährstoffreiche Kost einführen.**

Bis zum Alter von neun Monaten sollte die Nahrung von Kindern aus Milch (wenn nicht Muttermilch, dann Schafmilch, die der menschlichen Milch ähnlicher ist als Kuhmilch) bestehen. Zwischen zwölf und achtzehn Monaten kann Reisbrei, im Alter von drei Jahren gedämpftes oder gekochtes Gemüse und Obst verabreicht werden.

ERWACHSENE

Erwachsene können an der akuten oder chronischen Form von stagnierender Nahrung leiden. Erstere ist meist auf unmäßiges Essen zurückzuführen, das zu Magenverstimmung oder Blähungen führt. Erleichterung tritt erst ein, nachdem das Essen verdaut ist oder erbrochen wurde. Die chronische Variante ist auf zu reichliche, ungesunde Kost oder exzessive Diäten zurückzuführen. Sie ist meist Teil eines Feuchtigkeits- und Schleim-Musters.

Kräuter für Feuchtigkeit, Schleim und stagnierende Nahrung

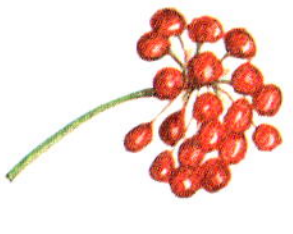

REN SHEN

KRÄUTER, DIE DAS QI STÄRKEN

Oft ist die Milz für die Bildung von Feuchtigkeit verantwortlich. Die Kräuter sollten daher das Qi der Milz und des Magens stärken.

KRÄUTER: *Ren Shen, Huang Qi, Shan Yao, Bai Zhu, Dang Shen, Zhi Gan Cao.*

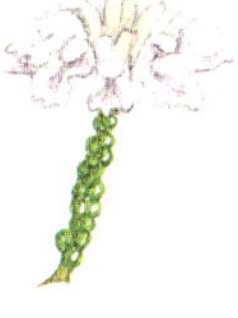

YI ZHI REN

KRÄUTER, DIE DAS YANG STÄRKEN

Einige dieser Kräuter erwärmen die Milz und unterstützen die Umwandlung der Feuchtigkeit.

KRÄUTER: *Yi Zhi Ren, Sheng Jiang, Hu Jiao, Rou Dou Kou.*

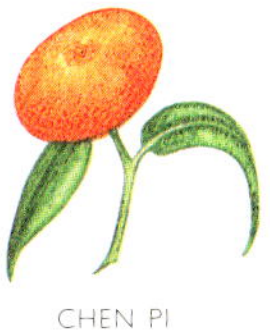

CHEN PI

KRÄUTER, DIE DIE VERDAUUNG FÖRDERN

Damit Feuchtigkeit sich bilden kann, muß eine Verdauungsschwäche vorliegen. Diese Kräuter verstärken die Wirkung der anderen.

KRÄUTER: *Chen Pi, Shan Zha, Mai Ya, Gu Ya, Shen Qu.*

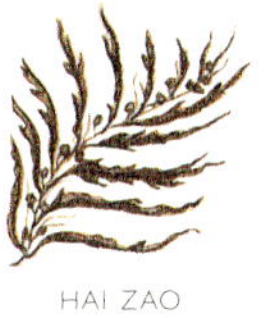

HAI ZAO

KRÄUTER, DIE HEISSEN SCHLEIM UND FEUCHTIGKEIT KÜHLEN

Zur Behebung von heißem und trockenem Schleim sowie Feuchtigkeit, die Husten und Hautprobleme verursachen.

KRÄUTER: *Ze Xie, Bei Mu, Fu Ling, Yi Yi Ren, Qian Hu, Gua Lou, Tian Hua Fen, Zhu Li, Zhu Ru, Kun Bu.*

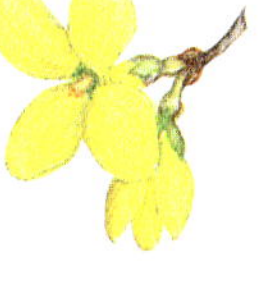

LIAN QIAO

KRÄUTER, DIE KALTEN SCHLEIM UND FEUCHTIGKEIT UMWANDELN

Diese Kräuter wirken wärmend.

KRÄUTER: *Ban Xia, Tian Nan Xing, Bai Fu Zi, Xuan Fu Hua, Bai Qian, Bai Jie Zi, Jie Geng, Zao Jiao, Huo Xiang, Xing Ren, Cang Zhu, Sha Ren.*

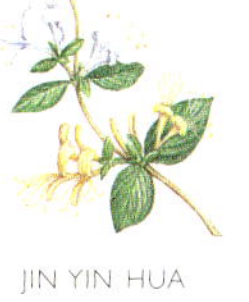

JIN YIN HUA

KRÄUTER, DIE GEGEN HITZE WIRKEN

Diese Kategorie von Kräutern wirkt gegen feuchte Hitze oder Schleim-Hitze.

KRÄUTER: *Jin Yin Hua, Lian Qiao, Ju Hua, Pu Gong Yin, Cang Er Zi, Huang Lian, Huang Qin, Huang Bai.*

DIE KUNST DER DIAGNOSE

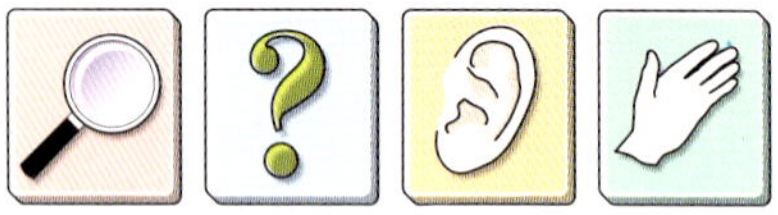

OBEN: **Die vier Untersuchungsmethoden: Beobachten, Befragen, Zuhören und Abtasten.**

Die Diagnostik ist in der chinesischen Medizin ein völlig anderer Vorgang als in der westlichen Medizin. Die Chinesen entwickelten eine fast poetische Beschreibung von Anatomie und Physiologie. In Übereinstimmung mit dem taoistischen Denken wurden die Vorgänge im Körper mit Phänomenen der Natur verglichen. Daher gibt es in der chinesischen Medizin Ausdrücke wie Fluß, Meer, Feuer, Erde und Holz. Früher waren die chinesischen Ärzte auf das angewiesen, was sie sahen oder fühlten, da es keine anatomischen Studien gab und Sektionen unüblich waren.

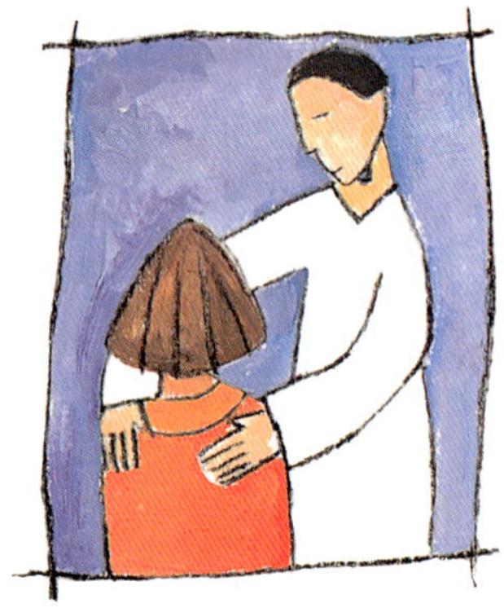

OBEN: **Ein chinesischer Arzt tastet eine Problemzone ab.**

Die Zunge

Die vier Methoden chinesischer Diagnostik sind: Beobachten, Befragen, Zuhören und Abtasten.

Bei der **Beobachtung** werden Zunge, Hände, Gesicht, Nägel, Haut, Körpertypus und die Art der Bewegung des Patienten untersucht.

Bei der **Befragung** wird auf die Beschwerden und die medizinische Vorgeschichte eingegangen.

Beim **Zuhören** wird auf die Stimme, die Atmung und auf Körpergeräusche geachtet.

Beim **Abtasten** wird in erster Linie der Puls gefühlt und unter Umständen der Körper abgetastet.

DIE UNTERSUCHUNG DER ZUNGE

Die Zunge gibt die wichtigsten diagnostischen Hinweise. Sie ist das einzige innere Organ, das von außen zu sehen ist, weshalb die Betrachtung der Zunge für einen chinesischen Arzt genauso aufschlußreich ist wie ein Röntgenbild oder eine Kernspintomographie.

Die Zunge liefert eine Fülle von Informationen sowohl über existierende als auch über vergangene oder zukünftige Krankheiten. Wer seine Zunge eine Zeitlang sorgfältig beobachtet, kann seinen Gesundheitszustand überwachen und etwaige Behandlungen oder vorbeugende Maßnahmen in die Wege leiten.

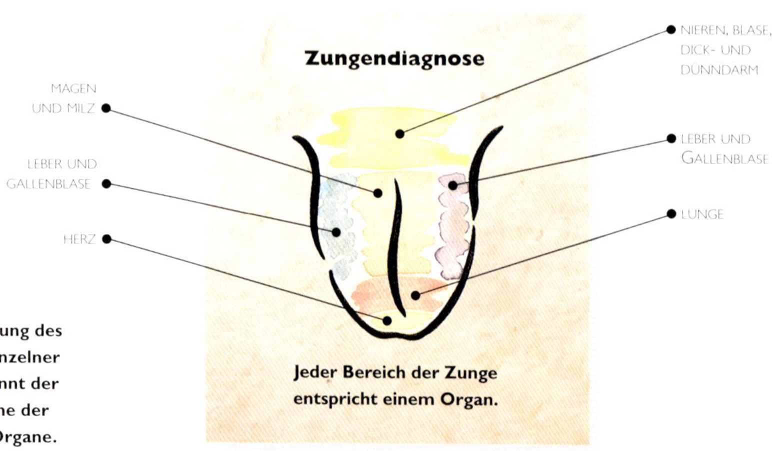

RECHTS: **Durch Bewertung des Erscheinungsbildes einzelner Zungenbereiche erkennt der Arzt etwaige Probleme der damit verbundenen Organe.**

SIEHE AUCH: Der Puls, *Seite 52–54*, Das Abtasten, *Seite 55*, Selbstdiagnose, *Seite 56–57*

WORAUF ZU ACHTEN IST

Bei einer Zungendiagnose sind vier Dinge zu beachten:

- die Farbe der Zunge,
- die Form der Zunge,
- der Zungenbelag,
- die Verteilung von Rissen oder Flecken.

Um sich wirklich ein Bild machen zu können, muß man möglichst alle Aspekte miteinander in Beziehung setzen. Abnormalitäten sind natürlich schwierig zu beurteilen, solange man nicht weiß, wie eine normale Zunge auszusehen hat. Die Zunge eines Kindes ist ein Beispiel für eine normale Zunge: Sie ist kräftig rosa, hat eine glatte und symmetrische Form, keine Risse oder Flecken und ist mit einem dünnen Feuchtigkeitsfilm überzogen.

Jede Zunge sieht anders aus, doch gibt es eine Reihe von Abnormalitäten, die auf eine Disharmonie hinweisen. Mit etwas Übung können Sie diese erkennen. So kann die Farbe von einem sehr blassen Rosa bis zu bläulichen Tönen variieren; Veränderungen der normalen Form wären: ein ungewöhnlich dünner Zungenkörper, Schwellungen, Einkerbungen oder einseitige Zahnspuren.

Der Belag ist besonders wichtig, da die Feuchtigkeit oder Trockenheit der Zunge ein guter Indikator für das Vorherrschen von Yin oder Yang sind. Der Belag kann auch das Vorhandensein von Schleim oder Feuchtigkeit anzeigen. Aussagekräftiger als ein kurzer Blick auf den momentanen Ist-Zustand ist eine Beobachtung der Zunge über einen längeren Zeitraum.

Wie man eine Zungendiagnose stellt

- Betrachten Sie die Zunge bei Tageslicht, um einen richtigen Eindruck von Farbe und Belag zu bekommen.
- Öffnen Sie den Mund weit, und strecken Sie die Zunge ganz heraus, ohne sich anzustrengen. Wenn die Zunge nicht entspannt ist, sind die natürliche Form und Farbe nicht erkennbar.
- Eine Zungendiagnose erfordert Zeit. Notieren Sie die Position etwaiger Flecken oder Punkte.
- Der Genuß von Nahrungsmitteln, Getränken, Vitaminen oder Arzneimitteln kann die Farbe des Belags verändern. Warten Sie mit der Untersuchung der Zunge mindestens eine Stunde.
- Betrachten Sie Ihre Zunge frühmorgens vor dem Zähneputzen, wenn der Belag noch voll zu sehen ist.
- Rauchen und Teetrinken verändern den Belag.

RESÜMEE:

Die Chinesen betrachten die Zunge als inneres Organ und glauben, daß sie die Gesundheit der Zang-Fu-Organe widerspiegelt.

Farbe, Form und Belag sowie ungewöhnliche Risse und Flecken sind diagnostisch äußerst aufschlußreich.

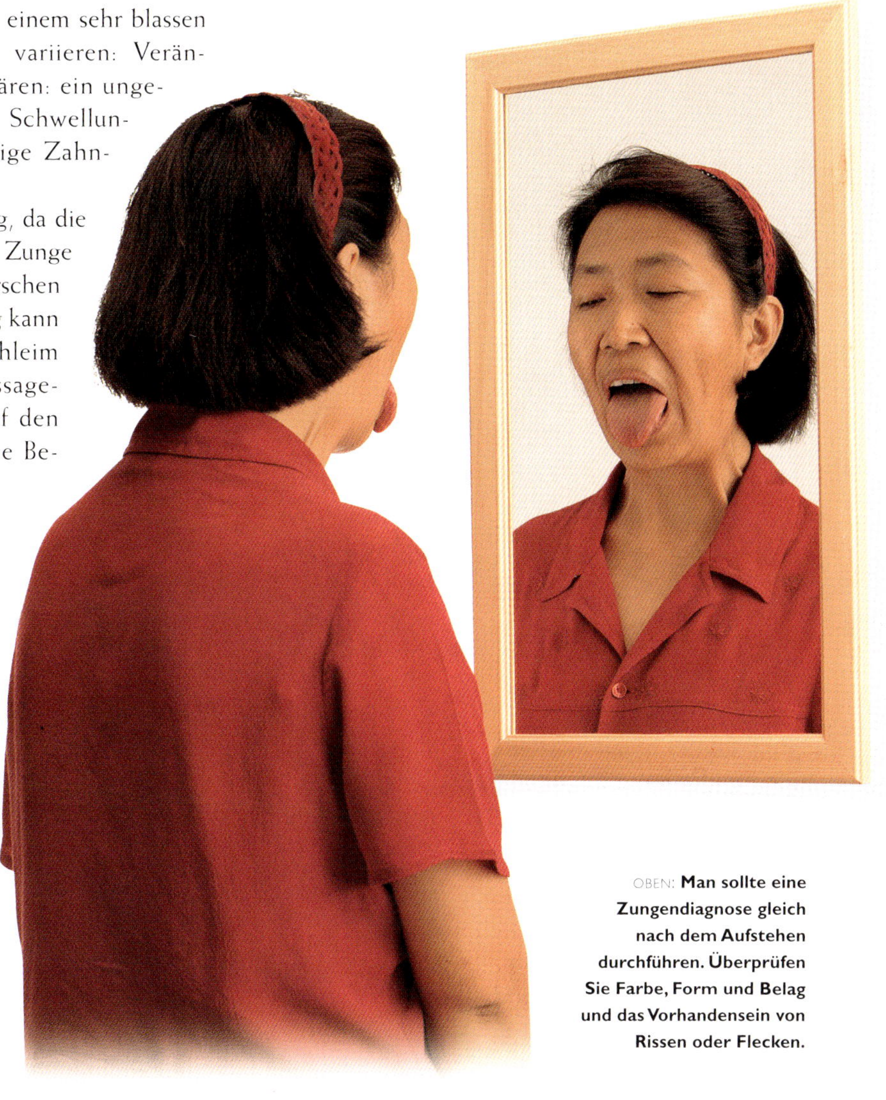

OBEN: **Man sollte eine Zungendiagnose gleich nach dem Aufstehen durchführen. Überprüfen Sie Farbe, Form und Belag und das Vorhandensein von Rissen oder Flecken.**

DIE FARBE DER ZUNGE

Eine Zunge kann je nach Gesundheitszustand viele verschiedene Farben haben: Rosa, Rot, Violett, bläuliches Violett und Blau.

BLASSE ZUNGE

Eine blasse Zunge ist heller als eine normale, rosarote Zunge. Die farbliche Abweichung reicht von etwas heller bis zu weiß. Im allgemeinen signalisiert eine blasse Zunge einen Mangel. Es könnte sich um einen Qi-, Yang- oder Blut-Mangel handeln.

ROTE ZUNGE

Eine rote Zunge deutet auf Hitze hin. Die Stelle der Rötung zeigt den Ort der Hitze im Körper an, die Tiefe der Rötung das Ausmaß. Je tiefer die Rötung, desto fortgeschrittener ist die Hitze-Disharmonie. Zusätzlich sagen uns das Vorhandensein oder das Fehlen eines Zungenbelags, ob es sich um übermäßige Hitze (Yang-Übermaß) oder mangelnde Hitze (Yin-Mangel) handelt.

ROTE BIS VIOLETTE ZUNGE

Dies ist ein fortgeschritteneres Stadium der roten Zunge. Violett verweist auf eine Stagnation des Blutes, die meist durch Hitze verursacht wird.

BLÄULICH-VIOLETTE ZUNGE

Dies ist ein fortgeschrittenes Stadium der blassen Zunge. Violett ist ein Alarmzeichen für stagnierendes Blut, das meist auf Kälte infolge eines Mangels beruht.

BLAUE ZUNGE

Diese Farbabweichung ist schwer zu erkennen. Bei akuten Krankheiten oder lebensbedrohlichen Notfällen kann die Zunge aufgrund des Sauerstoffmangels blau werden. Bei chronischen Krankheiten kann die Zunge einen bläulichen Stich haben: meist ein Hinweis auf eine langanhaltende Kälte im Körper, die die Yang-Energie schädigte.

RESÜMEE:

Bei einer Zungendiagnose werden Form, Belag und Farbe der Zunge überprüft.

—

Nicht die normale Form einer Zunge ist aufschlußreich, sondern etwaige Abweichungen.

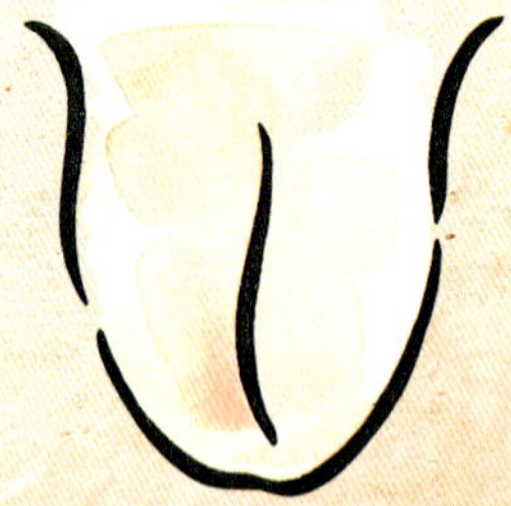

BLASSE ZUNGE

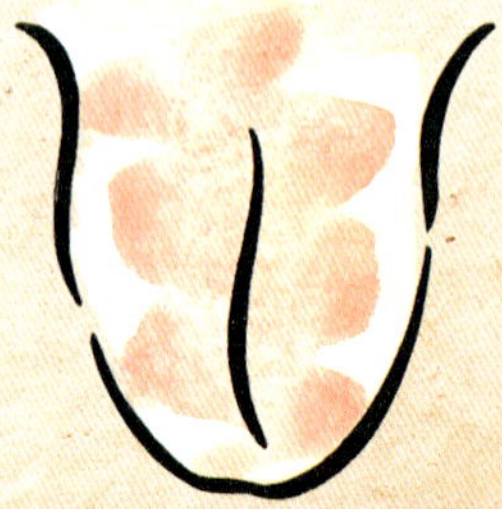

ROTE ZUNGE

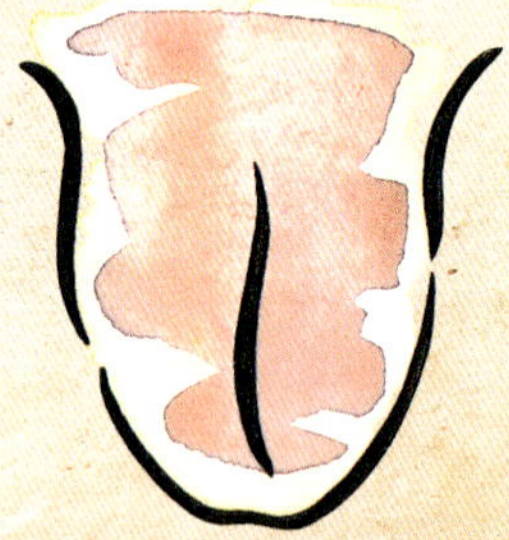

ROTE BIS VIOLETTE ZUNGE

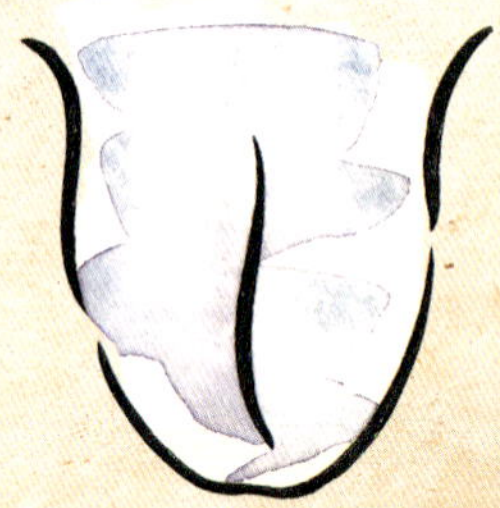

BLÄULICH-VIOLETTE ZUNGE

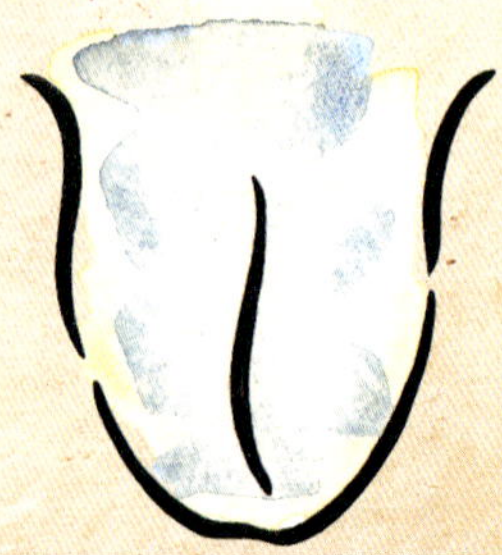

BLAUE ZUNGE

RECHTS: **Die Farbe der Zunge kann von Hellrosa bis zu dunkleren Rottönen, die manchmals ins Bläuliche gehen, variieren. Eine blasse Zunge deutet meist auf eine Mangelerscheinung des Körpers hin, während eine rote Zunge Hitze anzeigt. Bläuliche Töne verweisen auf Stagnation und Kälte.**

SIEHE AUCH: Die Zunge, *Seite 46–47*, Der Zungenbelag, *Seite 50*, Risse und Flecken, *Seite 51*

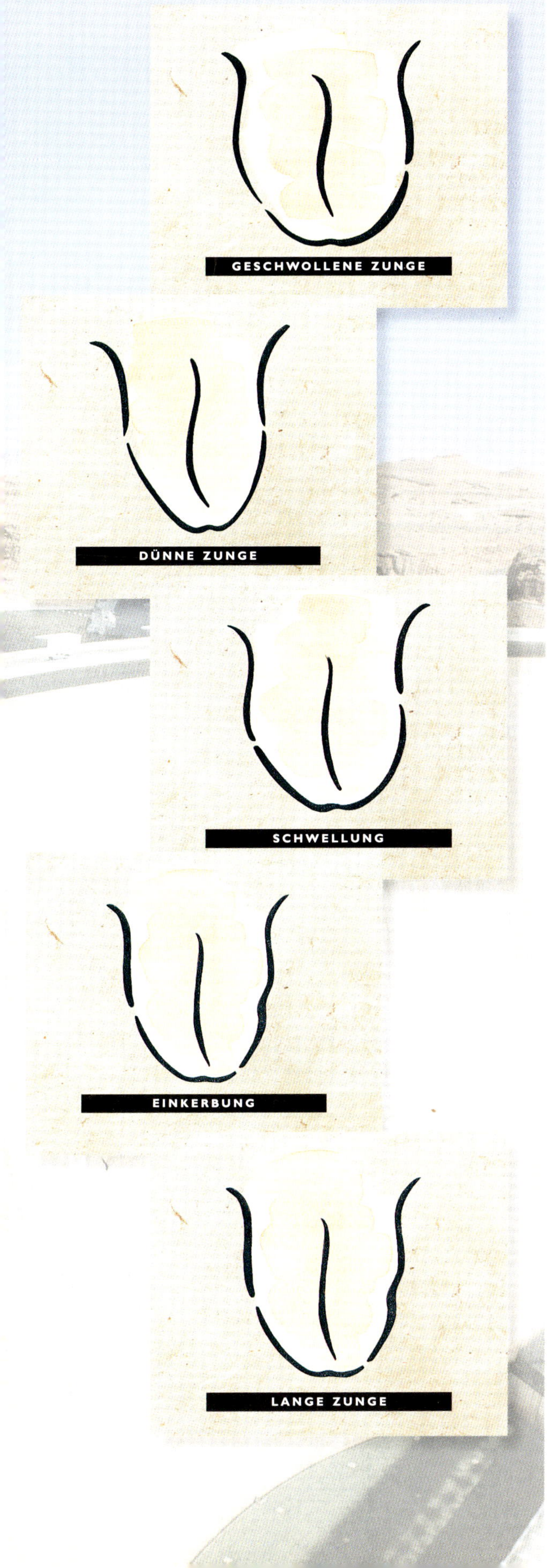

DIE FORM DER ZUNGE

Eine Zunge kann lang, kurz, dünn oder geschwollen sein und Einschnitte oder Schwellungen aufweisen.

GESCHWOLLENE ZUNGE

Eine Schwellung ist meist ein Signal für einen Qi- beziehungsweise Yang-Mangel oder für Hitze. Bei einem Yang- oder Qi-Mangel wird die Zunge blaß und schwillt an. Eine normale oder rote Färbung verweist auf Hitze.

Eine geschwollene Zunge, die seitlich eingerollt ist, kann verschiedene Ursachen haben: Symptome wie weicher Stuhl, Müdigkeit und Blähungen verweisen auf einen Milz-Qi-Mangel oder Yang-Mangel, Kopfschmerzen, Schwindel oder Zorn auf Hitze in der Leber.

Wenn die Zunge geschwollen ist und seitlich Zahnabdrücke zu sehen sind, besteht ein Milz-Qi-Mangel.

DÜNNE ZUNGE

Diese Zunge wirkt dünner als eine normale oder sogar geschrumpft. Sie zeigt einen Mangel der Körpersäfte an. Wenn die Zunge blaß ist, ist Blut-Mangel das Problem, bei einer roten, dünnen Zunge liegt ein Yin-Mangel vor. Die Zunge kann auch trocken sein.

SCHWELLUNG IN EINEM BEREICH

Eine Schwellung in einem bestimmten Bereich der Zunge zeigt ein Problem des damit verbundenen Organs an (siehe Diagramm *Seite 46*). Geschwollene Ränder verweisen auf einen Mangel in der Milz, und eine geschwollene Spitze zeigt ein Herzproblem an. Eine Schwellung zwischen der Spitze und der Mitte läßt ein Lungenproblem vermuten.

EINKERBUNG IN EINEM BEREICH

Eine Einkerbung in einem bestimmten Bereich zeigt einen Mangel des damit verbundenen Organs an (siehe Diagramm, *Seite 46*). Eine Zunge mit Zahnabdrücken kann auf einen Milz-Mangel hindeuten. Bei anormaler Steifheit könnte ein Herzproblem vorliegen.

LANGE ZUNGE

Eine lange, schmale Zunge kann Hitze anzeigen und ist oft auch rot gefärbt. Diese Form wird häufig mit Hitze im Herzen verbunden und deutet auf eine konstitutionelle Neigung zu Herzkrankheiten hin.

LINKS: **Durch die Beurteilung der Zungenform und der Merkmale von bestimmten Bereichen wird die Farbdiagnose verfeinert. Eine geschwollene Zunge zeigt Qi- und Yang-Blockaden an.**

DER ZUNGENBELAG

Der Belag gibt Aufschluß über den Zustand aller Organe, besonders aber über den der Verdauungsorgane. Zur Beurteilung des Belags prüft man Farbe, Dicke, Verteilung und Struktur. Er kann durch den Genuß mancher Nahrungsmittel, Getränke oder Arzneimittel verändert sein, weshalb man in diesen Fällen mit der Untersuchung etwas warten sollte. Der Zungenbelag kann auf pathogene Faktoren hindeuten, die meist auf Schleim oder Feuchtigkeit zurückzuführen sind. Eine gesunde Zunge sollte einen dünnen, weißen und leicht feuchten Belag haben.

DIE FARBE DES BELAGS

Die Farbe des Belags informiert über die Art des Problems. Ein weißer Belag verweist auf Kälte, ein gelber auf Hitze, ein schmutziggrauer auf Feuchtigkeit oder stagnierende Nahrung.

DIE DICKE DES BELAGS

Die Dicke des Belags gibt Auskunft darüber, wie gravierend das Problem ist: Je dicker der Belag, um so mehr Feuchtigkeit oder Schleim ist vorhanden.

DIE VERTEILUNG DES BELAGS

Die Verteilung des Belags zeigt, in welchem Bereich des Körpers eine Disharmonie vorhanden ist.

RESÜMEE: Zungenbelag ist etwas Normales. Veränderungen des Belags zeigen Krankheiten an. Der Belag kann sich durch Essen oder Rauchen verändern. Die Position von Rissen und Punkten ist äußerst wichtig.

FEHLENDER BELAG

Ein fehlender Belag, die sogenannte »nackte Zunge«, kennzeichnet einen Mangel der Körpersäfte infolge eines Yin-Mangels und ist meist mit einer roten Zunge verbunden. Fehlt der Belag auf der ganzen Oberfläche der Zunge, besteht ein gravierender Yin-Mangel. Wenn er nur in kleinen Bereichen fehlt, was oft vorkommt, besteht ein Yin-Mangel in dem mit diesem Bereich verbundenen Organ.

TROCKENER ODER FEUCHTER BELAG

Ein trockener Belag besagt, daß Hitze oder ein Qi- bzw. Yang-Mangel existiert (hier sind weitere Symptome zu berücksichtigen). Ein feuchter Belag, der schmierig und klebrig sein kann, verweist auf durch Kälte hervorgerufene Feuchtigkeit.

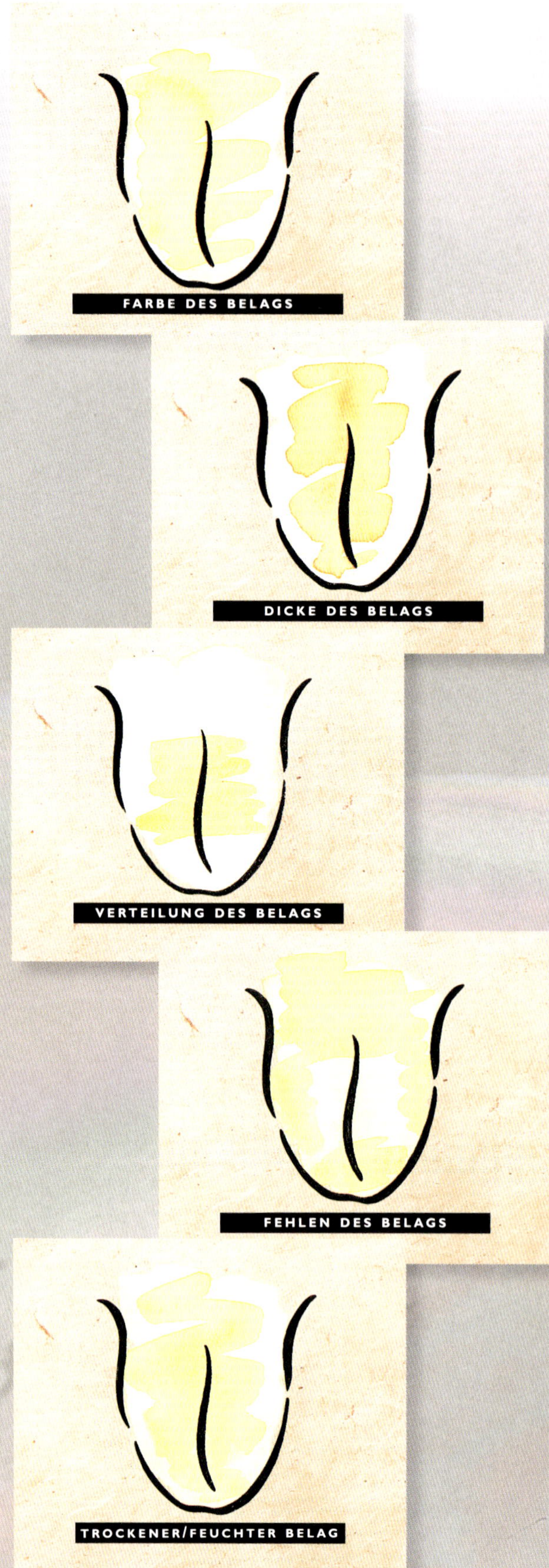

RECHTS: **Eine normale Zunge glänzt feucht wie Öl auf Wasser.**

SIEHE AUCH: Die Zunge, *Seite 46–47*,
Die Farbe der Zunge, *Seite 48*, Die Form der Zunge, *Seite 49*

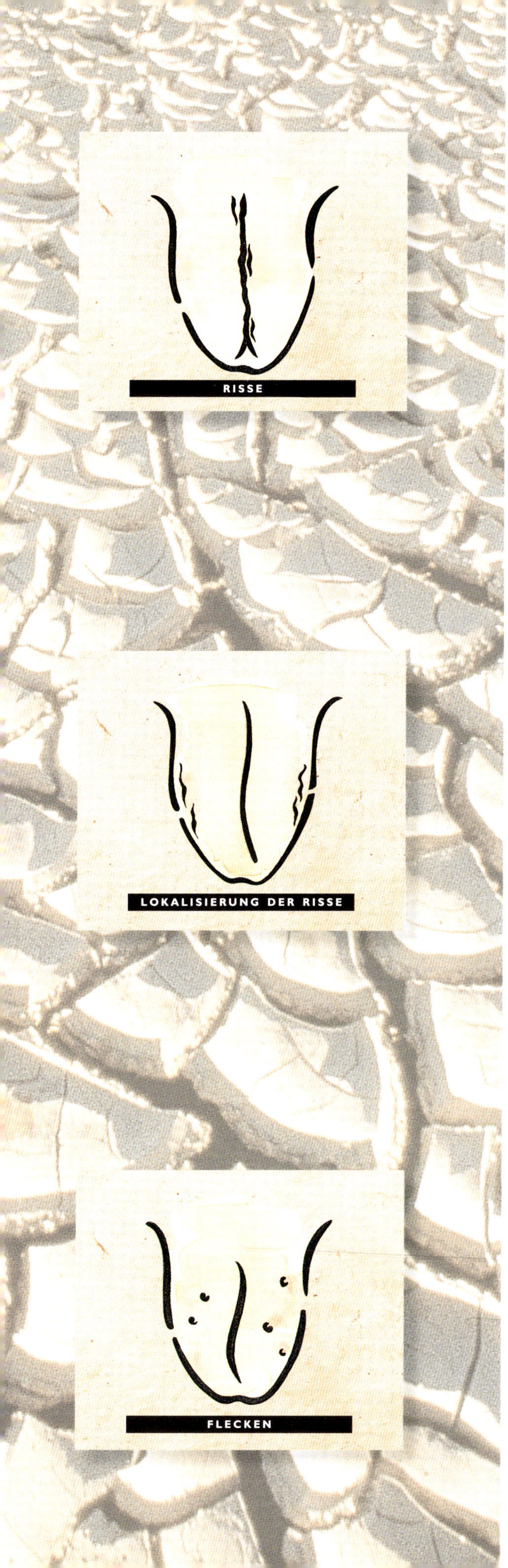

RISSE UND FLECKEN

Eine normale Zungenoberfläche kann viele Abweichungen aufweisen, die je nach ihrer Art und der Stelle des Auftretens unterschiedliche Bedeutung haben.

RISSE

Nach chinesischer Auffassung stehen Risse mit dem Feuchtigkeitsgehalt des Körpers in Zusammenhang, für den die Zunge ein Indikator ist. So wie die Zunge anschwillt, wenn ein Wasser- (oder Hitze-)Übermaß besteht, ist ein Mangel an Körperflüssigkeiten für Risse verantwortlich. Denken Sie an ein ausgetrocknetes Flußbett, das nach einer Dürre aufreißt.

Risse sind Einschnitte in der Zunge (nicht zu verwechseln mit den runzeligen Stellen, die die geschwollene Zunge manchmal zeigt und die an Haut erinnern, die zu lange im Wasser war). Risse können mit oder ohne Zungenbelag auftreten. Wenn beides vorhanden ist, wird die Bedeutung beider Zeichen kombiniert.

LOKALISIERUNG DER RISSE

Die Bedeutung der Risse wird durch ihre Tiefe und die Stelle, an der sie sich befinden, bestimmt. Je tiefer die Risse, um so ernster oder langwieriger ist das Problem. Die Stelle zeigt, welches Organ betroffen ist.

- Kleine Risse auf der ganzen Zunge: Trockenheit des Magens und eventuell Milz-Yin-Mangel.
- Tiefe Risse: Nieren-Yin-Mangel.
- Seitliche, vertikale Risse: Milz-Qi-Mangel oder Yang-Mangel. Häufig bei blassen Zungen.
- Ein vertikaler Riß durch die Zungenmitte zeigt ein Problem im Magen – oder je nach Länge sogar von Herz und Magen – an. Ein Riß, der sich nicht bis zur Spitze (Herzbereich) erstreckt verweist auf einen Magen-Yin-Mangel. Wenn der Riß bis zur Spitze geht und sich am Zungenende gabelt, handelt es sich um emotionale Probleme, die mit dem Herz in Zusammenhang stehen.

FLECKEN

Flecken oder Punkte können an verschiedenen Stellen und in unterschiedlichen Farben auftreten. Die Stelle gibt Auskunft, welches Organ beteiligt ist, die Farbe sagt uns, um welches Problem es sich handelt. Rote Punkte verweisen auf Hitze, violette auf eine Stagnation des Blutes und blasse auf eine Qi-Stagnation. Anzahl, Größe und Farbtiefe zeigen, wie gravierend die Disharmonie ist.

LINKS: **Gleich einer ausgedörrten Wüste kann die Zunge von einem Netz von Rissen überzogen sein, die auf einen Feuchtigkeitsmangel hinweisen.**

Der Puls

Der zweite Pfeiler der chinesischen Diagnose ist die Pulsuntersuchung. Um die Bedeutung des Pulses und seiner diagnostischen Möglichkeiten zu verstehen, ist lebenslanges Training erforderlich. Im folgenden finden Sie einen Überblick über die Grundlagen der Pulsmessung. Wenn Sie diese vereinfachte Version in Verbindung mit der Zungendiagnose anwenden, können Sie viel über den Zustand des Qi und des Blutes erfahren.

Der Puls läßt sich an vielen Stellen des Körpers messen, doch seit Li Shi Zhens Klassiker *Die Pulsstudien des Seeuferherren* hat sich die Pulsuntersuchung auf der Arteria radialis am Handgelenk durchgesetzt.

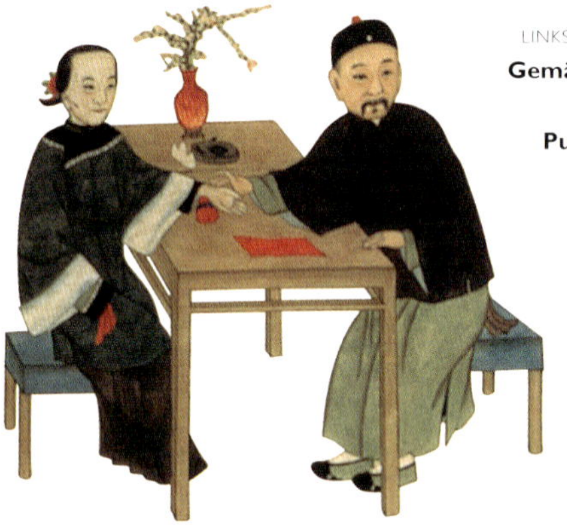

LINKS: **Chinesisches Gemälde, das einen Hofarzt beim Pulsfühlen zeigt.**

PHILOSOPHIE

Die chinesische Medizin betrachtet den Puls als eine Möglichkeit, direkten Kontakt mit dem Qi des Patienten herzustellen, da die Lunge das Qi über die Atmung steuert. Zwischen den Pulsen der beiden Handgelenke sind große Unterschiede fühlbar.

DIE NEUN PULSARTEN

Ein erfahrener chinesischer Arzt kann an jedem Handgelenk neun verschiedene Pulsarten ertasten. Insgesamt gibt es also achtzehn Pulsarten: Der Arzt verwendet drei Finger und ertastet mit jedem einen anderen Puls. Jede Pulsposition hat drei Ebenen, was neun Pulsarten auf jedem Handgelenk ergibt.

Jede der achtzehn Pulsarten wird mit einem bestimmten inneren Organ verbunden und gibt detailliert Auskunft über dessen Verfassung. Zusätzlich gibt es 28 Pulseigenschaften, die den Zustand des Qi beschreiben und für die es exakte Bezeichnungen gibt. Ein »schlüpfriger« Puls verweist auf Feuchtigkeit, ein »straffer Puls« deutet eine Blockierung an. Jede Pulseigenschaft ist an jeder der Pulspositionen anzutreffen und bezeichnet jeweils einen anderen Zustand.

Die achtzehn Pulsarten

RECHTS: **An jeder der drei Positionen des Handgelenks sind drei Pulsebenen fühlbar, was insgesamt neun Pulsarten ergibt. Wenn man die Pulse beider Handgelenke addiert, ergibt das achtzehn Pulsarten. Jede Position ist mit einem Organ verbunden. Die Position »Herz« gibt Aufschluß über Organe und Funktionen über dem Zwerchfell (vor allem auf der linken Seite), die Position »Leber« über jene zwischen Zwerchfell und Nabel (vor allem seitlich), die Position »Nieren-Yin« über jene unterhalb des Nabels (unten links).**

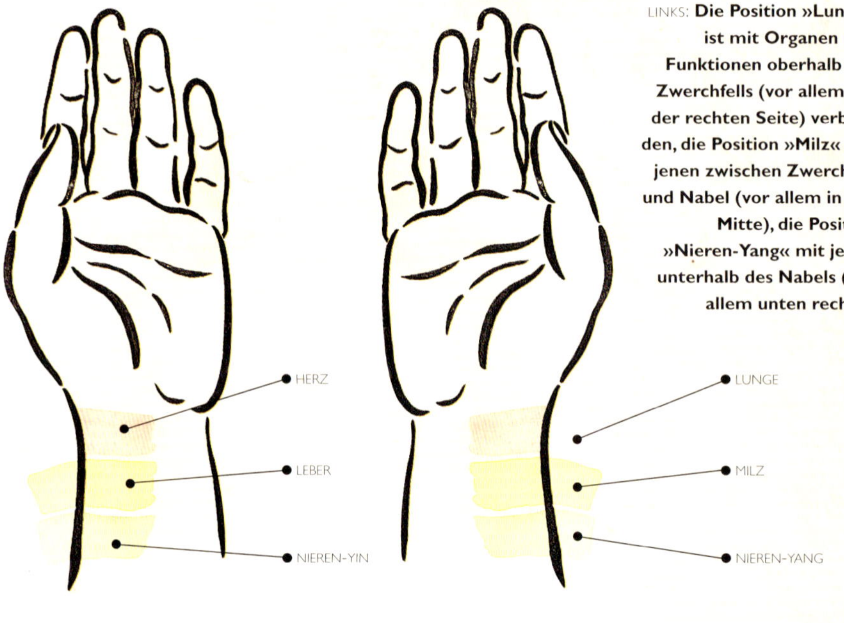

LINKS: **Die Position »Lunge« ist mit Organen und Funktionen oberhalb des Zwerchfells (vor allem auf der rechten Seite) verbunden, die Position »Milz« mit jenen zwischen Zwerchfell und Nabel (vor allem in der Mitte), die Position »Nieren-Yang« mit jenen unterhalb des Nabels (vor allem unten rechts).**

SIEHE AUCH: Das Qi – die Lebensenergie, *Seite 16–19,*
Das Abtasten, *Seite 55*

Wie man den Puls fühlt

1 Die Person sollte Ihnen gegenübersitzen und die Hände gelöst etwa in Höhe des Solarplexus oder der Brust halten.

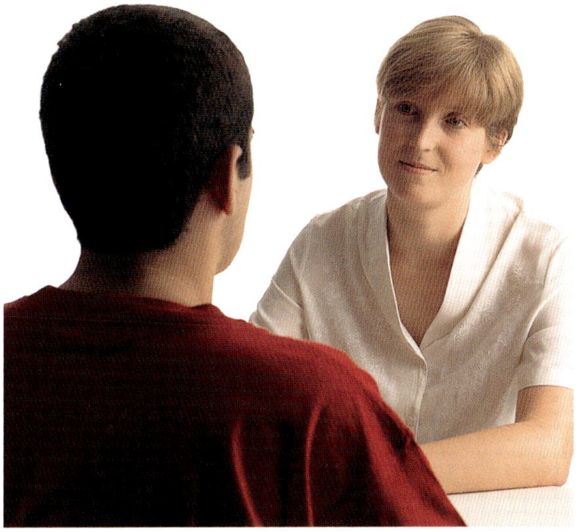

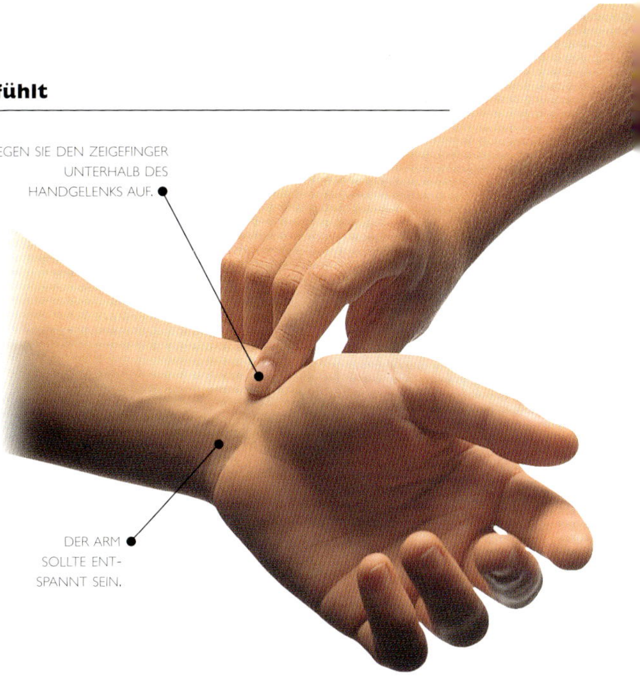

2 Untersuchen Sie das linke Handgelenk der Person mit den Fingern der rechten Hand und umgekehrt.

RESÜMEE:
Die Zang-Fu-Organe spiegeln sich in den achtzehn Pulsarten wider, die jede Störung verraten.
Die drei verschiedenen Ebenen der Pulsuntersuchung informieren darüber, wie groß das Ungleichgewicht ist.

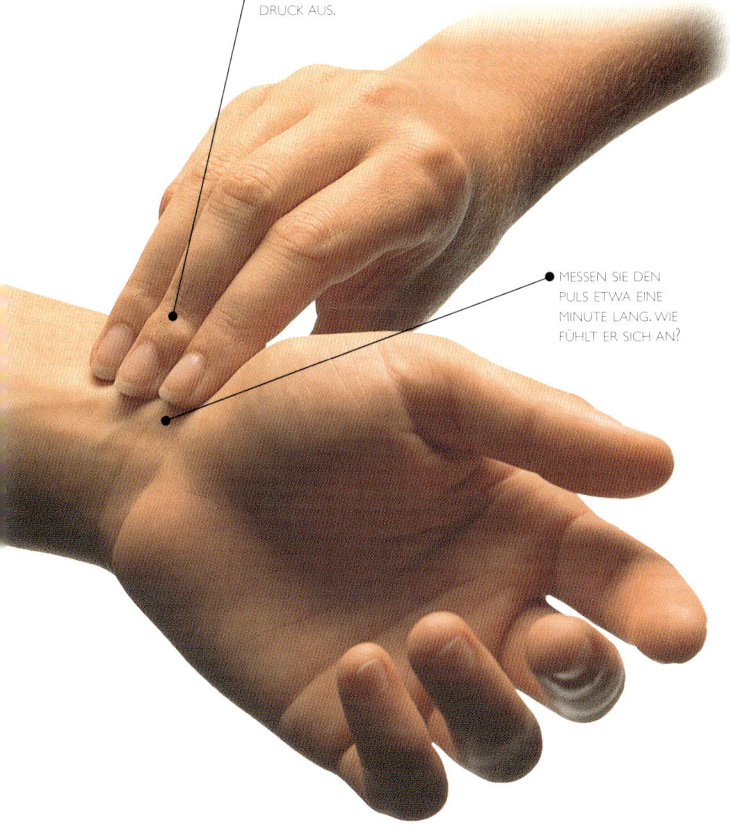

3 Verwenden Sie die drei mittleren Finger Ihrer linken Hand, um den Puls der rechten Hand zu ertasten. Legen Sie den zweiten Finger unmittelbar unterhalb des Handgelenks (auf der Daumenseite) über die Arteria radialis. Die anderen beiden Finger liegen ruhig daneben. Den Daumen sollten Sie nicht verwenden, da sich Ihr eigener Puls mit dem des Patienten vermischen könnte. Üben Sie mit allen drei Fingern gleichmäßigen und sanften Druck aus, bis Sie den Puls fühlen. Beobachten Sie den Puls etwa eine Minute lang.

4 Verstärken Sie den Druck etwas, bis der Puls verschwindet, und lockern Sie ihn dann, bis Sie den Puls wieder fühlen. Beobachten Sie dies eine Minute lang, um zu sehen, ob sich der Puls auf dieser tieferen Ebene vom ersten Puls unterscheidet.

Auf diese Weise erhalten Sie Aufschluß über die Qualität des Qi.

WORAUF ZU ACHTEN IST

Bei der Pulsuntersuchung ist auf Tiefe, Frequenz und Stärke des Pulses zu achten. Ein gesunder Puls ist leicht fühlbar und hat einen ruhigen, regelmäßigen Rhythmus. Er variiert je nach Alter, Konstitution und Fitneß. Im allgemeinen verlangsamt sich der Puls mit dem Alter. Die Pulsstärke hängt auch vom Körperbau ab, ein muskulöser Mann hat einen kräftigeren Puls als eine zarte Frau. Bei Kindern unter sieben Jahren ist der Puls noch nicht vollständig entwickelt.

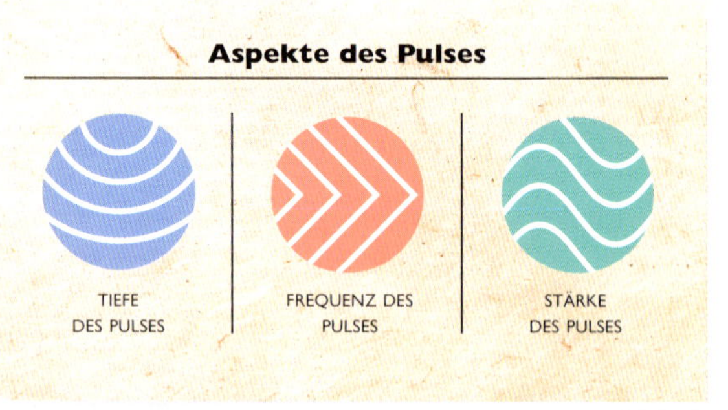

Tiefe: normaler, oberflächlicher oder tiefer Puls?

- Normaler Puls ist auf allen Ebenen leicht fühlbar.

- Oberflächlicher Puls ist bei leichtem Druck problemlos zu spüren, verschwindet aber bei starkem Druck. Dieser Puls deutet an, daß in der oberen Körperhälfte mehr Qi zirkuliert als in der unteren. (Tritt bei einem Yin-Mangel der Nieren auf, der Kopfschmerzen, Tinnitus und Hitzewallungen verursacht. Eine andere Ursache wäre ein Übermaß an Lungenenergie, das sich in Husten oder Asthma zeigt.)

- Tiefer Puls ist nur bei starkem Druck zu erfassen. Er zeigt einen Mangel an Yang-Energie an, da nicht genügend Yang-Qi vorhanden ist, um den Puls an die Oberfläche zu bringen. (Dies kann unter anderem zu folgenden Symtomen führen: Müdigkeit, Organvorfall, Durchfall, Inkontinenz und Ausfluß.)

Geschwindigkeit: normaler, schneller oder langsamer Puls?

- Der normale Puls hat einen regelmäßigen, stabilen Rhythmus, der nicht zu schnell und nicht zu langsam ist.

- Der schnelle Puls ist unter Berücksichtigung des Alters des Patienten schneller als der normale Puls. (Muß als Ruhepuls gemessen werden, da sich der Puls nach Aktivität oder unter Streß erhöht.)

  Der schnelle Puls verweist auf Hitze. Je schneller der Puls ist, um so mehr Hitze ist vorhanden. Die Hitze kann von einem Übermaß oder einem Mangel verursacht worden sein.

- Der langsame Puls ist unter Berücksichtigung des Alters des Patienten langsamer als der normale Puls. Er verweist auf Kälte. Je langsamer der Puls ist, um so mehr Kälte ist vorhanden. Diese Kälte kann von einem Übermaß oder einem Mangel herrühren. Das muß durch andere Zeichen oder Symptome abgeklärt werden.

Stärke: normaler, voller oder leerer Puls?

- Der Puls des rechten Handgelenks gibt vorwiegend Aufschluß über das Qi, während der des linken Handgelenks über das Blut informiert. Wenn einseitig ein Übermaß oder ein Mangel bemerkbar ist, sind je nach Seite die folgenden Organe betroffen:

  Links: Leber, Herz, Nieren-Yin.

  Rechts: Milz, Magen, Lunge, Nieren-Yang.

- Der volle Puls ist sehr kräftig und schlägt stark. Er ist normalerweise auf beiden Ebenen mit allen drei Fingern leicht fühlbar. Je ausgeprägter die Stärke ist, um so voller ist der Puls. Ein voller Puls verrät ein Übermaß im Körper, das durch eine entsprechende Behandlung zu beheben ist.

- Der leere Puls ist schwach und hat einen schwachen Ausschlag. Je schwächer der Puls schlägt, desto leerer ist er. Ein leerer Puls verweist auf eine Mangelerscheinung im Körper. Man muß die Schwachstelle ausfindig machen und stärken.

SIEHE AUCH: Die zwölf Organe, *Seite 38–41*, Der Puls, *Seite 52–53*

Das Abtasten

Die sogenannten Reizpunke oder »Mu Xue« warnen vor organisch bedingten Problemen. Wenn diese Stellen auf Druck empfindlich reagieren, weiß man, daß im entsprechenden Organ eine Disharmonie herrscht.

WIE MAN ORGANZONEN ABTASTET

Drücken Sie mit den Fingern einer oder beider Hände behutsam, aber fest 2–7 cm tief in den Muskel. Die Anzahl der verwendeten Finger und die Stärke des Drucks variieren je nach der zu ertastenden Stelle und der Größe des Patienten. Bei korpulenten Menschen nimmt man mehrere Finger und übt mehr Druck aus als bei knochigen, dünneren Menschen oder Kindern.

Wenn eine der Mu-Xue-Stellen empfindlich reagiert, liegt ein Problem vor. Sie sollten zur Ergänzung der Diagnose Fragen zu diesem Organ stellen.

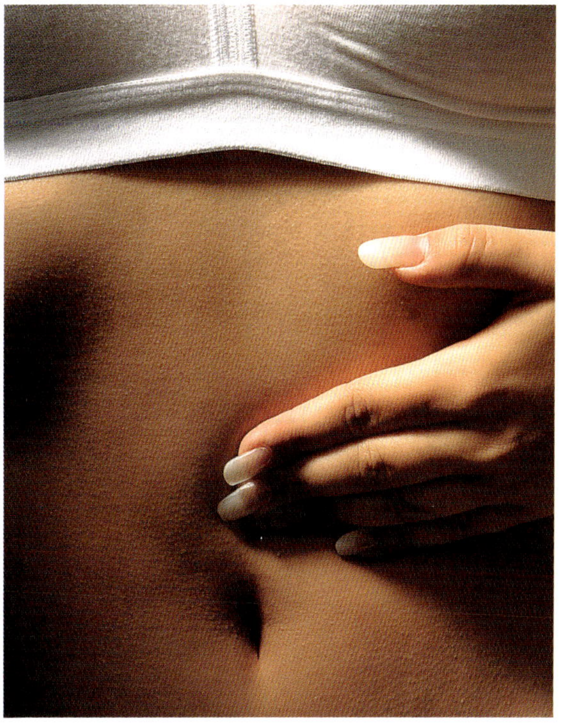

RECHTS: **Durch Abtasten der Magenzone eines Patienten lassen sich Verdauungsprobleme feststellen.**

Die Formen des Abtastens

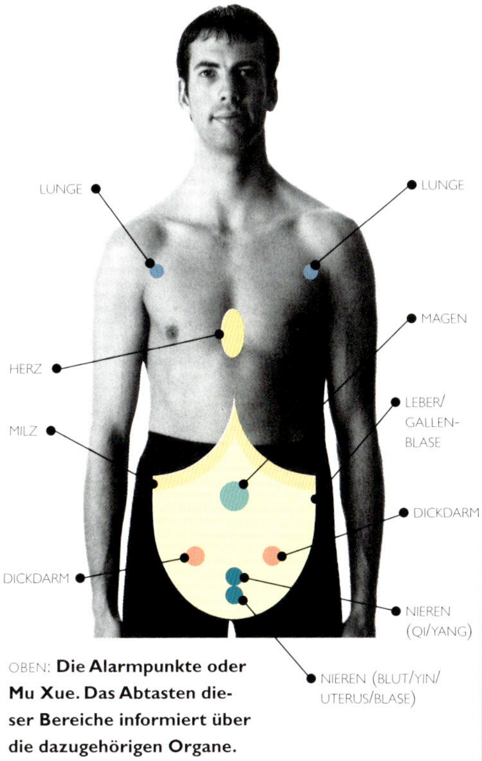

OBEN: **Die Alarmpunkte oder Mu Xue. Das Abtasten dieser Bereiche informiert über die dazugehörigen Organe.**

Die vierte chinesische Untersuchungsmethode umfaßt das Abtasten und das Pulsfühlen. Die Empfindlichkeit der Körperzonen und das Pulsmuster, aber auch die Körpertemperatur und der Grad der Trockenheit oder Feuchtigkeit der Haut sind für einen Arzt äußerst aufschlußreich.

Fühlt sich die Haut kalt an, ist wahrscheinlich ein Kälte-Syndrom oder ein Yang-Mangel beteiligt. Ist sie heiß, kann das Problem auf einer Hitze-Unausgewogenheit oder einem Yin-Mangel beruhen.

Eine sehr trockene Haut kann durch einen Blut- oder Körpersäftemangel entstehen oder durch Hitze, die das Blut überschwemmt, wie es bei manchen Formen von trockenen Ekzemen der Fall ist. Fettige Haut verweist auf Feuchtigkeit. Diese Befunde liefern zusammen mit den durch Beobachtung, Befragung und Zuhören gewonnenen Informationen ein Gesamtbild von der Gesundheit des Patienten und helfen dem Arzt, die Krankheitssymptome zu identifizieren. Auf *Seite 58* lesen Sie, wie man alle diese Informationen verknüpft.

RESÜMEE:

Für eine genaue Diagnose sind alle vier Untersuchungen nötig.

—

Die Diagnose gibt Aufschluß über die betroffenen Organe und Disharmonien.

—

Die Pulsmessung ist eine äußerst komplexe und exakte Methode.

CHINESISCHE HEILKRÄUTER

SELBSTDIAGNOSE

Eine Selbstdiagnose wird vorgenommen, um eine bestehende Disharmonie zu behandeln oder um die Gesundheitsvorsorge zu optimieren. Bevor Sie mit einer Behandlung beginnen, müssen Sie wissen, welches Problem vorliegt. Dieser einfache Fragebogen soll Sie dabei unterstützen.

Zur Verwendung dieses Fragebogens

Der Fragebogen ermöglicht eine Zusammenstellung aller Informationen, die Sie brauchen, um alle Fragen zu beantworten, die sich Ihnen während der Lektüre dieses Buches stellen werden. Möglicherweise wollen Sie mit fortschreitenden Kenntnissen manches ergänzen oder Ihre Antworten präzisieren. Es ist daher zu empfehlen, Fotokopiendes Fragebogens anzufertigen.

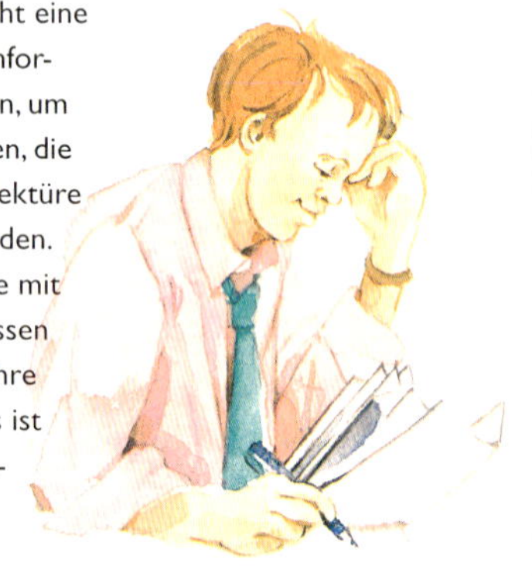

Fragebogen zur Bewertung Ihrer Gesundheit

1 WAS IST IHRER MEINUNG NACH IHR GRÖSSTES GESUNDHEITLICHES PROBLEM?

2 HAT IHR ARZT BEREITS EINE DIAGNOSE GESTELLT?

3 BEI MEHREREN PROBLEMEN BEANTWORTEN SIE BITTE DIE FRAGEN EINZELN:

- Wann hat das Problem begonnen?
- Wo treten die Symptome auf?
- Beschreiben Sie die wichtigsten Symptome.
- Verstärken sich die Symptome durch irgend etwas?
- Verbessern sich die Symptome durch irgend etwas?
- Wird das Problem behandelt? Wenn ja, wie?
- Gibt es Querverbindungen zu anderen Problemen?
- In welchem Zusammenhang stehen diese Probleme?

RESÜMEE: Für eine Diagonose muß genau nachgefragt werden, um die Symptome zu finden. Durst, Heißhunger oder bestimmte Schlafgewohnheiten können auf Disharmonie hinweisen.

4 BLASE

- Wie groß ist Ihr Durst im allgemeinen?
- Wieviel Flüssigkeit trinken Sie pro Tag?
- Bevorzugen Sie heiße oder kalte Getränke?
- Wie oft urinieren Sie pro Tag?
- Wie oft urinieren Sie in der Nacht?
- Beschreiben Sie Farbe und Menge des Urins.
- Ist das Urinieren mit Unbehagen, Problemen oder Brennen verbunden?

5 ENERGIE

- Beschreiben Sie Ihr vorherrschendes Befinden.
- Zu welcher Tageszeit ermüden Sie?
- Wie fühlen Sie sich, wenn Sie morgens erwachen?

6 VERDAUUNG

- Beschreiben Sie Ihren Appetit.
- Leiden Sie an Sodbrennen? Was ist die Ursache?
- Leiden Sie an Blähungen? Was ist die Ursache?
- Leiden Sie an Übelkeit? Was ist die Ursache?
- Leiden Sie an einer Nahrungsmittelunverträglichkeit?
- Haben Sie Anfälle von Heißhunger? Worauf?

SIEHE AUCH: Zusammenfassung, *Seite 58*, Fallstudien, *Seite 59–61*

7 DARMTÄTIGKEIT

- Wie oft haben Sie Stuhlgang? Wie ist der Stuhl?
  Täglich? Wie oft?
  Wenn nicht täglich, wie oft? (alle ___ Tage)
  Beschreiben Sie die Form der Exkremente.
  Ist der Stuhl weich? Geben Sie eine Beschreibung.
  Ist der Stuhl hart?
  Haben Sie abwechselnd Verstopfung und Durchfall?
- Ist der Stuhlgang verbunden mit:
  Schmerzen?
  Blut?
  Schleim?
  Blähungen?
  Anstrengung?

8 ERNÄHRUNGSGEWOHNHEITEN

- Wie viele volle Mahlzeiten nehmen Sie täglich zu sich?
- Essen Sie zwischendurch etwas?
- Lassen Sie regelmäßig eine Mahlzeit aus?
- Haben Sie häufiger versucht abzunehmen? Mit welcher Diät?
- Nehmen Sie leichter ab oder zu?
- Essen Sie öfter zu unterschiedlichen Zeiten oder sehr spät abends?
- Beschreiben Sie ein typisches Frühstück.
- Beschreiben Sie ein typisches Mittagessen.
- Beschreiben Sie ein typisches Abendessen.
- Welche Imbisse bevorzugen Sie?
- Essen Sie oft hastig, während der Arbeit oder einer anderen Tätigkeit?
- Nennen Sie alle Nahrungsmittel, die ein bestimmtes Symptom hervorrufen, und beschreiben Sie das Symptom.

9 SCHMERZEN

- Haben Sie regelmäßig Schmerzen? Wo?
- Beschreiben Sie den Schmerz.
- Strahlt der Schmerz auf andere Bereiche aus?
- Wodurch wird der Schmerz stärker?
- Wodurch wird er gelindert?

10 GYNÄKOLOGIE

- In welchem Alter bekamen Sie die erste Periode?
- Wie war die Periode zu Beginn?
- Wie lang ist Ihr Zyklus heute?
- Geben Sie bei unregelmäßiger Periode den längsten und den kürzesten Zyklus an.
- Wie lange dauert Ihre Periode?
- An welchem Tag ist die Periode am stärksten?
- Haben Sie Schmerzen? Wie stark sind diese?
- Beschreiben Sie den Blutfluß und etwaige Veränderungen (frisch, dunkel, Blutklumpen, dünn).
- Ändert sich Ihre Stimmung vor der Periode?
- Beschreiben Sie den Stimmungsumschwung. Wann setzt dieser ein?
- Haben Sie irgendwelche körperlichen Symptome, bevor die Periode einsetzt?
- Waren Sie einmal schwanger? Haben Sie Kinder?
- Wie waren die Schwangerschaften und die Geburten?
- Welche Verhütungsmittel haben Sie verwendet?
- Beschreiben Sie die Menopause, wenn Sie bereits im Wechsel waren.

11 GEMÜT / EMOTIONEN

- Mit welchen Worten würden Sie Ihren Gemütszustand und Ihre emotionale Verfassung beschreiben?
- Haben Sie schon einmal an Angstzuständen oder Depressionen gelitten?
- Haben Sie häufig das Gefühl, daß Ihre Emotionen außer Kontrolle geraten?
- Wie steht es um Konzentration und Gedächtnis?
- Haben Sie Probleme mit dem Einschlafen?
- Wachen Sie nachts auf?
- Stören Träume Ihren Schlaf?

12 ALLGEMEINE FRAGEN

- Reagieren Sie auf bestimmte Wetterlagen oder Temperaturen empfindlich? Auf welche?
- Wird Ihnen manchmal ungewöhnlich heiß?
- Haben Sie Probleme mit Ohren, Augen oder Nase? Beschreiben Sie diese.
- Schreiben Sie Ihre Krankheitsgeschichte nieder.
- Gibt es in Ihrer Familie Erbkrankheiten? Welche?
- Notieren Sie sämtliche Arzneimittel und Nahrungsergänzungen, die Sie regelmäßig einnehmen.

CHINESISCHE HEILKRÄUTER

ZUSAMMENFASSUNG

Ein chinesisches Sprichwort lautet: »Der gute Arzt behandelt die Gesunden, der schlechte nur die Kranken.« Präventivmedizin, das Wissen um die eigenen Schwachstellen und Disharmonien, ist seit 2 000 Jahren zentraler Bestandteil der chinesischen Philosophie.

Wie man eine Selbstdiagnose erstellt

Da eine Selbstdiagnose nicht einfach ist, sollten Sie bei ernsten oder chronischen Erkrankungen unbedingt einen Arzt konsultieren. Bei kleineren, begrenzten Problemen läßt sich mit Hilfe des Fragebogens auf *Seite 56–57* die Ursache der Disharmonie feststellen. Dies ist selbstverständlich erst der Anfang. Die chinesische Medizin kennt bedeutend mehr Krankheitssyndrome als jene, die auf Schleim, Feuchtigkeit und stagnierende Nahrung zurückzuführen sind, auch wenn diese zu den häufigsten Problemen in kühlen, feuchten und gemäßigten Klimata gehören. Die Sechs Übel »Wind, Kälte, Sommerhitze, Feuchtigkeit, Trockenheit und Feuer« (äußere Krankheitsursachen) greifen oft kombiniert an: Feuchtigkeit kann in Verbindung mit Kälte, Schleim gemeinsam mit Hitze auftreten. Die Kombination Wind – Feuchtigkeit ist beispielsweise für manche Hauterkrankungen zuständig. Feuer breitet sich oft in den inneren Organen aus. Ihm werden Bronchitis und chronische Gastritis zugeschrieben. Der chinesischen Medizin zufolge wird Arthritis durch Wind, Kälte und Feuchtigkeit ausgelöst. Die Patienten beobachten oft, daß sich ihre Symptome bei kühlem, feuchtem Wetter verschlechtern. Die Schmerzen wandern wie der Wind im Körper umher und greifen verschiedene Gelenke an. Jeder erkrankt manchmal infolge äußerer Ursachen. Wenn man die Erkrankungen nicht verschleppt, bleibt es meist bei kleineren Beschwerden. Nach Auffassung der chinesischen Medizin sollen Krankheiten so früh wie möglich behandelt werden, damit sie sich nicht verschlimmern und die Balance von Qi und Yin und Yang stören.

Andere Leiden entstehen durch innerliche Probleme, wie durch die Erschöpfung der Qi-Ressourcen infolge des natürlichen Alterungsprozesses oder durch ein Ungleichgewicht der Fünf Elemente. Hier ist es nützlich, wenn Sie Ihren Körpertyp und die möglichen Probleme bereits kennen. Wer den inneren Harmoniezustand kennt, kann Veränderungen rasch feststellen und bekämpfen.

UNTEN: **Das Erarbeiten einer Diagnose gleicht einem Puzzlespiel.**

Wie findet man die Lösung für ein gesundheitliches Problem?

Füllen Sie den Fragebogen auf *Seite 56* aus.

Lesen Sie die *Seiten 14–55*. Sie beinhalten alle benötigten Informationen in der richtigen Reihenfolge. Erstellen Sie nun eine Selbstanalyse nach chinesischer Methode.

- Ist Ihre Konstitution eher Yang- oder Yin-dominiert?
- Wie entsprechen Ihre Symptome den Acht Grundmustern?
- Welches der Fünf Elemente und der damit verbundenen Organe ist an Ihrer Krankheit beteiligt?

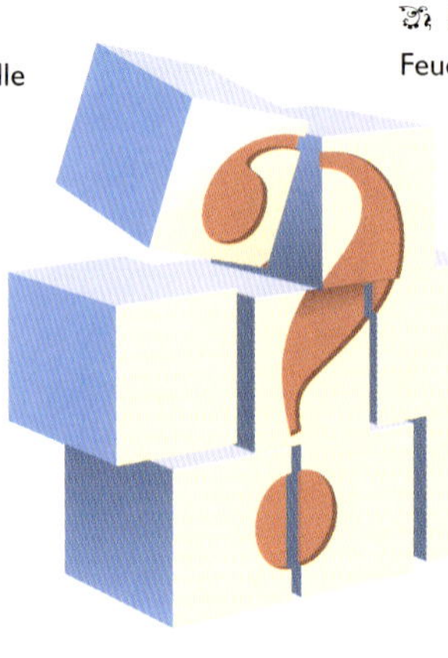

- Haben Sie Anzeichen oder Symptome von Schleim, Feuchtigkeit oder stagnierender Nahrung?
- Betrachten Sie Ihre Zunge. Welche Farbe und Form hat sie? Wie ist der Belag? Weist sie Risse oder Flecken auf?
- Prüfen Sie Ihren Puls. Ist er schnell oder langsam, schwankend oder tief, voll oder leer? Bedenken Sie, daß der Puls nicht alle Merkmale aufweisen muß.

Um Ihnen die Schlußfolgerung aus den gesammelten Informationen zu erleichtern, sind im folgenden zwei Fälle aus der Praxis beschrieben.

SIEHE AUCH: Die Fünf Elemente und ihre Verbindungen, *Seite 22–29*, Die Acht Grundmuster, *Seite 30–33*, Feuchtigkeit, *Seite 42–45*

BEOBACHTUNGEN

Annas Puls ist am rechten Handgelenk schwach, am linken voll. Die Zunge ist etwas blaß, geschwollen, zeigt deutliche Zahnspuren auf der einen Seite, einen klebrigen Belag in der Mitte und blasse Flecken auf beiden Seiten.

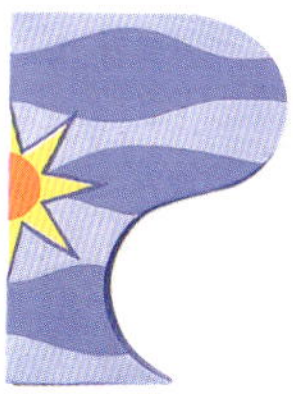

OBEN: **Hitze und Kälte sind in Annas Fall nicht feststellbar.**

Die Anwendung der Acht Grundmuster

Liegt Hitze oder Kälte, ein Übermaß oder ein Mangel vor?

Die Symptome sind nicht einfach dem Hitze-Kälte-Muster oder Yin – Yang zuzuordnen. Sie empfindet Müdigkeit, ihr Zustand verschlechtert sich nach Durchfall, was auf einen Mangel hindeutet. Die Verstopfung und die PMS-Symptome bessern sich bei Einsetzen der Periode, was ein Übermaß vermuten läßt. Da das Problem chronisch ist und die Organe betrifft, handelt es sich um ein innerliches Muster.

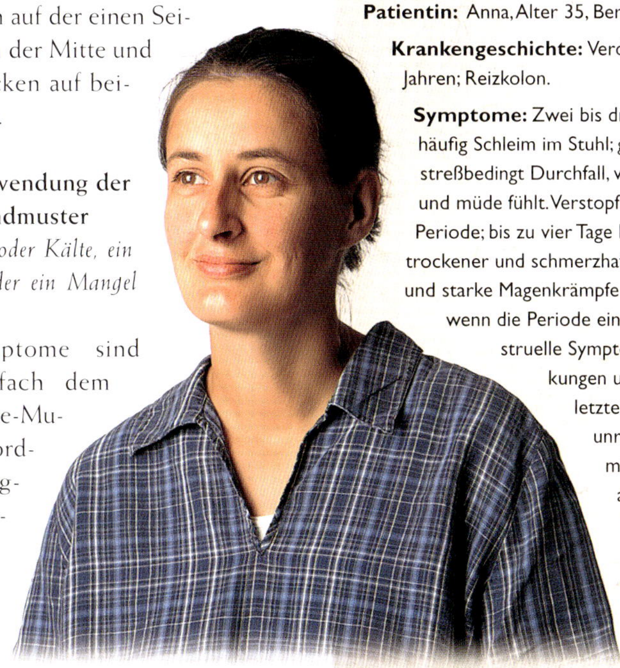

OBEN: **Anna hatte aufgrund ständiger Müdigkeit Probleme, ihre Arbeit effizient zu verrichten.**

Die Anwendung der Fünf Elemente

Verweist Annas Fall auf ein bestimmtes Element?

Das Element Erde steuert über die Milz und den Magen die Verdauung. Durchfall beruht meist auf einem Mangel des Milz-Qi. Diese Diagnose wird durch die Müdigkeit und den Konzentrationsmangel bestätigt. Holz hat eine starke Auswirkung auf die Menstruation und PMS. Die Leber wird mit Holz verbunden und kontrolliert die Qi- und damit auch die Blut-Bewegung im Körper. Eine unregelmäßige Periode, Gefühlsschwankungen und mangelnde Bewegung verweisen auf eine Unfähigkeit der Leber, für den reibungslosen Fluß von Qi und Blut zu sorgen. Annas unregelmäßige Eßgewohnheiten über einen Zeitraum von mehreren Jahren haben ihr Milz-Qi geschwächt.

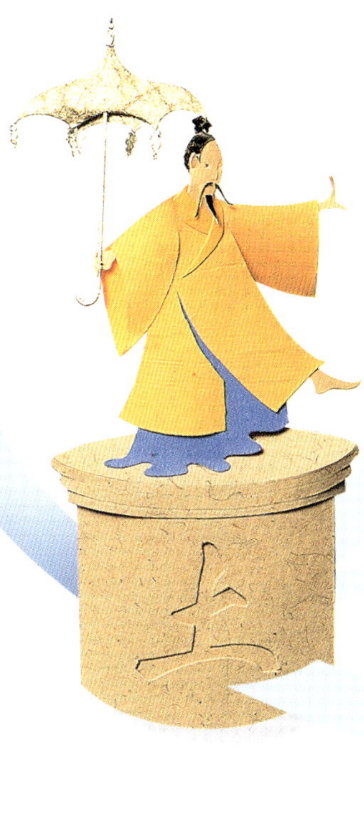

LINKS: **Ein Milz-Qi-Mangel wird mit dem Element Erde verbunden.**

Annas Fall

Patientin: Anna, Alter 35, Beruf Sekretärin.

Krankengeschichte: Verdauungsprobleme seit sechs Jahren; Reizkolon.

Symptome: Zwei bis dreimal täglich Stuhlgang, häufig Schleim im Stuhl; gelegentlich auch streßbedingt Durchfall, wonach sie sich ausgelaugt und müde fühlt. Verstopfung in der Woche vor der Periode; bis zu vier Tage lang kein Stuhl, danach trockener und schmerzhafter Stuhlgang. Blähungen und starke Magenkrämpfe nach einem Durchfall oder wenn die Periode einsetzt. Ausgeprägte prämenstruelle Symptome wie Stimmungsschwankungen und Gereiztheit. In den letzten Jahren wurde die Periode unregelmäßig. Anna ist oft müde, vergeßlich und leidet an Konzentrationsschwäche. Sie läßt häufig das Mittagessen aus oder ißt ein Sandwich während der Arbeit am Computer. Seit Jahren nimmt sie kein Frühstück zu sich.

Untersuchung auf Schleim, Feuchtigkeit und stagnierende Nahrung

Gibt es Hinweise auf Schleim, Feuchtigkeit oder stagnierende Nahrung?

Schleim im Stuhl verweist oft auf ein generelles Schleim- und Feuchtigkeitsproblem. Die Milz ist die Quelle von Schleim und Feuchtigkeit. In Annas Fall begünstigt Milz-Qi-Mangel die Bildung von Feuchtigkeit.

RESÜMEE:
Mithilfe der Diagnosemethode läßt sich das Problem eingrenzen.

Achten Sie auf eine gesunde Lebensweise. Ein energetisches Ungleichgewicht kann unerwartete Folgen haben.

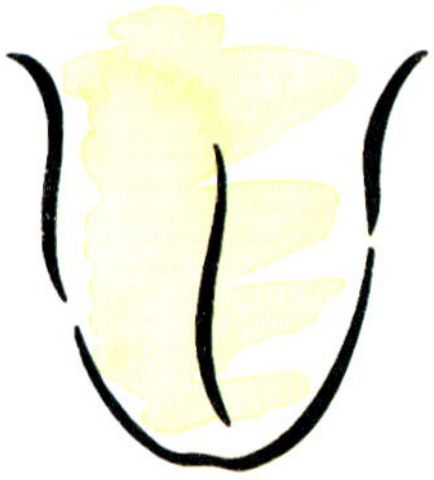

OBEN: **Die Zunge ist blaß und geschwollen und zeigt Zahnspuren.**

Zungendiagnose

Was verrät uns die Zunge?

Die Blässe und die Schwellung deuten auf einen Qi-Mangel hin. Die Zahnspuren an der Seite verweisen auf die Milz. Der klebrige Belag bestätigt das Vorhandensein von Feuchtigkeit. Da er sich in der Mitte befindet, sind Milz und Magen betroffen. Die Flecken befinden sich im Leberbereich und zeigen eine Stauung der Leberenergie an.

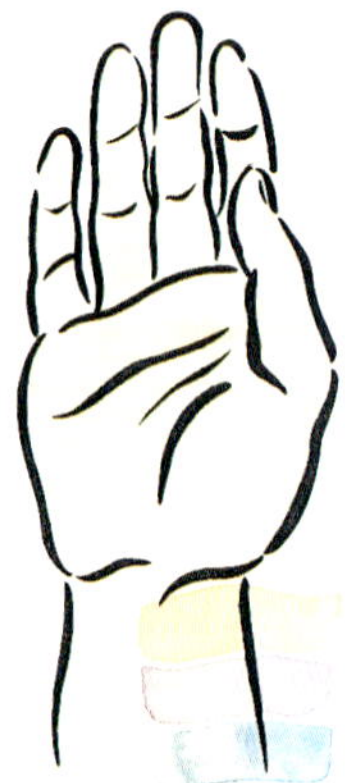

OBEN: **Ihr rechter Puls zeigt einen Qi-Mangel an.**

Pulsdiagnose

Was verrät uns der Puls?

Der schwache Puls an Annas rechtem Handgelenk verweist auf einen Qi-Mangel des Verdauungsapparats, der Milz und des Magens. Der volle Puls des linken Handgelenks zeigt ein Problem des Blutes und der Leber an.

Zusammenfassung

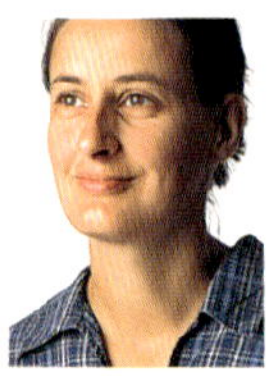

Wenn man sich Annas hektischen Lebensstil ansieht, wird deutlich, daß ihre Arbeit ihren Preis fordert. Annas schlechte Ernährungsgewohnheiten über mehrere Jahre hinweg haben ihr Verdauungs-Qi geschädigt. (Diese Energie ist die Grundlage für gesundes Blut. Milz und Magen sind verantwortlich dafür, daß Nahrung in Blut umgewandelt wird.) Nach Auffassung der chinesischen Medizin wird die Gesundheit einer Frau vom Blut beherrscht, die des Mannes vom Qi. Dies erklärt sich durch die Rolle des Blutes bei Fruchtbarkeit, Schwangerschaft, Menstruation und Menopause. Wenn die Zentren der Blutproduktion (Milz und Magen) angegriffen sind, wird die Leber (die das Blut speichert) trocken und hart. Die Leber kann die Qi-Bewegung nicht mehr steuern, und es kommt zu Fülle-Symptomen. In Annas Fall sind dies Verstopfung vor der Periode, PMS, ein voller Puls am linken Handgelenk, Flecken an den Seiten der Zunge und Magenschmerzen. Ein Milzenergie-Mangel äußert sich in Durchfall, Müdigkeit, Konzentrationsschwäche, Gewichtszunahme, Pulsschwäche am rechten Handgelenk und einer blassen Zunge mit Zahnabdrücken.

Susannes Fall

Patientin: Susanne, Alter 47, Hausfrau, zwei Kinder im Alter von 17 und 20 Jahren.

Krankengeschichte: Wechseljahresbeschwerden.

Symptome: Susannes Periode wurde vor einigen Jahren unregelmäßiger. Die Abstände wurden länger, manchmal blieb die Blutung ganz aus. Sie machte sich keine großen Sorgen und vermutete, daß es an ihrem Alter lag. Dann bekam sie tagsüber Hitzewallungen, die überfallsartig einsetzten. Es wurde ihr sehr heiß, sie errötete und schwitzte stark. Darüber hinaus wurde sie ängstlich in Situationen, die ihr nie etwas ausgemacht hatten, auch ihr Schlaf wurde immer unruhiger. Aufgrund von vaginaler Trockenheit wurde auch der Geschlechtsverkehr problematisch. Der Arzt empfahl ihr eine Hormonersatztherapie, die sie aber wegen der Nebenwirkungen ablehnte.

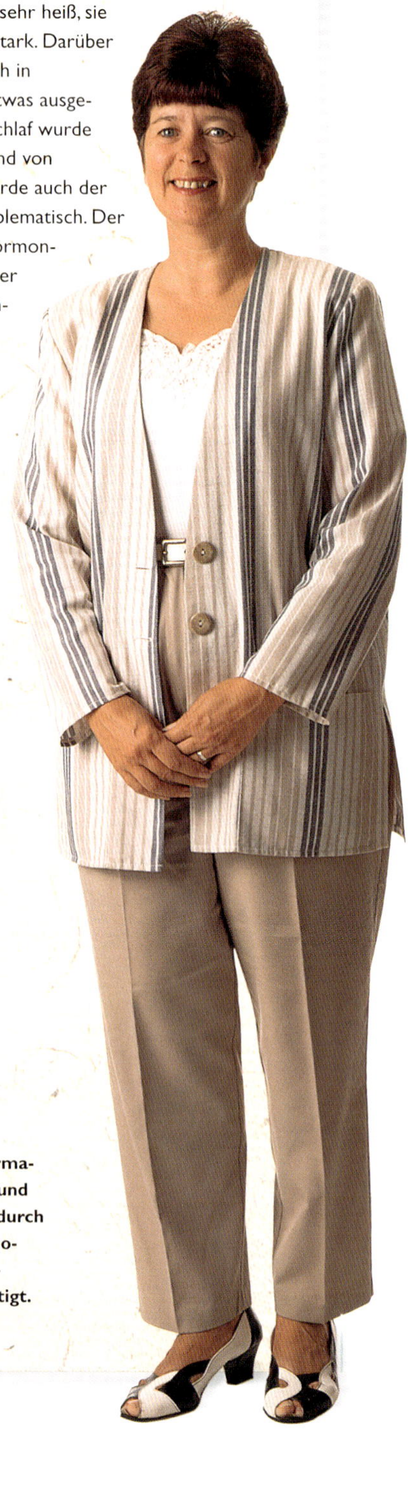

RECHTS: **Susanne, die normalerweise zuversichtlich und optimistisch ist, wurde durch die Symptome der Menopause in ihrem Wohlbefinden stark beeinträchtigt.**

SIEHE AUCH: Die Fünf Elemente *Seite 22–29*, Die Acht Grundmuster *Seite 30–33*, Feuchtigkeit *Seite 42–45*

BEOBACHTUNGEN

Zu schneller, straffer, bei schwachem Druck leicht fühlbarer Puls; rote, trockene Zunge; der normale Belag fehlt.

Die Anwendung der Acht Grundmuster

Liegt Hitze oder Kälte vor – besteht ein Ungleichgewicht?

Es ist nur natürlich, daß das Blut einer Frau, die viele Jahre die Periode und zwei Geburten hatte, eine Mangelerscheinung aufweist. Da Blut eine Yin-Substanz ist, führt dies im Laufe der Zeit zu einem Yin-Mangel. Aufgrund des Yin-Mangels im Körper kann sich die feurige Yang-Energie unkontrolliert entwickeln, wodurch innerliche Hitze und Trockenheit entstehen, die sich in trockenen Augen und vaginaler Trockenheit äußert.

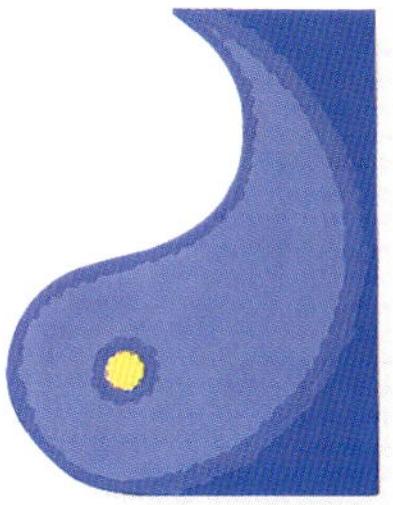

OBEN: **Da das Yang außer Kontrolle geriet, entstand ein Yin-Mangel.**

Die Anwendung der Fünf Elemente

Verweist Susannes Fall auf ein bestimmtes Element?

Die zwei Hauptausdrucksformen der Yin- und Yang-Energie im Körper sind die entgegengesetzten Elemente Feuer und Wasser. Sie sollten in Harmonie sein, damit das Wasser das Feuer nicht löscht und das Feuer das Wasser nicht vernichtet. Bei Susanne ist das Element Wasser geschwächt, wodurch sich das Feuer unkontrolliert entwickelt. Organisch sind dadurch die Nieren, ein Wasser-Organ, und das Herz, ein Feuer-Organ, in Mitleidenschaft gezogen. Bei einem Hitze-Übermaß des Herzens wird Shen, der Geist, unruhig, woraus Schlaflosigkeit und Ängste resultieren. Das vererbte Qi, das in den Nieren gespeichert wird, geht im Laufe des Lebens zur Neige. Das Leben einer Frau hat einen Sieben-Jahres-Rhythmus. Im Alter von 49 ist das Nieren-Qi fast erschöpft, was die Organschwäche noch verstärkt.

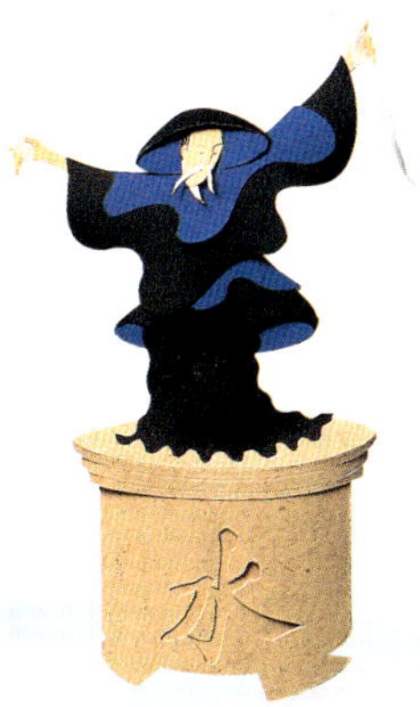

OBEN: **Das Element Wasser ist bei Susanne geschwächt.**

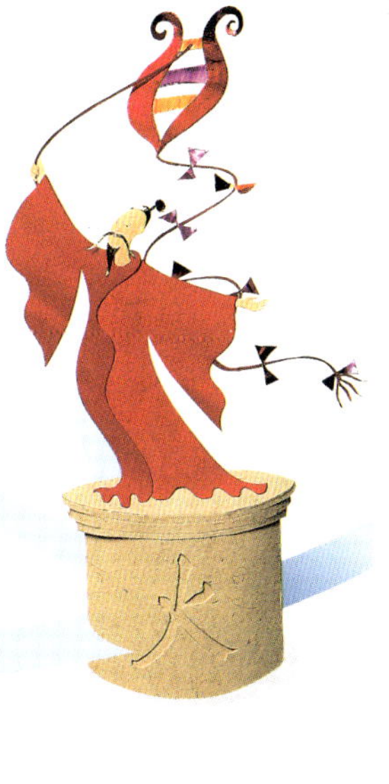

RECHTS: **Susanne hat zuviel Hitze. Diese führt zu Herzproblemen, die dem Element Feuer zugehören.**

Untersuchung auf Schleim, Feuchtigkeit und stagnierende Nahrung

Gibt es Hinweise? Keine.

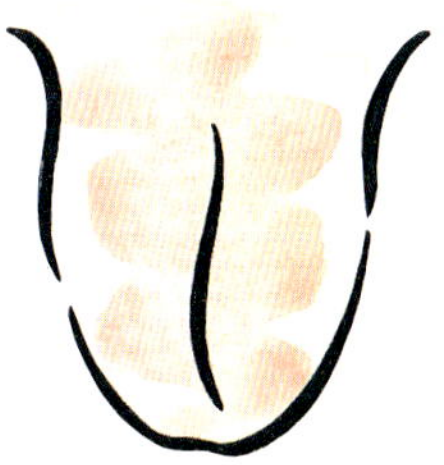

OBEN: **Trockene, rote Zunge: Hitze und Yin-Mangel.**

Zungendiagnose

Was verrät uns die Zunge?

Eine rote Zunge verweist auf Hitze. Die Trockenheit und das Fehlen des Belags deuten einen Yin-Mangel an.

Pulsdiagnose

Was verrät uns der Puls??

Der Puls ist »überflutend«. Er ist sofort fühlbar, verschwindet aber bei Druck, da das Übermaß an Yang-Energie das Qi zwar an die Oberfläche bringt, aber zu wenig Yin vorhanden ist, um die Energie zu erden.

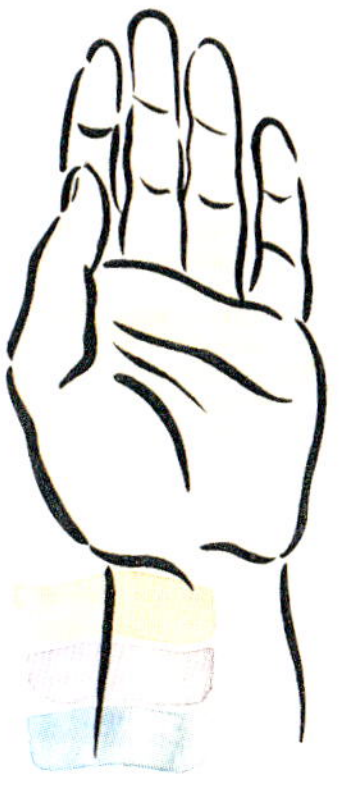

LINKS: **»Überflutender« Puls verrät eine Zerstreuung des Qi.**

Zusammenfassung

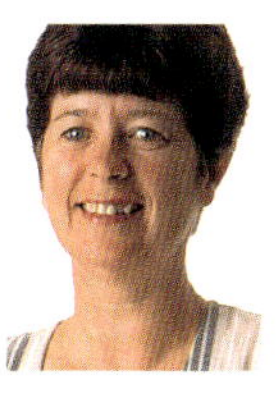

Susannes Beschwerden sind nicht nur hormonell bedingt, wie ihr Arzt meinte, sondern mit dem normalen Verlust des Ahnen- oder Fortpflanzungs-Qi verbunden. Diese Yin-Schwäche geht mit einer Schwäche des Elements Wasser einher, die zu einem Feuer-Übermaß führt. Kühlende, befeuchtende Kräuter werden einige der Symptome lindern, aber die Ursache des Problems nicht beseitigen. Die rote Zunge verweist auf ein Yin-Mangel-Syndrom, das bei Frauen in der Menopause häufig auftritt. Es läßt sich mit geeigneten Rezepturen und tonisierenden Kräutern wie He Shou Wu und Shu Di Huang behandeln. Kühlende Kräuter (zur Bekämpfung des Feuers) und Kräuter, die Blut und Yin nähren, füllen die Nierenenergie wieder auf und halten das Yang-Übermaß unter Kontrolle. Feuer steht mit dem Herzen in Beziehung. Ein Übermaß kann zu Störungen der Herzenergie führen, die sich in Stimmungsschwankungen, Reizbarkeit und Ruhelosigkeit äußern. Diese Symptome sind bei vielen Frauen in den Wechseljahren zu beobachten.

RESÜMEE: Neben äußerlichen Faktoren müssen innere Probleme beachtet werden. Bei einer genauen Diagnose sind das vererbte Qi und das Ahnen-Qi zu berücksichtigen.

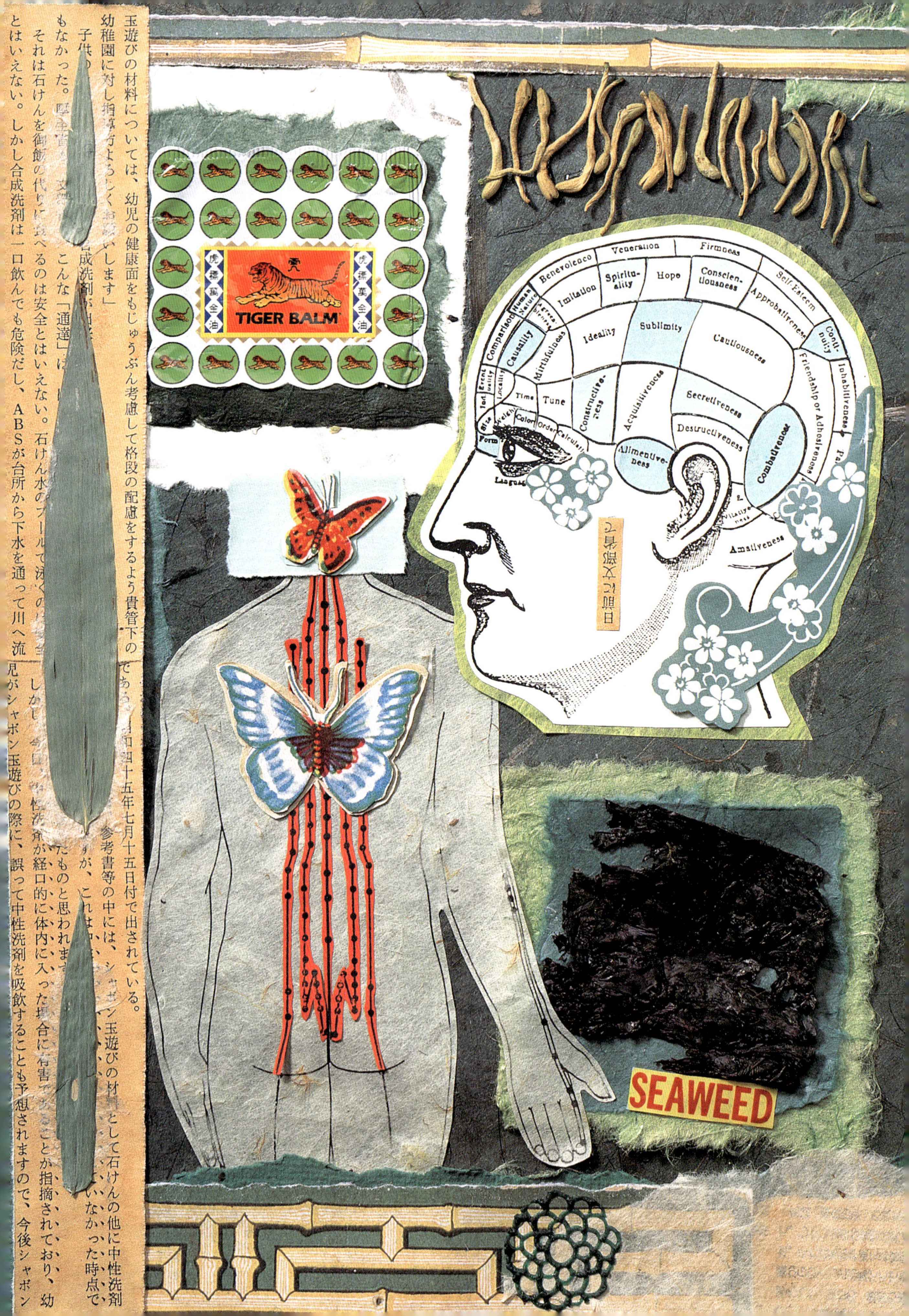
玉遊びの材料については、幼児の健康面をもじゅうぶん考慮して格段の配慮をするよう貴管下の
幼稚園に対し指導方よろしくお願いします」
子供の
合成洗剤が
もなかった。
こんな「通達」は
それは石けんを御飯の代りに食べるのは安全とはいえない。石けん水のプールで泳ぐのは安全
とはいえない。しかし合成洗剤は一口飲んでも危険だし、ABSが台所から下水を通って川へ流
である。
昭和四十五年七月十五日付で出されている。
参考書等の中には、シャボン玉遊びの材料として石けんの他に中性洗剤
が、これは
いなかった時点で
たものと思われます
性洗剤が経口的に体内に入った場合に有害であることが指摘されており、幼
児がシャボン玉遊びの際に、誤って中性洗剤を吸飲することも予想されますので、今後シャボン
TIGER BALM
Veneration
Firmness
Benevolence
Spiritu-ality
Hope
Conscien-tiousness
Self-Esteem
Imitation
Approbativeness
Ideality
Sublimity
Cautiousness
Conti-nuity
Causality
Comparison
Mirthfulness
Friendship or Adhesiveness
Inhabitiveness
Time
Tune
Constructive-ness
Acquisitiveness
Secretiveness
Color
Order
Calculation
Destructiveness
Combativeness
Form
Alimentive-ness
Language
Vitativeness
Amativeness
SEAWEED

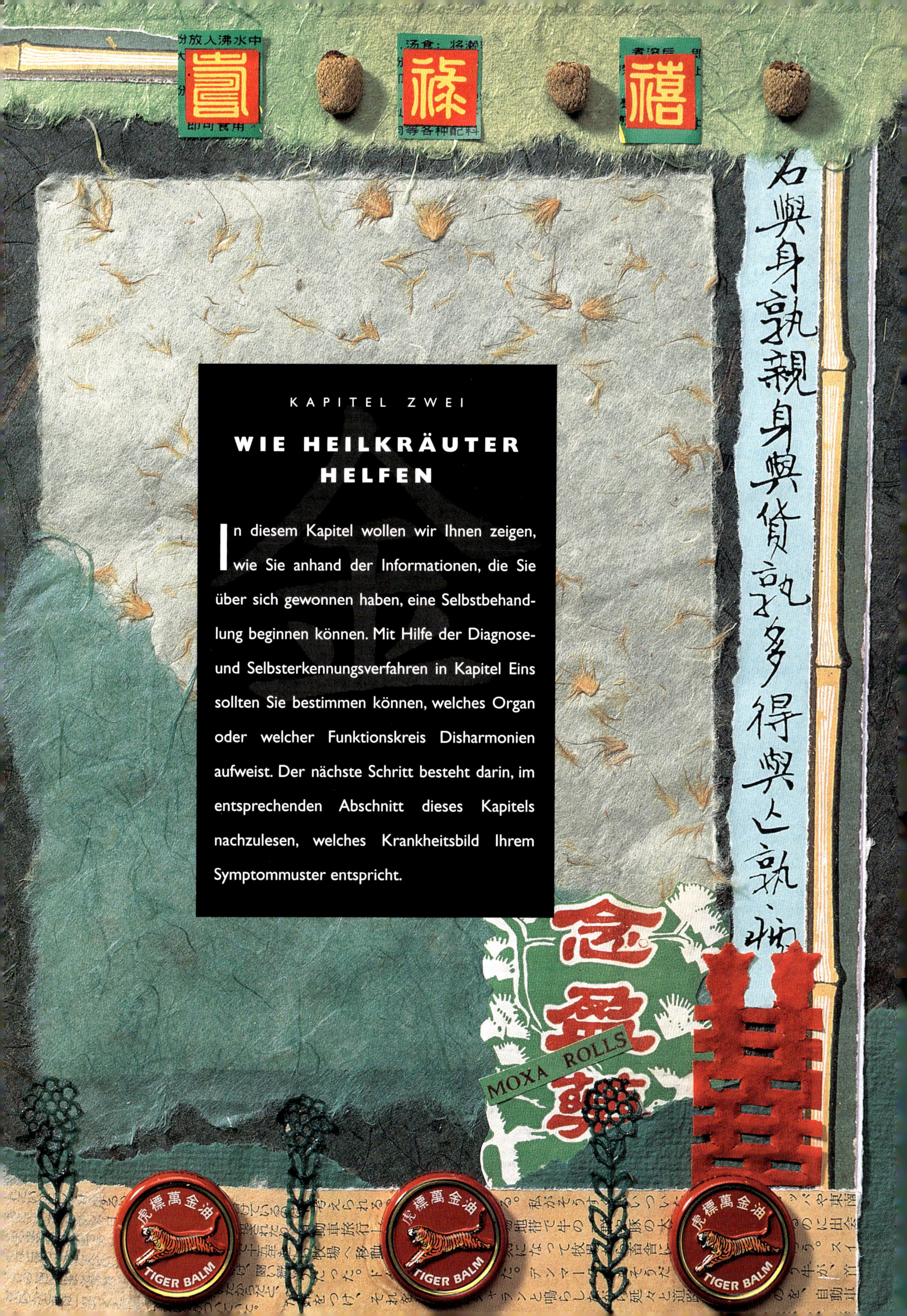

KAPITEL ZWEI

WIE HEILKRÄUTER HELFEN

In diesem Kapitel wollen wir Ihnen zeigen, wie Sie anhand der Informationen, die Sie über sich gewonnen haben, eine Selbstbehandlung beginnen können. Mit Hilfe der Diagnose- und Selbsterkennungsverfahren in Kapitel Eins sollten Sie bestimmen können, welches Organ oder welcher Funktionskreis Disharmonien aufweist. Der nächste Schritt besteht darin, im entsprechenden Abschnitt dieses Kapitels nachzulesen, welches Krankheitsbild Ihrem Symptommuster entspricht.

CHINESISCHE HEILKRÄUTER

DIE BEHANDLUNG DER EINZELNEN ORGANE

Die chinesische Medizin hat eine völlig andere Auffassung von den Organen. Die zwölf Organe sind in Yin- und Yang-Paare unterteilt. Jedem der Fünf Elemente sind zwei Organe zugeordnet. Diese werden in die »festen« (Zang) und die »hohlen« Organe (Fu) eingeteilt. Die zwei weiteren Organe sind eigentlich Metaphern für Körperfunktionen: Der Dreifache Erwärmer (San Jiao) kontrolliert die Verteilung von Hitze und Wasser, und das Perikard (Xin Bao) ist eine Art Schutzschild des Herzens.

Die Funktionen der Organe

Yang-Organe (zum Beispiel Magen, Darm oder Blase) sind funktionelle, hohle »Arbeitshäuser«, in denen die aufgenommenen Körperflüssigkeiten verarbeitet werden. Die Yin-Organe (wie Leber, Herz und Lunge) sind feste Organe, in denen die wertvolleren Flüssigkeiten gespeichert werden.

Wer eine Selbstbehandlung mit chinesischer Medizin beabsichtigt, sollte bedenken, daß die chinesische Sichtweise der Anatomie teilweise recht poetisch ist. Die Organe werden vor allem in Hinblick auf ihre Funktionen betrachtet.

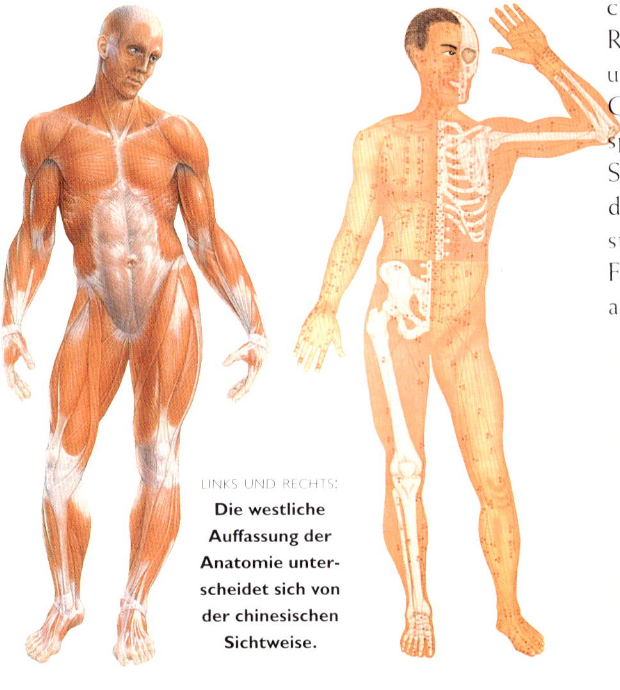

LINKS UND RECHTS: **Die westliche Auffassung der Anatomie unterscheidet sich von der chinesischen Sichtweise.**

WELCHE ORGANE SIND WICHTIG?

Sie werden sehen, daß manche Organe, die in der westlichen Medizin als eher unwichtig gelten, in der chinesischen Medizin eine wichtige Rolle spielen. Umgekehrt werden Organe, die in der westlichen Medizin von großer Bedeutung sind, in traditionellen chinesischen Schriften kaum erwähnt.

Die westliche Medizin betrachtet beispielsweise die Milz als weitgehend überflüssiges Organ, das komplikationslos entfernt werden kann (obwohl diese Ansicht in Veränderung begriffen ist). In der chinesischen Medizin spielt die Milz eine zentrale Rolle bei allen Umwandlungsprozessen des Körpers und hat daher entscheidenden Anteil an unserer Gesundheit. Die Schilddrüse oder die Bauchspeicheldrüse hingegen werden in chinesischen Schriften kaum erwähnt. Der Grund dafür ist, daß diese Drüsen den anderen zwölf Organen unterstehen. Die Bauchspeicheldrüse wird als Teil des Funktionskreises der Milz angesehen, die Schilddrüse als Teil des Nieren-Funktionskreises.

Zu diesem Kapitel

Vergleichen Sie die Informationen, die Sie bereits über sich gewonnen haben, mit den Symptomen des Funktionskreises, den Sie behandeln wollen. Auf diese Weise finden Sie heraus, welches Organ-Muster involviert ist. Anschließend können Sie in den in Kapitel Vier aufgelisteten Rezepturen nachschlagen.

SIEHE AUCH: Die zwölf Organe, *Seite 38–41*

GEIST UND KÖRPER

In der chinesischen Medizin existiert keine Trennung zwischen Körper und Geist. Diese Auffassung entspricht auch unserem heutigen Wissen: Emotionaler Streß kann körperliche Symptome verursachen oder verschlimmern. Krankheiten beeinflussen auch das Gefühlsleben. In der chinesischen Medizin wirkt eine Behandlung auf allen Ebenen, sie hat emotionale und spirituelle Dimensionen. Diese ganzheitliche Sichtweise prägt alle Kapitel dieses Buches und erleichtert das Verständnis gesundheitlicher Zusammenhänge.

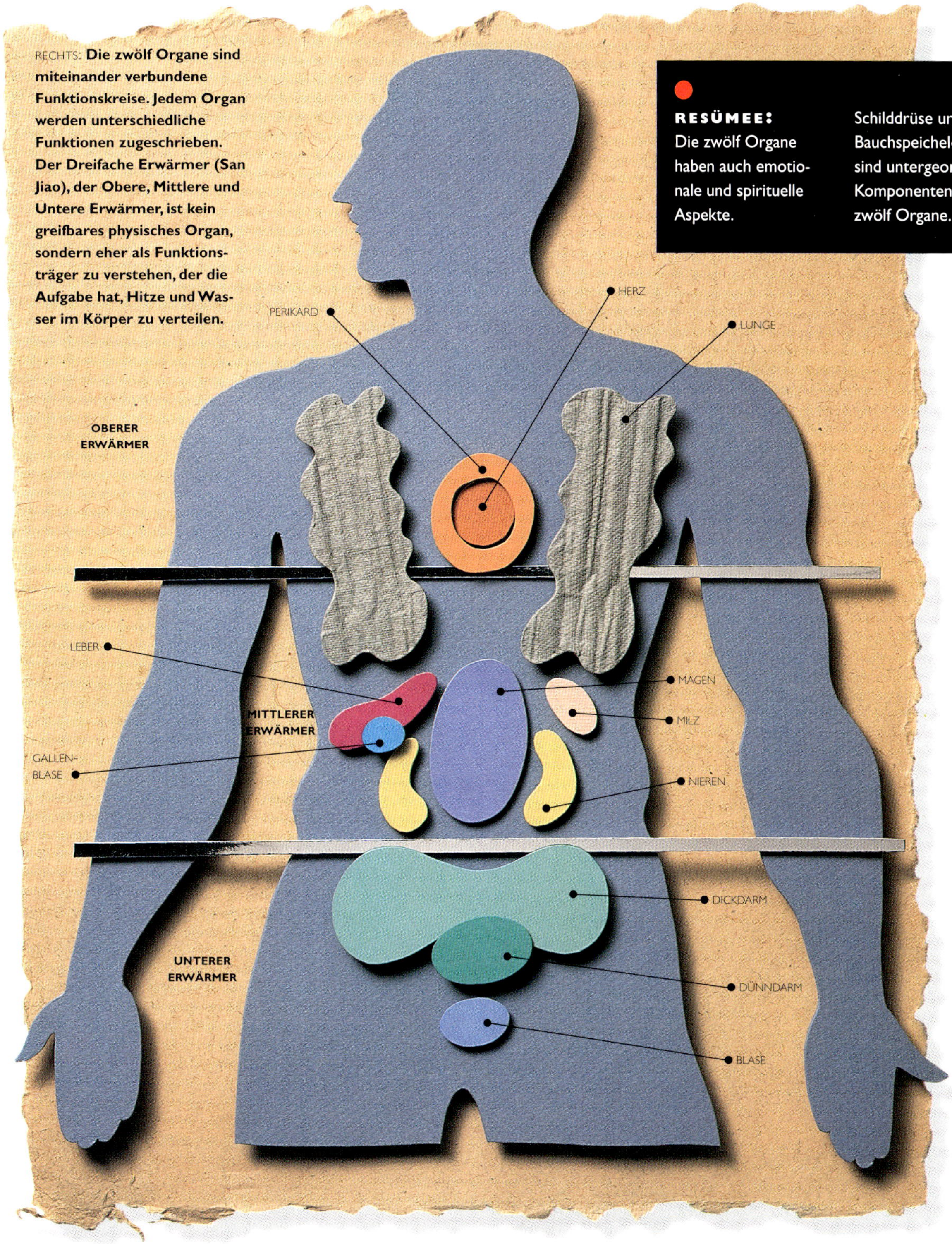

RECHTS: **Die zwölf Organe sind miteinander verbundene Funktionskreise. Jedem Organ werden unterschiedliche Funktionen zugeschrieben. Der Dreifache Erwärmer (San Jiao), der Obere, Mittlere und Untere Erwärmer, ist kein greifbares physisches Organ, sondern eher als Funktionsträger zu verstehen, der die Aufgabe hat, Hitze und Wasser im Körper zu verteilen.**

RESÜMEE:
Die zwölf Organe haben auch emotionale und spirituelle Aspekte.

Schilddrüse und Bauchspeicheldrüse sind untergeordnete Komponenten der zwölf Organe.

CHINESISCHE HEILKRÄUTER

DER VERDAUUNGSAPPARAT

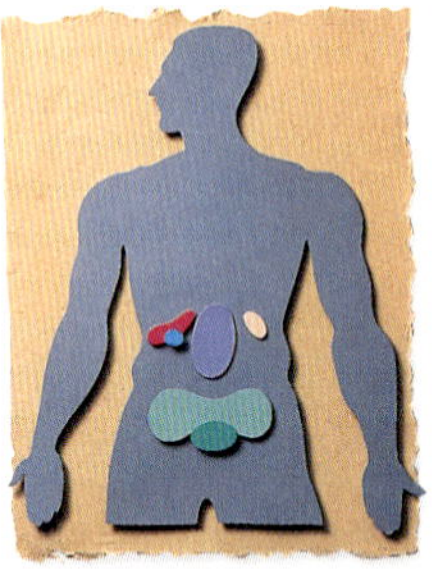

OBEN: **Das Verdauungssystem besteht aus Leber, Gallenblase, Magen, Milz und Darm.**

Ein effizienter Verdauungsapparat ist ein Garant für Gesundheit. Er verwandelt die aufgenommenen Speisen und Flüssigkeiten in Qi-Energie und Blut-Nährstoffe. Wer eine gute Verdauung hat, verfügt über genügend Energie, um alle Körperfunktionen zu aktivieren. Auch von Krankheiten erholt man sich schneller. Bei Funktionsstörungen kommt es zu einer unausgewogenen Verteilung des Jing, jener Essenz, die aus der Nahrung destilliert wird, und es entstehen Gesundheitsprobleme.

Der Weg der Nahrung

Der Magen-Darm-Trakt ist ein einheitliches System vom Mund bis zum Rektum. Die Nahrung wird mit den Zähnen zerkleinert und in den Magen transportiert. Den Magen kann man mit einem Kochtopf mit etwas Wasser vergleichen. Die Milz stellt den Brennstoff zur Verfügung, Leber und Gallenblase fügen »Gewürze« in Form von Gallenflüssigkeit hinzu. In diesem Kochtopf werden die Nahrungsmittel und Flüssigkeiten in eine Suppe verwandelt. Aus der Suppe wird das sogenannte »Reine« und das »Unreine« destilliert. Das Reine wandert zu Herz und Lunge empor und läßt die Atmung zirkulieren. Das Unreine wird in die Gedärme ausgeschieden und dort aufgespalten. Die verbleibenden Stoffe werden vom Dickdarm als Fäkalien ausgeschieden. Die Hauptnährstoffe werden in Blut verwandelt, das im Herz und in der Leber gespeichert wird.

RECHTS: **Regelmäßige Mahlzeiten, die gründlich gekaut und langsam eingenommen werden, fördern die Verdauung.**

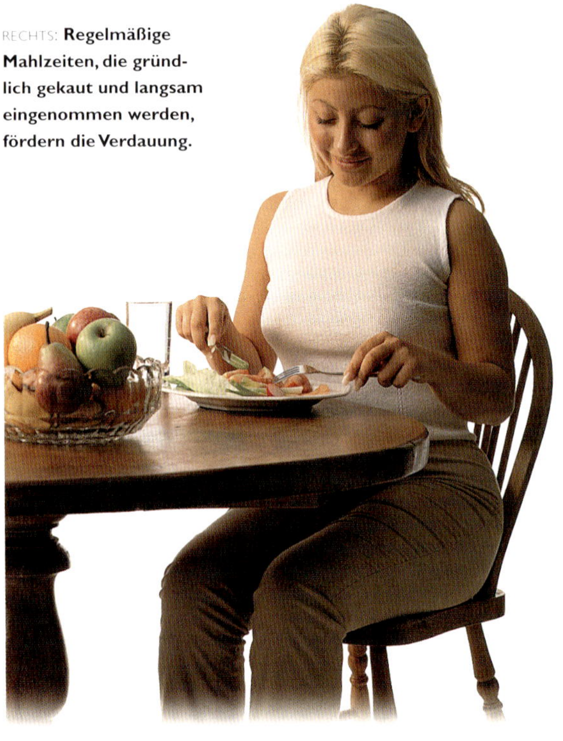

DIE BILDUNG VON FEUCHTIGKEIT UND SCHLEIM

In jedem Stadium des Verdauungsprozesses können sich Feuchtigkeit und Schleim bilden, wenn eine Störung im System auftritt. Wird die Nahrung nicht gut gekaut, ist sie zu groß für den Kochtopf. Wenn nicht genug oder zuviel Wasser im Kochtopf ist (Magen-Trockenheit oder -Feuchtigkeit), werden die Speisen verwässert oder brennen an. Wenn die Kochhitze zu gering ist (Mangelzustand der Milz), wird die Speise nicht gar gekocht. Wenn keine (oder zu viele) »Gewürze« verwendet werden (Leber-Stagnation, feuchte Hitze in der Gallenblase), ist die Mahlzeit schwer zu verdauen. Wenn die Zutaten nicht ausgewogen sind, fehlt es der Speise an Aroma und Nährstoffen. Lunge, Blut oder Herz erhalten nicht genug Qi.

Bei Funktionsstörungen des Körpers bilden sich hartnäckige Ablagerungen. In der Körpermitte und unterhalb davon spricht man von Feuchtigkeit, im Oberkörper, etwa in der Lunge, von Schleim (*siehe Seite 42–45*).

SIEHE AUCH: Die zwölf Organe, *Seite 38–41*, Feuchtigkeit, Schleim und stagnierende Nahrung, *Seite 42–45*

VERDAUUNGSAPPARAT

Probleme des Verdauungsapparats

MANGELZUSTÄNDE IN MILZ UND MAGEN

Symptome: Wenig Energie; weicher Stuhl oder Durchfall; Konzentrationsschwäche; unregelmäßiger Appetit und Heißhunger auf Süßigkeiten; Schweregefühl in den Muskeln und im Körper; Blähungen und Müdigkeit nach dem Essen, Übelkeit, Gewichtszunahme, Flüssigkeitsansammlung, leichte Magenverstimmung.

Zunge: Blaß, geschwollen, feuchter Belag.

Puls: Leer.

Kräuter: Abkochungen, die das Element Erde stärken.

MAGEN-HITZE

Symptome: Heißhunger, dabei keine Gewichtszunahme, Brennen im Magen; Hyperaktivität; Verstopfung, starker Durst, Heißhunger auf pikante Nahrungsmittel und Stimulantien (die die Symptome verschlimmern können).

Zunge: Rot, trocken, Risse und gelber Belag im Zentrum.

Puls: Schnell, voll.

Kräuter: Abkochungen, die den Magen nähren.

MILZ-FEUCHTIGKEIT

Symptome: Zerstreutheit und dumpfe Kopfschmerzen, unklares Denken; Gewichtszunahme; Muskel- und Gliederschmerzen; verstopfte Nase; häufige Übelkeit (eventuell Erbrechen von Schleim), Durchfall mit Schleim, Appetitmangel; Lethargie und Schwäche; Völlegefühl im Magen, bisweilen Schwindel.

Zunge: Blaß, geschwollen, Zahnabdrücke, schmieriger Belag,

Puls: Leer oder voll.

Kräuter: Abkochungen, die die Milz reinigen.

LEBER- UND MILZ-DISHARMONIE

Symptome: Abwechselnd Verstopfung und Durchfall; streßbedingte Attacken von Magenschmerzen und Erbrechen; Blähungen im Magen, im Unterleib und an den Seiten; Stimmungsschwankungen, Magenverstimmungen und wechselhafter Appetit.

Zunge: Blaß, wenn ein Milz-Mangel vorherrscht; rot oder violett bei einer Leber-Stagnation.

Puls: Während einer Attacke voll, sonst leer.

Kräuter: Abkochungen, die Holz und Erde harmonisieren.

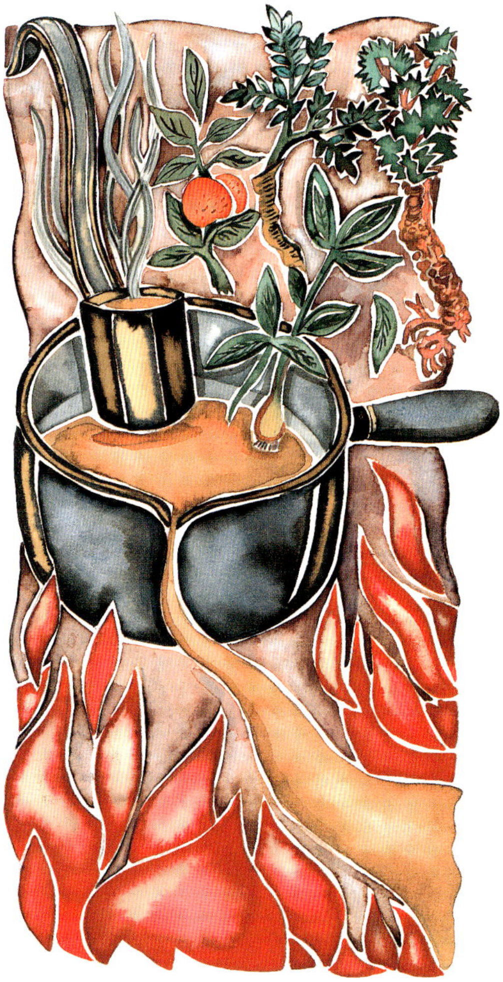

OBEN: **Der Verdauungsprozeß funktioniert wie die Zubereitung einer Mahlzeit. Der Magen ist mit einem Kochtopf vergleichbar, in dem Nahrungsmittel und Flüssigkeiten in eine Suppe verwandelt werden.**

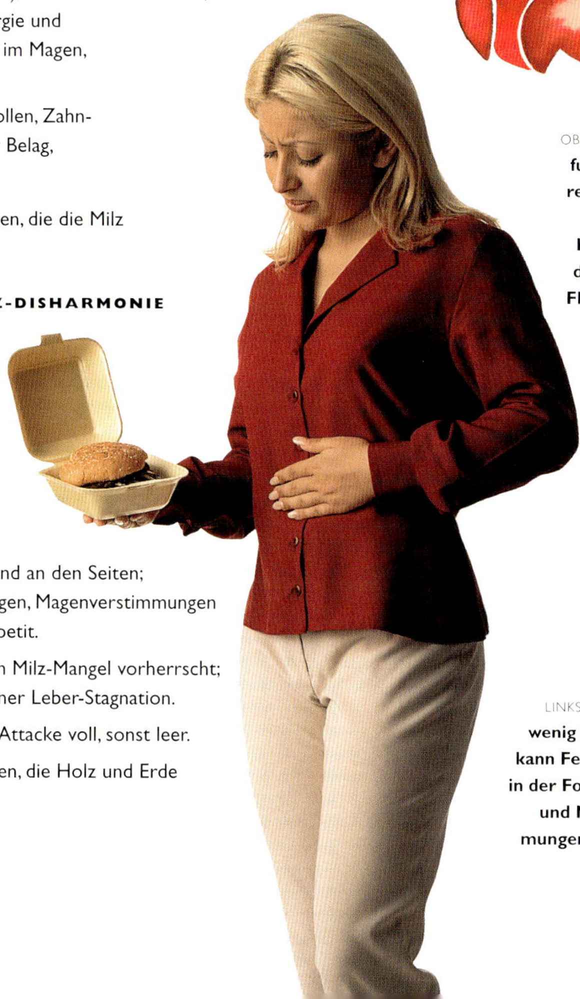

LINKS: **Fast food hat wenig Nährwert und kann Feuchtigkeit und in der Folge Blähungen und Magenverstimmungen verursachen.**

RESÜMEE:

Regelmäßige, ausgewogene Mahlzeiten gewährleisten eine gesunde Verdauung.

Schlechte Ernährung stört den Energiehaushalt der Organe und kann Feuchtigkeit und Schleim hervorrufen.

Feuchtigkeit und Schleim behindern die Qi-Zirkulation.

CHINESISCHE HEILKRÄUTER

DER WASSERHAUSHALT

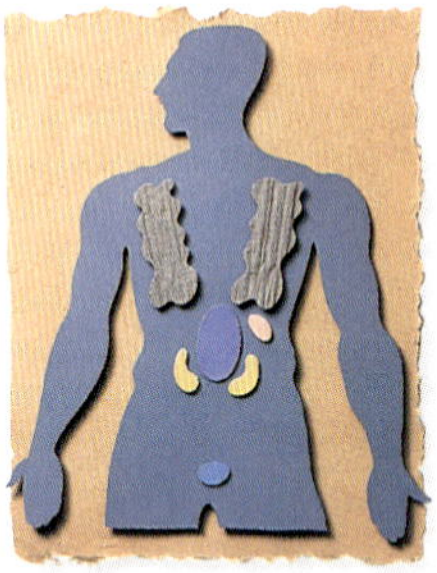

OBEN: **Lunge, Magen, Milz, Nieren und Blase sind am Wasserstoffwechsel beteiligt.**

Der Körper besteht wie die Erdoberfläche zu siebzig Prozent aus Wasser. Flüssigkeit ist für alle Körperfunktionen wichtig, da sie für Feuchtigkeit sorgt, nährend und kühlend wirkt. In der chinesischen Medizin wird der Wasserhaushalt im Körper vom Dreifachen Erwärmer oder San Jiao reguliert. Der Obere, Mittlere und Untere Erwärmer sind jeweils für einen anderen Bereich des Körpers zuständig, spalten die Bestandteile der Nahrung auf und verteilen die Flüssigkeit.

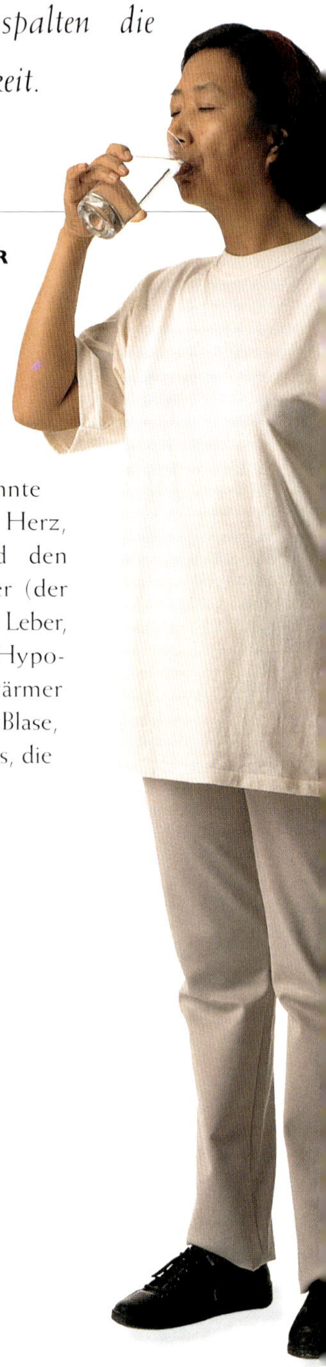

Der Weg der Flüssigkeit

Die Flüssigkeiten gelangen in den Magen und werden mit Hilfe der Milz verarbeitet. Wasser braucht für die Umwandlung Hitze. Die Yang-Energie der Nieren liefert die für alle Umwandlungsprozesse des Körpers nötige Hitze. Durch die Einwirkung der Hitze werden die Flüssigkeiten destilliert und in die sogenannten »reinen«, die zu den Lungen aufsteigen, und die »unreinen«, die zu den Nieren und zur Blase absinken, getrennt. Hier findet eine Aufspaltung statt, und das Unreine wird von der Blase ausgeschieden. Die Lunge transportiert die Flüssigkeit zur Haut, zu den Leitbahnen und Organen.

LINKS: **Bei Kälte in den Nieren verspürt man nächtlichen Harndrang.**

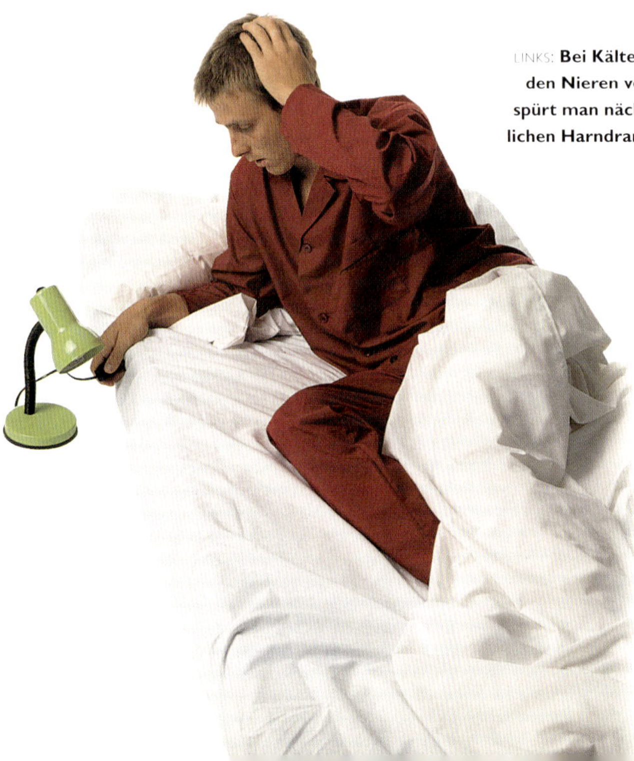

DER DREIFACHE ERWÄRMER

Der Funktionskreis, in dem die Umwandlung der Flüssigkeiten stattfindet, wird Dreifacher Erwärmer oder San Jiao genannt. Er setzt sich aus drei Teilen zusammen: Der Obere Erwärmer (der sogenannte »Dunst«) besteht aus Lunge, Herz, Kopf, Brust, Zwerchfell und den Armen. Der Mittlere Erwärmer (der »Schaum«) umfaßt Magen, Milz, Leber, Gallenblase, Magengrube und Hypochondrium. Zum Unteren Erwärmer (der »Sumpf«) gehören Nieren, Blase, Dick- und Dünndarm, der Uterus, die Beine und die Genitalien.

RESÜMEE:

Flüssigkeiten werden auf einem komplexen Wasserweg, der die drei Bereiche des San Jiao durchläuft, verarbeitet.

—

Im Magen werden die Flüssigkeiten in reine Substanzen, die zu den Lungen transportiert werden, und in unreine zur Ausscheidung aufgespalten.

SIEHE AUCH: Die zwölf Organe, *Seite 38–41*,
Der Verdauungsapparat, *Seite 66–67*

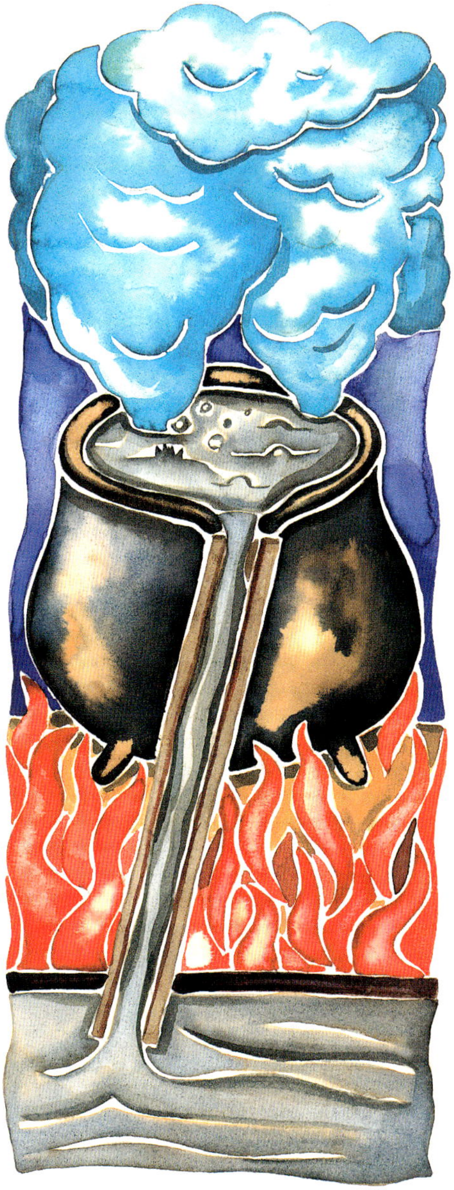

MITTLERER ERWÄRMER

OBEN: **Der Mittlere Erwärmer, der Magen, Milz, Leber und Gallenblase umfaßt, ist mit einem sprudelnden Kessel vergleichbar, aus dem die reinen Flüssigkeiten in den Oberen Erwärmer fließen, während die unreinen über den Unteren Erwärmer ausgeschieden werden.**

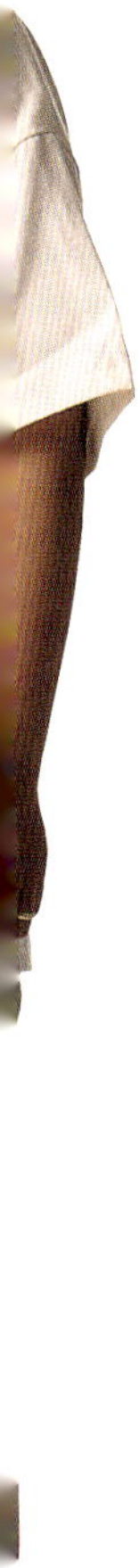

LINKS: **Die Flüssigkeiten wandern in den Magen, wo der Verarbeitungsprozeß beginnt.**

Probleme des Wasserhaushalts

UNTERER ERWÄRMER

NIEREN-KÄLTE

Symptome: Häufiges Urinieren, wobei viel klare Flüssigkeit ausgeschieden wird; nächtlicher Harndrang; chronische Schmerzen im unteren Rückenbereich; Kältegefühl; Wasseransammlung im unteren Körperbereich; blasser Teint.

Zunge: Blaß, geschwollen, weißer Belag.

Puls: Leer, tief.

Kräuter: Abkochungen, die die Nieren stärken.

NIEREN-HITZE

Symptome: Übelriechender, dunkler Urin; dumpfe Schmerzen im unteren Rückenbereich; Hitzegefühl, Schweiß, Durst, gerötete Wangen.

Zunge: Rot, trocken; Stellen, an denen sich die Haut schält.

Puls: Schnell, leer, oberflächlich.

Kräuter: Abkochungen, die die Nieren nähren.

FEUCHTE KÄLTE IN DER BLASE

Symptome: Häufiger Harndrang; Druck- und Schweregefühl oberhalb der Blase; blasser und trüber Urin.

Zunge: Weißer Belag im hinteren Zungenbereich.

Puls: Voll.

Kräuter: Abkochungen, die entwässernd wirken.

FEUCHTE HITZE IN DER BLASE

Symptome: Häufiger und plötzlicher Harndrang; schmerzhaftes oder unterbrochenes Urinieren, dunkler, trüber Urin, eventuell mit Blut; Fieber (in schweren Fällen).

Zunge: Gelber Belag im hinteren Bereich der Zunge.

Puls: Schnell, voll.

Kräuter: Abkochungen, die die Blase reinigen.

MITTLERER ERWÄRMER

MANGELZUSTAND DER MILZ

Symptome: Blähungen im Magen; geschwollene Brüste; Übelkeit oder Appetitmangel, Durchfall, Müdigkeit.

Zunge: Blaß, geschwollen.

Puls: Leer.

Kräuter: Abkochungen, die die Milz reinigen.

OBERER ERWÄRMER

MANGELZUSTAND DER LUNGEN

Symptome: Kurzatmigkeit; häufige Erkältungen, Schleim, Engegefühl in der Brust, Husten, Niesen, pfeifender Atem; Schwellung im Gesicht oder an den Händen, Blässe.

Zunge: Blaß.

Puls: Leer.

Kräuter: Abkochungen, die Erde und Metall stärken.

CHINESISCHE HEILKRÄUTER

HERZ UND ATMUNG

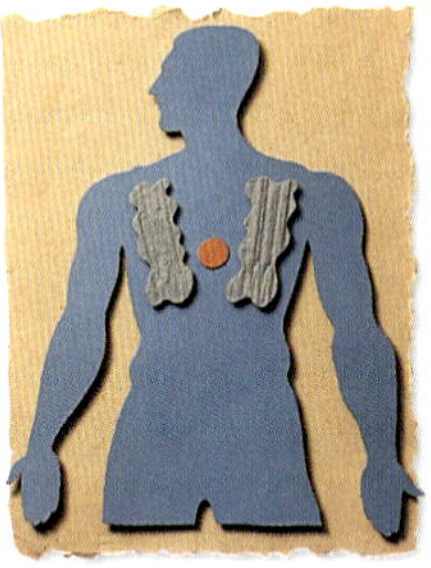

OBEN: **Herz und Lunge sind verantwortlich für die Qi- und Blut-Zirkulation im Körper.**

Im Oberen Erwärmer befinden sich zwei der wichtigsten Organe: das Herz und die Lunge. Gemeinsam steuern sie die Atmung und die Zirkulation des Qi und des Blutes im ganzen Körper. Das Herz wirkt sich insbesondere auf das Blut aus, die Lunge beeinflußt das Qi. Jedes der beiden Organe hat einen eigenständigen Rhythmus, der das Qi und das Blut durch den Körper und insbesondere durch das Netz der Meridiane oder Leitbahnen befördert.

Schutz

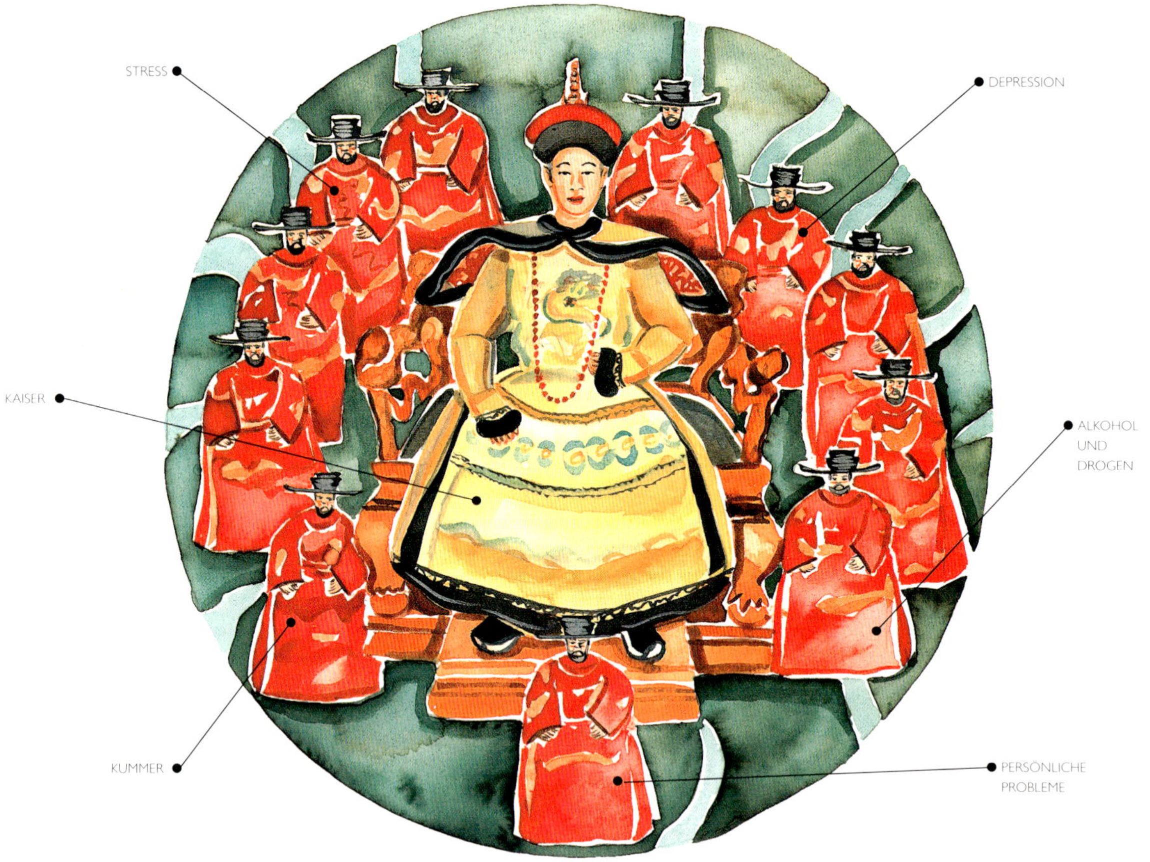

OBEN: **Das Herz-Shen, auch als Geist-Seele bezeichnet, gleicht einem Kaiser, der von seinen Höflingen umgeben ist. Eigentlich sollen diese den Kaiser vor der Außenwelt beschützen, doch kommt es auch zu Intrigen gegen den Kaiser. Diese negativen Einflüsse können das Herz-Shen schwächen.**

SIEHE AUCH: Qi, *Seite 16–19*,
Die zwölf Organe, *Seite 38–41*

Die Lunge entspricht in vielerlei Hinsicht dem, was die westliche Medizin unter dem Immunsystem versteht. Die Lungen sind vom Yin dominiert, ein Metall-Organ und haben daher schützende Eigenschaften. Sie befördern das Wei Qi (Abwehr-Qi) zu den äußeren Muskelschichten, öffnen und schließen die Hautporen und kontrollieren die Abwehrkräfte des Körpers gegen das Eindringen von Krankheitserregern. Sie stehen auch mit der Nase in Verbindung. Eine schwache Lungenenergie zeigt sich etwa in allergischen Reaktionen auf Pollen.

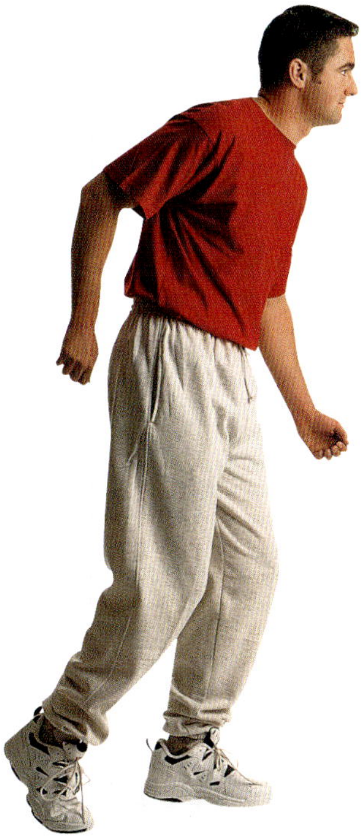

OBEN: **Mit einer gesunden Lunge kann man aerobischen Sport wie Jogging betreiben.**

DIE GEIST-SEELE

Das Herz wird als Kaiser beschrieben, die übrigen elf Organe sind seine Minister. Aufgrund dieser Oberhoheit ist das Herz der Sitz des Shen.

Das Shen ist das Bewußtsein, die Seele einer Person. Wie ein Kaiser muß das Shen vor der Außenwelt beschützt werden, da es leicht Opfer negativer Einflüsse werden kann. Das Shen ist durch Schock, emotionalen Streß oder ein Übermaß an Stimulantien leicht zu verletzen. Wenn die Ruhe des Shen gestört wird, sind Schlaflosigkeit, Angst, Verhaltensstörungen und Nervosität die Folge. Näheres dazu finden Sie im Abschnitt über Emotionen.

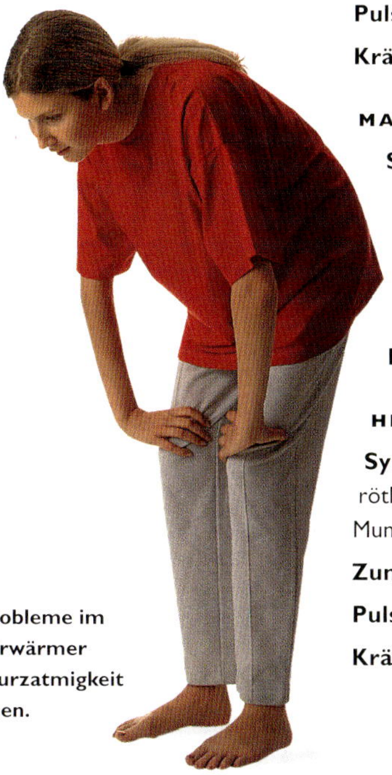

RECHTS: **Probleme im Oberen Erwärmer können Kurzatmigkeit verursachen.**

RESÜMEE:

Herz und Lunge tragen zur Zirkulation des Qi und des Blutes bei.

Das Herz beherrscht die anderen Organe.

Das Shen (Geist) residiert im Herzen. Störungen verursachen Angst und Sprunghaftigkeit.

Probleme des Oberen Erwärmers

MANGELZUSTÄNDE DER LUNGEN

Symptome: Kurzatmigkeit; Anfälligkeit für Erkältungen; Engegefühl in der Brust, Husten, Niesen, Keuchen, Kälteempfinden; blasser Teint; Schweißausbrüche, kalte Hände; Müdigkeit.

Zunge: Blaß.

Puls: Leer.

Kräuter: Abkochungen, die Erde und Metall stärken.

FEUCHTER SCHLEIM IN DER LUNGE

Symptome: Husten mit viel weißem Schleim; verstopfte Nase; steifer Oberkörper; Kurzatmigkeit.

Zunge: Dicker weißer oder grauer Belag.

Puls: Voll.

Kräuter: Abkochungen, die die Milz reinigen oder die Lunge trocknen.

FEUCHTE HITZE IN DER LUNGE

Symptome: Husten mit reichlich gelbgrünem, zähem Schleim; gefärbter oder blutiger Nasenschleim; steifer Oberkörper; Kurzatmigkeit, pfeifendes Atmen.

Zunge: Dicker, schmieriger, gelber Belag.

Puls: Schnell, voll.

Kräuter: Abkochungen, die die Lunge reinigen.

TROCKENE HITZE IN DER LUNGE

Symptome: Trockener Husten, Kurzatmigkeit, Keuchen; zäher Brustschleim (möglicherweise blutig); Durst; trockene Haut, rote Wangen; Verstopfung.

Zunge: Trocken, rot, dünn; Risse im Lungenbereich; eventuell dünner, gelber Belag.

Puls: Schnell, voll.

Kräuter: Abkochungen, die das Element Metall befeuchten.

MANGELZUSTÄNDE DES HERZENS

Symptome: Herzklopfen, Müdigkeit, Kurzatmigkeit bei Anstrengungen; blasser, gelblicher Teint; Schlaflosigkeit, übermäßiges Träumen, Angst.

Zunge: Blaß, dünn; eventuell ein Riß an der Spitze.

Puls: Leer.

Kräuter: Abkochungen, die das Herz nähren.

HERZ-HITZE

Symptome: Herzklopfen, Unruhe, Angst, Schlaflosigkeit; rötlicher Teint oder rote Wangen; dunkler Urin, Durst; Mund- oder Zungengeschwüre.

Zunge: Rote Spitze, eventuell Riß bis zur Spitze.

Puls: Kann voll oder leer sein, schnell.

Kräuter: Abkochungen, die das Herz nähren und beruhigen.

CHINESISCHE HEILKRÄUTER

HAUT, HAARE UND NÄGEL

Haut, Haare und Nägel gehören zur äußerlichen Erscheinung des Körpers. Ihr Zustand hängt von ihrer Ernährung durch das Blut ab. Sie werden aus einem »Überschuß« des Blutes gebildet, weshalb sich von ihrer Verfassung auf die Reichhaltigkeit des Blutes schließen läßt. Sie sind mit dem Fünf-Elemente-Modell verbunden und informieren über den Zustand der Zang-Organe. Chinesische Ärzte können allein durch die Beurteilung dieser Gewebe eine exakte Diagnose erstellen.

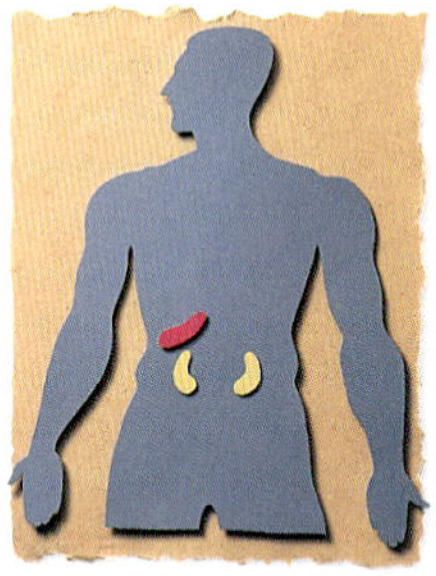

OBEN: **Die Nieren und die Leber beeinflussen Haut, Haare und Nägel.**

Pflege

RESÜMEE: Die Verfassung von Haut, Haaren und Nägeln spiegelt den Zustand von Nieren und Leber wider. Haut, Haare und Nägel sind mit dem Blut verbunden, weshalb Kräuter, die das Blut kühlen oder nähren, zu empfehlen sind.

UNTEN: **Durch Feuchtigkeitscremes und ausreichende Flüssigkeitszunahme wird trockener Haut Feuchtigkeit zugeführt.**

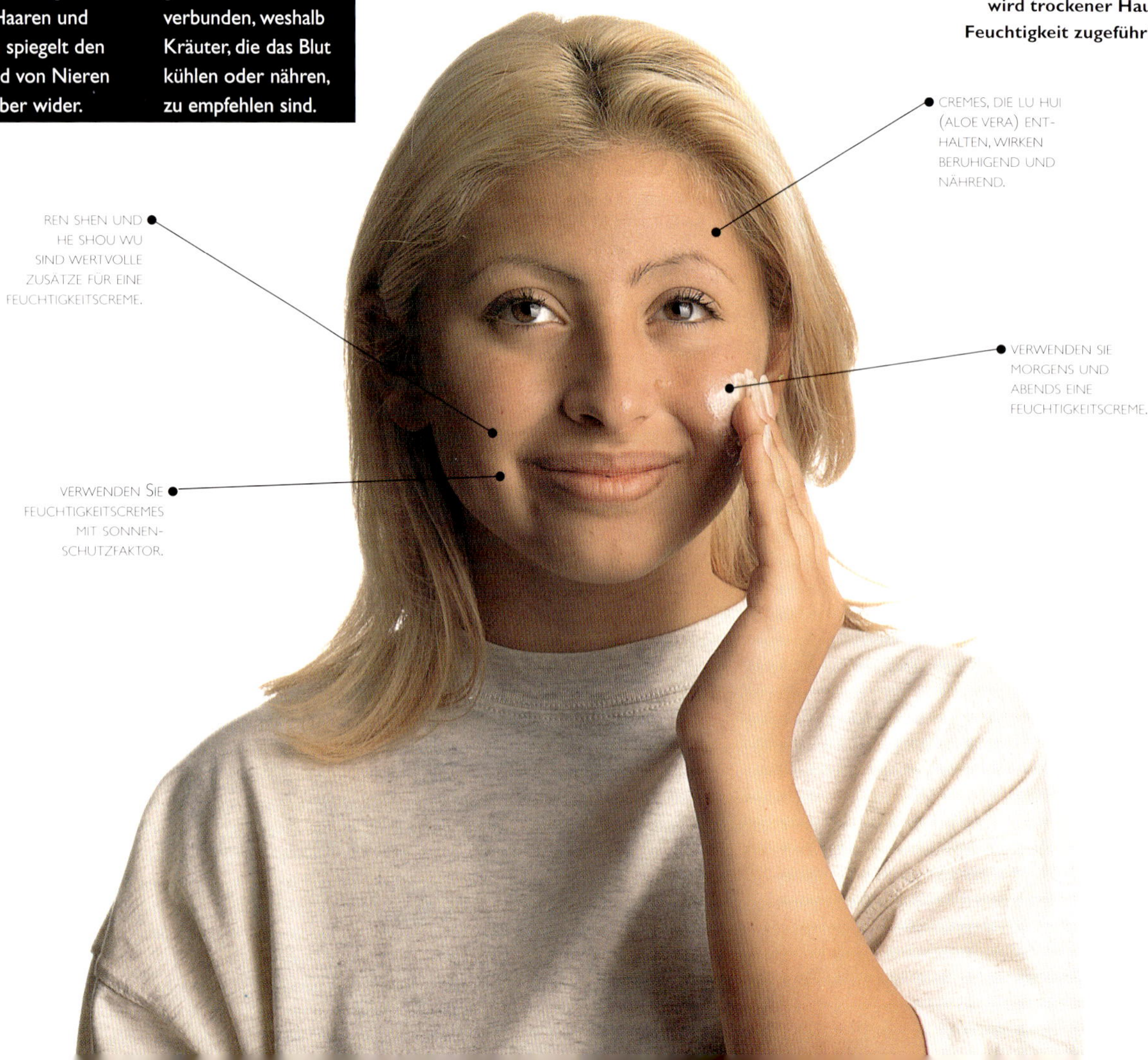

SIEHE AUCH: Die zwölf Organe, *Seite 38–41*, Cremes und Salben, *Seite 164–165*

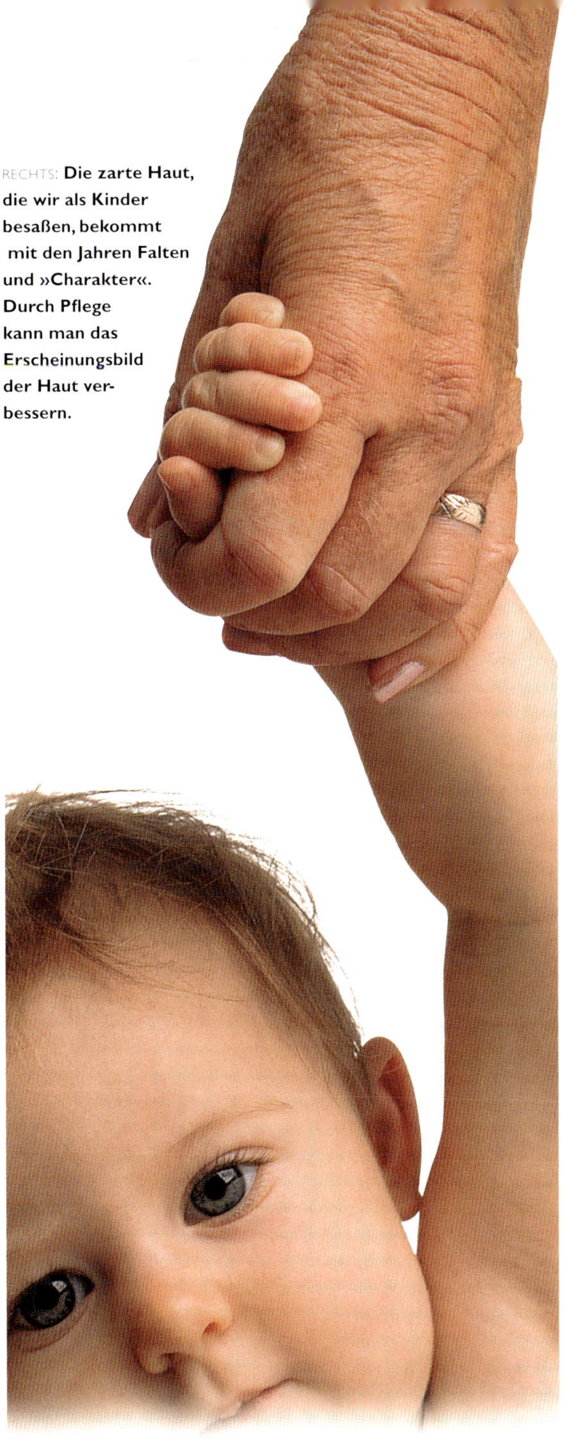

RECHTS: **Die zarte Haut, die wir als Kinder besaßen, bekommt mit den Jahren Falten und »Charakter«. Durch Pflege kann man das Erscheinungsbild der Haut verbessern.**

Die Haut wird mit dem Element Metall und dem Blut, einer Yin-Substanz, verbunden (die Haut ist der dritte Lungenflügel). Mangel oder Trockenheit der Metall-Energie oder des Blutes können zu rauher, rissiger oder faltiger Haut führen.

Das Haar spiegelt die Nieren-Energie, da es neben anderen Gewebearten, wie etwa dem Knochenmark, von Jing, der Nieren-Essenz, beeinflußt wird.

Die Nägel gelten als Erweiterung der Sehnen und sind daher mit dem Leber-Blut verbunden.

Eine Stärkung des Blutes hat wohltuende Effekte auf alle diese Gewebeformen.

Probleme von Haut, Haar und Nägeln

ALLGEMEINE TROCKENHEIT VON HAUT, HAAR UND NÄGELN

Symptome: Trockene, rauhe oder rissige Haut; trockener und juckender Hautausschlag; schuppige oder eingerissene Nägel; trockenes oder kraftloses Haar.

Zunge: Blaß, trocken.

Puls: Leer.

Kräuter: Abkochungen, die das Blut nähren.

TROCKENE UND GEREIZTE HAUT

Symptome: Übermäßig trockene Haut; Neigung zu sehr trockenen, schuppigen oder juckenden Hautpartien.

Zunge: Eventuell rot.

Puls: Veränderlich.

Kräuter: Abkochungen, die das Blut nähren und kühlen (nicht für Hauterkrankungen geeignet, die mit Blasen oder nässendem Ausschlag verbunden sind).

PICKEL UND NÄSSENDE HAUTAUSSCHLÄGE

Symptome: Wenn sich Giftstoffe im Körper ansammeln, können diese über die Haut ausgeschieden werden. Dann entstehen manchmal eitrige oder juckende Stellen, die eine klare oder gelbe Flüssigkeit absondern. Zu empfehlen sind die folgenden Kräuterrezepturen oder die Entgiftungskur auf *Seite 94–95*. Entgiftende Kräuter belasten die Verdauung. Daher darf die Mischung nicht überdosiert oder länger als einen Monat eingenommen werden.

Zunge: Eventuell dicker, schmieriger Belag.

Puls: Veränderlich.

Kräuter: Abkochungen, die entgiftend wirken.

TROCKENES HAAR

Symptome: Dünnes, brüchiges, trockenes und vorzeitig ergrautes Haar.

Kräuter: Abkochungen, die das Blut nähren.

TROCKENE NÄGEL

Symptome: Dünne, eingerissene, brüchige und gefurchte Nägel.

Kräuter: Abkochungen, die das Blut nähren.

FLÜSSIGKEITSZUFUHR

Wenn man an Trockenheit leidet, ist es wichtig, daß der Wassergehalt des Blutes konstant ist. Trinken Sie viel Wasser und Kräutertee, und vermeiden Sie Flüssigkeiten, die austrocknend wirken, wie Alkohol, Tee und Kaffee.

PRÄPARATE ZUR ÄUSSERLICHEN ANWENDUNG

Es gibt zahlreiche Präparate für Haut und Haar, die in Kapitel Vier näher beschrieben werden.

CHINESISCHE HEILKRÄUTER

SCHMERZ UND STEIFHEIT

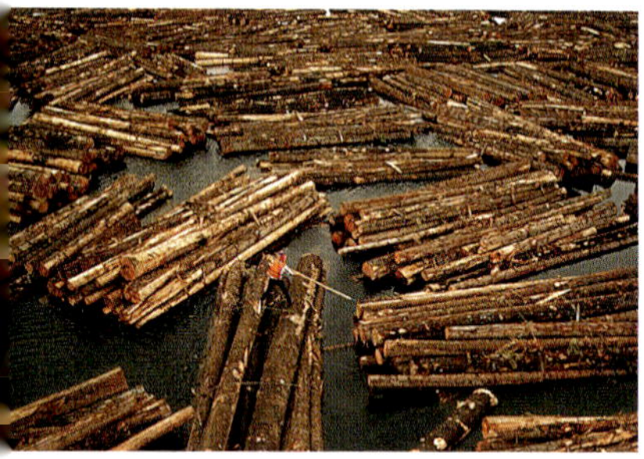

OBEN: **Schmerz entwickelt sich oft langsam. Schmerz, der nicht früh genug behandelt wird, kann lähmend wirken.**

Das Phänomen Schmerz ist jedem bekannt. Obwohl Schmerz viele Auslöser hat, wird er in der chinesischen Medizin ausschließlich auf eine Blockierung des Qi und des Blutes in den Meridianen zurückgeführt, die das freie Fließen behindert und zu einer Stauung führt. Jeder Schmerz läßt sich daher durch eine Regulierung und Förderung des Qi- und des Blut-Flusses behandeln.

Schmerzarten

Die chinesische Medizin unterscheidet verschiedene Formen des Schmerzes, die den Arzt auf die zugrundeliegenden Probleme hinweisen. Ein ausstrahlender Schmerz beruht häufig auf stagnierendem Qi, während brennender Schmerz durch Feuer oder Yang-Hitze infolge eines Yin-Mangels verursacht wird. Dumpfer Schmerz verweist auf eine Disharmonie des Qi- und des Blut-Flusses. Die Frage nach den Eigenschaften des Schmerzes ist ganz zentral in der chinesischen Diagnose. Die Kräuter werden auf den betroffenen Bereich und die Art des Schmerzes abgestimmt.

RESÜMEE:
Eine exakte Beschreibung der Merkmale des Schmerzes hilft, die Ursache zu erkennen.

—

Schmerz wird mit stagnierendem Qi oder Blut verbunden und kann durch eine Verbesserung des Qi- und Blut-Flusses gelindert werden.

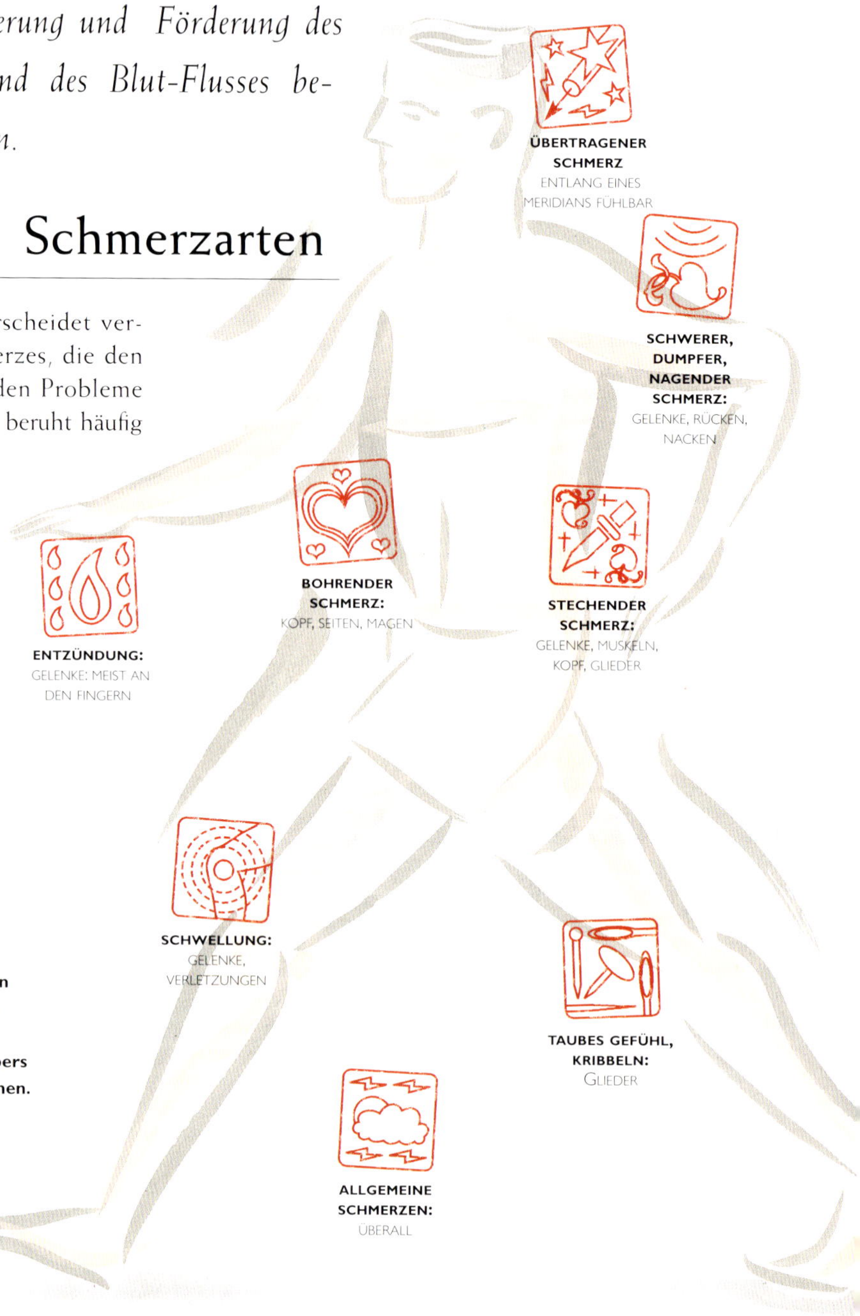

RECHTS: **Es gibt viele Formen von Schmerz, die an verschiedenen Stellen des Körpers ausbrechen können.**

SIEHE AUCH: Das Qi – die Lebensenergie, *Seite 16–17*

Schmerzarten

SCHWER UND LÄHMEND

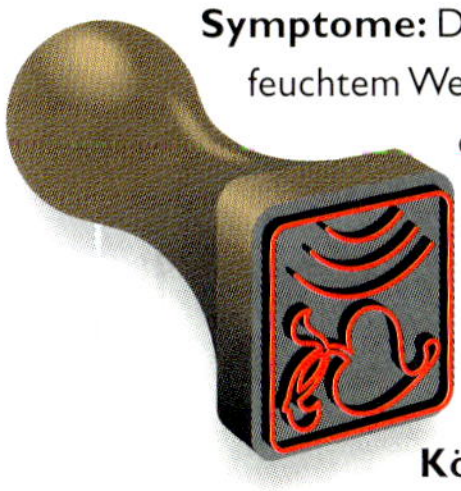

Symptome: Dumpfer, nagender Schmerz, der sich häufig bei feuchtem Wetter oder morgens verschlimmert; Linderung durch Bewegung und heiße Umschläge oder eine heiße Dusche; Schmerz kann sehr intensiv und geballt auftreten.

Indikation: Kalte Feuchtigkeit in den Meridianen.

Körperregionen: Gelenke, Rücken, Nacken.

Kräuter: Abkochungen, die die Meridiane wärmen.

DUMPF

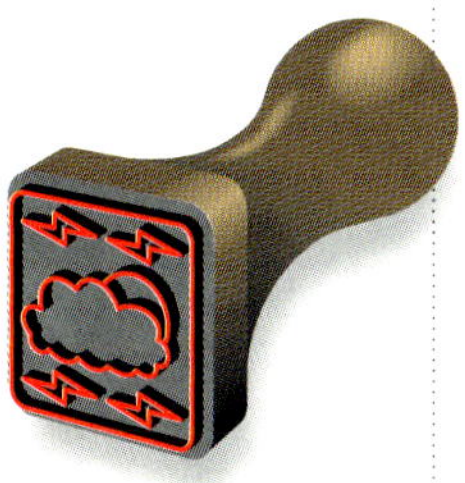

Symptome: Genereller Schmerz, weder schneidend noch bohrend; verschlimmert sich bei Müdigkeit oder Hunger; lindert sich durch Ruhe und nach dem Essen; Erleichterung durch Massage und Akupressur.

Indikation: Schmerz durch einen Qi- oder Blut-Mangel.

Körperregionen: Am ganzen Körper.

Kräuter: Abkochungen, die die Meridiane stärken.

STECHEND ODER SCHNEIDEND

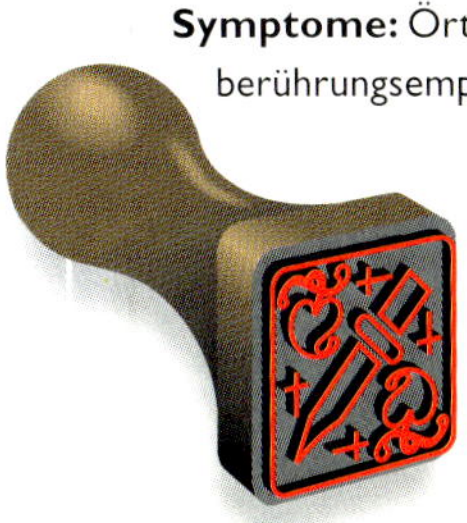

Symptome: Örtlich begrenzter starker Schmerz, berührungsempfindlich; nichts scheint zu helfen.

Indikation: Stagnierendes Qi und Blut.

Körperregionen: Gelenke, Muskeln, Kopf oder Glieder.

Kräuter: Abwandlung der Abkochung zur Regulierung des Blutes (geben Sie Ji Xue Teng und Yan Hu Suo dazu).

AUSSTRAHLEND ODER BOHREND

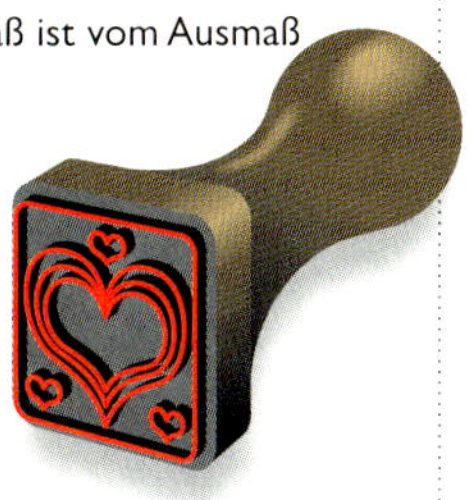

Symptome: Ein Gefühl des Platzens, eines Druckes, der von innen nach außen drängt; Schmerzausmaß ist vom Ausmaß der Disharmonie abhängig und variiert von leicht bis extrem stark.

Indikation: Stagnierendes Qi.

Körperregionen: Kopf, Seiten, Magen.

Kräuter: Abwandlung der Abkochung, die die Leber beruhigt (siehe Kopfschmerzen); für die Seiten oder den Magen Abkochungen, die die Elemente Holz und Erde harmonisieren.

TAUBHEIT UND KRIBBELN

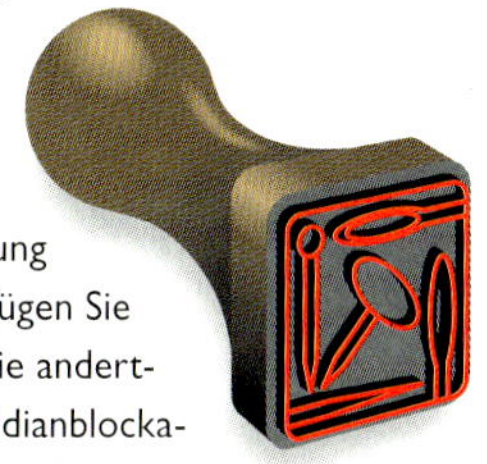

Symptome: Beide Symptome entstehen durch mangelnde Zirkulation in einem bestimmten Bereich. Taubheit entsteht, wenn eine Körperregion aufgrund von Blut-Mangel nicht ausreichend genährt wird, und kann von Krämpfen begleitet sein. Kribbeln entsteht, wenn ein Meridian blockiert ist und das Qi nicht zu den Extremitäten gelangt.

Körperregionen: Glieder.

Kräuter: Bei Blut-Mangel Abwandlung der Abkochung, die das Blut nährt (fügen Sie Ji Xue Teng hinzu, und nehmen Sie die anderthalbfache Menge Bai Shao). Für Meridianblockaden sind Kräuter, die die Meridiane stärken, zu empfehlen.

ENTZÜNDUNG

Symptome: Örtliche Entzündung der Gelenke mit Rötung und Schmerz; oft verbunden mit systemischen Symptomen, wie Veränderung des Blutbildes oder Fieber; Entzündung verschlimmert sich meist durch Konsum von Alkohol oder Stimulantien.

Indikation: Hitze, Yin-Mangel.

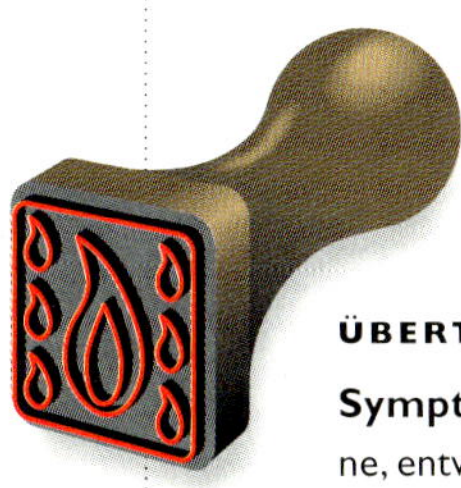

Körperregionen: An allen Gliedern, aber am häufigsten an den Fingern.

Kräuter: Abwandlung der Abkochung, die die Nieren nährt (Zugabe von Dan Shen).

ÜBERTRAGENER SCHMERZ

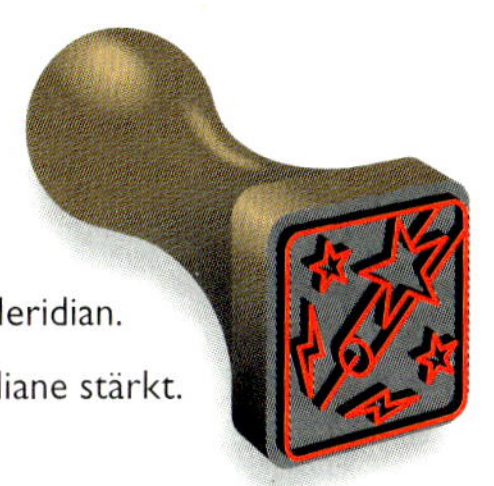

Symptome: Der Schmerz ist an einem der Meridiane, entweder im Bereich der Blockierung oder etwas entfernt vom Problemherd, spürbar. Der betroffene Meridian läßt sich feststellen, indem man die Schmerzbahn mit den Meridianen des Diagramms auf *Seite 17* vergleicht.

Körperregionen: Jeder der zwölf Meridiane, aber meistens ein Yang-Meridian.

Kräuter: Abkochung, die die Meridiane stärkt.

SCHWELLUNG

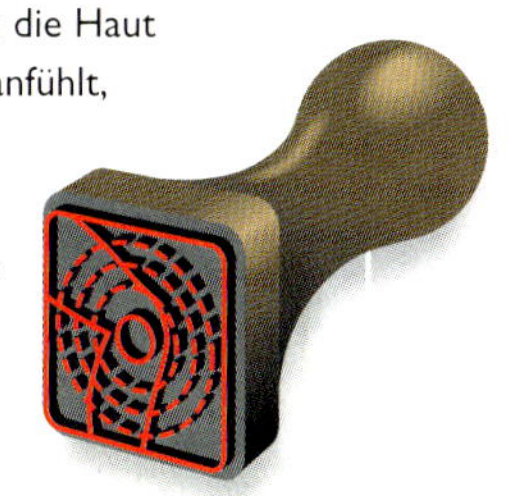

Schwellungen sind ein Hinweis auf eine örtliche Stauung und können von Hitze oder Kälte herrühren. Wenn die Haut anschwillt und weder rot wird noch sich heiß anfühlt, geht die Schwellung auf Kälte und Feuchtigkeit zurück. Bei einer Entzündung, die mit Rötung und einem lokalen Hitzeempfinden einhergeht, ist Hitze die Ursache. Die Unterscheidung der Ursachen ist wichtig, da sich die Behandlung danach richtet.

Kopfschmerzen

Jährlich werden Unsummen für Kopfschmerztabletten ausgegeben, obwohl man viele Arten von Kopfschmerzen auf natürliche Weise selbst kurieren könnte. Die Ernährung spielt bei der Vorbeugung eine wichtige Rolle. Wenn man die Schmerzen auf Dauer loswerden will, sind gewisse Nahrungsmittel zu meiden. Wenn Sie herausfinden wollen, an welcher Art von Kopfschmerzen Sie leiden, sind zwei Dinge zu beachten: der Ort und die Art des Schmerzes.

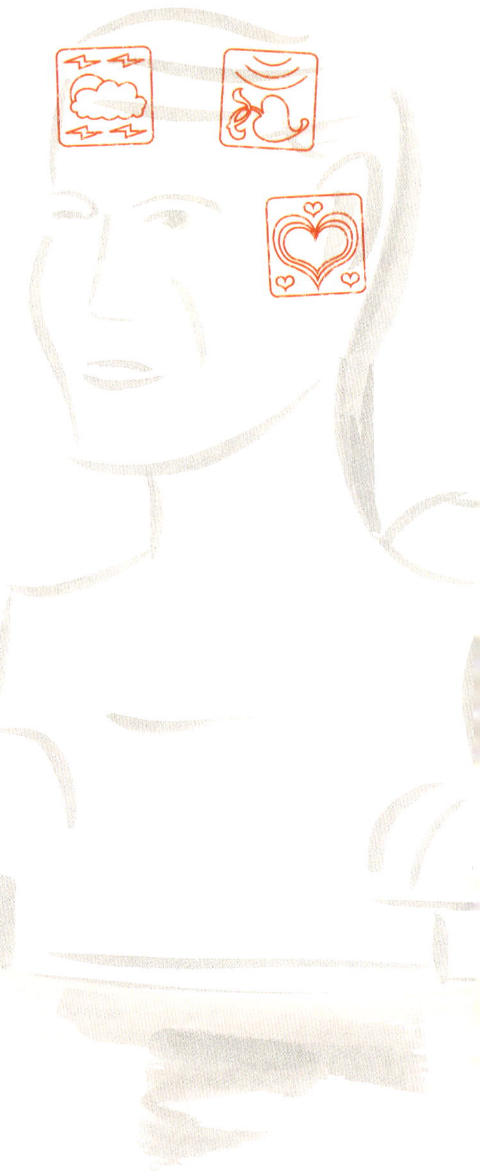

RECHTS: **Wer häufig an Kopfschmerzen leidet, kennt die unterschiedlichsten Schmerzformen. Manche verursachen nur eine leichte Störung des Wohlbefindens, andere sind geradezu unerträglich.**

MASSAGE

Die Massage der Akupunkturpunkte auf dem Kopf, im Gesicht und auf dem Hals kann herrliche Erleichterung verschaffen. In Apotheken, die chinesische Heilmittel führen, sind entsprechende Zeichnungen erhältlich, aber man muß nicht unbedingt wissen, wo genau sich die einzelnen Akupunkturpunkte befinden. Die Grundregel lautet: Massieren, wenn es schmerzt! Wer regelmäßig Kopfschmerzen hat, weiß, wie sich der Schmerz ausbreitet. Legen Sie Ihre Fingerspitzen auf diese Regionen, und üben Sie leichten Druck aus, bis Sie ein dumpfes Gefühl wahrnehmen. Massieren Sie in kleinen Kreisen, bis der Schmerz nachläßt. Sie können auch etwas Tigerbalsam auf Schläfen, Stirn oder Hals reiben. Beachten Sie, daß fast jeder Balsam Ingredienzien wie Menthol enthält, die empfindliche Haut reizen.

WARNUNG

Kopfschmerzen können auf Bluthochdruck oder anderen Problemen beruhen. Wenn die Kopfschmerzen ganz plötzlich einsetzen, sollten Sie Ihren Arzt konsultieren.

RECHTS: **Wer an Migräne leidet, sollte Alkohol, Milchprodukte, Zitrusfrüchte, Schokolade und Koffein meiden.**

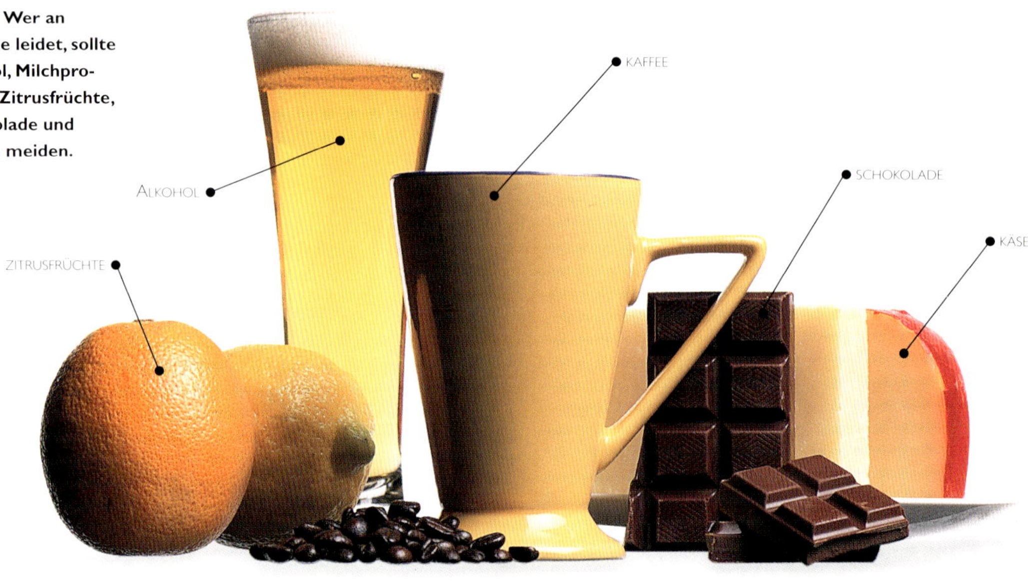

SIEHE AUCH: Feuchtigkeit, Schleim und stagnierende Nahrung, *Seite 42–45*, Schmerz und Steifheit, *Seite 74–77*

RESÜMEE:
Viele Arten von Kopfschmerz stehen mit der Ernährung, vor allem mit Substanzen wie Koffein und Alkohol, in Zusammenhang.

—

Eine Massage der Akupunkturpunkte kann Kopfschmerzen lindern.

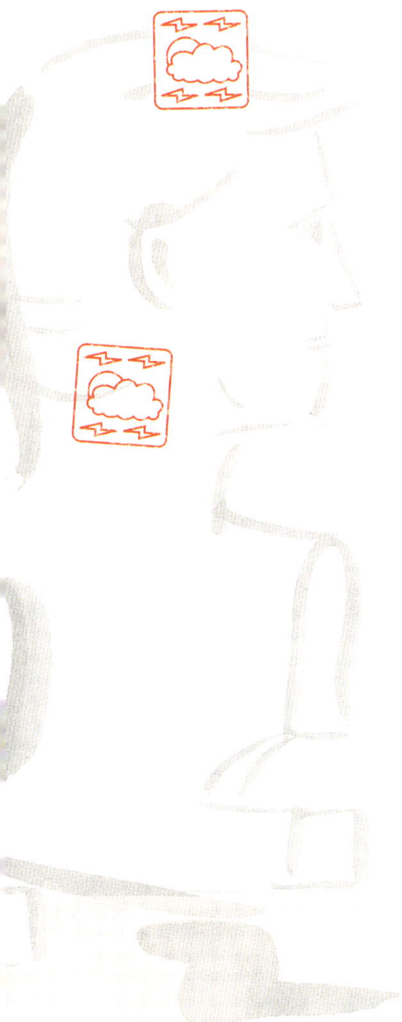

GENERELLER SCHMERZ

AUSSTRAHLENDER ODER BOHRENDER SCHMERZ

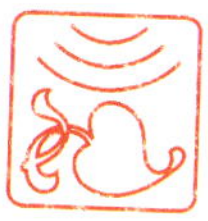

SCHWERER, DUMPFER, NAGENDER SCHMERZ

Arten von Kopfschmerz

STIRN

Dieser Bereich wird vom Magen- und vom Dickdarm-Meridian kontrolliert.

Schmerz: Dumpf, anhaltend oder schwer.

Ursachen: Qi-Mangel (der Schmerz verstärkt sich bei Müdigkeit oder Hunger); Feuchtigkeit (der Schmerz ist am Morgen stärker, beeinträchtigt die Konzentration, erzeugt Verwirrtheit). In der Praxis treten die beiden Syndrome oft gemeinsam auf.

Kräuter: Abwandlung der Abkochung, die die Milz reinigt (lassen Sie Lian Zi und Yi Zhi Ren weg, und fügen Sie Ju Hua und Yan Hu Suo hinzu).

Zu vermeiden: Unregelmäßige Mahlzeiten und unzureichende Ruhepausen (verursachen Qi-Mangel); Milchprodukte, Brot, Hefe und Zucker (verursachen Feuchtigkeit).

SCHÄDELBASIS

Schmerz: Dumpf und anhaltend, verstärkt sich bei Müdigkeit oder nach der Periode.

Ursachen: Chronischer (anhaltender) Schmerz auf der Hinterseite des Kopfes beruht auf Blut-Mangel der Leber und der Nieren. Akuter (plötzlicher) Schmerz in diesem Bereich wird oft durch eine Erkältung oder Grippe verursacht, bei der man an Verspannung und einem steifen Nacken leidet.

Kräuter: Abwandlung der Abkochung, die die Nieren stärkt (nehmen Sie die anderthalbfache Dosis Chuan Xiong).

Zu vermeiden: Alkohol, Koffein.

SCHÄDELDECKE

Schmerz: Dumpfes, leeres Gefühl, oft von Schwindel begleitet, bessert sich, wenn man sich hinlegt.

Ursachen: Blutmangel der Leber, oft verbunden mit trockenen Augen oder Augenreizungen.

Kräuter: Abwandlung der Abkochung, die das Blut nährt (nehmen Sie die anderthalbfache Dosis Gou Qi Zi).

Zu vermeiden: Alkohol, Koffein.

SCHLÄFEN / HINTER DEN AUGEN / SEITLICH / EINSEITIG

Schmerz: Diese Bereiche werden im allgemeinen mit Migräne verbunden, der Schmerz ist meist bohrend oder ausstrahlend.

Ursachen: Die Leber-Energie wandert in den Kopf hinauf.

Kräuter: Abwandlung der Abkochung, die die Leber befreit (fügen Sie Yan Hu Suo und Mu Dan Pi hinzu, reduzieren Sie die Dosis von Chai Hu um die Hälfte).

Zu vermeiden: Migräneauslöser wie Alkohol, Milchprodukte, Koffein, Zitrusfrüchte, Schokolade, Streß.

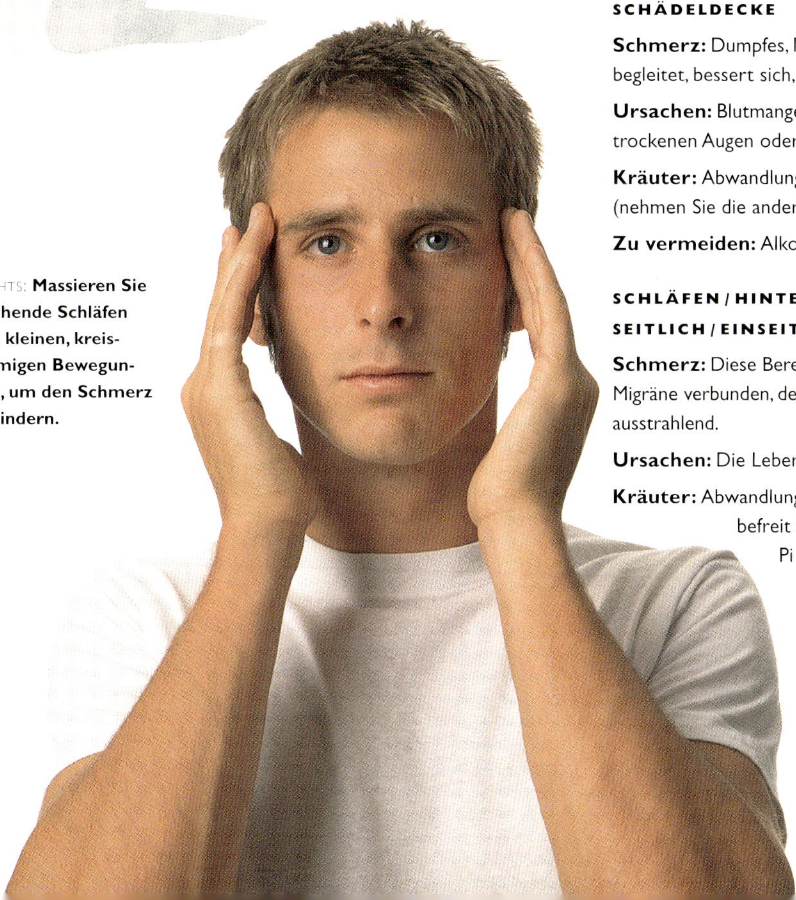

RECHTS: **Massieren Sie pochende Schläfen mit kleinen, kreisförmigen Bewegungen, um den Schmerz zu lindern.**

CHINESISCHE HEILKRÄUTER

ALLERGIEN

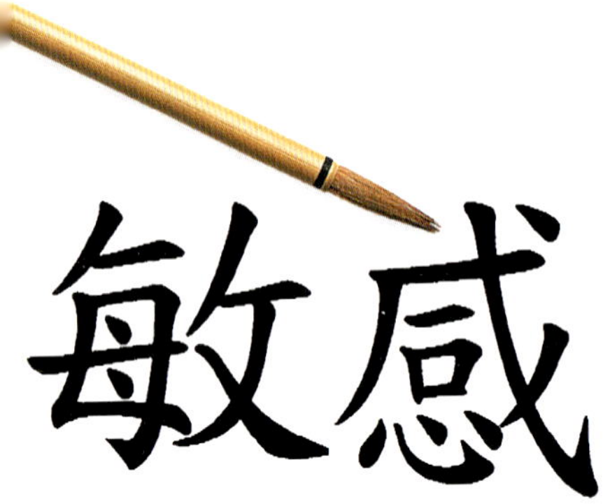

OBEN: **Eines der chinesischen Schriftzeichen für Allergie**

Die Anzahl der Menschen, die über Allergien klagen, hat im letzten Jahrzehnt rasant zugenommen. Manche Allergien, wie Asthma und Heuschnupfen, sind gut dokumentiert, während die Medizin bei neueren Phänomenen im dunkeln tappt, ob die Ursachen physischer oder psychosomatischer Natur sind. Zu dieser Gruppe zählen extreme Nahrungsmittelallergien, Pilzinfektionen und Überempfindlichkeiten gegen chemische Substanzen.

Die Bekämpfung des Problems

Die konventionelle Medizin findet nur langsam zufriedenstellende Gegenmittel. Daher sind viele Menschen gezwungen, bei nichtkonventionellen Therapieformen Erleichterung zu suchen.

Viele allergische Reaktionen resultieren aus der Reaktion des Immunsystems auf Streß, wie etwa Heuschnupfen, der durch Pollen verursacht wird. Allergien sind auch bei dem modernen Problem des Chronischen Müdigkeitssyndroms (CFS) beteiligt.

Viele Menschen können mit ihrem Problem leben, indem sie die entsprechenden Allergene meiden, manche sind jedoch so empfindlich, daß fast alles Reaktionen auslösen kann, und müssen ihren Lebensstil drastisch ändern, um zu überleben.

UNTEN: **Allergene lassen sich kaum vermeiden, da sie überall vorkommen.**

Allergien und Empfindlichkeiten

- Asthma
- Arthrose
- Heuschnupfen
- Nahrungsmittelunverträglichkeit
- Chronische Candida-Mykosen
- Überempfindlichkeit auf Chemikalien
- Hausstaubmilben

ANGRIFF AUF DAS IMMUNSYSTEM

Die Zunahme von Allergien (selbst Asthma war bis vor kurzem eine seltene Krankheit) hat viele Ursachen. Eine davon ist sicher die stetige Zunahme der Giftstoffe durch Umweltverschmutzung, chemische Düngemittel, Putzmittel und verschmutztes Wasser. Weitere Faktoren sind der routinemäßige Einsatz von Antibiotika, die das Immunsystem schwächen, und die minderwertige Kost, die viele Menschen essen.

Interessanterweise gibt es in der chinesischen Medizin nicht nur ein Wort für Allergie. Das Immunsystem ist keine Einzelfunktion, sondern besteht aus mehreren Systemen mit unterschiedlichen Funktionen. Es gibt mehrere chinesische Worte für die Veränderung der Immunreaktion, die zu Allergien führt.

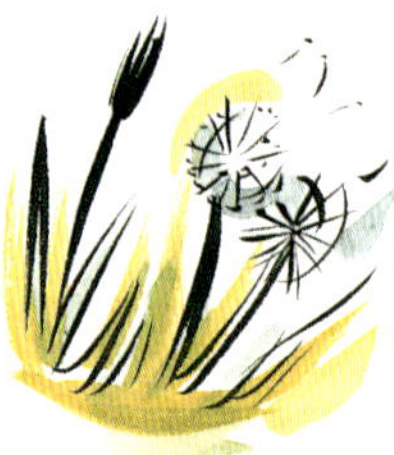

POLLEN

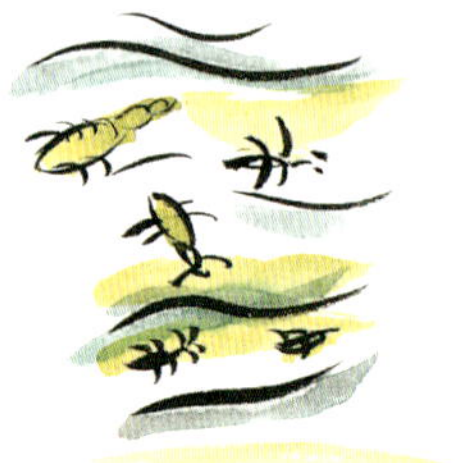

STAUBMILBEN

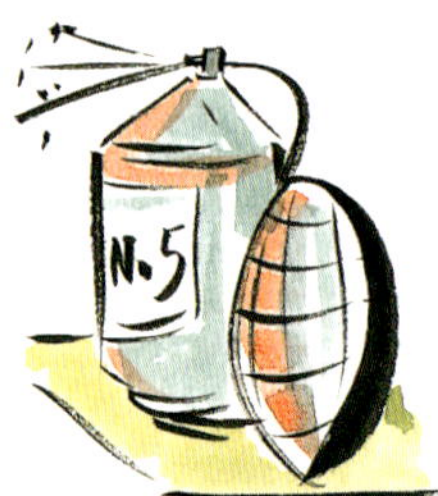

PARFUMS

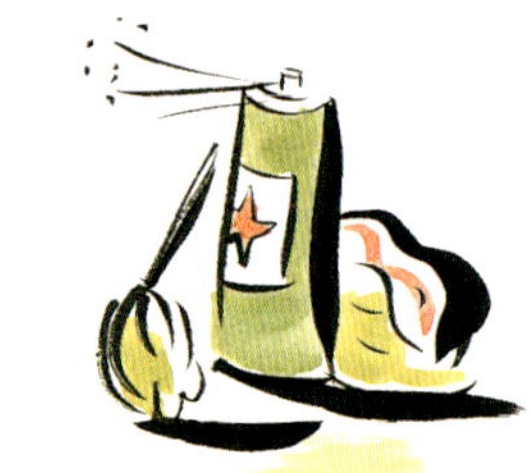

HAUSHALTSPRODUKTE

RESÜMEE: Allergien entstehen durch innere Disharmonien oder die Einwirkung äußerer Übel. Sie deuten auf einen Qi- oder Blut-Mangel hin.

—

Die Behandlung besteht in einer Stärkung des Abwehr-Qi.

SIEHE AUCH: Feuchtigkeit, Schleim und stagnierende Nahrung, *Seite 42–45*, Entgiftung, *Seite 94–96*

DAS CHINESISCHE DREI-STUFEN-PROGRAMM

In der chinesischen Medizin wird nicht zwischen Geist und Körper unterschieden: Was den Körper betrifft, berührt auch den Geist und umgekehrt. Gegen Allergien wird in drei Schritten vorgegangen.

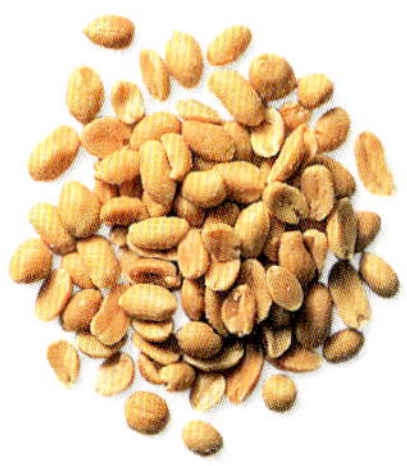

1 Die schädlichen Substanzen erkennen und meiden.

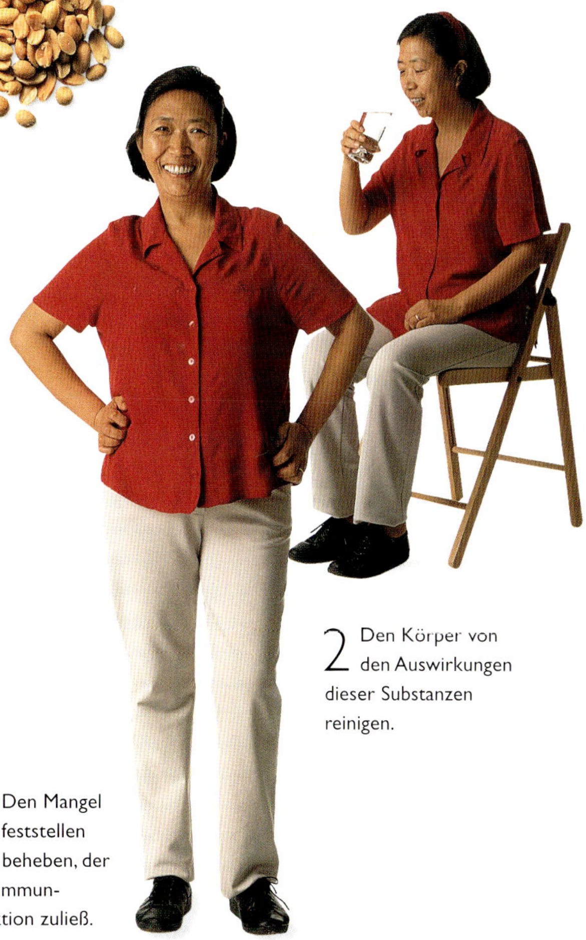

2 Den Körper von den Auswirkungen dieser Substanzen reinigen.

3 Den Mangel feststellen und beheben, der die Immunreaktion zuließ.

Das Drei-Stufen-Programm ist ein komplexer Prozeß, der die Hilfe eines qualifizierten chinesischen Arztes erfordert. Grundlegende Maßnahmen, die Sie selbst treffen können, sind:

- Meiden Sie die problematischen Substanzen. Nahrungsmittel, die allergische Reaktionen verursachen, sind Milchprodukte, Hefe, Brot, Zucker, Zitrusfrüchte, tropische Früchte, chemische Konservierungsstoffe, Farbstoffe, Geschmacksverstärker, Kaffee und Alkohol.
- Reinigen Sie den Körper mit Hilfe des Entgiftungsprogramms auf *Seite* 94–95.
- Kräftigen Sie den Körper durch regelmäßiges Essen, mindestens acht Stunden Schlaf, Gymnastik und Meditation.

Allergien in der chinesischen Medizin

Die chinesische Medizin bietet kaum Konzepte für die Allergien an, an denen viele westliche Patienten leiden. Die allergischen Symptome werden in klassischen Begriffen definiert: Angriff verschiedener Übel, Unausgewogenheit der Flüssigkeiten, was zu Feuchtigkeit und Schleim führt, oder diverse Schwächen (Mangelerscheinungen) der Organe.

WIND

Der Wind ist eines der äußeren Übel. Das chinesische Schriftzeichen für Wind ist ein Insekt, das durch die Luft getragen wird. Der Wind verkörpert etwas Schädliches, das durch Nase oder Mund in den Körper gelangt.

FEUCHTIGKEIT/SCHLEIM

Feuchtigkeit wird mit Pilzinfektionen verbunden, die einen idealen Nährboden für Hefepilze wie *Candida albicans* schaffen. Bei den meisten Allergien der Atemwege ist Schleim im Spiel.

GIFT

Giftstoffe werden im Körper gespeichert oder gebildet, worauf das Immunsystem mit einer Überreaktion antwortet und die bekannten allergischen Reaktionen, wie Entzündungen und Schleim, produziert.

MANGEL

Meist ist eine Mangelerscheinung des Qi, des Blutes oder eines inneren Organs mit dem Vorhandensein von einem oder mehreren der zuvor genannten Phänomene verbunden, weshalb Allergien schwierig zu behandeln sind. Die simple Entfernung der schädlichen Substanz genügt nicht, es muß auch die zugrundeliegende Mangelerscheinung beseitigt werden.

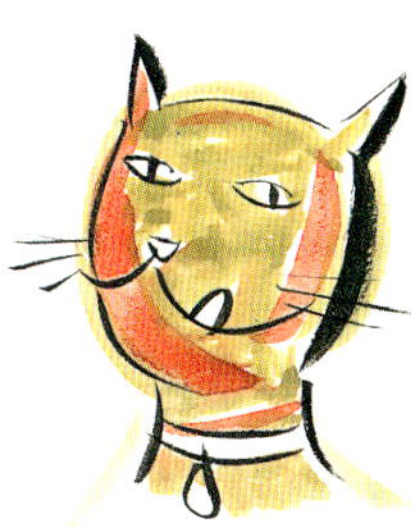

HAUSTIERE

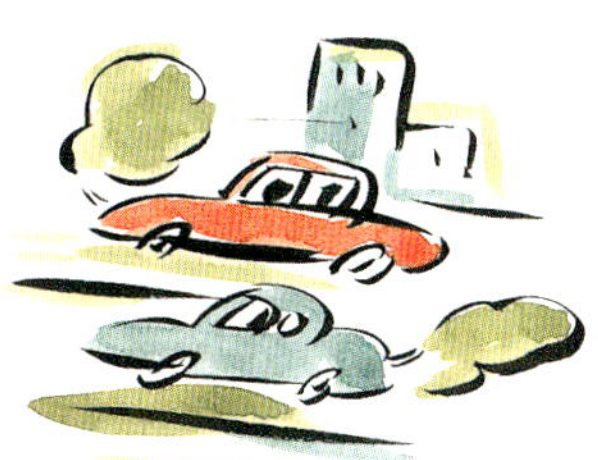

VERSCHMUTZUNG

CHINESISCHE HEILKRÄUTER

DIE FRAU

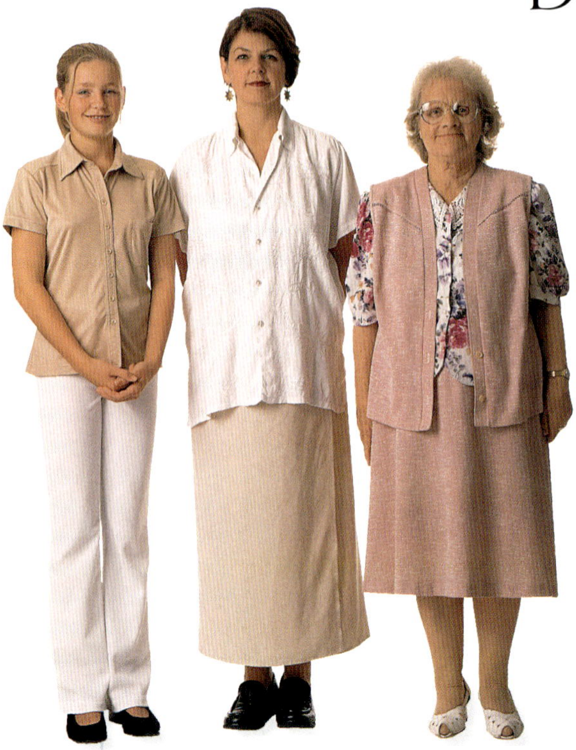

OBEN: **Die chinesische Medizin teilt das Leben einer Frau in drei Stadien ein: Pubertät, Fruchtbarkeit und Menopause.**

Die weibliche Anatomie und Physiologie ist komplexer als die des Mannes. Jede Frau muß sich mit spezifischen Körperprozessen wie Menstruation, Schwangerschaft und Menopause auseinandersetzen. Wir sollten uns bewußt machen, daß diese Phänomene keine Krankheiten, sondern normale körperliche Vorgänge sind, die die meisten Frauen als unproblematisch erleben. Das gemeinsame Element der drei Prozesse ist nach chinesischer Auffassung das Blut. In China sagt man: »Das Leben der Frauen wird vom Blut beherrscht.«

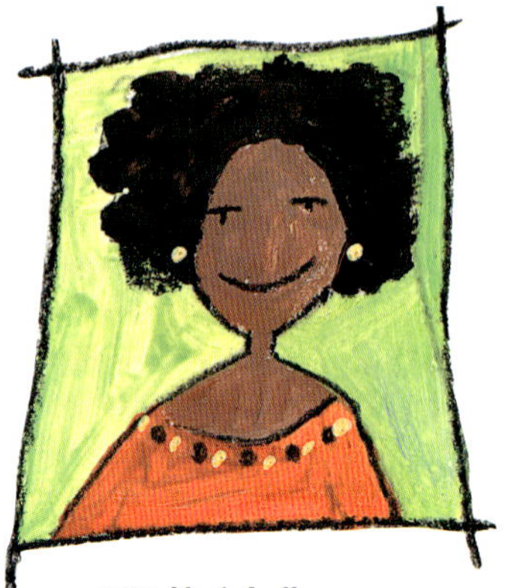

OBEN: **Nach Auffassung der chinesischen Medizin sollte die Menstruation schmerzfrei verlaufen.**

Menstruation

Die chinesische Medizin geht bei der Behandlung von Menstruationsproblemen von der »normalen« Periode aus. Diese sollte erstmals im Alter zwischen zwölf und vierzehn Jahren und dann alle 28 Tage einsetzen und etwa fünf Tage andauern. Die Blutmenge sollte moderat, das Blut frisch und klumpenfrei sein. Die Periode verläuft idealerweise schmerzfrei und ohne ernstere Stimmungsschwankungen.

Das mag viele Frauen, denen ihr Arzt immer wieder gesagt hat, daß Probleme während der Periode »normal« seien, überraschen.

Durch rechtzeitige Behandlung von Menstruationsproblemen lassen sich ernste Beschwerden im späteren Leben vermeiden. Von der Art der Periode läßt sich auf die allgemeine Verfassung schließen. Dieses Wissen kann man zur vorbeugenden Behandlung potentieller Disharmonien nützen.

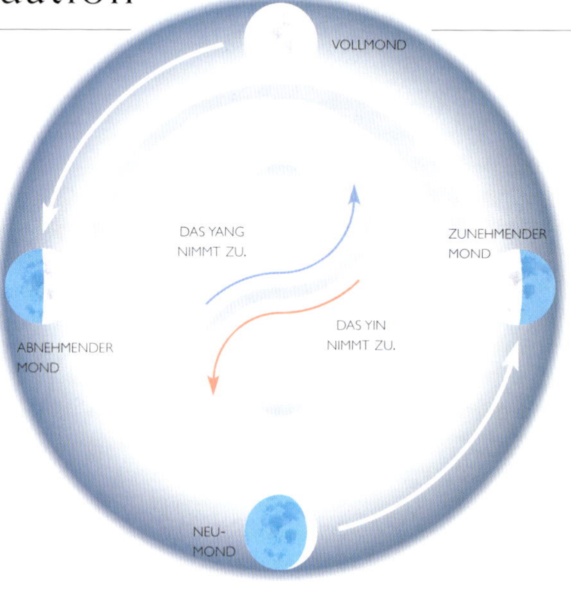

OBEN: **Yin und Yang nehmen mit dem Mondzyklus ab und zu.**

SIEHE AUCH: Das Qi – die Lebensenergie, *Seite 16–17*, Schmerz und Steifheit, *Seite 74–77*

Menstruationsprobleme

UNREGELMÄSSIGE MENSTRUATION

Symptome: Ein Zyklus, der die durchschnittlichen vier Wochen um mehr als eine Woche über- oder unterschreitet.

Ursache: Mangelzustände in Leber und Nieren.

Zunge: Blaß.

Puls: Leer.

Kräuter: Abkochungen, die das Blut nähren.

SCHMERZHAFTE MENSTRUATION

Symptome: Schmerzen vor und während der Periode.

Ursache: Qi- und Blut-Stauung.

Zunge: Veränderlich.

Puls: Bei Schmerzen voll.

Kräuter: Abkochungen, die das Blut regulieren.

Symptome: Schmerzen nach der Periode.

Ursache: Blut-Mangel.

Kräuter: Abkochungen, die das Blut nähren.

AUSBLEIBENDE MENSTRUATION

Ausbleiben der Menstruation, nachdem bereits ein normaler Zyklus bestand.

Symptome: Die Blutung wird leichter und bleibt dann aus.

Ursache: Blut-Mangel.

Zunge: Blaß.

Puls: Leer.

Kräuter: Abkochungen, die das Blut nähren.

Symptome: Die Menstruation ist schmerzhaft, mit klumpigen Blut, und bleibt dann aus.

Ursache: Blut-Stagnation.

Zunge: Veränderlich.

Puls: Voll.

Kräuter: Abkochungen, die das Blut regulieren.

Die Menstruation bleibt gänzlich aus.

Symptome: Die Periode hat auch im Alter von fünfzehn Jahren noch nicht eingesetzt.

Ursache: Mangelzustände der Nieren.

Kräuter: Abkochungen, die die Nieren stärken.

PRÄMENSTRUELLES SYNDROM

Symptome: Stimmungsschwankungen, Reizbarkeit, Depression; Brustschmerzen; Heißhunger auf Zucker und Kohlehydrate, veränderte Stuhlgewohnheiten, Akne.

Ursache: Leber-Stagnation und Blut-Mangel.

Zunge: Blaß oder malvenfarben.

Puls: Nach der Periode leer; vor der Periode voll.

Kräuter: Abkochungen, die die Leber befreien.

FUNKTIONSSTÖRUNG DER BLUTUNG

Unregelmäßige Blutungen bzw. Perioden, die öfter einsetzen als einmal monatlich oder länger als eine Woche andauern, können viele Ursachen haben. Eine ausführliche Beschreibung würde den Rahmen dieses Buches sprengen. Bei manchen Krankheitsmustern handelt es sich jedenfalls um ernste Probleme, die am besten von einem Arzt behandelt werden.

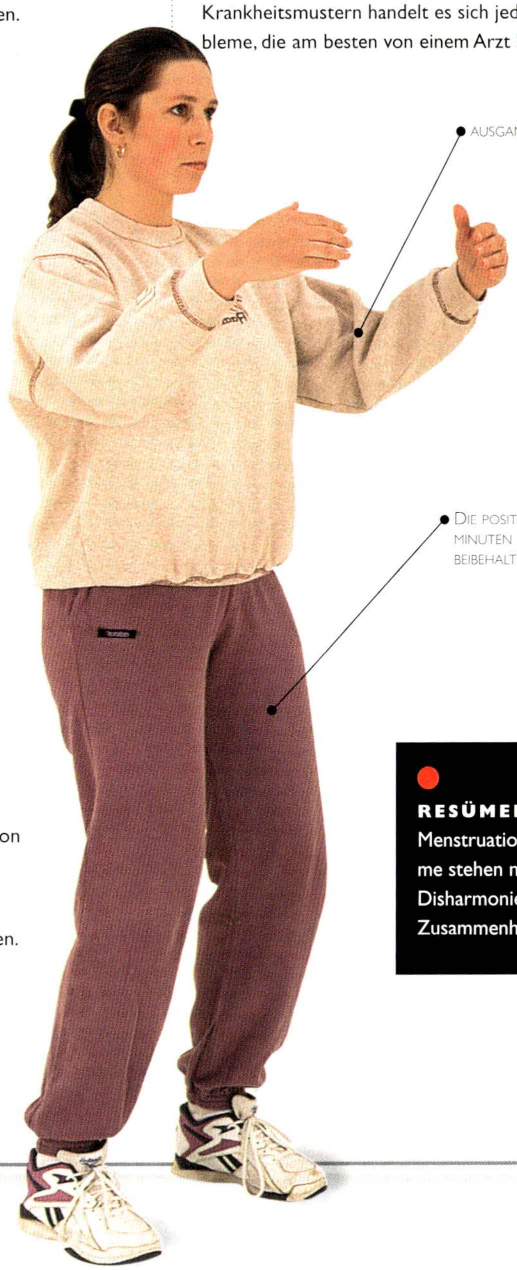

AUSGANGSPOSITION

DIE POSITION ZWEI MINUTEN BEIBEHALTEN.

RECHTS: **Qi Gong eignet sich für jedes Alter. Es kräftigt den Körper und wirkt entspannend.**

RESÜMEE: Menstruationsprobleme stehen mit Leber-Disharmonien in Zusammenhang.

Blut-Mangel kann ein Ungleichgewicht erzeugen, das zu Menstruationsproblemen führt.

Schwangerschaft

Schwangere Frauen sollten auf gesunde Ernährung und erholsamen Schlaf achten. Die chinesische Medizin sieht eine direkte Verbindung zwischen dem Gefühlsleben der Mutter und der Gesundheit des Babys. Streßvolle Situationen bei der Arbeit oder zu Hause sollten daher vermieden werden.

Während der Schwangerschaft verbinden sich Frauen mehr und mehr mit ihrer inneren Welt. Der Puls ist fast immer schlüpfrig, was die zusätzlichen Flüssigkeiten im Körper anzeigt. Das Erscheinungsbild der Zunge variiert je nach Konstitution der Frau.

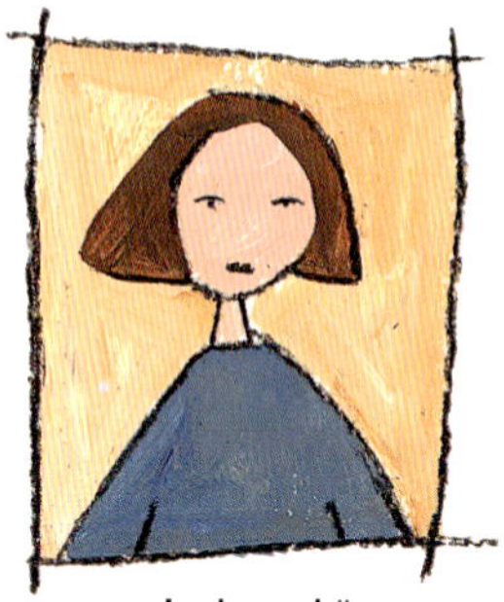

OBEN: **In den gebärfähigen Jahren ist die Gesundheit des Blutes besonders wichtig.**

Ingwertee

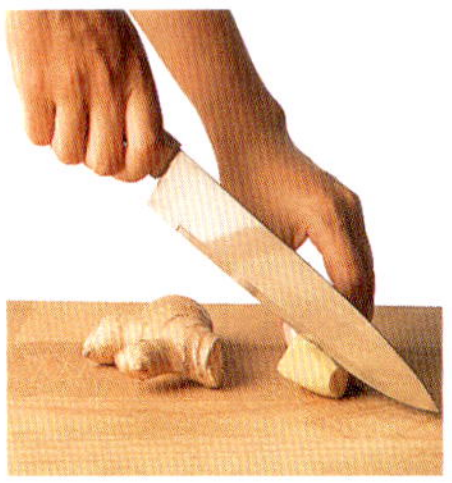

1 Ingwertee hilft gegen Übelkeit. Eine frische Ingwerwurzel schälen und in 3–6 Scheiben schneiden.

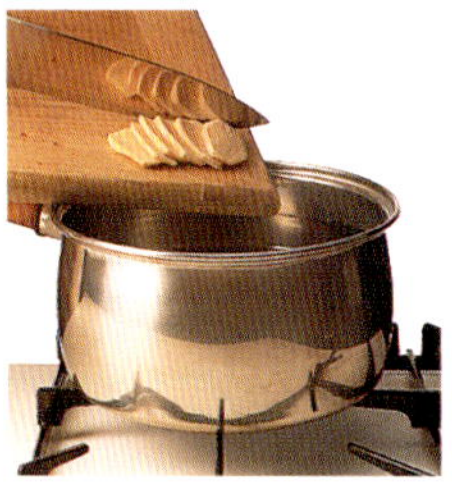

2 Die Scheiben mit etwas Wasser in einen Kochtopf geben und 35 Minuten köcheln lassen.

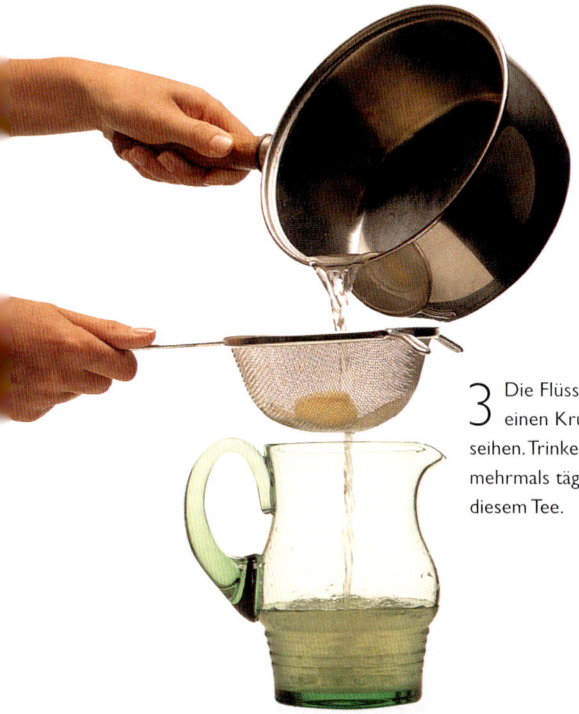

3 Die Flüssigkeit in einen Krug abseihen. Trinken Sie mehrmals täglich von diesem Tee.

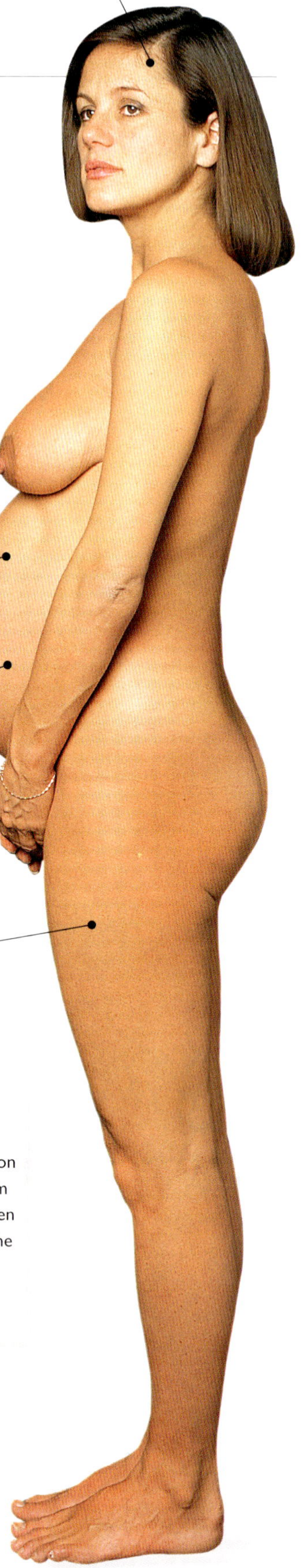

WARNUNG

Vorsicht bei Selbstmedikation in der Schwangerschaft. Am besten konsultieren Sie einen Arzt, bevor Sie irgendwelche Kräuter nehmen.

OBEN: **Eine Frau sollte in der Schwangerschaft auf sich achten, damit das pränatale Qi des Babys stark wird.**

SIEHE AUCH: Die Frau, *Seite 80–81*

Beschwerden während und nach der Schwangerschaft

MORGENDLICHE ÜBELKEIT

Frische Ingwerwurzeln (Sheng Jiang) helfen gegen morgendliche Übelkeit. Bereiten Sie den Tee selbst zu, oder kaufen Sie Ingwer-Teebeutel. Auch Ingwerbier ist zu empfehlen. Wenn dies alles nichts nützt, ist Xiang Sha Liu Jun Zi Wan (in Tablettenform erhältlich) ein sicheres Hilfsmittel. Nehmen Sie zwei- bis dreimal täglich 4–8 dieser kleinen Pillen.

RÜCKENSCHMERZEN

Rückenverspannungen während der Schwangerschaft haben offenkundige Ursachen. Ausreichend Ruhe, Yoga oder Tai Chi sind sehr hilfreich. Frauen, die diese Übungen absolvieren, haben häufig auch eine leichtere Geburt.

Wer einen schwachen und ständig schmerzenden Rücken hat und häufig Harndrang verspürt, sollte Abkochungen, die die Nieren stärken, zu sich nehmen.

HOHER BLUTDRUCK UND WASSERANSAMMLUNG

Wenn der Blutdruck während der Schwangerschaft ansteigt (vor allem in Verbindung mit Ödemen und Protein im Urin), sind ständige ärztliche Kontrollen anzuraten.

Eine nährstoffreiche Kost wirkt vorbeugend und hält die Symptome in Grenzen. Während der Schwangerschaft sollten Sie keineswegs die Kalorienzufuhr reduzieren. Nehmen Sie mindestens 2 800 Kalorien pro Tag zu sich. Die meisten Frauen profitieren von Magnesium- und Kalzium-Zusätzen (Verhältnis 2:1). Ersetzen Sie Salz durch Kelpalgenpulver (Kun Bu). Wer trotzdem an Bluthochdruck und Ödemen leidet, sollte eine Kräutertinktur aus Selleriesamen oder Petersilie (nur in der letzten Schwangerschaftswoche, da Petersilie den Uterus stimuliert) versuchen.

DROHENDE FEHLGEBURT

Wenn Sie während der Schwangerschaft Flecken bekommen, sollten Sie umgehend den Arzt konsultieren. Meist sind sie harmlos, doch wenn Sie sich Sorgen machen oder bereits Fehlgeburten hatten, sollten Sie sich Bettruhe (unter Umständen die letzten Schwangerschaftswochen hindurch) verordnen.

RESÜMEE: Das vererbte Qi eines Babys hängt von der Gesundheit der Mutter ab. Suchen Sie bei anhaltenden Symptomen in der Schwangerschaft rasch ärztliche Hilfe.

SCHWANGERSCHAFTSSTREIFEN

Regelmäßige Massage des Bauches während und nach der Schwangerschaft beugt Schwangerschaftsstreifen vor. Verwenden Sie Sesamöl (Hei Zhi Ma) als Basisöl, und fügen Sie ein paar Tropfen Borretsch-, Nachtkerzenöl, Vitamin E, Karotten- und Rosenöl hinzu. Versuchen Sie Abkochungen, die das Blut stärken.

POSTNATALE DEPRESSION

Für die chinesische Medizin ist Blut-Mangel eine Hauptursache dieses Problems. Auch wenn Sie bei der Geburt wenig Blut verloren haben, sollten Sie bedenken, daß Sie einen großen Anteil Ihres Blutes Ihrem Baby »schenken«, was allein schon eine emotionale Belastung bedeutet. Die Plazenta (Zi He Che) ist reich an Blutnährstoffen. Wer davor zurückschreckt, diese zu essen (wie Leber oder als Paté zubereitet), kann sie getrocknet und zu Kapseln verarbeitet zu sich nehmen.

Entfernen Sie Nabelschnur und Membran, und waschen Sie die Plazenta mehrere Stunden unter fließendem Wasser. In dünne Scheiben schneiden und auf der niedrigsten Temperaturstufe 15–20 Stunden im Backofen trocknen lassen. Anschließend im Mixer pulverisieren und in Tablettenkapseln füllen.

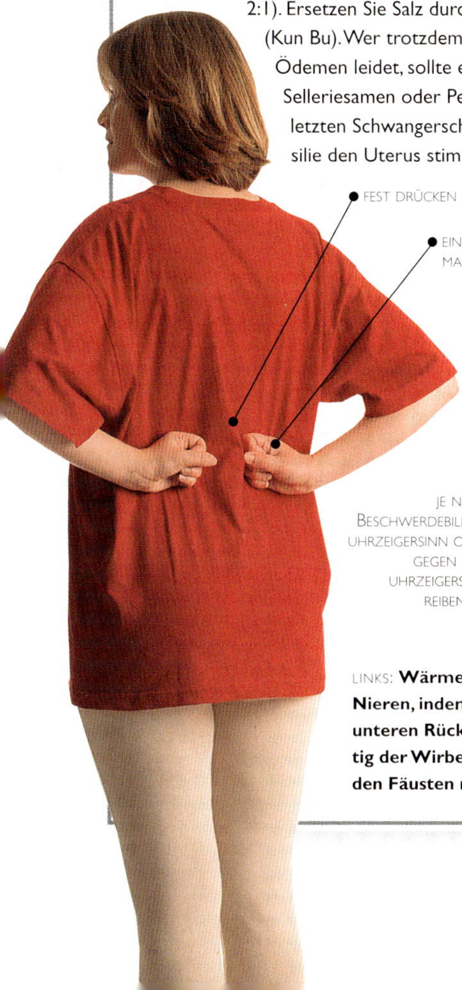

LINKS: **Wärmen Sie die Nieren, indem Sie den unteren Rücken beidseitig der Wirbelsäule mit den Fäusten massieren.**

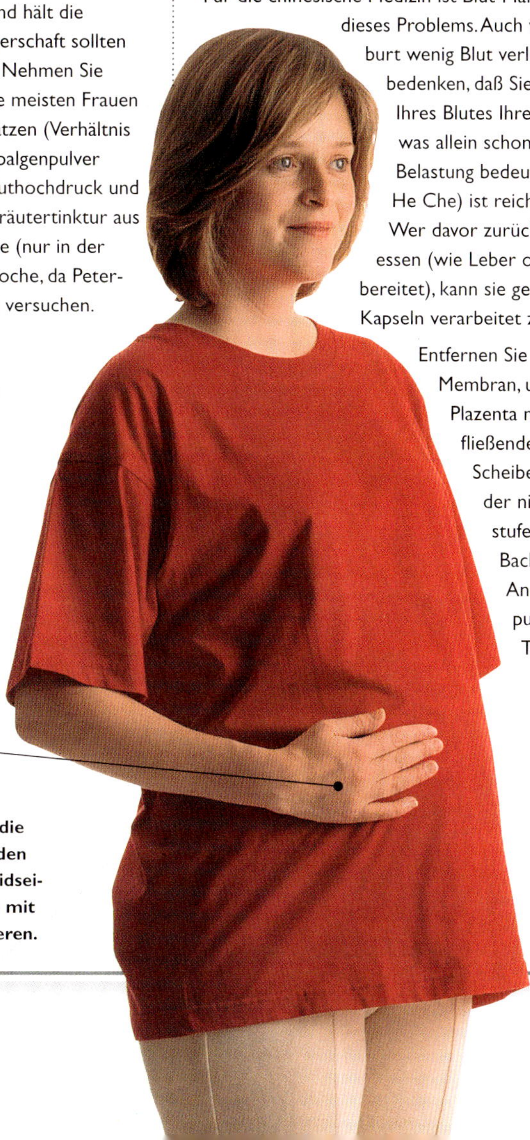

LINKS: **Wärmen Sie den Unterbauch, indem Sie ihn sanft im Uhrzeigersinn reiben.**

Menopause

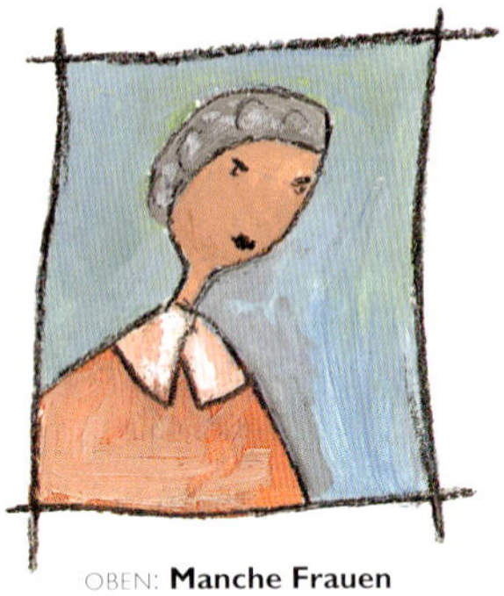

OBEN: **Manche Frauen bedauern das Ende der Fruchtbarkeit, andere empfinden es als befreiend.**

Die Menopause ist ein natürlicher Vorgang im Leben einer Frau. Das Aussetzen der monatlichen Periode kennzeichnet das Ende der Fruchtbarkeit und schenkt vielen Frauen ein neues Lebensgefühl, frei von den Unannehmlichkeiten der Empfängnisverhütung und der Menstruation. Viele Frauen haben in der Menopause das Bedürfnis, ihre Rolle neu zu definieren. Die Kinder werden unabhängig, und in der Beziehung zum Partner können Spannungen auftreten. Manche Frauen erleben die Menopause als beschwerlich. Symptome, die nach Auffassung der chinesischen Medizin mit den Veränderungen des Blutes in Zusammenhang stehen, machen ihnen zu schaffen. Im Westen sind diese Beschwerden viel verbreiteter. In traditionellen Kulturen erleben die Frauen den Übergang problemloser. Sie leiden seltener an Hitzewallungen, Nachtschweiß, Stimmungsschwankungen und Angst.

IN ANMUT ALTERN?

Dieser kulturelle Unterschied hat mehrere Ursachen. Eine der wichtigsten ist der soziale Streß, dem Frauen im Westen ausgesetzt sind. Jugendkult und klischeehafte Schönheitsideale führen zu einer Geringschätzung »älterer« Frauen von seiten der Gesellschaft. Dieser Statusverlust veranlaßt viele Frauen, zu Hormonen zu greifen, um den natürlichen Alterungsprozeß zu verlangsamen.

Bei manchen Frauen erleichtert eine Hormonersatztherapie die Wechselbeschwerden, andere müssen sie aufgrund der Nebenwirkungen abbrechen. Die möglichen Vorteile einer Hormonersatztherapie müssen abgewogen werden gegen potentielle Langzeitwirkungen, zu denen auch ein höheres Risiko zählt, an bestimmten Krebsarten zu erkranken.

Der traditionellen chinesischen Medizin zufolge verläuft das Leben einer Frau in Sieben-Jahres-Perioden. Die Menstruation sollte mit vierzehn Jahren einsetzen und mit 49 Jahren ausbleiben. Die meisten Frauen aber passen nicht in dieses Schema. Die Menopause ist mit einer allmählichen Erschöpfung der Nieren-Essenz (Jing) verbunden, die mit dem Ahnen-Qi in Zusammenhang steht. Wenn wir älter werden, zeigt sich eine Nierenschwäche in den Sinnesorganen und Gewebearten, die den Nieren zugeordnet werden. Unser Haar wird grau, das Gehör läßt nach. Nierenschwäche erklärt manche Wechseljahresbeschwerden. Die Nieren werden mit dem Element Wasser verbunden, und ihre Schwäche kann zu einer Ausbreitung des Feuers führen, was Reizbarkeit, Hitzewallungen und Schwindel hervorruft. Eine Schwäche des Yin oder des Yang der Nieren manifestiert sich in Rückenschmerzen, abwechselndem Hitze- und Kälteempfinden und Tinnitus. Ein damit verbundenes Übermaß des Leberfeuers kann zu Zornausbrüchen und emotionalem Streß führen. Kräuterabkochungen gegen Wechselbeschwerden beinhalten Kräuter, die die Nieren stärken, wie He Shou Wu oder Nu Zhen Zi.

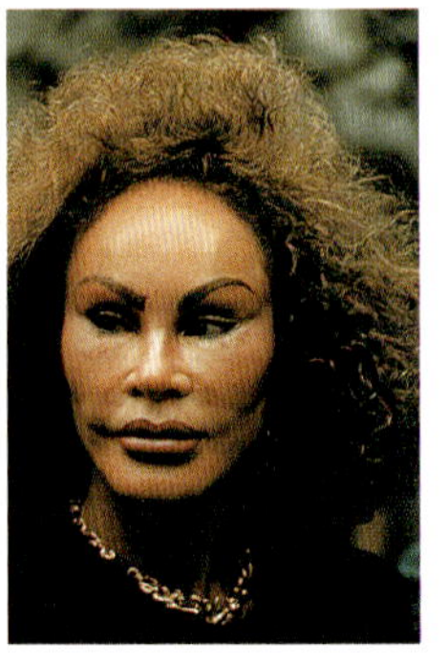

LINKS: **Der Anspruch, für immer jung bleiben zu müssen, setzt westliche Frauen unter Druck und läßt sie Hilfe in der Schönheitschirurgie suchen, die nicht immer erfolgreich ausfällt.**

RESÜMEE: Wechseljahresbeschwerden liegen an der Erschöpfung des Qi oder des Blutes. Frauen, die sich gesund ernähren und leben, haben in der Menopause wenig Probleme.

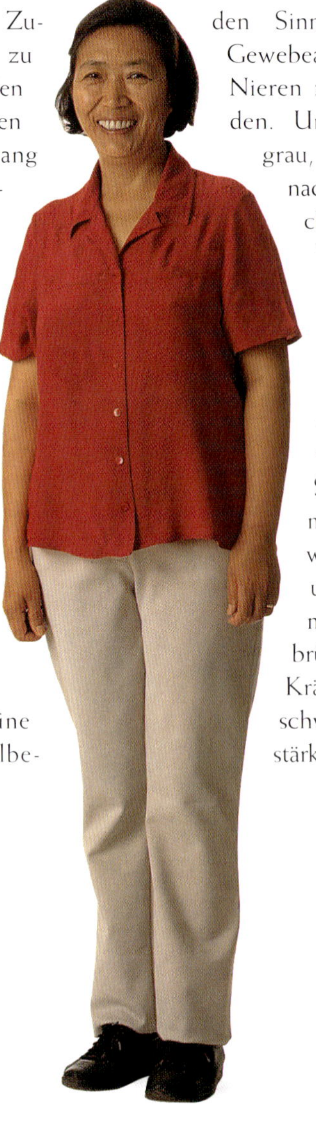

LINKS: **Für Frauen, die aktiv und empfänglich für neue Ideen und Erfahrungen sind, bleibt das Leben aufregend und interessant.**

SIEHE AUCH: Die Frau, *Seite 80–81,* Ernährung, *Seite 174–175*

SELBSTHILFE

Wer sich Sorgen macht, weil die Wechseljahre näherrücken und die ersten Symptome zu spüren sind, kann vieles tun, um sich auf natürliche Weise zu schützen. Versuchen Sie die folgenden sanften Behandlungsformen. Sie können immer noch zur Hormonersatztherapie greifen, wenn die Mittel nicht wirken.

NAHRUNG

Achten Sie auf richtige Ernährung. Die ideale Kost enthält vorwiegend Getreide und Gemüse, Fisch und frisches Obst. Sie brauchen genügend Mineralien und Proteine, ohne zuviel schwere Kost, Milchprodukte und Fleisch zu sich zu nehmen. Kaffee (auch entkoffeinierter) destabilisiert den Hormonhaushalt und sollte gänzlich vermieden werden. Ersetzen Sie ihn durch Kräutertee und viel Wasser.

WERTVOLLE ÖLE

Ölhaltige Fische, vor allem Lachs, Makrele, Hering und Thunfisch, sind besonders wertvolle Nahrungsmittel. Sie enthalten die essentiellen Omega-3-Fettsäuren und Omega-6-Fettsäuren. Diese sind auch in Oliven- und Sesamöl enthalten, vor allem aber in Leinsamen- und Mohnöl. Diese Produkte sind mittlerweile in den meisten Bioläden erhältlich. Versuchen Sie täglich etwa drei Eßlöffel von einem dieser Öle oder einer Ölmischung zu sich zu nehmen. Sie können als Dressing, mit Gemüse oder in einem Saft eingenommen werden.

DIE BESTEN NAHRUNGSMITTEL

Kalzium ist ein wichtiges Mineral für die Erhaltung gesunder Knochen und zur Vorbeugung von Osteoporose. Es ist in Milch, Käse, Eiern, Lachs, grünem Gemüse, Sojabohnen, Bohnen und Nüssen enthalten. Sesam ist eine besonders reichhaltige Kalziumquelle und in Hummus oder Tahini enthalten (Sesam- und Kichererbsenmus). Zwei weitere Mittel zur Bekämpfung von Osteoporose sind Vitamin D und Magnesium. Vitamin D ist in Milch, Eiern, ölhaltigem Fisch, Käse und Kabeljauleberöl enthalten. Es entsteht auch durch Sonnenbäder. Magnesiumquellen sind Sojabohnen, Nüsse und Hopfen. Tofu, ein schnittfester Quark aus Sojabohnen, ist ein Gesundheitsgeheimnis orientalischer Frauen. Tofu sollte frisch (möglichst aus biologischem Anbau) gekauft werden und kann mariniert oder als Beilage zu verschiedenen Gerichten gereicht werden. Regelmäßiger Genuß von Tofu scheint gegen eine Reihe von Krankheiten zu schützen.

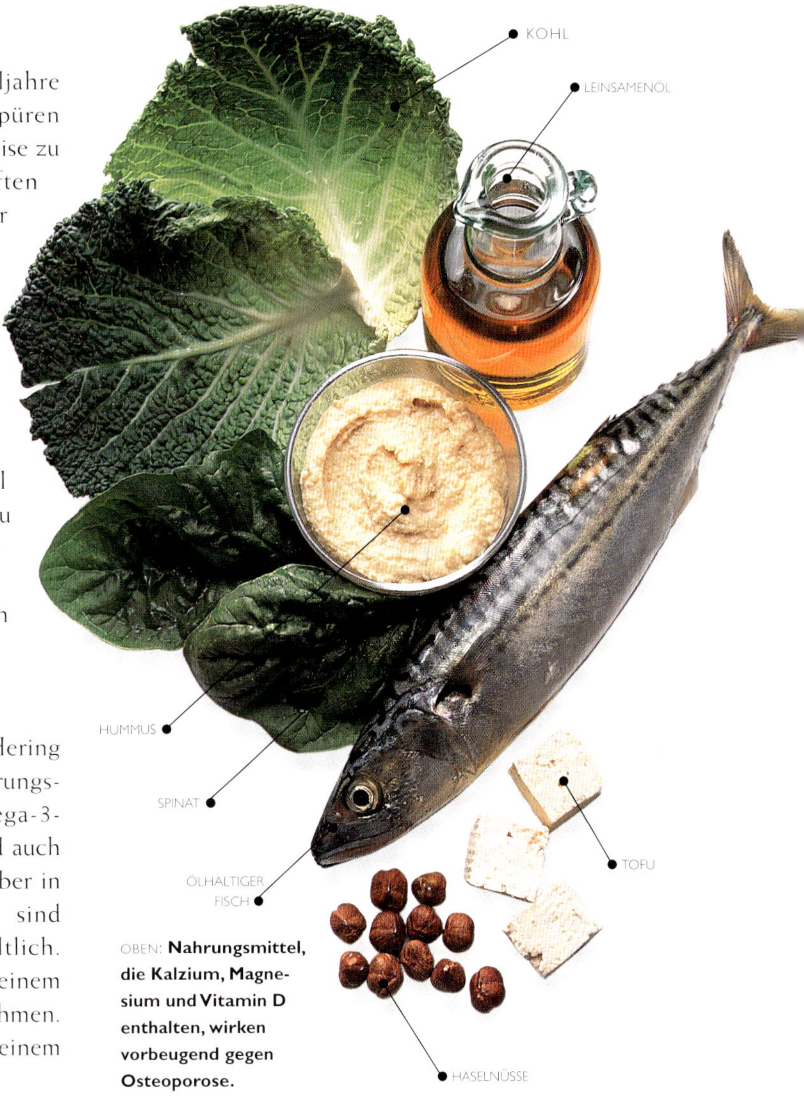

OBEN: **Nahrungsmittel, die Kalzium, Magnesium und Vitamin D enthalten, wirken vorbeugend gegen Osteoporose.**

Disharmonien in der Menopause

MENOPAUSE MIT HITZE-MUSTER

Symptome: Ausgeprägte Hitzewallungen oder Nachtschweiß, Angst, Konzentrationsmangel, schlechtes Kurzzeitgedächtnis, Pessimismus, Schlaflosigkeit; Rückenschmerzen, vaginale Trockenheit, trockene Verstopfung.

Kräuter: Abkochungen, die die Nieren nähren.

MENOPAUSE MIT KÄLTE-MUSTER

Symptome: Leichte Hitzewallungen, Depression; Gewichtszunahme, Wasseransammlung und Ödeme; Konzentrationsschwäche, schlechtes Kurzzeitgedächtnis; Pessimismus; Rückenschmerzen; Müdigkeit; weicher Stuhl.

Kräuter: Abkochungen, die die Nieren stärken.

CHINESISCHE HEILKRÄUTER

DER MANN

UNTEN: **Das Leben eines Mannes verläuft wie das der Frau in mehreren Stadien.**

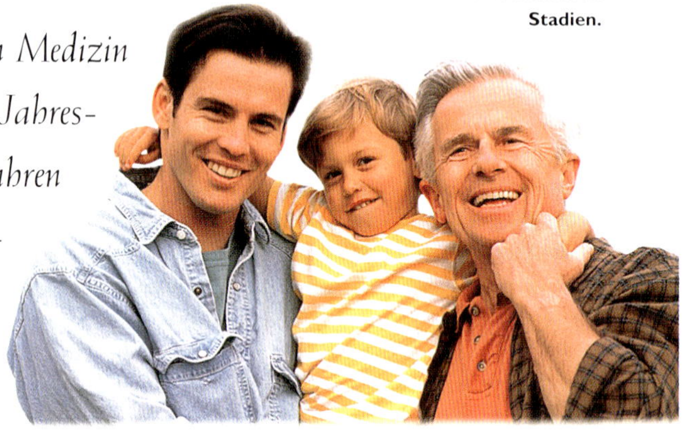

Nach Auffassung der traditionellen chinesischen Medizin verläuft das Leben eines Mannes in einem Acht-Jahres-Rhythmus, wobei die Pubertät mit sechzehn Jahren beginnt. Im folgenden Abschnitt werden männerspezifische Gesundheitsprobleme, die meist mit den Geschlechtsorganen oder urologischen Störungen in Zusammenhang stehen, behandelt.

Das urogenitale System

Obwohl Männer seltener an Blasenentzündung leiden als Frauen, weil ihre Harnröhre (die Verbindung der Blase nach außen) länger ist als die der Frau, sind sie anfällig für Störungen des Urogenitalsystems und neigen zu Problemen in Zusammenhang mit dem Harnfluß. Viele Männer über fünfzig haben Schwierigkeiten beim Wasserlassen. Meist stehen diese Beschwerden in Zusammenhang mit der Prostatadrüse. Tatsächlich vergrößert sich die Prostata bei fast allen Männern im Laufe des Lebens, bei den meisten verläuft dieser Prozeß aber gutartig (nicht kanzerogen).

Die Geschlechtsorgane des Mannes

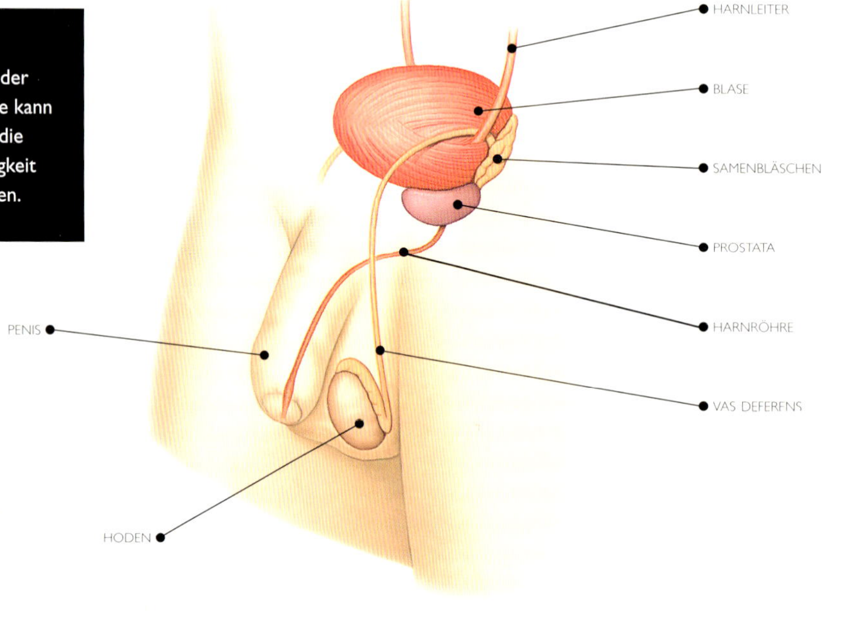

RESÜMEE:
Bei Prostataproblemen muß immer ein Arzt konsulteirt werden.

Eine Störung der Nierenenergie kann bei Männern die Zeugungsfähigkeit beeinträchtigen.

RECHTS: **Die traditionelle chinesische Medizin bietet viele Behandlungsalternativen für Erkrankungen des Urogenitalsystem an.**

SIEHE AUCH: Erprobte chinesische Kräuterrezepturen, *Seite 148–159*

Männerspezifische Disharmonien

Probleme bei der Harnentleerung

Allgemeine Schwierigkeiten beim Urinieren, verzögertes Einsetzen oder Unterbrechung des Harnstrahls; Tröpfeln, häufiger Harndrang; starke Schmerzen im Unterbauch und am Rücken.

Brennender Schmerz

Symptome: Siehe oben; zusätzlich starker Schmerz beim Urinieren; dunkler, trüber, stark riechender Urin, Fieber, Durst.

Zunge: Eventuell rot.

Puls: Schnell, voll.

Kräuter: Abkochungen, die die Blase reinigen.

Leichte Beschwerden

Symptome: Leichte Schmerzen oder Beschwerden beim Urinieren; Hitzegefühl am Abend.

Zunge: Rot; Abschälungen.

Puls: Schnell.

Kräuter: Abkochungen, die die Nieren nähren.

Extrem häufiger Harndrang

Symptome: Sehr häufiger Harndrang, Müdigkeit oder Erschöpfung, Kälteempfinden, Schweregefühl im Magen, keine Schmerzen.

Zunge: Blaß, geschwollen.

Puls: Leer, tief.

Kräuter: Abkochungen, die die Nieren stärken.

Häufiger Harndrang

Symptome: Häufiger Harndrang, trüber, blasser Urin; Schweregefühl im Magen, Müdigkeit, keine Schmerzen.

Zunge: Klebriger Belag.

Puls: Voll.

Kräuter: Abkochungen, die die Blase reinigen.

SEXUELLE PROBLEME

Die drei verbreitetsten Probleme sind Erektionsschwierigkeiten, eine geringe Spermienanzahl und eine schlechte Spermienqualität.

Erektionsprobleme

Symptome: Unfähigkeit, eine Erektion zu bekommen oder zu halten; Schmerzen im unteren Rückenbereich, Schlaflosigkeit, Hitzegefühl am Abend; Durst und Verstopfung.

Zunge: Rot; Abschälungen.

Puls: Schnell, voll oder leer.

Kräuter: Abkochungen, die die Nieren nähren.

Symptome: Unfähigkeit, eine Erektion zu bekommen oder zu halten; Rücken- oder Knieschmerzen; Kälteempfinden; weicher Stuhl oder Durchfall.

Zunge: Blaß.

Puls: Tief, leer.

Kräuter: Abkochungen, die die Nieren nähren.

Symptome: Unfähigkeit, eine Erektion zu bekommen oder zu halten; Schwäche und Schweregefühl in den Beinen; konzentrierter Urin. Der Zustand ist auf absteigende feuchte Hitze zurückzuführen.

Zunge: Schleimiger, gelber Belag.

Puls: Tief, schlüpfrig, schnell.

Zeugungsprobleme

Symptome: niedrige Spermienanzahl; schlechte Qualität oder schwache Beweglichkeit der Spermien; Schmerzen im unteren Rückenbereich und schwache Knie; Kälteempfinden; häufiger Harndrang, vor allem nachts.

Kräuter: Abkochungen, die die Nieren stärken – mit Zugabe von Ren Shen und Wu Wei Zi.

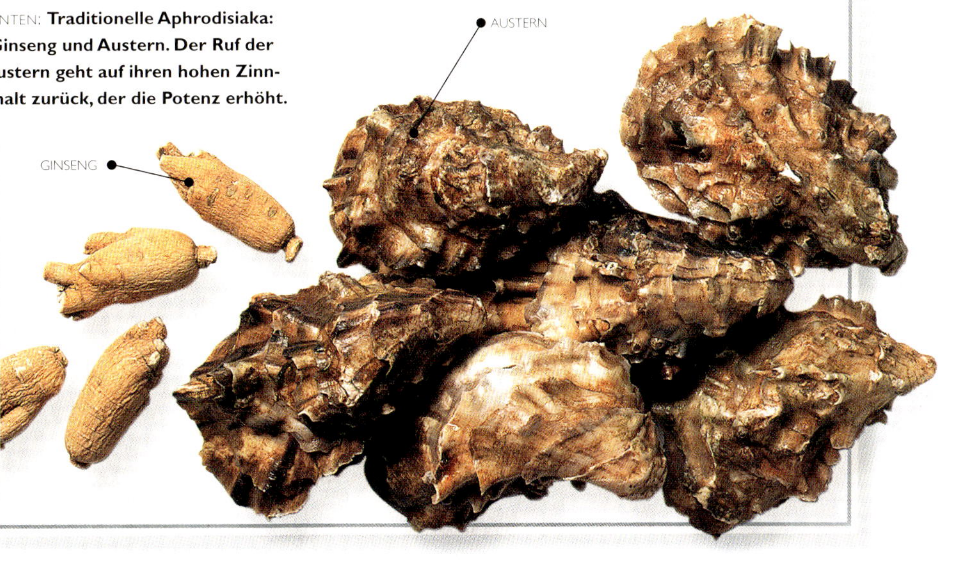

UNTEN: **Traditionelle Aphrodisiaka: Ginseng und Austern. Der Ruf der Austern geht auf ihren hohen Zinngehalt zurück, der die Potenz erhöht.**

WARNUNG

Bei anhaltenden Problemen oder Schmerzen in Verbindung mit den genannten Symptomen sollten Sie einen Arzt konsultieren, um die Möglichkeit einer ernsthaften Krankheit auszuschließen.

CHINESISCHE HEILKRÄUTER

BABYS UND KINDER

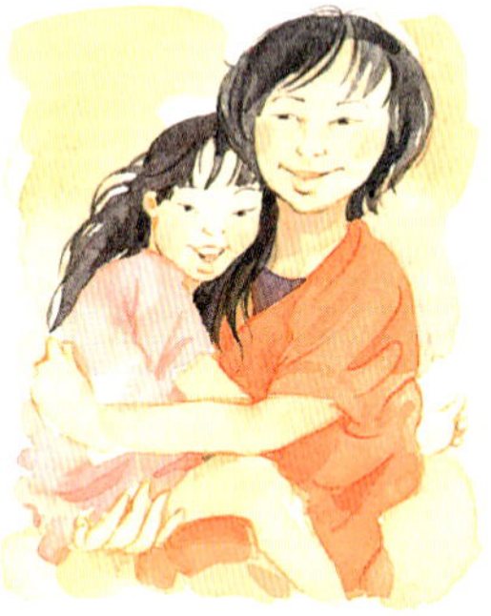

OBEN: **Verdünnen Sie die Kräuter mit Fruchtsaft, wenn sie den Kindern nicht schmecken.**

Bei der Behandlung von Babys und Kleinkindern ist wichtig, daß man einfache, unbedenkliche Rezepturen in niedriger Dosierung verwendet. Bei Kindern unter sieben Jahren sind das Qi und die Organfunktionen noch nicht ausgereift. Ihr Zustand kann sich rasch ändern und ist dementsprechend schwankend. Puls und Zunge sind bei Kleinkindern schwierig zu bewerten. Chinesische Ärzte untersuchen meist den Zeigefinger, um den Zustand der Blutgefäße zu beurteilen. Dies erfordert Geschick und Praxis, weshalb Laien andere Formen der Diagnose wählen sollten.

Ernährung

RECHTS: **Vermitteln Sie Ihrem Kind, welche Bedeutung, eine ausgewogene Kost mit viel Obst und Gemüse für die Gesundheit hat.**

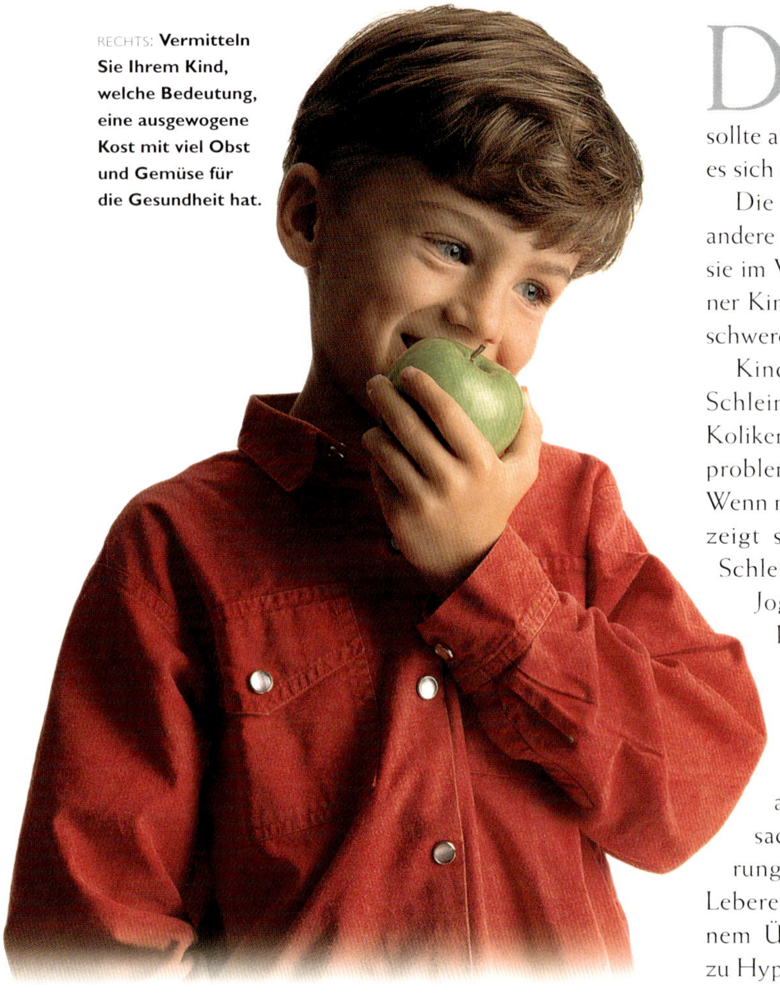

Die meisten Probleme sind auf die Ernährung oder die Verdauung zurückzuführen. Wem an der Gesundheit seines Kindes liegt, der sollte auf seine Ernährung achten und vermeiden, daß es sich mit Süßigkeiten und Snacks vollstopft.

Die traditionelle chinesische Medizin sieht eine andere Ernährung für Babys und Kleinkinder vor, als sie im Westen üblich ist. Das Verdauungssystem kleiner Kinder ist noch unausgereift, deshalb können sie schwere Kost nicht verdauen und verarbeiten.

Kinder entwickeln sehr leicht Muster, die mit Schleim und Feuchtigkeit zusammenhängen, wie Koliken, Ohrenschmerzen, Husten, Asthma, Schlafprobleme, Durchfall und Verhaltensauffälligkeiten. Wenn man sich ansieht, was Kinder im Westen essen, zeigt sich, daß ihre Ernährung die Bildung von Schleim und Feuchtigkeit begünstigt: Kuhmilch, Joghurt, Orangensaft, Pasta, Bananen, Süßigkeiten, Kekse, Chips, Flocken, Farbstoffe und versteckter Zukker in Babynahrung können Verhaltensauffälligkeiten verursachen. Diese Nahrungsmittel greifen die Leberenergie an, was zu einem Übermaß des Qi und zu Hyperaktivität führt.

RESÜMEE:
Die Kost ist sehr wichtig. Ungeeignete Nahrungsmittel verursachen Feuchtigkeit und Schleim.

Konsultieren Sie bei schweren oder anhaltenden Symptomen einen Arzt.

SIEHE AUCH: Kochrezepte, *Seite 160–161*, Ernährung, *Seite 174–175*

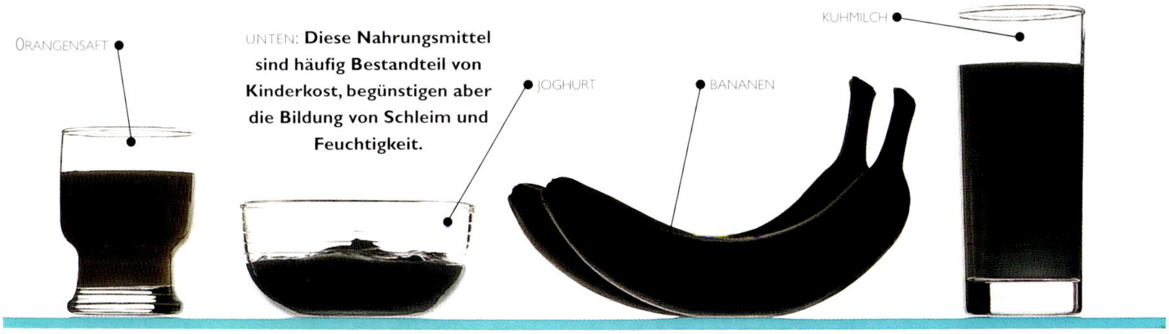

UNTEN: **Diese Nahrungsmittel sind häufig Bestandteil von Kinderkost, begünstigen aber die Bildung von Schleim und Feuchtigkeit.**

Kinderkrankheiten

Wenn Kleinkinder den ungewöhnlichen Geschmack von Kräutertees ablehnen, kann man die erforderliche Menge mit Milch oder Apfelsaft verdünnen.

Symptome: Neigung zu Schleimbildung; Husten beim Niederlegen; Ohrenschmerzen; Verdauungsstörungen und Appetitmangel.

Kräuter: Abkochungen, die die kindliche Verdauung unterstützen.

Symptome: Ständige Erkältungen; häufig Halsschmerzen und geschwollene Drüsen; Müdigkeit, Appetitmangel und schlechte Verdauung.

Kräuter: Abkochungen, die das Qi des Kindes stärken.

WAS SOLL ICH MEINEM KIND GEBEN?

Kinder brauchen eine einfache und milde Kost. Dies erfordert einen größeren Aufwand von seiten der Eltern, die überwachen müssen, was die Kinder in der Schule essen oder von anderen bekommen. Doch es ist leichter, die Kinder früh an gesunde Kost zu gewöhnen, als später Nahrungsmittel zu verbieten, an denen sie schon Geschmack gefunden haben.

BABYS UNTER EINEM JAHR

Die Muttermilch erfüllt in diesem Alter alle ernährungsphysiologischen Anforderungen. Wenn Sie nicht stillen können, sollten Sie Ziegen- oder Schafmilch füttern, die der menschlichen Milch ähnlicher ist als Kuhmilch. Ergänzend zur Milch kann Reisbrei gegeben werden.

1–3 JAHRE

Gewöhnen Sie das Kind an gekochtes Gemüse, wie gedämpfte, zerkleinerte oder gebackene Möhren, Pastinaken, Broccoli, Blumenkohl und Kartoffeln. Kohlehydrate sollten in Form von Getreide wie Reis und Gerste und nicht als Brot und Nudeln verabreicht werden. Die meisten Kinder mögen Äpfel und Birnen. Eine Alternative für das Dessert ist Ziegen- oder Schafmilchjoghurt. Im allgemeinen brauchen Kinder in diesem Alter weder Fleisch noch Fisch.

AB DREI JAHREN

Bereichern Sie den Speisezettel langsam mit einer vielfältigeren Kost in unterschiedlicher Zubereitung. Fisch und Fleisch sind erlaubt.

Kräuterdosierungen für Kinder

im Verhältnis zur Dosierung für einen Erwachsenen

- unter 6 Monaten: 1/6 Dosis
- 6–12 Monate: 1/5 Dosis
- 12–24 Monate: 1/4 Dosis
- 2–4 Jahre: 1/3 Dosis
- 4–7 Jahre: 1/2 Dosis
- 7–14 Jahre: 2/3 Dosis
- 14 und älter: Die Dosis für Erwachsene

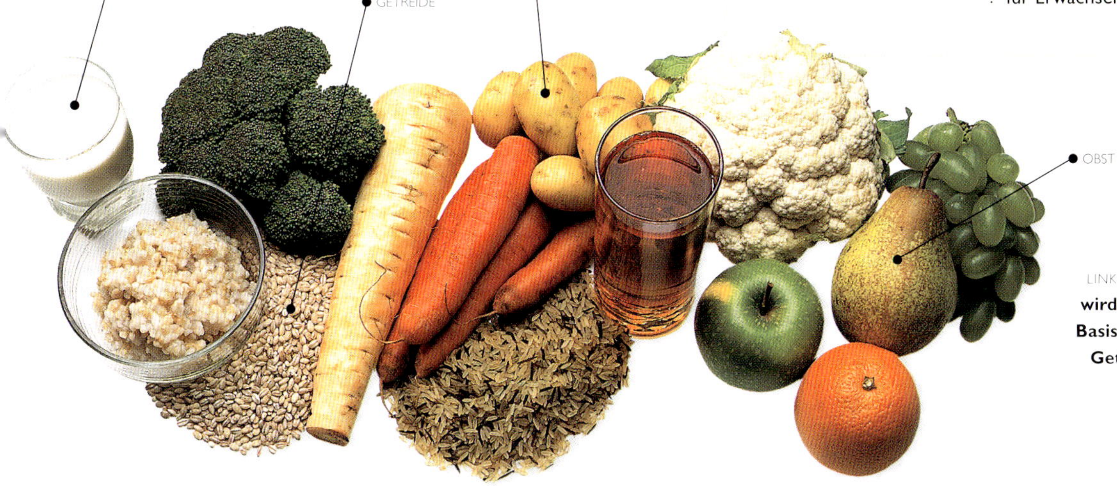

LINKS: **Für Kleinkinder wird eine Kost auf der Basis von Gemüse und Getreide empfohlen.**

CHINESISCHE HEILKRÄUTER

EMOTIONALE PROBLEME

Der Streß in der heutigen Zeit löst viele Probleme aus. Die meisten Menschen haben keine existentiellen Sorgen, sie haben eine Heizung im Winter und ein Dach über dem Kopf. Dafür bedrücken uns Beziehungsprobleme, finanzielle Sorgen und die Arbeitsplatzunsicherheit. Diese Streßfaktoren erklären, warum in den Industrieländern im Vergleich zu traditionellen Kulturen mehr emotionale Probleme und Seelische Erkrankungen auftreten.

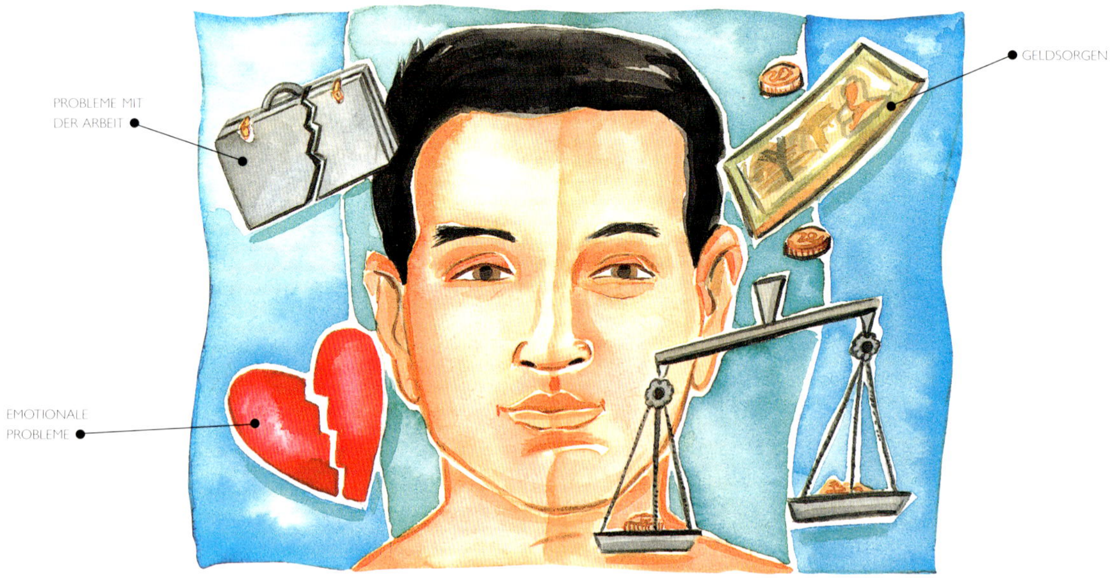

Körper und Geist

Es ist heute viel von Ganzheitlichkeit und der engen Verbindung zwischen Seele, Körper und Geist die Rede. Für einen chinesischen Arzt ist diese Wechselwirkung eine Selbstverständlichkeit.

OBEN: **Zerbrochene Beziehungen, Arbeitsplatzunsicherheit und Geldsorgen beeinträchtigen das emotionale Wohlbefinden.**

ZUSAMMENHÄNGE

Körperliche Störungen beeinflussen das Gemüt, und Emotionen wirken sich auf die körperliche Gesundheit aus. Dies zeigt sich, wenn ein Organ aus dem Gleichgewicht gerät. Ein Milz-Qi-Mangel kann Müdigkeit, Durchfall, Konzentrationsschwäche und Unruhe verursachen. Die Fünf Elemente veranschaulichen diese These besonders deutlich, da es sich um psycho-physische Bilder der Körpertypen handelt. Ein Holztyp etwa ist leicht zornig und reizbar und anfällig für Menstruationsbeschwerden oder Sehschwäche. Durch Herausarbeiten des jeweiligen Musters oder Körpertyps lassen sich alle körperlichen und emotionalen Probleme lindern.

SIEHE AUCH: Eine ganzheitliche Sichtweise, *Seite 14–15*, Erprobte chinesische Kräuterrezepturen, *Seite 148–159*

RESÜMEE:
Das Leben in der modernen westlichen Gesellschaft ist viel anstrengender als im alten China. Die Verbindung der Gefühle mit den Organen ist nach wie vor gültig – wie es dem ganzheitlichen Ansatz entspricht.

SCHLAFLOSIGKEIT

Das Herz beherbergt unser Bewußtsein, das uns die Fähigkeit zur Ruhe und damit zu gesundem Schlaf verleiht. Man sollte die chinesische Auffassung von Herzproblemen nicht mit der Vorstellung von Herzkrankheiten in der westlichen Medizin verwechseln: Wenn jemand an einer Disharmonie des Herzens leidet, heißt das nicht, daß er einen Herzinfarkt bekommt! Schlaflosigkeit hat oft mit dem Herzen zu tun und geht meist auf das Vorhandensein von Hitze (erzeugt Hyperaktivität) oder auf einen Mangel zurück. Weitere auslösende Faktoren sind Blut-Mangel, der den Geist rastlos macht, oder Leber-Disharmonien, die Unruhe erzeugen.

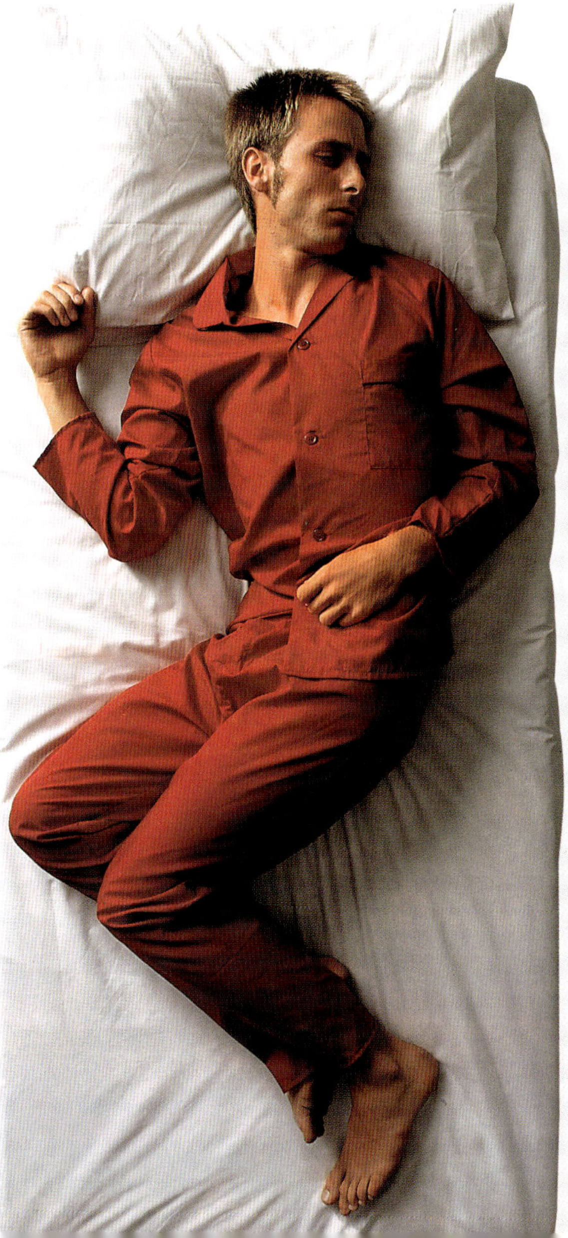

Schlaflosigkeit

MANGELZUSTÄNDE IM HERZEN

Symptome: Herzklopfen, Müdigkeit, Kurzatmigkeit nach Anstrengungen; blasser, gelblicher Teint; Schlaflosigkeit, exzessives Träumen, Angst.

Zunge: Blaß, dünn; eventuell ein Riß an der Spitze.

Puls: Leer.

Kräuter: Abkochungen, die das Herz nähren.

HERZ-HITZE

Symptome: Herzklopfen, Aufgeregtheit, Angst, Schlaflosigkeit; roter Teint oder rote Wangen; dunkler Urin; Durst; Mund- oder Zungengeschwüre

Zunge: Rote Zungenspitze, eventuell mit einem Riß in der Mitte, der sich bis zur Spitze erstreckt.

Puls: Voll, leer (je nach Schwere des Zustands) oder schnell.

Kräuter: Abkochungen, die das Herz nähren und beruhigen.

BLUT-MANGEL

Symptome: Plötzliches Aufwachen, lebhafte Träume, Angst; Trockenheit von Haut und Haar; Müdigkeit; schwache Menstruation; Verstopfung (der trockenen Form).

Zunge: Blaß, trocken.

Puls: Leer.

Kräuter: Abkochungen, die das Blut nähren.

LEBER-STAGNATION

Symptome: Zu reger Geist, um schlafen zu können; Reizbarkeit und Stimmungsschwankungen, störende Träume, Angstattacken oder Depressionen.

Zunge: Malvenfarben oder violett.

Puls: Voll.

Kräuter: Abwandlung der Abkochung, die die Leber befreit (Zugabe von Suan Zao Ren).

YIN-MANGEL

Symptome: Einschlaf- oder Durchschlafprobleme; Hitzegefühl in der Nacht und Nachtschweiß; Schmerzen im unteren Rückenbereich; nächtlicher Harndrang, Durst, Verstopfung.

Zunge: Rot; Flecken mit Abschälungen.

Puls: Voll oder leer, oberflächlich.

Kräuter: Abkochungen, die die Nieren nähren.

LINKS: **Unruhige Nächte können mit Herz-, Leber-, Blut- oder Yin-Problemen zusammenhängen.**

ANGST UND PANIKATTACKEN

Die meisten Menschen haben einen Lebensrhythmus, der ihnen kaum Zeit zum Atemholen läßt. Diese Hast, bei der die Erholung zu kurz kommt, begünstigt das Entstehen von Gefühlen wie Angst und Panik. Ein Gefühlsaufruhr kann die Organe angreifen, das Gleichgewicht von Yin und Yang stören und das Qi und das Blut erschöpfen. Der Konsum von Genußmitteln (Kaffee, Alkohol, Tabak, Drogen) verursacht Hitze, die wiederum Hyperaktivität auslöst. Wer nicht einschlafen kann oder ängstlich ist, sollte weniger Genußmittel konsumieren. Wichtig ist, daß man diese allmählich reduziert, damit sich der Körper umstellen kann. Achten Sie auf ausreichende Erholung.

FÜR DEN NOTFALL

Hyperventilation kann Symptome wie Atemlosigkeit, Engegefühl in der Brust und Panikattacken auslösen. Wenn Sie einige Minuten lang in eine Papiertüte ein- und ausatmen, erhöht sich der Kohlendioxydspiegel, und Sie fühlen sich besser.

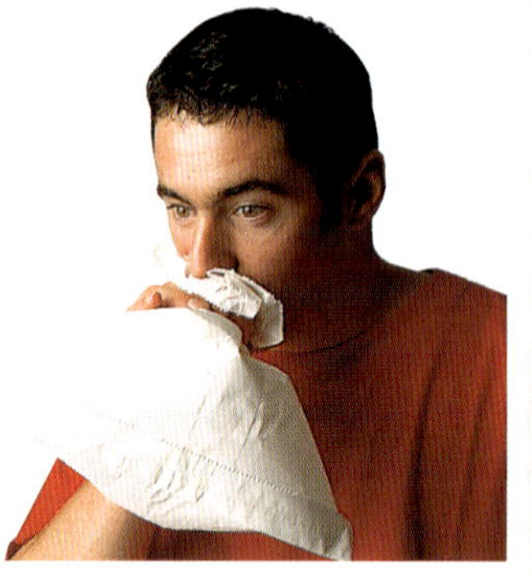

Atemübung

Einfache Atemübungen sind eine ausgezeichnete Möglichkeit, um Ängste zu bewältigen und sich zu entspannen. Die meisten Menschen wissen nicht, wie man richtig atmet.

ERSTE STUFE

ZWERCHFELLATMUNG

- Legen Sie sich auf eine harte Oberfläche, oder setzen Sie sich auf einen Stuhl mit gerader Lehne. Entspannen Sie sich.
- Legen Sie eine Hand auf die Mitte der Brust, die andere über den Nabel, und konzentrieren Sie sich auf Ihre Atmung.
- Wenn sich eher der obere Teil des Brustkorbs als der Bauch bewegt, neigen Sie zur Hyperventilation. Üben Sie die Bauchatmung, indem Sie darauf achten, daß sich die Hand auf der Brust nicht bewegt, während sich die Hand auf dem Bauch mit dem Atem hebt und senkt.
- Zählen Sie, während Sie ein- oder ausatmen, jeweils bis vier.

ZWEITE STUFE

ATMUNG IM VIERERRHYTHMUS

Fahren Sie folgendermaßen fort:

- Während des Einatmens bis vier zählen, den Atem anhalten und dabei bis vier zählen.
- Während des Ausatmens bis vier zählen, den Atem anhalten und dabei bis vier zählen.

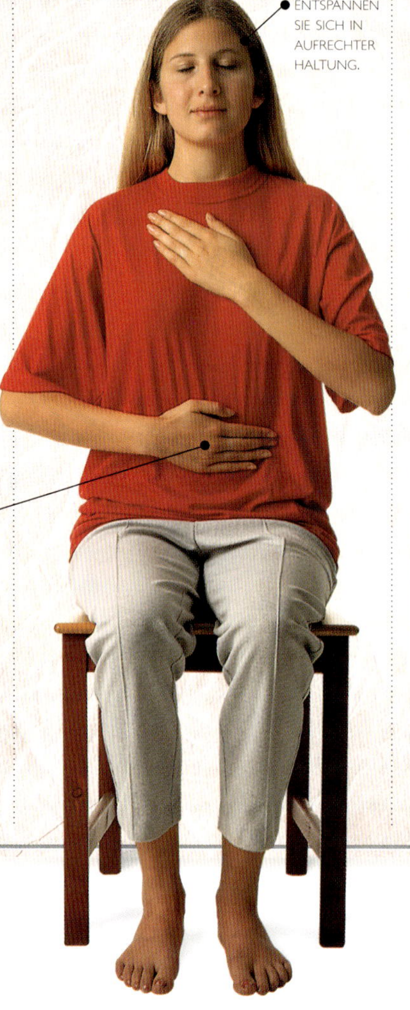

ENTSPANNEN SIE SICH IN AUFRECHTER HALTUNG.

DER BAUCH SOLLTE SICH WÄHREND DES ATMENS HEBEN UND SENKEN.

RECHTS: **Die Zwerchfellatmung wirkt entspannend.**

DRITTE STUFE

ENTSPANNUNG WÄHREND DES AUSATMENS

Die Muskeln werden nur während des Einatmens angespannt.

- Versuchen Sie, während des Ausatmens jede Muskelanspannung zu vermeiden. Das fällt leichter, wenn man die Übung mit einem hörbaren »Mhm« ausklingen läßt.
- Eignen Sie sich einen natürlichen, langsamen Atemrhythmus an. Versuchen Sie Ihre Atmung auf sechs bis acht Einheiten pro Minute zu reduzieren (dies erfordert einige Übung).
- Sobald Sie diese Entspannungsübung beherrschen, können Sie sie in alltägliche Aktivitäten wie Spazierengehen, Hausarbeit und Einkaufen integrieren.
- Mit etwas Übung wird Ihre Atmung natürlicher werden. Zwanzig Minuten Übung täglich sind ideal.

UNTEN: **Atemübungen lassen sich in den Arbeitsalltag integrieren.**

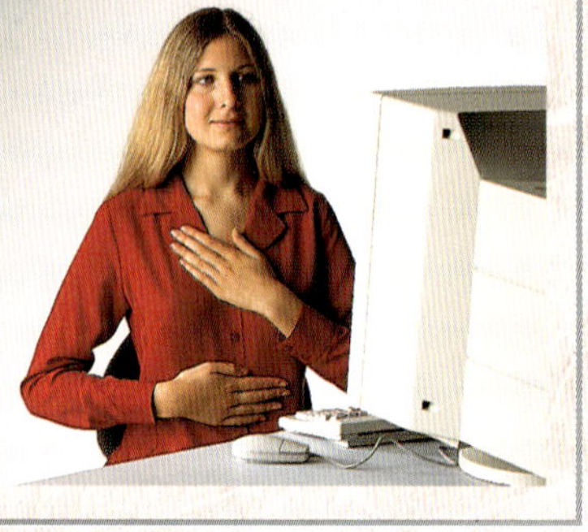

SIEHE AUCH: Eine ganzheitliche Sichtweise, Seite 14–15, Erprobte chinesische Kräuterrezepturen, Seite 148–159

Angst

MANGELZUSTÄNDE DES HERZENS

Symptome: Angst, Herzklopfen, Müdigkeit, Kurzatmigkeit nach Anstrengungen; blasser, gelblicher Teint; Schlaflosigkeit, exzessives Träumen.

Zunge: Blaß, dünn, eventuell Riß an der Zungenspitze.

Puls: Leer.

Kräuter: Abkochungen, die das Herz nähren.

HERZ-HITZE

Symptome: Herzklopfen, Unruhe, Angst, Schlaflosigkeit; rötlicher Teint oder rote Wangen; dunkler Urin, Durst; Mund- oder Zungengeschwüre.

Zunge: Rote Spitze; eventuell Riß in der Mitte, der bis zur Zungenspitze verläuft.

Puls: Voll oder leer (abhängig vom Ausmaß der Angst), schnell.

Kräuter: Abkochungen, die das Herz nähren und beruhigen.

BLUT-MANGEL

Symptome: Plötzliches Aufwachen, lebhafte Träume, Angst; trockene Haut und trockenes Haar; Müdigkeit; schwache Menstruation; Verstopfung (der trockenen Form).

Zunge: Blaß, trocken.

Puls: Leer.

Kräuter: Abkochungen, die das Blut nähren.

LEBER-STAGNATION

Symptome: Zu aufgedreht, um schlafen zu können, Reizbarkeit und Stimmungsschwankungen, störende Träume, Angst oder Depression.

Zunge: Malven- oder purpurfarben.

Puls: Voll.

Kräuter: Abwandlung der Abkochung, die die Leber befreit (fügen Sie Suan Zao Ren hinzu)

YIN-MANGEL

Symptome: Einschlaf- und Durchschlafprobleme, Angst, Hitzegefühl in der Nacht und Nachtschweiß; Schmerzen im unteren Rückenbereich; nächtlicher Harndrang, Durst, Verstopfung.

Zunge: Rot, Abschälungen.

Puls: Voll oder leer, oberflächlich.

Kräuter: Abkochungen, die die Nieren nähren.

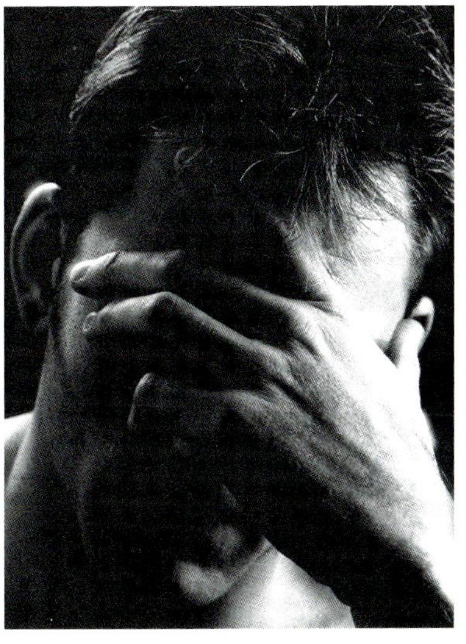

UNTEN: **Die Fünf Emotionen (Furcht, übermäßige Freude, Ärger, Traurigkeit und Kummer) können Krankheiten verursachen und Depressionen auslösen.**

RESÜMEE:
Streß und Angst können das Qi und das Blut beeinträchtigen und ein Ungleichgewicht auslösen.
Die Fünf Emotionen können einen negativen Einfluß auf die Organe haben und Krankheiten auslösen.

Depression

Depressionen können die eigentliche Disharmonie oder die Folgeerscheinung einer anderen Krankheit sein. Die Bandbreite reicht von der leichten bis zur klinischen Depression, bei der man in ein schwarzes Loch zu fallen vermeint. In der Schulmedizin werden Menschen mit schweren Depressionen häufig Medikamente verordnet. Man sollte unbedingt einen Arzt konsultieren, um abzuklären, ob die Medikamente und die Kräuter harmonieren.

Symptome: Depression, Zorn, Reizbarkeit, Frustration; PMS; ruheloser Schlaf.

Zunge: Violett oder malvenfarben.

Puls: Voll.

Kräuter: Abwandlung der Abkochung, die die Leber befreit (fügen Sie Yu Jin) hinzu. Bei bitterem Geschmack im Mund, Magenverstimmung und Verstopfung sollten Sie Mu Dan Pi und Huang Lian hinzufügen.

YANG-MANGEL

Symptome: Depression, Müdigkeit und Lethargie; Schwäche; Kälteempfinden; Rückenschmerzen; häufiger Harndrang.

Zunge: Blaß und geschwollen.

Puls: Leer und tief.

Kräuter: Abwandlung der Abkochung, die die Nieren stärkt (Zugabe von Yu Jin und Chai Hu).

MANGELZUSTAND DER MILZ VERBUNDEN MIT FEUCHTIGKEIT

Symptome: Müdigkeit, Lethargie, Muskelschmerzen, Depression, Konzentrations- und Gedächtnisschwäche; Appetitmangel; formloser Stuhl oder Durchfall; dumpfe Kopfschmerzen.

Zunge: Blaß, geschwollen, klebriger Belag.

Puls: Voll oder leer.

Kräuter: Abwandlung der Abkochung, die die Milz reinigt (Zugabe von Yu Jin und Chai Hu).

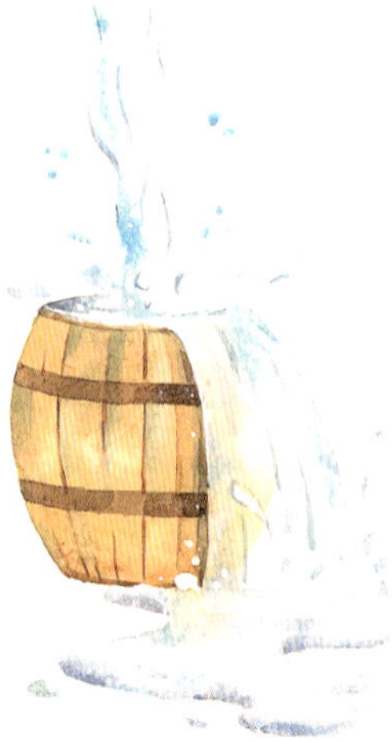

OBEN: **Mit der Zeit sammeln sich Giftstoffe im Körper an. Eine kurze Entgiftungskur wirkt Wunder.**

CHINESISCHE HEILKRÄUTER

ENTGIFTUNG

Nur gesunde Menschen mit guter Verdauung sollten Entgiftungskuren durchführen, um den Körper von den angesammelten Giftstoffen zu reinigen. Wenn die bei diesen Kuren üblicherweise auftretenden Entzugserscheinungen zu stark sind, sind Sie vermutlich zu radikal vorgegangen. Frühling und Sommer eignen sich besser für die Durchführung einer Entgiftungskur als Herbst oder Winter.

Die Kur

Die meisten meinen, daß bei einer Entgiftungskur alle »normalen« Nahrungsmittel verboten sind, und vergessen dabei, daß unsere Kost im Westen abnormal ist. In anderen Teilen der Welt leben die meisten Menschen seit Jahrtausenden glücklich und gesund mit einer Kost, die der unserer Entgiftungskur gleicht.

RECHTS: **Bei einer Entgiftungskur müssen Sie darauf achten, nur bestimmte Nahrungsmittel zu sich zu nehmen, und einige einfache Eßregeln befolgen.**

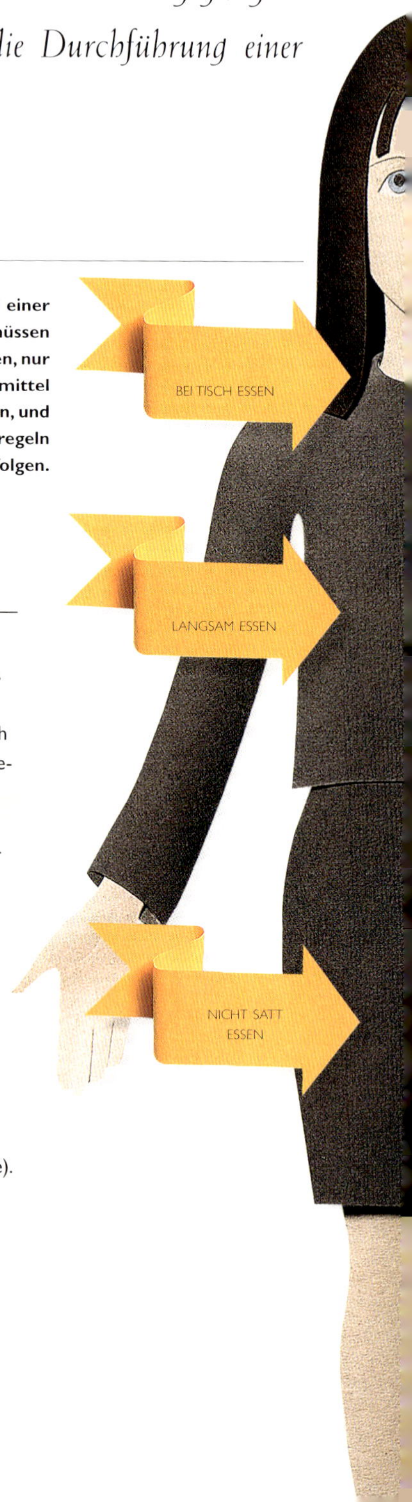

Verbotene Nahrungsmittel

Nahrungsmittel, die man vier Wochen lang gänzlich meiden sollte:

- Alle Produkte, die Hefe enthalten; ungesäuertes Brot ohne Hefe (z. B. Pitta) ist erlaubt.
- Weizenprodukte; Mehrkornbrot mit einem maximalen Weizenmehlanteil von 50% ist erlaubt.
- Zucker und Süßstoff (auch Honig).
- Sämtliche Milchprodukte (auch Sojamilch).
- Alle Früchte, getrockneten Früchte und Fruchtsäfte bis auf Zitronen (gilt nicht für Früchtekuren).
- Fleisch.
- Schalentiere.
- Alkohol.
- Konservierte und fermentierte Nahrungsmittel.
- Nahrungsmittel, die E-Nummern, Konservierungsmittel oder Farbstoffe enthalten; Konserven und Fertiggerichte, Nahrungsmittel, bei denen Pestizide verwendet wurden.
- Eingelegtes Gemüse, Essig und Pilze.
- Nahrungsmittel, die nicht völlig frisch sind.
- Koffein (Tee, Kaffee, Schokolade, Sprudelgetränke).
- Medikamente, die nicht unbedingt nötig sind.

Erlaubt

- Sämtliche Gemüsesorten in beliebiger Menge. Es sollte nicht mehr als die Hälfte davon roh sein. Auch die Art der Zubereitung beeinflußt die Qualität der Speisen. Essen Sie frisch zubereitete, statt tiefgefrorene und aufgewärmte Speisen.
- Vollkorngetreide: Reis, Gerste, Quinoa, Buchweizen, Kascha, Amaranth und Wildreis.
- Hülsenfrüchte, Bohnen, Samen und Nüsse (keine Erdnüsse).
- Fisch (keine Schalentiere).
- Öle: Oliven-, Sesam-, Flachs-, Mohn-, Walnußöl.
- Ein, zwei Eier pro

SIEHE AUCH: Allergien, *Seite 78–79*, Ernährung, *Seite 174–175*

ESSGEWOHNHEITEN

Wichtig ist nicht nur was, sondern auch wie man ißt.

- Essen Sie langsam, und kauen Sie gründlich.
- Essen Sie nicht, wenn Sie verärgert, gestreßt oder beschäftigt sind.
- Essen Sie bei Tisch, und legen Sie sich nach dem Essen nicht nieder.
- Trinken Sie zum Essen keine kalten Flüssigkeiten, sondern heißes Wasser oder Grünen Tee.
- Ideal sind ein regelmäßiges Frühstück, ein reichhaltiges Mittagessen und ein leichtes Abendessen vor 20.00 Uhr.
- Vermeiden Sie tiefgefrorene Getränke und Speisen.
- Essen Sie sich nicht völlig satt.

ZU BEACHTEN

- Verwahren Sie Öle und Nüsse im Kühlschrank, und nehmen Sie kaltgepreßte Öle aus biologischem Anbau.
- Ihr Speisezettel sollte vielfältig sein.
- Essen Sie Nahrungsmittel aus biologischem Anbau.
- Verwenden Sie gute Öle statt Butter.
- Öle sollten nicht zu stark erhitzt werden.
- Alle Speisen bis auf Salate kurz kochen.
- Kaufen Sie nur Meersalz.
- Würzen Sie ganz zum Schluß mit schwarzem Pfeffer – nicht während des Kochens.

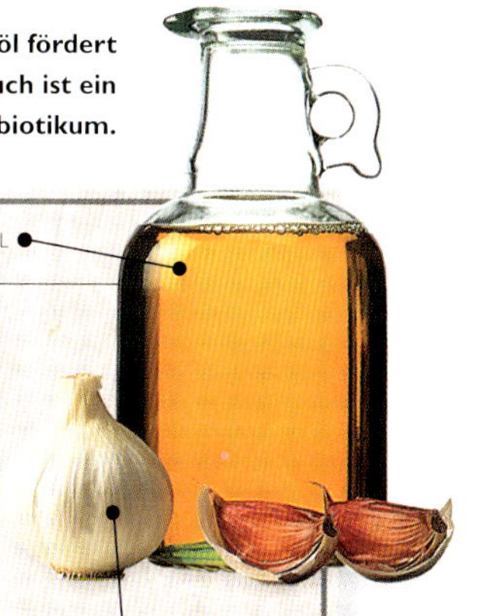

RECHTS: **Leinsamenöl fördert Heilprozesse. Knoblauch ist ein natürliches Antibiotikum.**

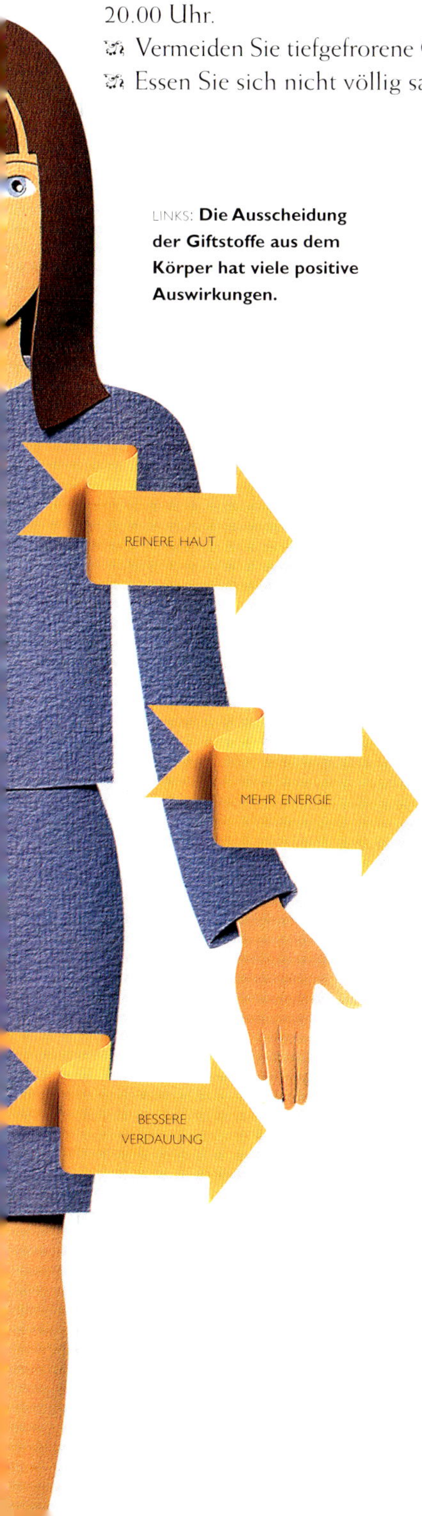

LINKS: **Die Ausscheidung der Giftstoffe aus dem Körper hat viele positive Auswirkungen.**

Nahrungsmittel der Superlative

NEHMEN SIE FOLGENDE NAHRUNGSMITTEL IN IHRE KOST AUF:

- Leinsamen- oder Mohnöl (in Dressings oder zu Kartoffelbrei). Kaufen Sie das Leinsamenöl in einem Bioladen.
- Knoblauch (so viele wie Freunde und Familie tolerieren).
- Aloe vera (kann mit Wasser zu einem Getränk verarbeitet werden).
- Seetang (Kelpalgenpulver kann man statt Salz verwenden).
- Tofu.
- Cayennepfeffer (zu Gemüse, in Dressings, Suppen, Eintöpfen).
- Aminosäurehaltige Flüssigwürze statt Sojasaucen (aus dem Bioladen).
- Ingwer oder Zimt (als Tee, in Suppen etc.).
- Tahini (Sesampaste). statt Erdnußbutter, in Dressings etc.).
- Schwarzer Pfeffer.
- Stevia (pflanzlicher Extrakt) als Süßstoff.
- Angostura Bitter. Ein paar Tropfen in Wasser aufgelöst, ergeben ein erfrischendes Getränk. Ein Teelöffel, aufgelöst in einem kleinen Glas Wasser, beugt Heißhunger vor.
- Nahrungsmittel, die ein überaktives Yang beruhigen: Äpfel, Spargel, Auberginen, Gerste, Sellerie, Gurken, Pilze, Birnen.
- Nahrungsmittel, die das Yang anregen: Rettich, Himbeeren, Reis, Weiße Rüben, Porree, Fenchelsamen, Koriander und Kirschen.
- Nahrungsmittel, die das Yin stimulieren: Hirse, Maulbeeren, Mungbohnen, Austern, Schweinefleisch, Tomaten.

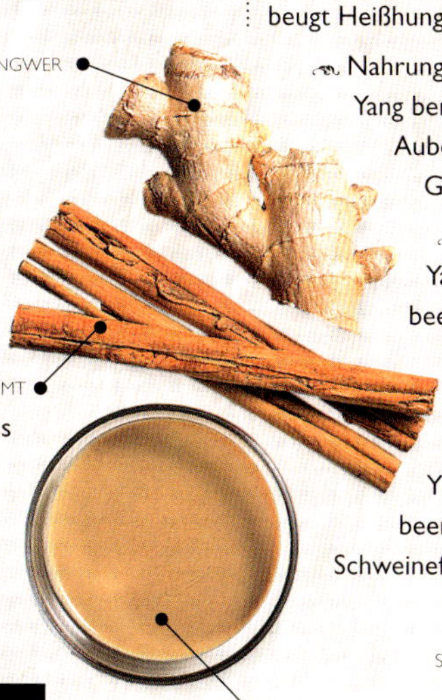

OBEN: **Ingwer ist eine gute Magnesiumquelle. Zimt wirkt antibakteriell und gegen Pilze. Tahini ist reich an essentiellen Fettsäuren.**

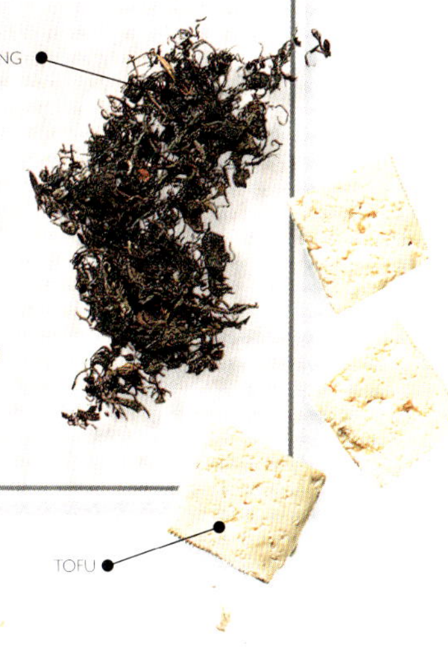

RECHTS: **Algen sind reich an Jod und Proteinen. Tofu enthält Kalzium, Magnesium und Eisen.**

RESÜMEE:
Manche Nahrungsmittel haben einen starken Einfluß auf das Gleichgewicht von Yin und Yang.

Eine Entgiftung stellt die körperliche Harmonie wieder her. Nur gesunde Personen sollten eine Entgiftungskur machen.

DAS IDEALE FRÜHSTÜCK

Das traditionelle Frühstück der Chinesen ist Reisbrei. Das Gericht kann auch mit jedem anderen Getreide zubereitet werden. Wer Reis und Gerste nicht verträgt, sollte Quinoa, Buchweizen oder Wildreis versuchen. Eine weitere Alternative ist Weizenflockenbrei oder zuckerfreie Reisflocken mit Reis- oder Hafermilch. Zum Süßen kann man eine kleine Menge Honig (biologisch und kaltgepreßt) verwenden.

REZEPT

REISBREI

1 Teil Getreide
(eine Espressotasse pro Person)
4–8 Teile Wasser
(nach Belieben)
3–5 Scheiben frischer Ingwer
Zum Garnieren: Ölsaaten, Algen, Sojasaucen bzw. Flüssigwürze

Das Getreide, das Wasser und den Ingwer in eine Pfanne geben und auf niedrigster Temperaturstufe mehrere Stunden kochen. Sie können auch einen Elektrokocher verwenden, den Sie einschalten, bevor Sie zu Bett gehen.

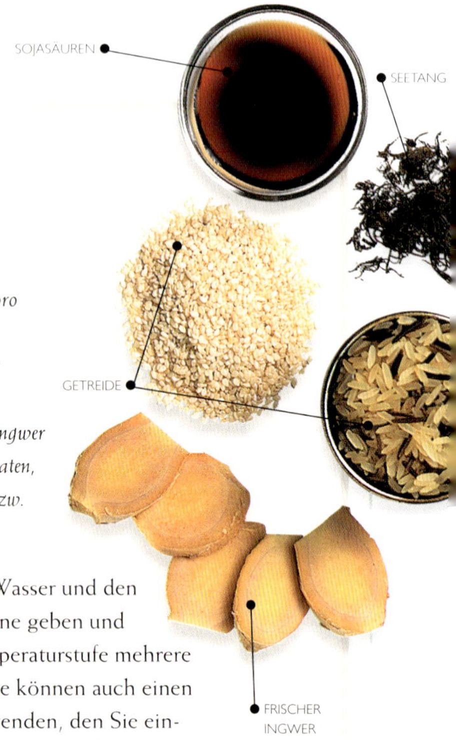

HYGIENE

Die meisten Krankheitserreger gelangen durch den Mund in den Körper. Alle Nahrungsmittel müssen vor dem Essen gründlich gereinigt werden. Obst und Gemüse sollten mit viel Wasser gesäubert und abgebürstet werden.

- Schälen Sie Obst und Gemüse aus konventionellem Anbau, um Pestizidrückstände zu entfernen.
- Schälen Sie alle Nahrungsmittel, die man roh ißt, um Schadstoffe zu entfernen.
- Fisch wässern, abspülen und gut kochen.
- Salat in Wasser einweichen und abspülen. Alle welken Salatblätter entfernen.
- Vermeiden Sie es, Reste am nächsten Tag aufzuwärmen (Suppen und Eintöpfe sind erlaubt).
- Füllen Sie Vitamin-C-Pulver in einen Salzstreuer und streuen Sie es über die Speisen. Es ist ein natürliches Antioxidans.
- Vermeiden Sie es, mit den Händen zu essen.
- Reinigen Sie alle Küchengeräte, die mit rohem Fisch in Kontakt kamen, mit Spülmittel.

RESÜMEE: Beim Fasten ist Reinlichkeit im Umgang mit den Nahrungsmitteln erforderlich.

Sie sollten bis zu drei Liter Flüssigkeit täglich trinken, um die Giftstoffe auszuschwämmen.

FLÜSSIGKEIT

Die meisten Menschen trinken zu wenig und die falschen Getränke. Versuchen Sie, etwa ein bis drei Liter täglich zu trinken. Es ist zu empfehlen, das Wasser zuvor etwa eine Minute laufen zu lassen, um die Leitungen von Metallrückständen zu reinigen.

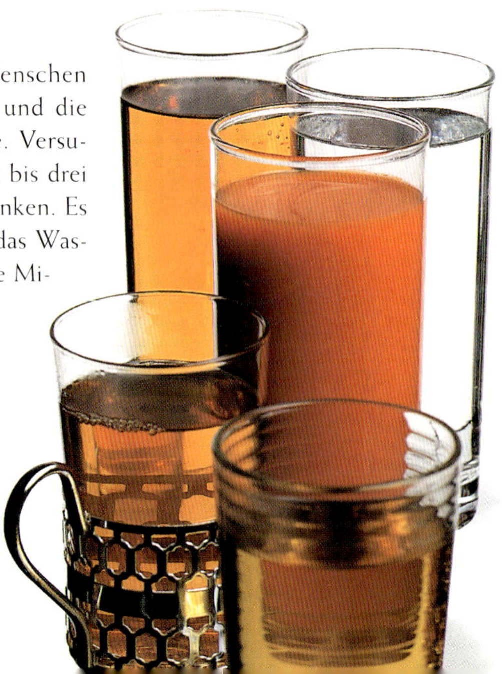

RECHTS: **Für eine Fastenkur eignen sich Grüner Tee, Kräutertee, Wasser, Apfel- und Möhrensaft.**

GETRÄNKE UND VITAMINE

Während der Kur eignen sich folgende Getränke:

- Grüner Tee oder Gunpowder Tee, Blüten- oder Blatt-Tees (oder eigene Teemischungen).
- Gefiltertes Wasser (Filter monatlich wechseln), destilliertes Wasser oder Mineralwasser aus Glasflaschen.
- Nehmen Sie Vitaminzusätze: 500–1000 mg Vitamin C zwei bis viermal täglich.

SAFTKUR

Legen Sie während der Kur einmal wöchentlich einen Safttag ein. Trinken Sie ab 8.00 Uhr morgens stündlich abwechselnd ein Glas (300 ml) Saft (Möhre oder Apfel) und Wasser. Geben Sie den Saft von einem etwa 1 cm großen, frischen Ingwerstück dazu. Nehmen Sie dreimal täglich bis zu drei Teelöffel Mohn-, Leinsamen-, Oliven- oder Sesamöl zu sich. Verwenden Sie frischen Saft oder biologische Marken. Essen Sie das Obst oder Gemüse, aus dem das Getränk ist, und auch Sellerie. Zum Abendessen Sellerie, Apfel oder Möhre in ein Schälchen mit Öl und Kelpalgenpulver dippen. Am Tag danach sollten Sie nur leichte Kost essen. Anfänger sollten sich beim Fasten auf eine Woche beschränken.

SIEHE AUCH: Ernährung, *Seite 174–175*

CHINESISCHE HEILKRÄUTER

DIE HAUSAPOTHEKE

China ist berühmt für seine Patentrezepturen. Die folgenden bekannten Fertigarzneien werden in China lizensiert hergestellt. Wer ein Sortiment solcher Mittel in seiner Hausapotheke hat, ist jederzeit gerüstet, um verbreitete Beschwerden erfolgreich zu behandeln.

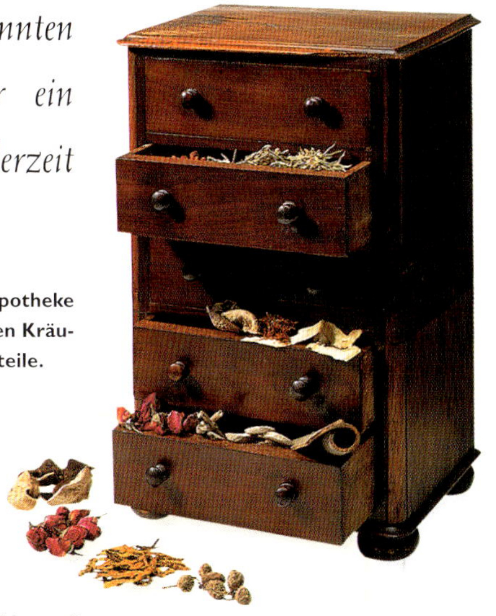

RECHTS: **Eine Hausapotheke mit den wichtigsten Kräutern hat viele Vorteile.**

Erkältung

Patentrezeptur: *Gan Mao Ling*

Nur wirksam, wenn es innerhalb eines Tages nach Auftreten der Symptome eingenommen wird.

Die Erkältung ist vermutlich die verbreitetste Erkrankung der Welt, gegen die es im Westen jedoch keine effektive Behandlung gibt. Die Symptome sind ein steifer Nacken und Muskelschmerzen, gefolgt von Kopfschmerzen, einer laufenden Nase, Niesen, Frösteln, Fieber, Halsschmerzen.

Grippe

Patentrezeptur: *Yin Qiao Jie Du Pian*

Nur wirksam, wenn es innerhalb eines Tages nach Auftreten der Symptome eingenommen wird.

Auch Grippe ist eine häufig auftretende Krankheit. Die wichtigsten Symptome sind Halsschmerzen, geschwollene Drüsen, Fieber, Frösteln, Muskel- und Kopfschmerzen.

Verletzung, Bluterguß und Schock

Patentrezeptur: *Yunnan Bai Yao*

Yunnan Bai Yao war angeblich maßgeblich am Erfolg der vietnamesischen Truppen im Vietnamkrieg beteiligt. Die Soldaten trugen ein Fläschchen bei sich und konnten mit Hilfe des Mittels nach einer Verletzung in kürzester Zeit auf das Schlachtfeld zurückkehren.

Dieses Heilmittel kann bei jeder Verletzung, auch bei Brüchen und schweren Blutergüssen oder nach Operationen, eingesetzt werden. Die Wirksamkeit beruht auf der Fähigkeit, Blutergüsse zu heilen und Blutungen zu stoppen. Es wird auch bei starken Blutungen verwendet und ist als Pulver oder in Kapselform erhältlich.

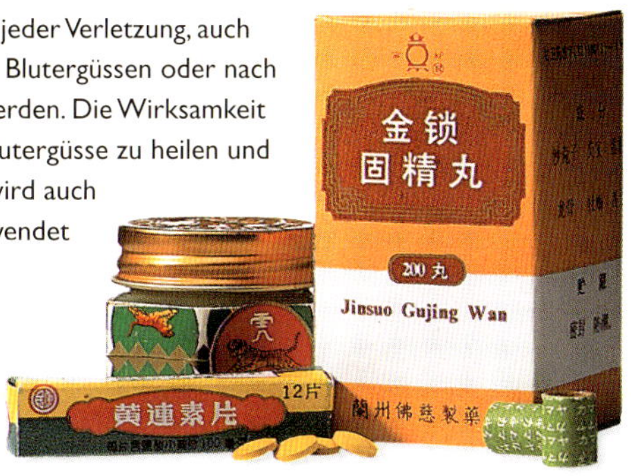

OBEN: **Patentrezepturen sind sehr praktisch.**

Sinusitis

Patentrezeptur: *Bi Yan Pian*

In wörtlicher Übersetzung bedeutet der Name dieses Heilmittels »Pillen gegen Nasenentzündung«. Es hilft gegen akute Nebenhöhlenentzündung, die mit Nasenschmerzen, Niesen, dickem, gelbgrünem Schleim und brennenden Augen verbunden ist.

Verdauungsstörungen

Patentrezeptur: *Huo Xiang Zheng Qi Shui/Ye/Pian* (das letzte Wort variiert je nach Form der Erkrankung)

Gegen Symptome wie Übelkeit, Erbrechen, Kopfschmerzen, weicher Stuhl, Darmwinde und grippeähnliche Symptome. Die Symptome werden oft durch Wetterwechsel oder schlechtes Essen verursacht. Das Mittel hilft auch gegen Reisebeschwerden oder morgendliche Übelkeit. Es ist in Form von Tabletten oder als Saft erhältlich und sehr nützlich für die Reiseapotheke.

Patentrezeptur: *China Po Chi Pill /Zhong Guo Bao Ji Wan.* Ein ausgezeichnetes Heilmittel bei Nahrungsmittelvergiftung mit Symptomen wie Durchfall, Magenkrämpfe, Erbrechen.

SICHERHEIT

Finden Sie heraus, welcher Körpertyp Sie sind, bevor Sie Kräuter nehmen.

Setzen Sie die Kräuter ab, wenn sich Nebenwirkungen einstellen. Konsultieren Sie einen Arzt, wenn diese länger anhalten.

Bei ernsten Krankheiten sollten Sie Selbstmedikation vermeiden und unbedingt einen Arzt konsultieren.

Kräuter nie zusätzlich zu herkömmlichen Medikamenten einnehmen.

Nie die angegebene Dosierung überschreiten. Beginnen Sie mit einer kleinen Dosis, und erhöhen Sie diese allmählich.

Kombinieren Sie die Kräuter nie auf andere Weise.

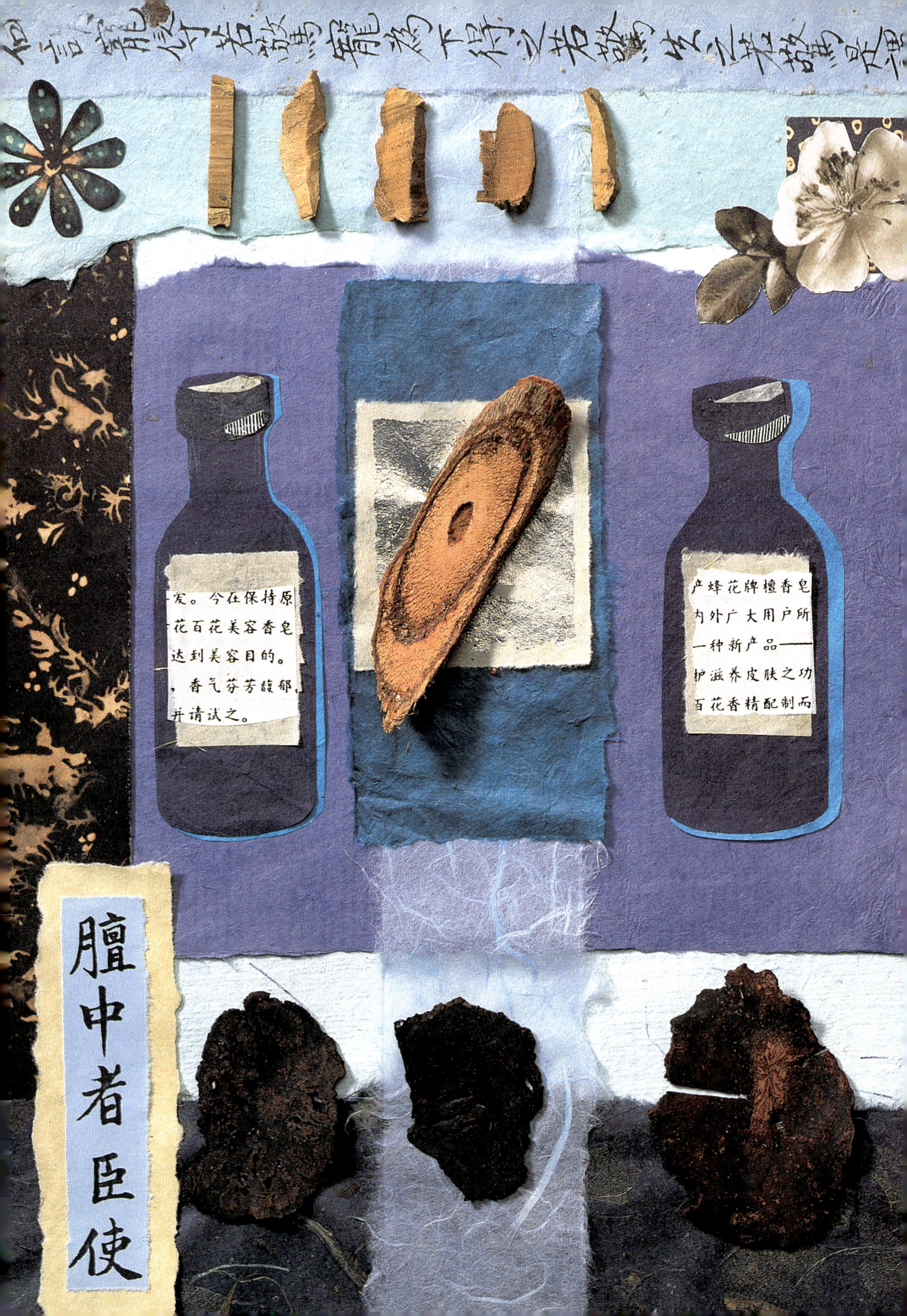
发。今在保持原
花百花美容香皂
达到美容目的。
，香气芬芳馥郁，
并请试之。
产蜂花牌檀香皂
内外广大用户所
一种新产品——
护滋养皮肤之功
百花香精配制而
膻中者臣使

KAPITEL DREI

HEILKRÄUTER UND IHRE EIGENSCHAFTEN

Eine *Materia Medica* (chinesisch *Ben Cao*) ist ein Nachschlagewerk für Kräuterheilkundige. Darin sind Eigenschaften, Erscheinungsformen und Merkmale aller erhältlichen Kräuter beschrieben. Es gibt allein in China etwa 5000 verschiedene Kräuterarten, von denen 2000 als Arznei verwendet werden. Eine typische Kräuterapotheke hat etwa 500 Kräuter auf Lager. Im folgenden Kapitel finden Sie eine Auswahl häufig verwendeter Kräuter, die als unbedenklich gelten, wenn sie vorschriftsgemäß eingenommen werden. Für jene, die heimische Pflanzen bevorzugen, gibt es auch einen Abschnitt über im Westen wachsende Kräuter.

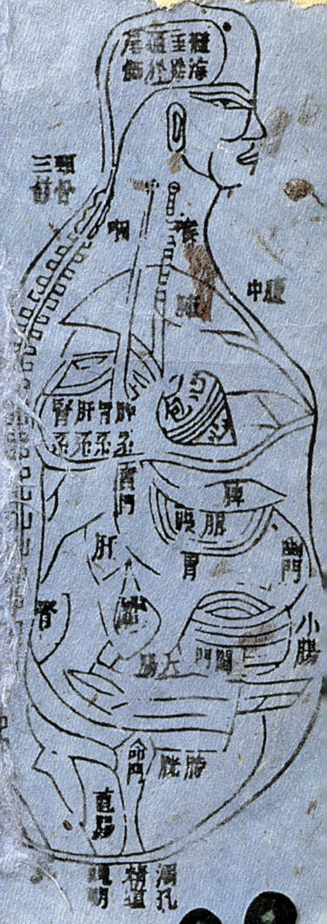

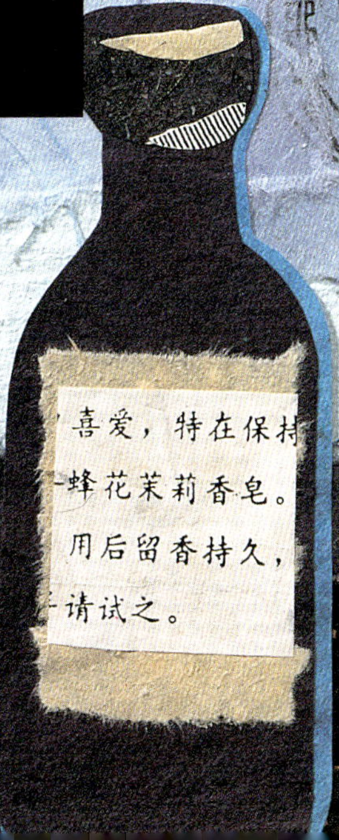

CHINESISCHE HEILKRÄUTER

WANN IST EIN NAHRUNGSMITTEL MEDIZIN?

Der Verkauf von Arzneimitteln und von Nahrungsmitteln ist durch unterschiedliche Gesetze geregelt. Die Gesetze variieren zwar von Land zu Land, Naturheilmittel unterstehen jedoch meist dem Nahrungsmittelgesetz. Dies bedeutet, daß sie nicht als Arznei zugelassen und Nebenwirkungen nicht angeführt werden müssen. Kräuter werden von den Behörden meist als amtlich nicht zugelassene Arzneien gehandhabt.

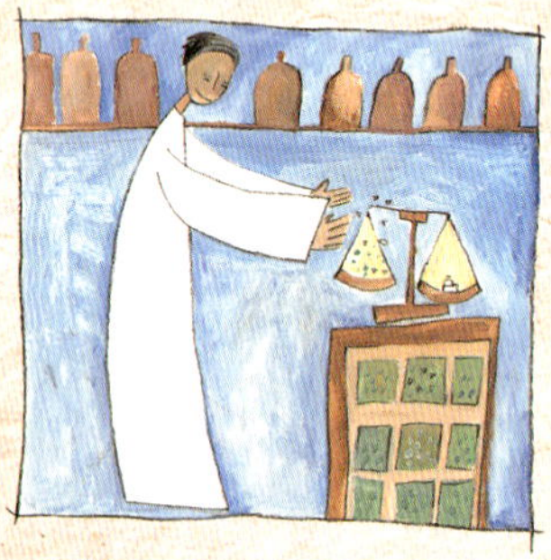

OBEN: **Die Kräuter können auch über einen Versand bestellt werden.**

Behandlung

Nur zugelassene Arzneimittel sind mit genauen Angaben zum Produkt, zur Verwendung und Indikation versehen. Bei nichtzugelassenen Arzneien werden lediglich Inhaltsstoffe und Sicherheitshinweise angeführt.

Viele Kräuter und Gewürze, die medizinisch eingesetzt werden, finden auch in der traditionellen Küche Verwendung. Wie wird Ingwer zu einer Medizin? Wenn man kleingehackten Ingwer im Wok mitkocht, spricht man von kulinarischer Verwendung. Ein Ingwertee gilt hingegen als Medizin. Knoblauch ist ein beliebtes Gewürz, aber auch eine Arznei gegen Herz- und Kreislaufkrankheiten oder Erkältungen. Ein weiterer Unterschied ist, daß Nahrungsmittel eine breite Wirkung zeigen, während Kräuter spezifischer wirken.

RESÜMEE: Es gibt viele Methoden, um getrocknete Kräuter zu Arzneien zu verarbeiten. Bei nichtzugelassenen Arzneien müssen Kontraindikationen nicht angeführt werden.

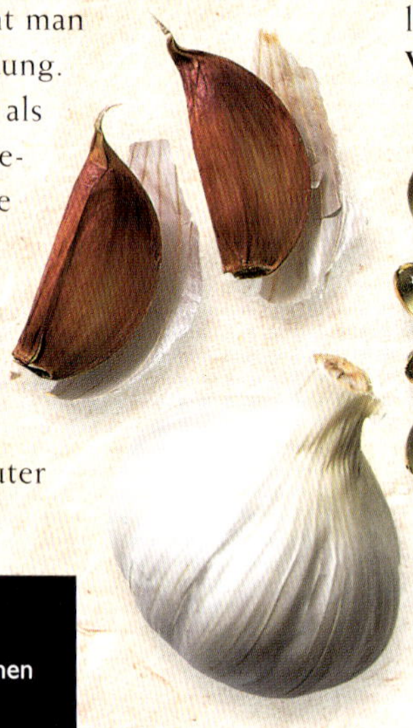

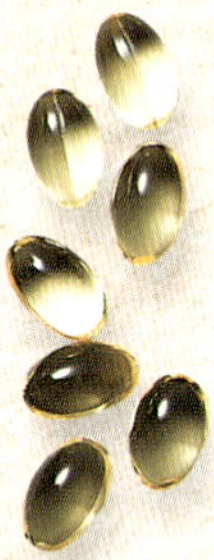

OBEN: **Knoblauch ist äußerst vielseitig und sowohl als Gewürz wie auch als Medizin beliebt.**

KRÄUTERPRÄPARATE

Die Kräuter werden geerntet und durch Trocknen haltbar gemacht. Die Zubereitung variiert je nach Heilkraut und den verwendeten Teilen.

ABKOCHUNG

Abkochungen werden zubereitet, indem man die Kräuter etwa zwei Stunden lang in Wasser kocht. Sie finden bei Mineralien, Wurzeln oder Rinden, die eine längere Kochzeit verlangen, Anwendung.

Vorteile: Intensivste Wirkung; die bewährteste Methode; minimaler Verlust der Eigenschaften und Kräfte des Heilkrauts.

Nachteile: Eher arbeitsaufwendig und kostspielig, da große Kräutermengen benötigt werden; starker, für den westlichen Gaumen ungewohnter Geschmack.

AUFGUSS

Man gibt die Kräuter in eine Teekanne, gießt sie mit kochendem Wasser auf und läßt sie mehrere Minuten ziehen. Die Methode eignet sich nur für frische oder getrocknete Blüten und Blätter oder Kräuter mit einem hohen Anteil an ätherischen Ölen. Im Westen sind Aufgüsse verbreitet, in China hingegen weniger populär.

Vorteile: Rasche und einfache Zubereitung; Blüten und Blätter sind meist wohlschmeckend.

Nachteile: Aufgüsse sind nur begrenzt einsetzbar.

SIEHE AUCH: Kräuterrezepturen, *Seite 150–159*, Medizinalweine, *Seite 162–163*

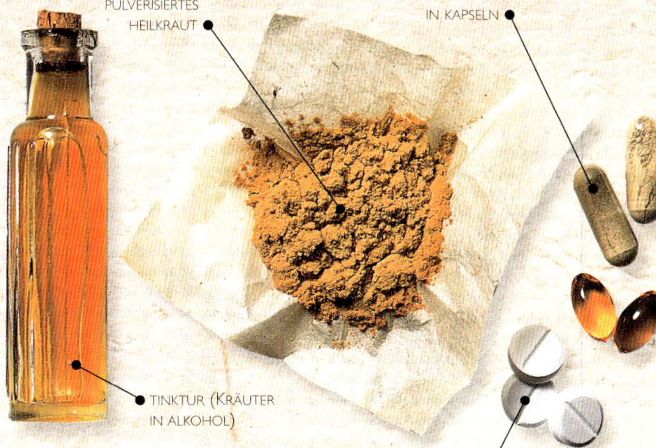

OBEN: **Kräuter können als Tinktur, Pulver oder Pille eingenommen werden.**

ARZNEITRANK

Für einen Arzneitrank werden die Kräuter pulverisiert und 10–15 Minuten lang gekocht. Die Flüssigkeit wird abgeseiht und getrunken.

Vorteile: Die meisten Kräuter, die abgekocht werden sollten, können auch auf diese Weise zubereitet werden. Die Kochzeit ist kürzer, und man kommt mit kleineren Mengen des Heilkrauts aus.

Nachteile: Man benötigt eine gute Kräutermühle. Jedes Heilkraut muß vorschriftsgemäß gemahlen werden.

TINKTUR

Diese Methode ist vor allem in Europa beliebt. Dabei läßt man die getrockneten Kräuter in einer Alkohollösung ziehen. Der Alkohol agiert als Lösungsmittel und extrahiert die Eigenschaften des Heilkrauts. Bei diesem Verfahren werden einige Substanzen freigesetzt, die beim Wasserauszug verlorengehen.

Vorteile: Einfach einzunehmen, läßt sich gut mitnehmen; gut haltbar; Alkohol wirkt stimulierend.

Nachteile: Intensiver Geschmack; alkoholhaltig; manche Qualitäten der Kräuter gehen verloren.

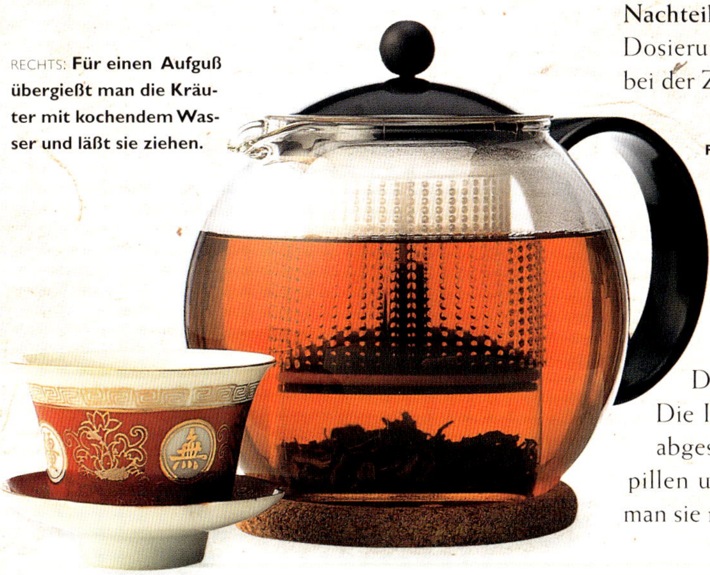

RECHTS: **Für einen Aufguß übergießt man die Kräuter mit kochendem Wasser und läßt sie ziehen.**

PULVERKONZENTRAT

Das Verfahren ist relativ neu und hat Ähnlichkeit mit der Herstellung von löslichem Kaffee. Das Pulver wird in Wasser aufgelöst eingenommen.

Vorteile: Einfach einzunehmen, läßt sich gut mitnehmen.

Nachteile: Intensiver, pulveriger Geschmack, je nach Dosierung relativ teuer; manche Aktivstoffe gehen bei der Zubereitung verloren.

PILLEN UND KAPSELN

Eine weitere traditionelle Methode der Kräutereinnahme, die durch neue Produktionstechnologien modernisiert wurde.

Vorteile: Einfach einzunehmen, läßt sich gut mitnehmen, geschmacklos, gut haltbar.

Nachteile: Teilweise kostspielig. Für hohe Dosierungen sind große Mengen erforderlich. Die Inhaltsstoffe können nicht auf den Patienten abgestimmt werden. Da die Qualität von Fertigpillen und Kapseln sehr unterschiedlich ist, sollte man sie nur bei namhaften Firmen kaufen.

Gefährdete Arten

Der Begriff Kräutermedizin umfaßt traditionell nicht nur Heilkräuter, sondern erstreckt sich auch auf medizinische Substanzen mineralischen oder tierischen Ursprungs. Auch tierische Substanzen wurden zu Heilzwecken verwendet, wie etwa Tigerknochen gegen Arthritis oder Rhinozeroshörner gegen Fieber. Mit der wachsenden Popularität der östlichen Heilkunde wurden manche Tierarten fast ausgerottet. Schuld daran war auch die irrtümliche Annahme, bestimmte tierische Stoffe seien Aphrodisiaka. Viele Tiere sind heute durch die Konvention über den internationalen Handel mit gefährdeten Arten geschützt.

Vergewissern Sie sich, daß Ihr Arzt Mitglied eines Berufsverbandes ist (siehe *Seite 184*).

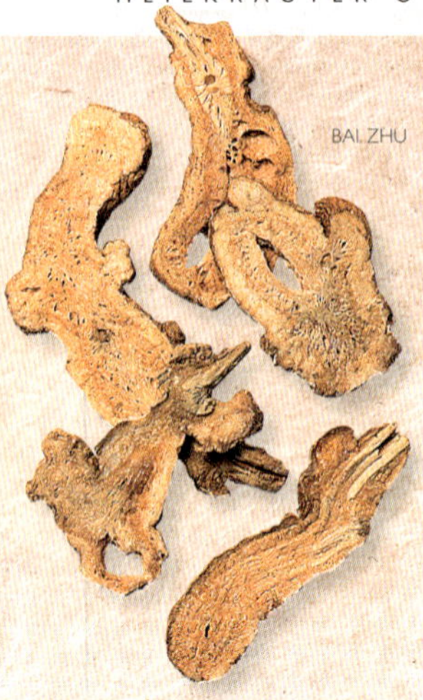

BAI ZHU

CHINESISCHE HEILKRÄUTER

CHINESISCHE HEILKRÄUTER

Die traditionelle chinesische Medizin verwendet für Heilmittel Pflanzen, tierische Substanzen und Mineralien. Die heilenden Substanzen werden nach ihren wichtigsten therapeutischen Eigenschaften klassifiziert.

KRÄUTER, DIE DAS QI STÄRKEN

*Ren Shen | Huang Qi | Bai Zhu
Dang Shen | Shan Yao | Ling Zhi
Da Zao | Zhi Gan Cao*

KRÄUTER, DIE DEN KÖRPER ERWÄRMEN UND DAS YANG STÄRKEN

*Du Zhong | Yi Zhi Ren | Gui Pi
Gui Zhi | Hui Xiang
Sheng Jiang | Hu Jiao | Hu Lu Ba
Ding Xiang | Wu Yao | Hu Tao Ren
Rou Dou Kou*

KRÄUTER, DIE DAS BLUT NÄHREN

*Dang Gui | Shu Di Huang
He Shou Wu | Bai Shao Yao
Gou Qi Zi | Huo Ma Ren*

KRÄUTER, DIE DAS YIN NÄHREN

*Mai Men Dong | Yu Zhu
Xi Yang Shen | Bai He
Gou Qi Zi | Shu Di Huang*

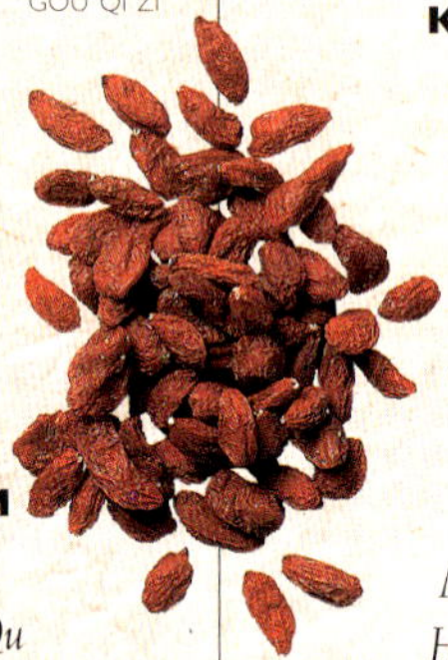

GOU QI ZI

KRÄUTER FÜR DAS VERDAUUNGSSYSTEM

*Chen Pi | Shan Zha
Mai Ya | Gu Ya | Shen Qu*

KRÄUTER, DIE FEUCHTIGKEIT UND SCHLEIM VERTREIBEN

*Yi Yi Ren | Fu Ling | Sha Ren
Huo Xiang | Cang Zhu | Ze Xie
Chi Xiao Dou | Bei Mu | Xing Ren
Bai Jie Zi | Jie Geng | Kun Bu
Hai Zao*

ADSTRINGIERENDE KRÄUTER

*Wu Wei Zi | Shan Zhu Yu
Wu Mei | Lian Zi | Fu Pen Zi*

KRÄUTER, DIE HITZE VERTREIBEN UND ENTGIFTEN

*Jin Yin Hua | Lian Qiao
Ju Hua | Pu Gong Ying
Cang Er Zi | Huang Qi
Huang Lian | Huang Bai
Mu Dan Pi*

KRÄUTER, DIE DAS QI UND DAS BLUT BEWEGEN

*Chuan Xiong | Yu Jin
Yan Hu Suo | Tao Ren
Hong Hua | Dang Shen
Ji Xue Teng | Xiang Fu
Chai Hu | Qin Jiao | Du Huo*

KRÄUTER FÜR GEIST UND SEELE

*Suan Zao Ren | Yuan Zhi
Mei Gui Hua | Bai Zi Ren
Long Yan Rou*

WESTLICHE KRÄUTER

*Aloe vera | Bukkostrauch
Kamille | Cayennepfeffer
Mönchspfeffer | Echinacea
Holunderblüte | Augentrost
Mutterkraut | Knoblauch |
Ginkgo biloba | Kanadische
Orangenwurzel | Weißdorn |
Schachtelhalm | Wacholder |
Ringelblume | Eibisch Gänsedistel |
Brennessel | Petersilie Passionsblume |
Pfefferminze | Sägepalme
Rotulme | Johanniskraut |
Baldrian | Weide | Schafgarbe*

Kräuter, die das Qi stärken

Ren Shen | *Huang Qi* | *Bai Zhu* | *Dang Shen* | *Shan Yao* | *Ling Zhi* | *Da Zao* | *Zhi Gan Cao*

Das Qi ist die Lebensenergie, die für alle Umwandlungsprozesse des Körpers verantwortlich ist. Ein Qi-Mangel führt zu Symptomen wie Müdigkeit, Kreislaufschwäche, Kurzatmigkeit, Verdauungs- und Immunschwäche sowie zu geistiger Trägheit. Kräuter, die das Qi tonisieren, schmecken meist süß und wirken erwärmend. Dies erklärt den Heißhunger nach Süßigkeiten, wenn man müde und ausgelaugt ist. Man sollte Tonika nicht leichtfertig oder unnötig einnehmen, da sie bei Mißbrauch »Stagnation« verursachen.

REN SHEN

Panax ginseng

Ren Shen ist sehr kostspielig und sollte nur eingenommen werden, wenn es nötig ist, etwa zur Erholung nach schwerer Krankheit. Im Winter sind kurzfristig kleinere Dosierungen zu empfehlen, um das Qi zu stärken. Eines der wenigen Kräuter, das separat, als Tee oder in der Suppe, als Stärkungsmittel eingenommen wird, aber auch Bestandteil vieler Kräutermischungen ist.

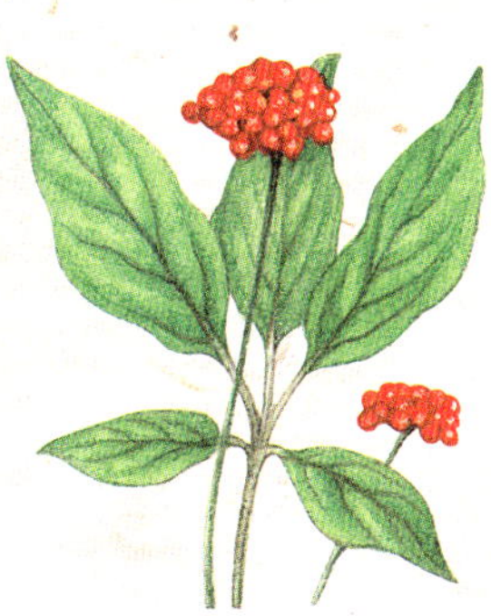

EIGENSCHAFTEN:
Süßer, etwas bitterer Geschmack; wärmende Energie.

ZIELMERIDIANE:
Lunge, Milz und Herz.

WIRKUNGEN:
- Füllt das Qi auf; bei Müdigkeit und Schwäche.
- Stärkt das Herz; gegen Schlaflosigkeit, Herzklopfen und Gedächtnisschwäche.
- Stärkt die Milz; gegen Appetitmangel, Durchfall.
- Stärkt die Lunge; gegen Kurzatmigkeit und trockenen Husten.

DOSIERUNG:
3–10 g pro Tag.

GEGENANZEIGEN: Hoher Blutdruck; Personen unter neunzehn Jahren; während einer Erkältung, Grippe oder Virusinfektion.

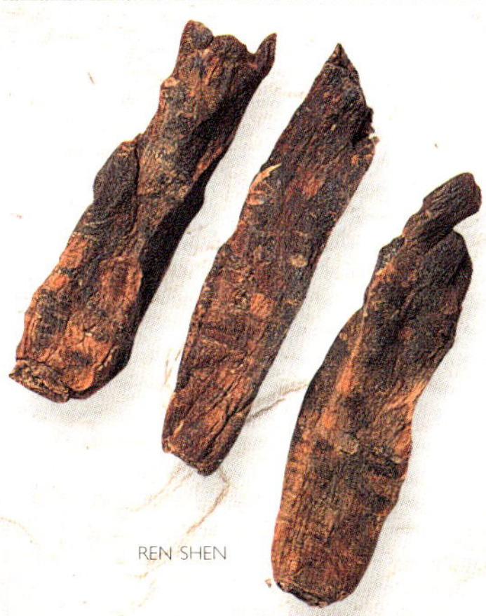

REN SHEN

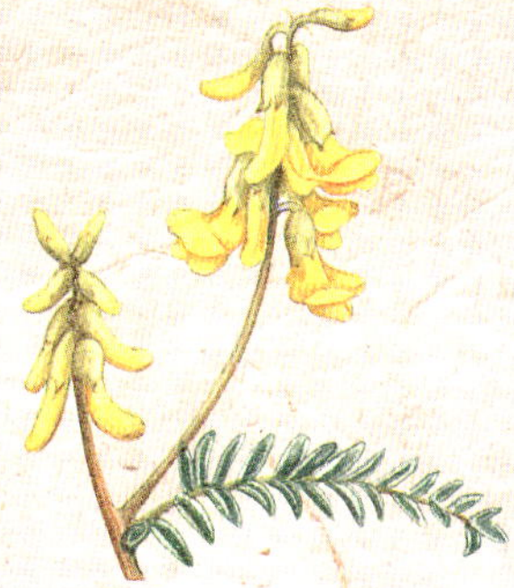

HUANG QI

Radix astragalus

Dieses Heilkraut stärkt das Immunsystem. Es ist vielseitig verwendbar und unbedenklich. Huang Qi ist sehr süß und schmeckt angenehm.

EIGENSCHAFTEN:
Süßer Geschmack, leicht wärmende Energie.

ZIELMERIDIANE:
Milz und Lunge.

WIRKUNGEN:
- Stärkt die Lunge; bei Anfälligkeit für Erkältungen, plötzlichen Schweißausbrüchen, Müdigkeit und Schwäche.
- Stärkt die Milz; gegen Durchfall, Müdigkeit und Schwäche, Gewichtsverlust, schlechte Wundheilung, Ödeme aufgrund eines Mangelzustands der Milz.

DOSIERUNG:
5–15 g pro Tag.

GEGENANZEIGEN: Hinweise auf einen Mangel.

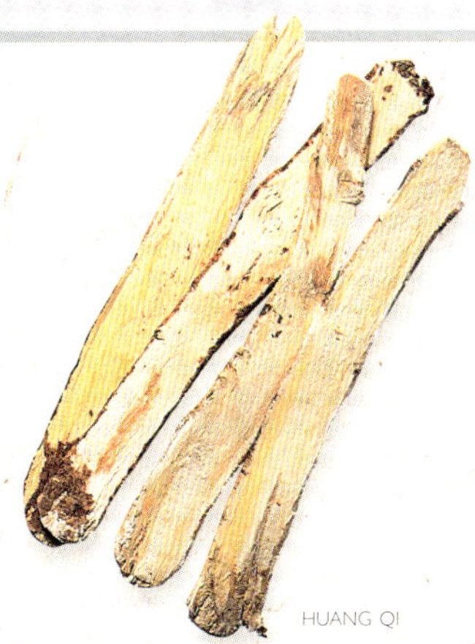

HUANG QI

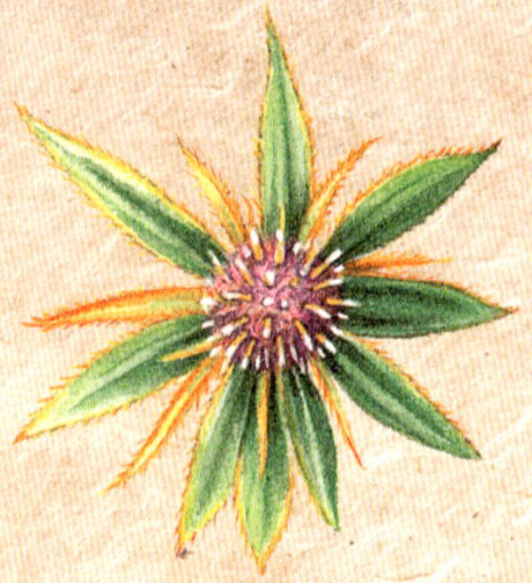

BAI ZHU

Atractylodes macrocephala

Bai Zhu wird bei vielen Erkrankungen der Verdauungsorgane verwendet. Es ist gut verträglich und neutral im Geschmack.

EIGENSCHAFTEN:
Süßer und bitterer Geschmack, wärmende Energie.

ZIELMERIDIANE:
Milz und Magen.

WIRKUNGEN:
- Stärkt Milz und Magen; wirkt appetitanregend, gegen Magenkrämpfe, chronischen Durchfall; stärkt das Immunsystem.
- Beseitigt Feuchtigkeit und Schleim, Ödeme, die auf einem Milz-Mangel beruhen, Schleim, der auf einen Milz- oder Lungen-Mangel zurückgeht.

DOSIERUNG:
3–12 g pro Tag.

GEGENANZEIGEN: Starker Durst, der auf Trockenheit oder Hitze beruht.

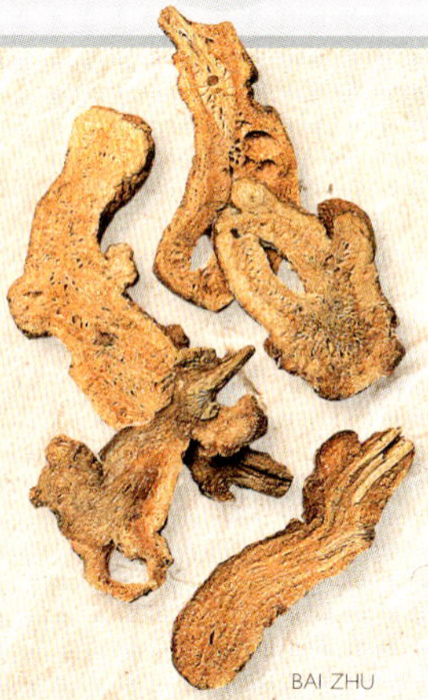

BAI ZHU

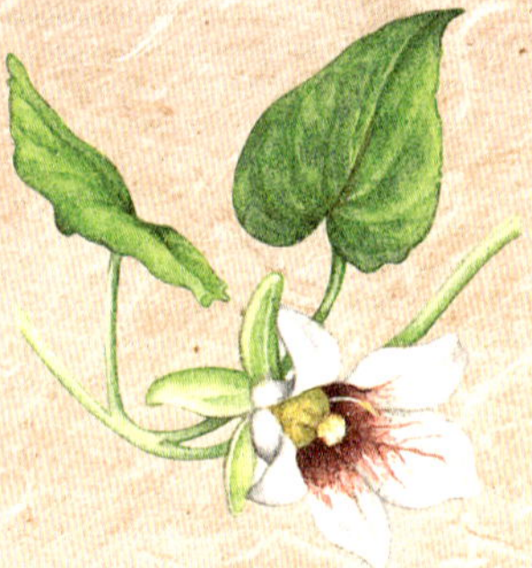

DANG SHEN

Codonopsis pilosula

Wie die meisten Qi-Stärkungsmittel schmeckt dieses Heilkraut eher süß und angenehm. Es wird in Fällen, bei denen die Stärke von Ginseng nicht erforderlich ist, häufig als Ersatz für Ginseng verwendet. Dang Shen ist wesentlich billiger als Ginseng.

EIGENSCHAFTEN:
Süßer Geschmack; wärmende bis neutrale Energie.

ZIELMERIDIANE:
Milz und Lunge.

WIRKUNGEN:
- Stärkt die Milz; gegen Gliederschwäche, Appetitmangel, weichen Stuhl, Blut-Mangel.
- Stärkt die Lunge; gegen Herzklopfen, Kurzatmigkeit und Durst.

DOSIERUNG:
9–15 g pro Tag.

GEGENANZEIGEN: Erkältung, Grippe oder Virusinfektion.

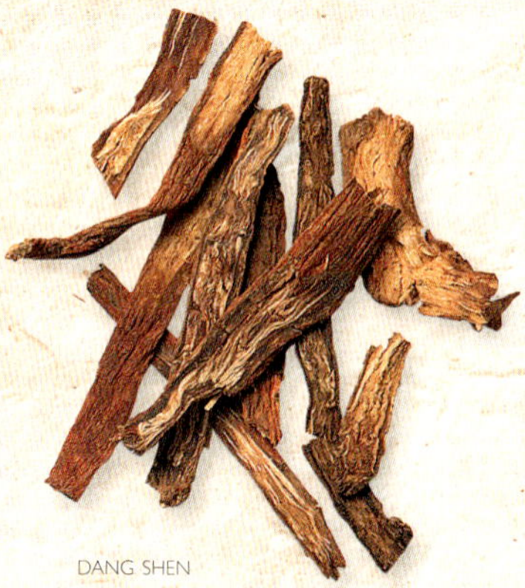

DANG SHEN

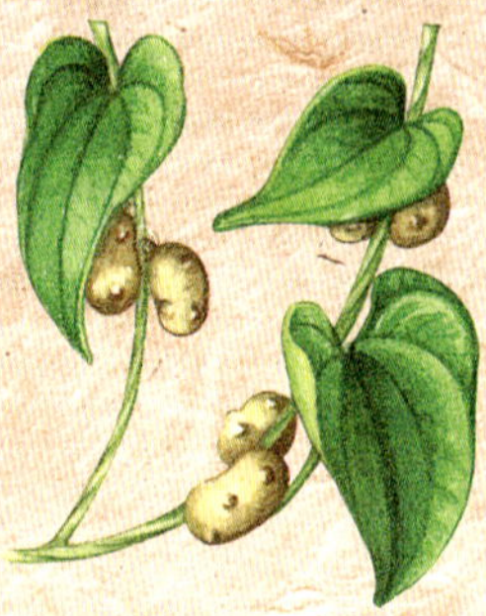

SHAN YAO

Dioscorea opposita

Dies ist die chinesische Yamswurzel. Shan Yao wirkt sowohl auf die Milz als auch auf die Nieren. Die Beeinflussung der Nieren erklärt die bekannte hormonelle Wirkung. Shan Yao ist neutral und wird daher von der Milz gut vertragen.

EIGENSCHAFTEN:
Süßer Geschmack, neutrale Energie.

ZIELMERIDIANE:
Milz, Lunge und Nieren.

WIRKUNGEN:
- Stärkt die Milz und den Magen, appetitanregend, gegen chronischen Durchfall und Ausfluß.
- Stärkt Lunge und Nieren; gegen trockenen Husten, Niesen, häufigen Harndrang, Bettnässen.

DOSIERUNG:
9–15 g pro Tag.

GEGENANZEIGEN: Fülle–Hitze und Giftstoffe im Körper.

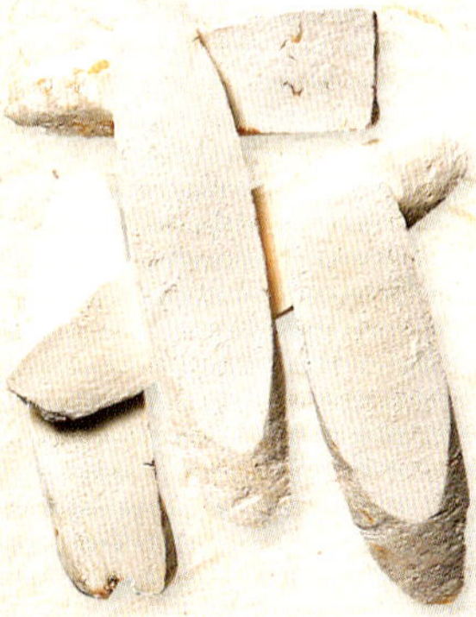

SHAN YAO

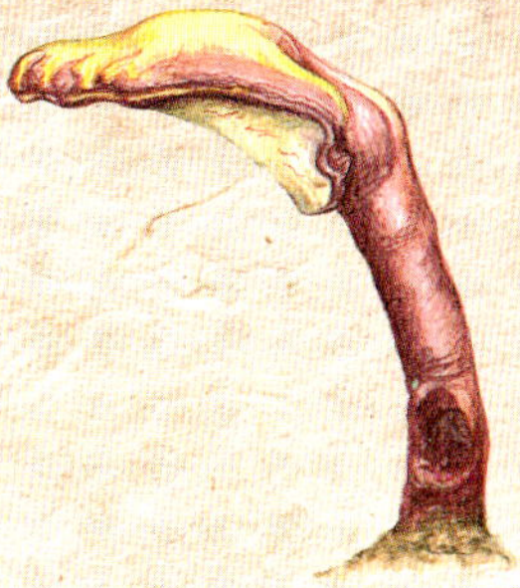

LING ZHI

Ganoderma lucidum

Ling Zhi ist einer der berühmten »magischen Pilze« der chinesischen Medizin und wird ähnlich wie Huang Qi zur Stimulierung des Immunsystems verwendet.

EIGENSCHAFTEN:
Süßer Geschmack; leicht wärmende Energie.

ZIELMERIDIANE:
Lunge, Herz, Milz, Leber und Nieren.

WIRKUNGEN:
- Beruhigt das Herz; bei Schlaflosigkeit, Herzklopfen, Benommenheit, Gedächtnisschwäche.
- Stärkt die Lunge; bei Kurzatmigkeit, Keuchen und chronischem Husten.
- Stärkt das Qi; gegen Erschöpfung und Schwächezustände.

DOSIERUNG:
3–15 g pro Tag.

GEGENANZEIGEN: Keine Hinweise auf einen Mangel.

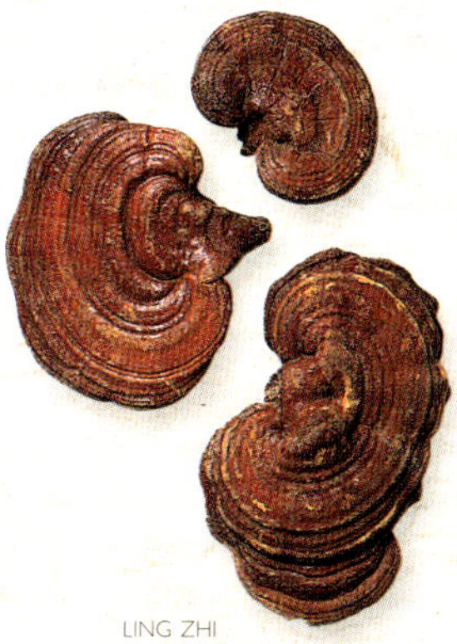

LING ZHI

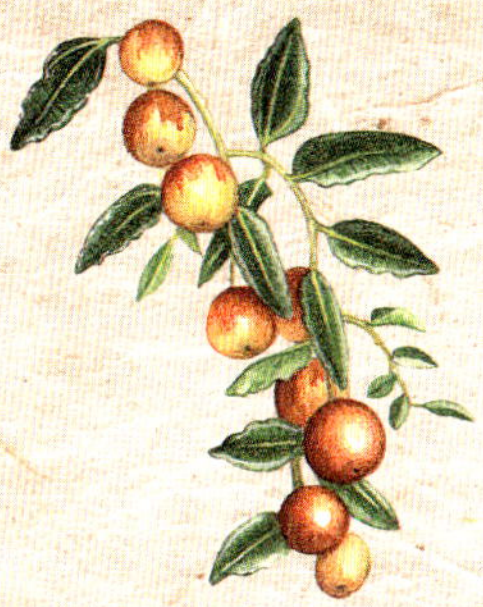

DA ZAO

Ziziphus jujuba

Da Zao ist die chinesische Dattel, die als Frucht genossen oder in Rezepturen verwendet wird. Datteln sind häufig Bestandteil von Rezepturen für Verdauungsprobleme, da sie angenehm schmecken und Kräutermischungen harmonisieren.

EIGENSCHAFTEN:
Süßer Geschmack und wärmende Energie.

ZIELMERIDIANE:
Milz und Magen.

WIRKUNGEN:
- Füllt Milz und Magen wieder auf; bei Müdigkeit, Appetitmangel, Blut-Mangel, Gewichtsverlust.

DOSIERUNG:
3–6 Früchte pro Tag.

GEGENANZEIGEN: Neigung zu Blähungen, Nahrungsmittelunverträglichkeit.

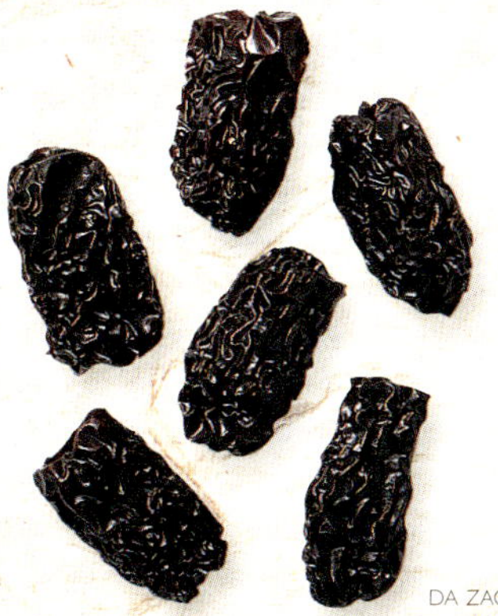

DA ZAO

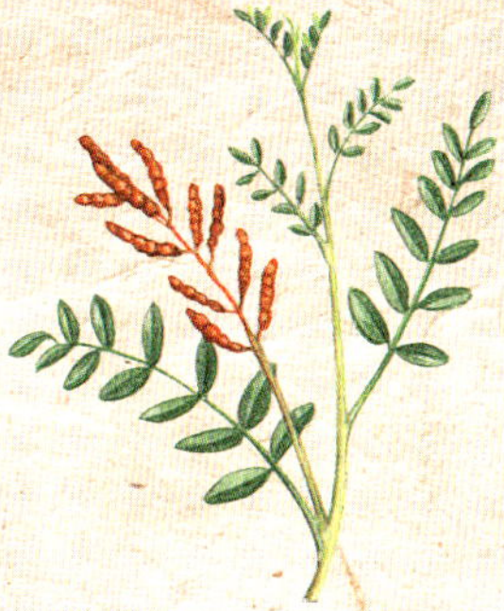

ZHI GAN CAO

Glycyrrhiza glabra

Zhi Gan Cao ist Süßholzwurzel, die mit Honig überbacken wird. Sie wirkt auffüllend und entgiftend. Zhi Gan Cao wird oft verwendet, um den Geschmack einer Kräutermischung zu verbessern oder um die medizinische Wirkung abzuschwächen.

EIGENSCHAFTEN:
Süßer Geschmack, wärmende Energie.

ZIELMERIDIANE:
Herz, Lunge, Milz und Magen.

WIRKUNGEN:
- Belebt das Herz; hilft gegen Herzklopfen.
- Stärkt die Milz; bei Schwächezuständen.
- Stärkt die Lunge; bei Husten und Keuchen.

DOSIERUNG:
2–9 g pro Tag.

GEGENANZEIGEN: Akute Blähungen.

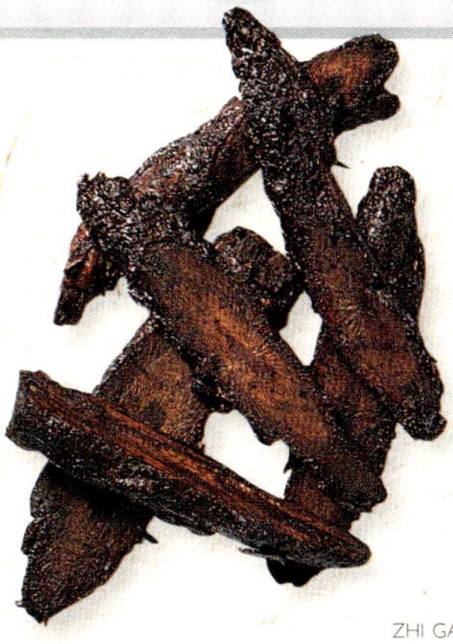

ZHI GAN CAO

Kräuter, die den Körper wärmen und das Yang stärken

Du Zhong | *Yi Zhi Ren* | *Gui Pi* | *Gui Zhi* | *Hui Xiang* | *Sheng Jiang* | *Hu Jiao* | *Hu Lu Ba* | *Ding Xiang* | *Wu Yao* | *Hu Tao Ren* | *Rou Dou Kou.*

Die Yang-Energie ist die Grundlage des Qi. Diese Kräuter wirken daher wärmender und tiefgreifender als jene, die das Qi stärken. Wie viele wärmende Kräuter finden sie auch in der Küche Verwendung, da sie den Geschmack verbessern und die Verdauung fördern. Bei einer Neigung zu Kälte oder zu Yang-Mangel sollte man sie vor allem in den Wintermonaten regelmäßig zum Kochen verwenden.

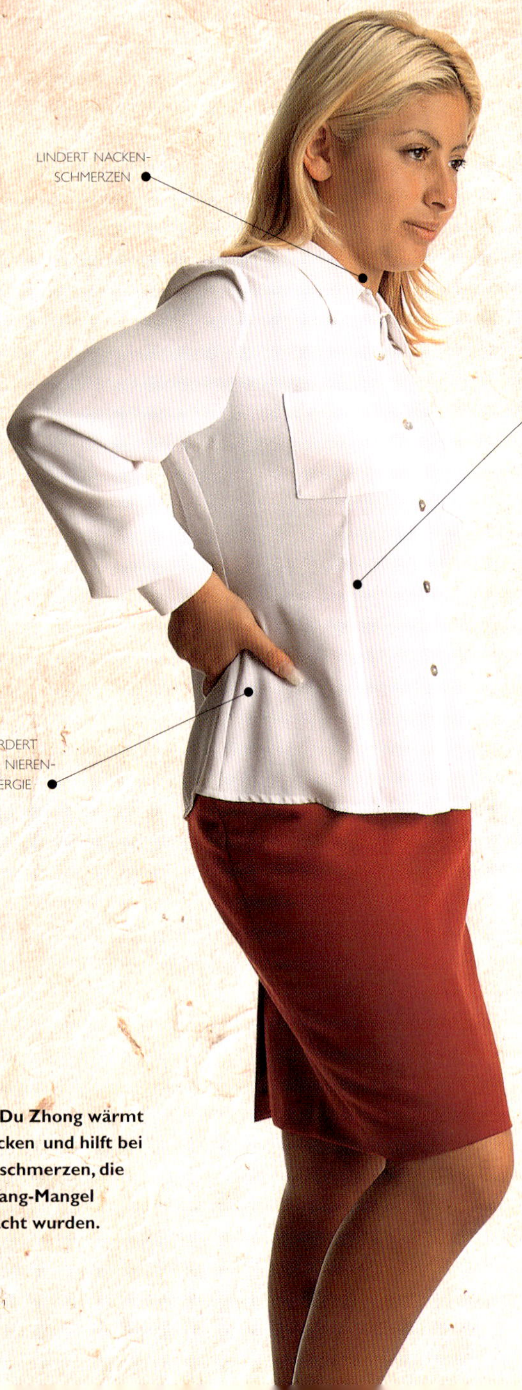
LINDERT NACKEN-SCHMERZEN
STÄRKT DIE LEBER
FÖRDERT DIE NIEREN-ENERGIE

RECHTS: **Du Zhong wärmt den Rücken und hilft bei Rückenschmerzen, die durch Yang-Mangel verursacht wurden.**

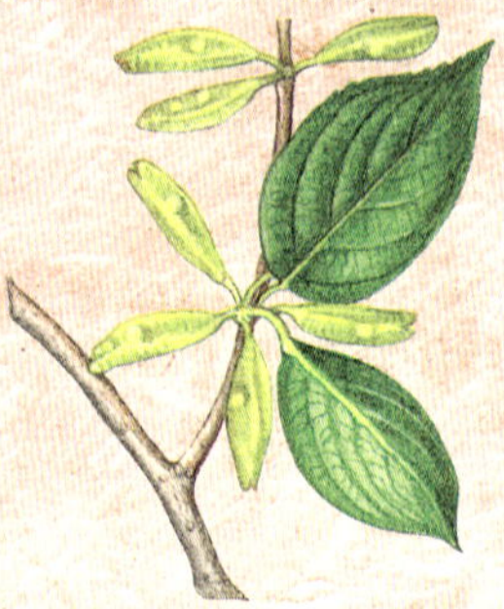

DU ZHONG

Eucommia ulmoides

Du Zhong ist eine Rinde. Vom Baum geschält, gleicht sie einer Schlangenhaut.

EIGENSCHAFTEN:
Süßer Geschmack und wärmende Energie.

ZIELMERIDIANE:
Leber und Niere.

WIRKUNGEN:
- Stärkt Leber und Nieren; bei Lendenschmerzen und Schwäche, schwachen Knien, häufigem Harndrang, Impotenz und drohender Fehlgeburt.

DOSIERUNG:
6–12 g pro Tag.

GEGENANZEIGEN: Deutlicher Yin-Mangel.

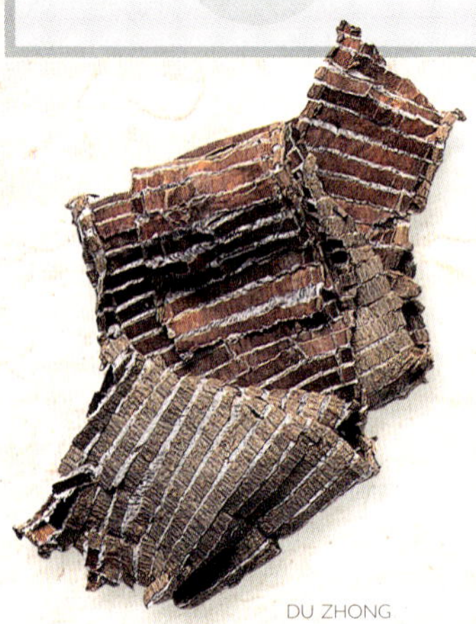

DU ZHONG

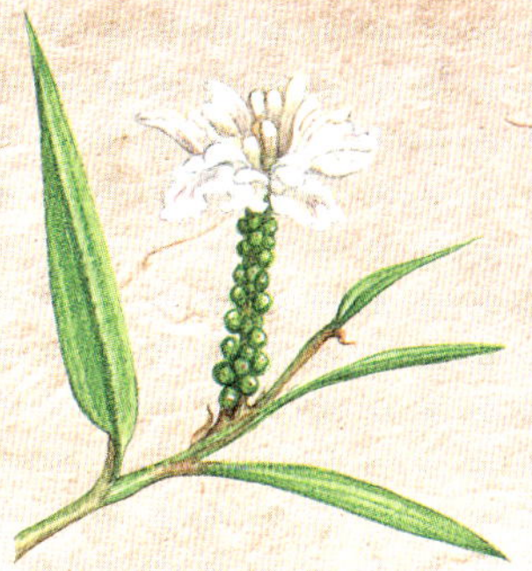

YI ZHI REN

Alpinia oxyphylla

Eine der vielen Kardamomsorten, die in der chinesischen Medizin verwendet werden. Sie wirkt hauptsächlich auf die Verdauung und den Wasserhaushalt. Vor dem Abkochen sollte man die Samenschale aufbrechen und die Samen kurz anrösten. Dadurch werden die wärmenden Eigenschaften verstärkt.

EIGENSCHAFTEN:
Scharf und wärmend.

ZIELMERIDIANE:
Milz und Nieren.

WIRKUNGEN:
- Wärmt die Nieren; bei häufigem oder nächtlichem Harndrang und Samenerguß.
- Erwärmt die Milz; bei Übelkeit, Durchfall und Appetitmangel.

DOSIERUNG:
3–9 g pro Tag.

GEGENANZEIGEN: Erbrechen oder Durchfall infolge von Hitze.

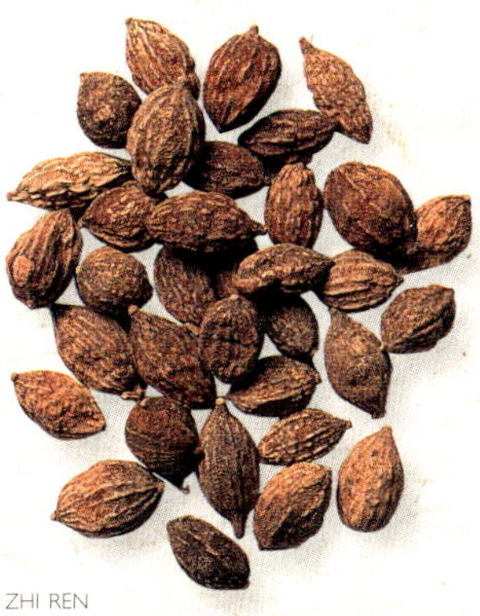

YI ZHI REN

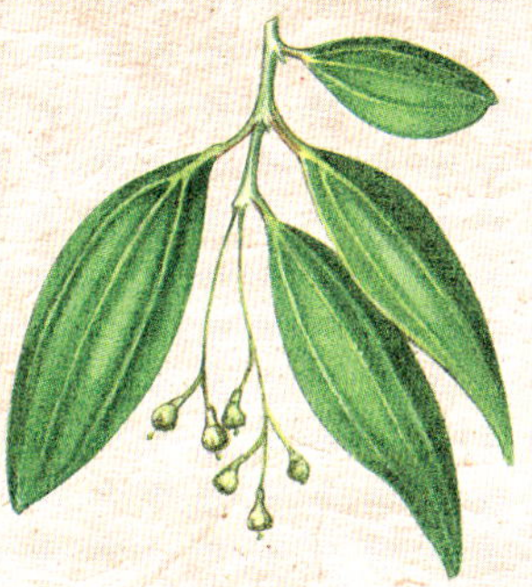

GUI PI

Cinnamomum cassia

Gui Pi ist Zimtrinde. Rou Gui, der vieatnamesische Zimt, ist am kostspieligsten. Gui Pi ist jedoch in den meisten Fällen geeigneter. Die Zimtrinde wird zerstoßen oder pulverisiert und nur während der letzten fünf Minuten der Kochzeit hinzugefügt, da sich sonst die Öle verflüchtigen.

EIGENSCHAFTEN:
Scharf und wärmend.

ZIELMERIDIANE:
Herz, Leber, Milz und Nieren.

WIRKUNGEN:
- Wärmt Milz und Magen; bei Verdauungsschwäche und Verdauungsschmerzen infolge von Kälte.
- Kräftigt das Blut und hilft bei Menstruationsschmerzen.

DOSIERUNG:
3–6 g pro Tag.

GEGENANZEIGEN: Deutlicher Yin-Mangel oder Hitze.

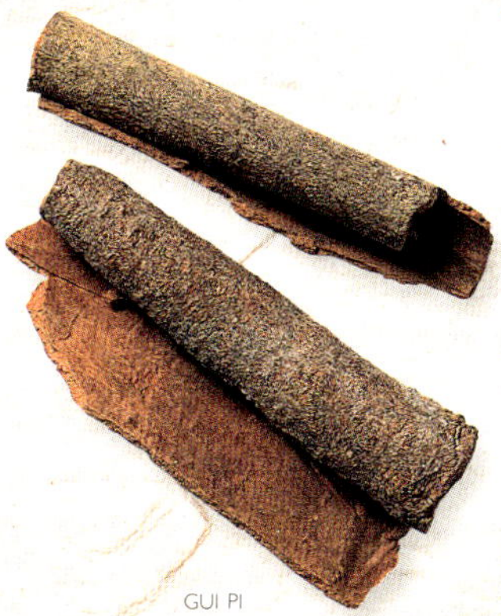

GUI PI

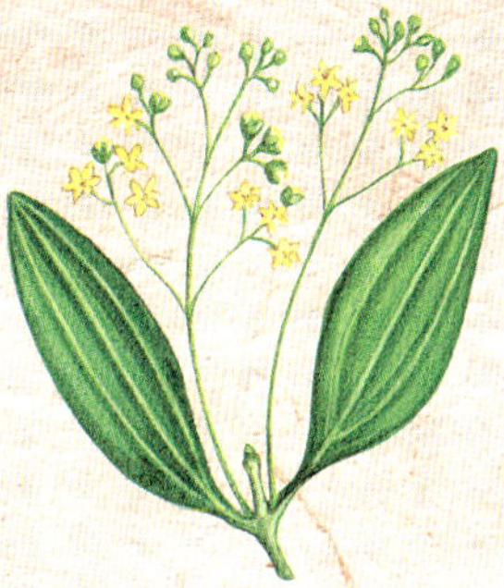

GUI ZHI

Cinnamomum cassia

Gui Zhi (Zimtzweig) hat Ähnlichkeit mit Gui Pui (Zimtrinde). Der Zimtzweig bewegt das Qi und das Blut und öffnet die Poren. Er ist nicht so empfindlich wie die Rinde, sollte aber nicht länger als fünfzehn Minuten gekocht werden.

EIGENSCHAFTEN:
Scharf, süß, wärmende Energie.

ZIELMERIDIANE:
Herz, Lunge und Blase.

WIRKUNGEN:
- Öffnet die Poren; bei Erkältung und Muskelschmerzen.
- Bewegt das Qi in der Brust; bei Brustschmerzen, Herzklopfen.
- Wärmt die Blutzirkulation; bei Arthritis und Gelenkschmerzen infolge von Kälte.
- Regt den Blutkreislauf an; hilft bei Menstruationsschmerzen.

DOSIERUNG:
3–10 g pro Tag.

GEGENANZEIGEN: Fieber oder Hitze.

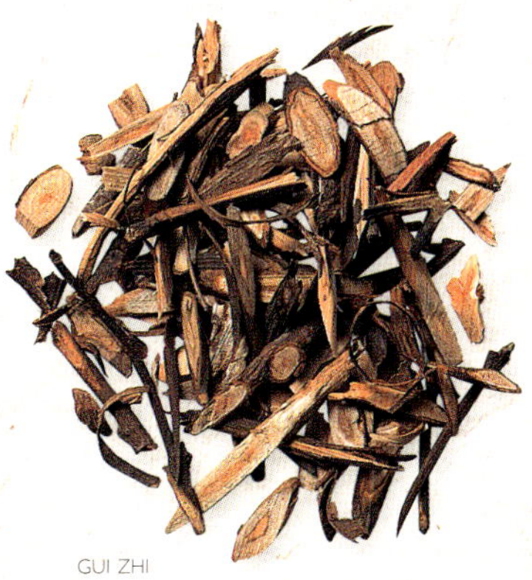

GUI ZHI

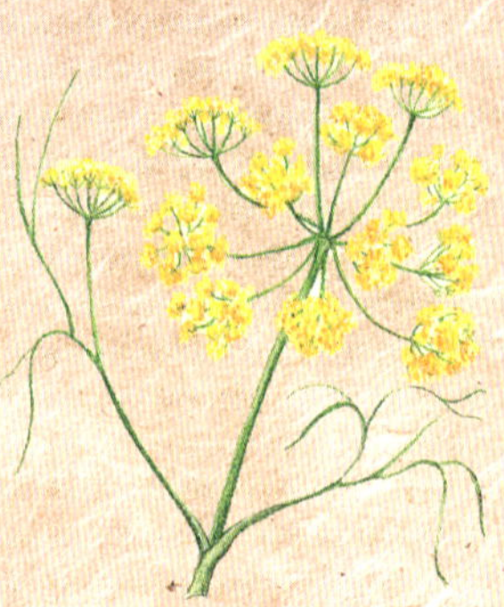

HUI XIANG

Foeniculum vulgare

Hui Xiang ist ein Fenchelsamen und wie viele Kräuter sowohl medizinisch als auch kulinarisch verwendbar. Nehmen Sie ihn zum Kochen, wenn er für Ihren Körpertyp geeignet ist.

EIGENSCHAFTEN:
Scharf und wärmend.

ZIELMERIDIANE:
Milz, Magen, Leber und Nieren.

WIRKUNGEN:
- Vertreibt Kälte; bei Bauchschmerzen und Blähungen infolge von Kälte; bei Menstruations- und Hodenschmerzen; Bruchschmerzen.
- Wärmt Milz und Magen; bei Verdauungsschwäche.

DOSIERUNG:
3–8 g pro Tag.

GEGENANZEIGEN: Yin-Mangel oder Hitze.

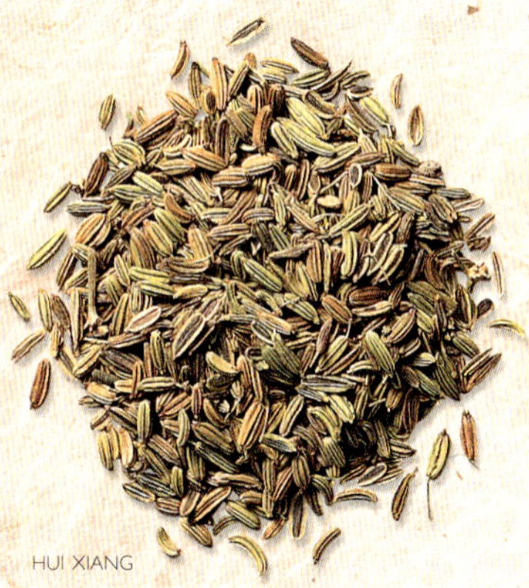

HUI XIANG

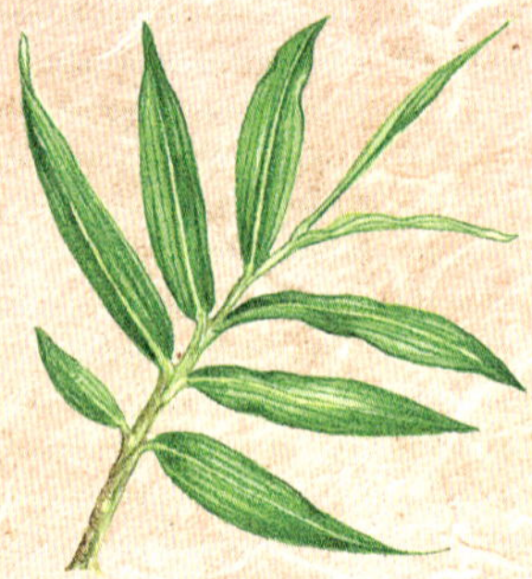

SHENG JIANG

Zingiber officinale

Sheng Jiang ist die frische Ingwerwurzel, deren Aroma aus dem Orient nicht wegzudenken ist. Man kann auch getrockneten Ingwer verwenden (die halbe Dosis). Der Tee ist ein ausgezeichnetes Hilfsmittel gegen Übelkeit.

EIGENSCHAFTEN:
Scharf und wärmend.

ZIELMERIDIANE:
Milz, Magen und Lunge.

WIRKUNGEN:
- Wärmt Milz und Magen; bei Übelkeit, Erbrechen und Verdauungsschwäche.
- Öffnet die Poren, wirkt schweißtreibend; bei Erkältung mit Husten und Nasenschleim.
- Vertreibt Kälte; bei Magenschmerzen infolge von Kälte.

DOSIERUNG:
3–10 g pro Tag.

GEGENANZEIGEN: Yin-Mangel oder Hitze.

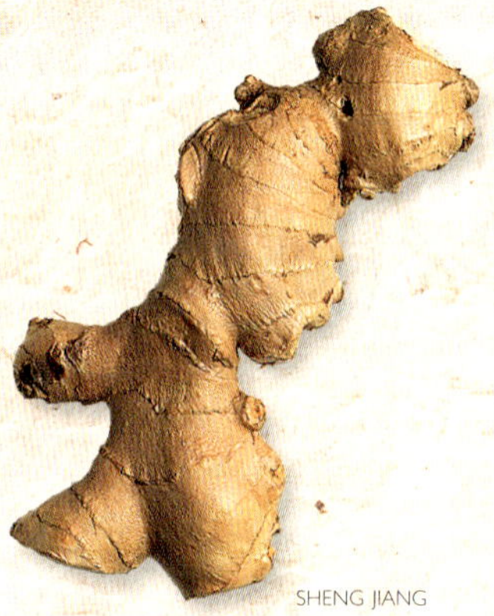

SHENG JIANG

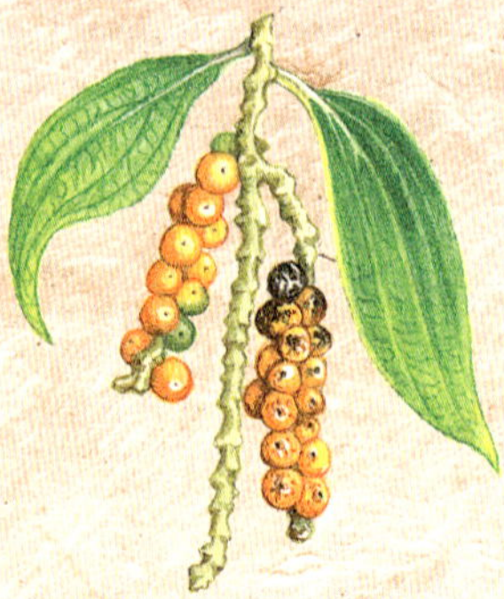

HU JIAO

Piper nigrum

Der schwarze Pfeffer wird aufgrund seines Geschmacks und seiner Schärfe seit jeher geschätzt. Schon eine kleine Menge facht das »Verdauungsfeuer« an. Der schwarze Pfeffer ist die unreife Frucht der Pflanze. Durch Verarbeitung entsteht weißer Pfeffer. Zu medizinischen Zwecken werden Pfefferkörner oder feingemahlener Pfeffer (nur die halbe Dosis) verwendet.

EIGENSCHAFTEN:
Scharf und wärmend.

ZIELMERIDIANE:
Magen, Milz und Dickdarm.

WIRKUNGEN:
- Wärmt Milz und Magen und vertreibt Kälte; bei Übelkeit, Erbrechen, Durchfall und Magenschmerzen infolge von Kälte.

DOSIERUNG:
1–4 g pro Tag.

GEGENANZEIGEN: Yin-Mangel in Verbindung mit Hitze.

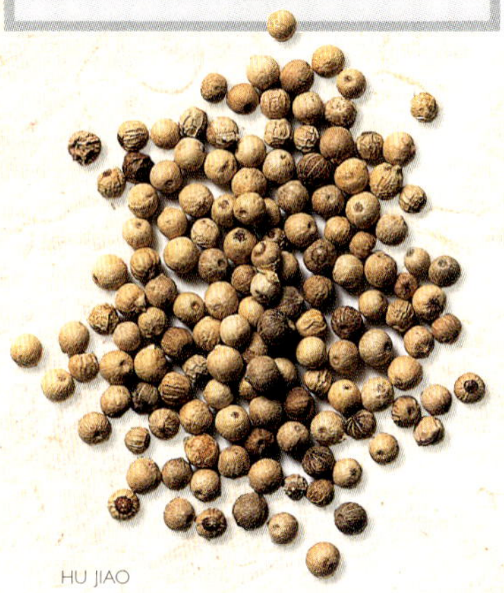

HU JIAO

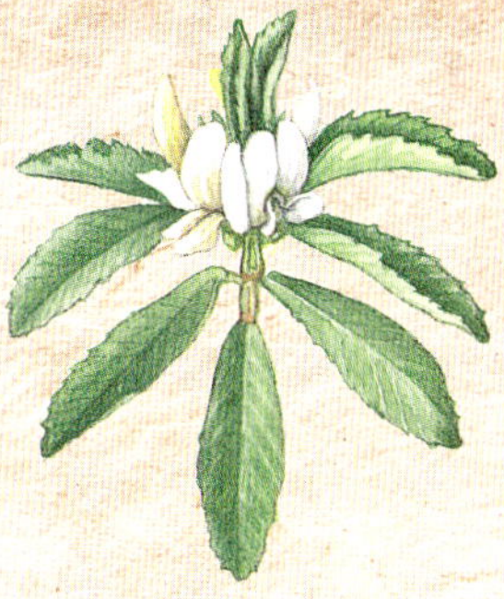

HU LU BA

Trigonella foenum-graecum

Hu Lu Ba oder Bockshornklee ist ein wärmendes Heilkraut, das sowohl kulinarisch als auch medizinisch verwendet wird. Es verbessert den Geschmack von Speisen und unterstützt die Verdauung. Der Bockshornklee wird in Asien und in Europa seit Tausenden von Jahren verwendet. Die Ägypter nahmen ihn zum Einbalsamieren.

EIGENSCHAFTEN:
Scharfer, eher bitterer Geschmack; wärmende Energie.

ZIELMERIDIDANE:
Nieren.

WIRKUNGEN:
- Wärmt die Nieren und vertreibt Kälte; hilft bei Bauch- oder Hodenschmerzen, die sich bei Kälte verschlimmern; bei Bruchschmerzen und Ödemen an den Beinen.

DOSIERUNG:
3–9 g pro Tag.

GEGENANZEIGEN: Yin-Mangel in Verbindung mit Hitze.

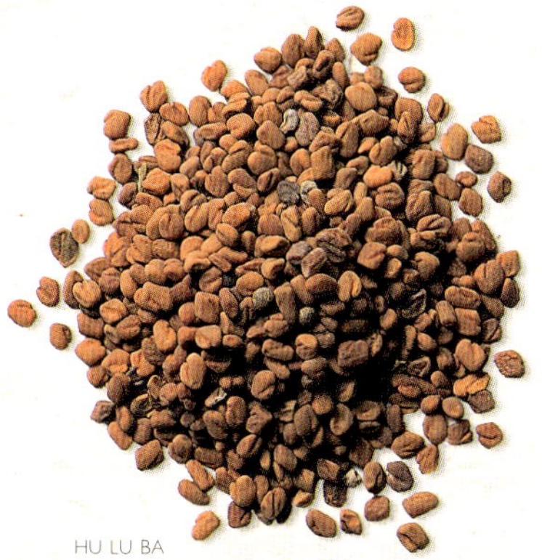

HU LU BA

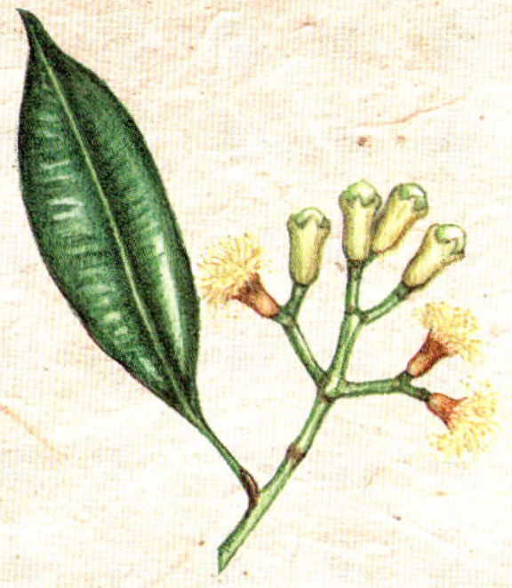

DING XIANG

Eugenia caryophyllata

Ding Xiang, die Gewürznelke, wird traditionell im Winter verwendet, um den Körper zu erwärmen.

EIGENSCHAFTEN:
Scharfer Geschmack; wärmende Energie.

ZIELMERIDIANE:
Milz, Magen und Nieren.

WIRKUNGEN:
- Wärmt Milz und Magen; bei Übelkeit, Erbrechen und Schluckauf durch Kälte.
- Wärmt die Nieren; bei Impotenz und Lendenschmerzen.

DOSIERUNG:
1–3 g pro Tag.

GEGENANZEIGEN: Symptome, die auf Hitze und Yin-Mangel verweisen.

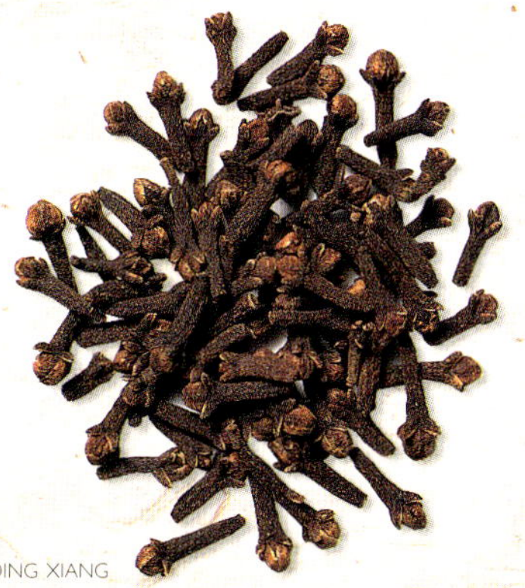

DING XIANG

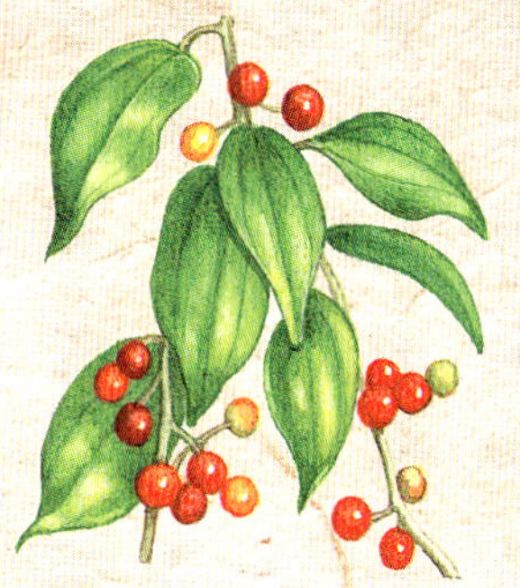

WU YAO

Lindera aggregata

Wu Yao ist sehr nützlich, weil es das Qi bewegt und gleichzeitig wärmende Eigenschaften besitzt.

EIGENSCHAFTEN:
Scharfer Geschmack, wärmende Energie.

ZIELMERIDIANE:
Milz, Magen, Nieren und Blase.

ANWENDUNGSBEREICHE:
- Wärmt die Nieren; bei häufigem oder nächtlichem Harndrang.
- Vertreibt Kälte; bei Menstruationsschmerzen infolge von Kälte.
- Wärmt die Milz; bei Bauchschmerzen und Blähungen durch Energieblockaden und Verdauungsproblemen durch Kälte.

DOSIERUNG:
3–12 g pro Tag.

GEGENANZEIGEN: Fülle – Hitze.

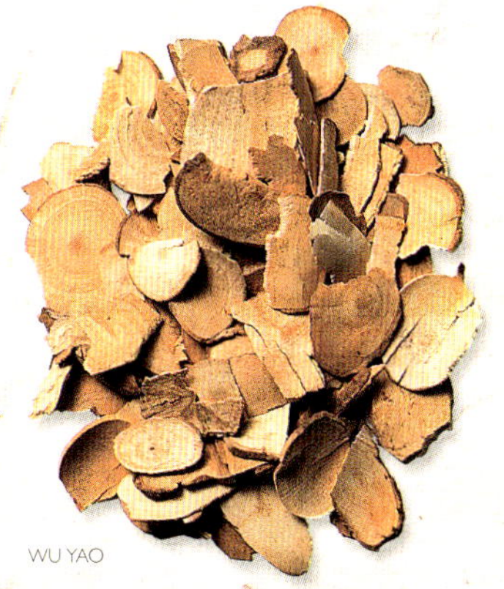

WU YAO

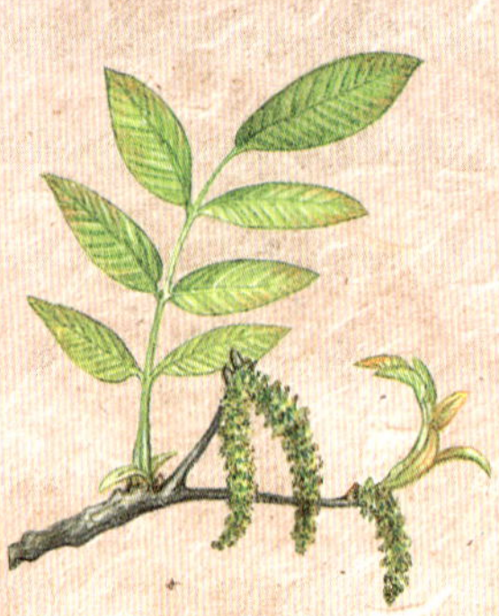

HU TAO REN

Juglans regia

Menschen, die eine Lungen- oder Nierenschwäche und gleichzeitig Kältesymptome haben, sollten regelmäßig Walnüsse essen.

EIGENSCHAFTEN:
Süßer Geschmack; wärmende Energie.

ZIELMERIDIANE:
Lunge, Nieren und Dickdarm.

WIRKUNGEN:
- Stärkt die Nieren; bei Lendenschmerzen, schwachen Knien und häufigem Harndrang.
- Stabilisiert die Lunge; bei Husten und Keuchen aufgrund von Kälte.
- Befeuchtet den Darm; bei Verstopfung durch Trockenheit.

DOSIERUNG:
9–20 g pro Tag.

GEGENANZEIGEN: Weicher Stuhl oder Hitze–Schleim.

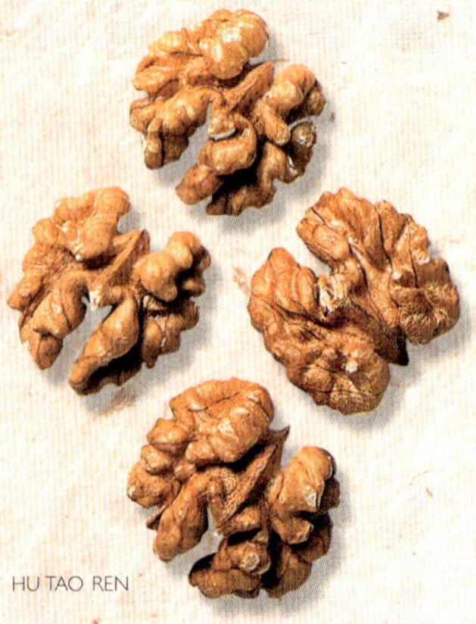

HU TAO REN

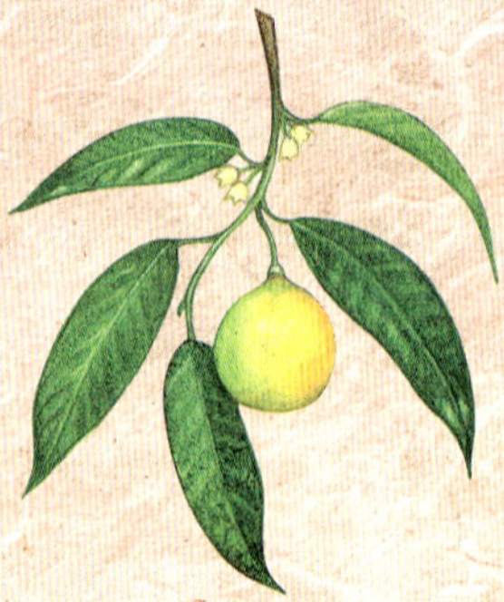

ROU DOU KOU

Semen myristica

Rou Dou Kou ist die gute alte Muskatnuß. Wie viele andere wärmende Gewürze wird sie im Winter gerne in der Küche verwendet. Die Muskatnuß stammt aus Indonesien. Man nimmt die Frucht der Pflanze. Halten Sie sich an die angegebene Dosierung: Muskat ist toxisch, bereits zwei Nüsse können tödlich wirken.

EIGENSCHAFTEN:
Scharfer Geschmack, wärmende Energie.

ZIELMERIDIANE:
Milz, Magen und Dickdarm.

WIRKUNGEN:
- Wärmt die Milz; bei chronisch weichem Stuhl.
- Wärmt den Magen; bei Übelkeit und Erbrechen infolge von Magen-Kälte und Schwäche.

DOSIERUNG:
3–6 g pro Tag.

GEGENANZEIGEN: Akuter Durchfall infolge einer Nahrungsmittelvergiftung. Die angegebene Dosierung einhalten!

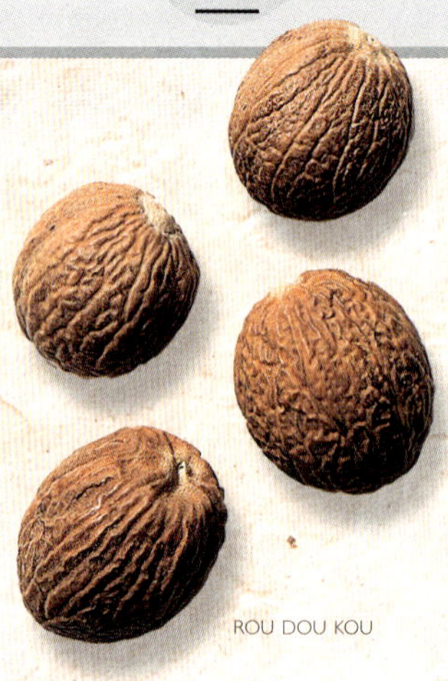

ROU DOU KOU

HEILMITTEL

SI SHEN WAN

Bu Gu Zi (Psoralea corylifolia) *9 g*
Wu Zhu Yu (Evodia rutaecarpa) *6 g*
Rou Dou Kou 6 g
Wu Wei Zi 6 g
Sheng Jiang 1 g
Da Zao 3 Stück

Diese traditionelle Rezeptur wärmt Nieren und Milz. Folgende Symptome zeigen eine Nieren- und Milz-Schwäche an: Durchfall am frühen Morgen (in China auch »Hahnenschrei-Durchfall« genannt); Kälte, Müdigkeit und eine allgemeine Schwäche, verbunden mit Appetitmangel, blasser Zunge und tiefem, langsamem Puls. Jujube-Beeren (Da Zao) werden Kräutermischungen oft hinzugefügt, um sie zu harmonisieren. Da die Herstellung der Pillen kompliziert ist, empfiehlt es sich, sie fertig zu kaufen.

- Dosierung: siehe Beipackzettel.

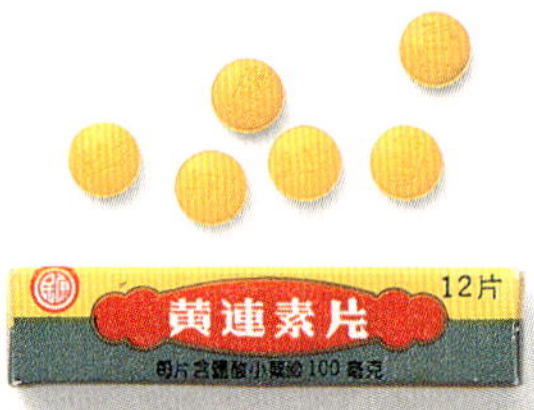

OBEN: **Patentrezepturen sind Fertigarzneien aus klassischen Kräutermischungen.**

Heilkräuter, die das Blut nähren

Dang Gui | *Shu Di Huang* | *He Shou Wu* | *Bai Shao Yao* | *Gou Qi Zi* | *Huo Ma Ren.*

Das Blut hat viele wichtige Aufgaben, wie die Regeneration des Gewebes, die Befeuchtung der Schleimhäute und die Kühlung des Körpers. Da es auch die Emotionen steuert, haben einige Kräuter dieser Kategorie beruhigende Eigenschaften. Durch die Kombination mit Kräutern, die den Geist beruhigen, wird diese Wirkung noch verstärkt. Kräuter für das Blut sind im allgemeinen schwer und klebrig und bisweilen schwer verdaulich. Vor allem Menschen, die zu Durchfall neigen, sollten sich vor einer Überdosierung hüten. Der Zustand des Blutes ist insbesondere für die Gesundheit der Frauen wichtig. Eine optimale Verfassung des Blutes beugt Problemen während Menstruation, Schwangerschaft und Menopause vor.

KRÄUTER FÜR DAS BLUT WERDEN OFT MIT KRÄUTERN, DIE DEN GEIST BERUHIGEN, KOMBINIERT.

UNTEN: **Der Zustand des Blutes ist für die Gesundheit und das emotionale Gleichgewicht von größter Bedeutung.**

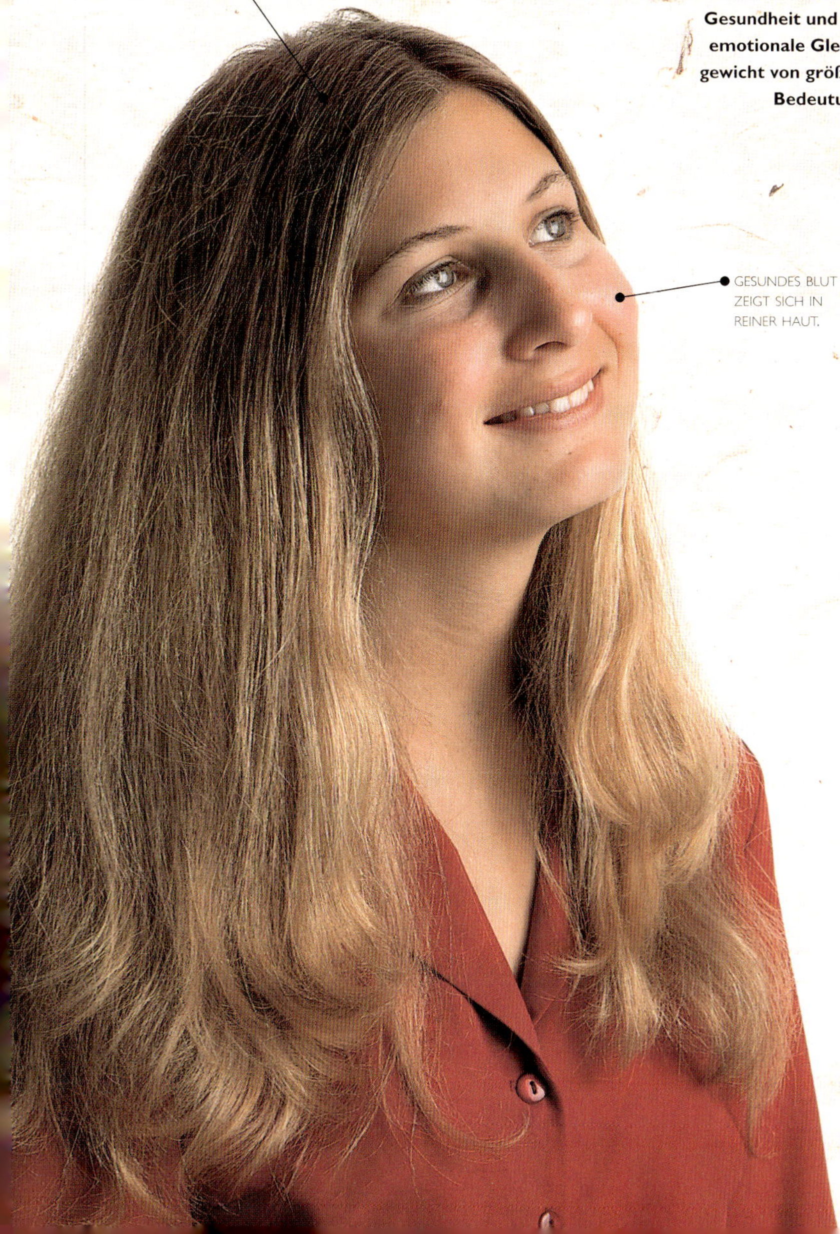

GESUNDES BLUT ZEIGT SICH IN REINER HAUT.

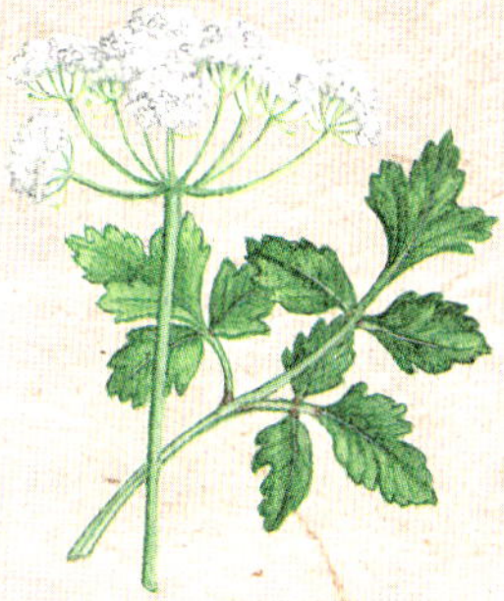

DANG GUI

Angelica sinensis

Die Engelwurz wird manchmal »Ginseng der Frauen« genannt und besonders wegen ihrer Wirkung auf das Blut, eine Substanz, die für Frauen von großer Bedeutung ist, geschätzt.

EIGENSCHAFTEN:
Süßer und scharfer Geschmack; wärmende Energie.

ZIELMERIDIANE:
Leber, Herz und Lunge.

WIRKUNGEN:
- Nährt das Blut; bei Menstruationsstörungen und Blut-Mangel.
- Kräftigt das Blut; gegen traumatische Schmerzen, Brust- und Gelenkschmerzen.
- Befeuchtet das Blut; bei Verstopfung infolge von Trockenheit, bei Trockenheit von Haut, Haaren oder Nägeln.

DOSIERUNG:
3–12 g pro Tag.

GEGENANZEIGEN: Durchfall.

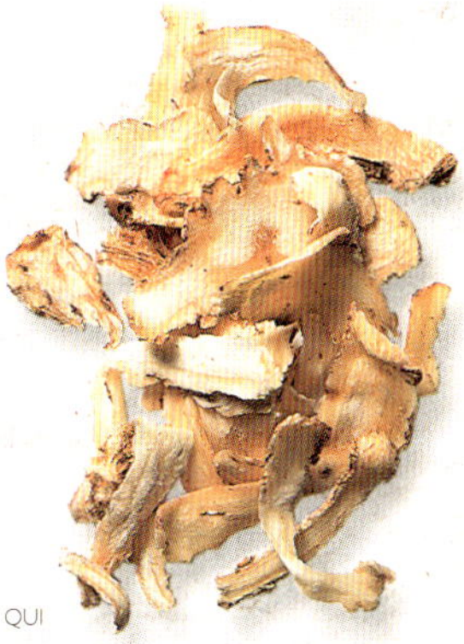

DANG QUI

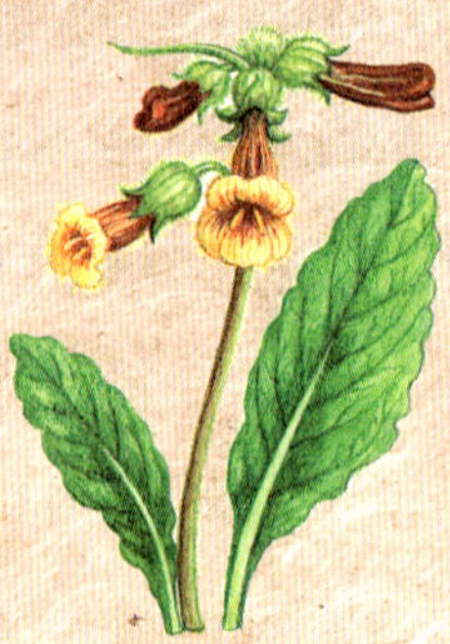

SHU DI HUANG

Rehmannia glutinosa

Shu Di Huang ist eine Fertigarznei aus dem Chinesischen Fingerhut, der neunmal jeweils neun Stunden lang gekocht wurde. Er sieht danach wie schwarzes Leder aus und färbt Wasser schwarz.

EIGENSCHAFTEN:
Süßlich, leicht wärmende Energie.

ZIELMERIDIANE:
Herz, Leber und Nieren.

WIRKUNGEN:
- Nährt das Blut; bei Blut-Mangel, der Schwindel, Herzklopfen oder das Ausbleiben der Periode verursachen kann.
- Nährt das Yin; bei Nachtschweiß und Hitzewallungen, trockener Haut, Lendenschmerzen, Unfruchtbarkeit und Impotenz.

DOSIERUNG:
9–20 g pro Tag.

GEGENANZEIGEN: Weicher Stuhl oder Appetitmangel.

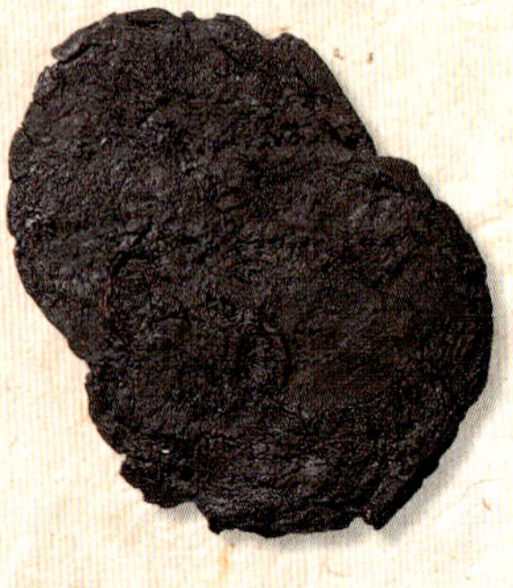

SHU DI HUANG

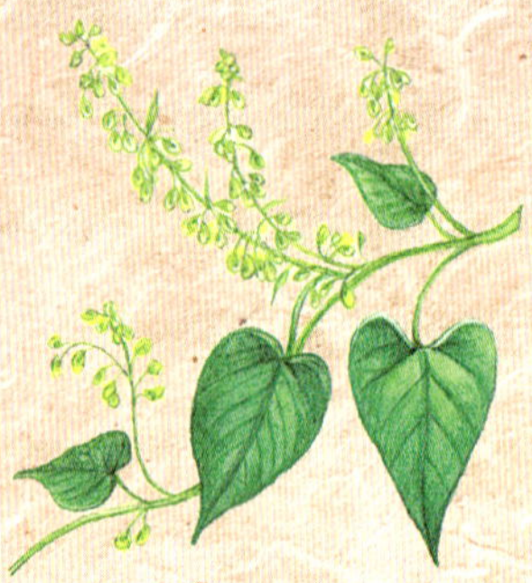

HE SHOU WU

Polygonum multiflorum

Der Name dieses Heilkrauts bedeutet »schwarzhaariger Herr Wu«. He Shou Wu wird geschätzt, weil es die Qualität der Haare verbessert. Ergrauendes Haar kann ein Hinweis auf Blut-Mangel oder schwache Nieren-Energie sein.

EIGENSCHAFTEN:
Süß und bitter, adstringierend, leicht wärmende Energie.

ZIELMERIDIANE:
Leber und Nieren.

WIRKUNGEN:
- Füllt Leber und Nieren wieder auf; bei ergrauendem Haar, trockener Haut, Knie- und Rückenschwäche.
- Wirkt befeuchtend; bei Verstopfung infolge von Trockenheit.

DOSIERUNG:
9–20 g pro Tag.

GEGENANZEIGEN: Starker Durchfall.

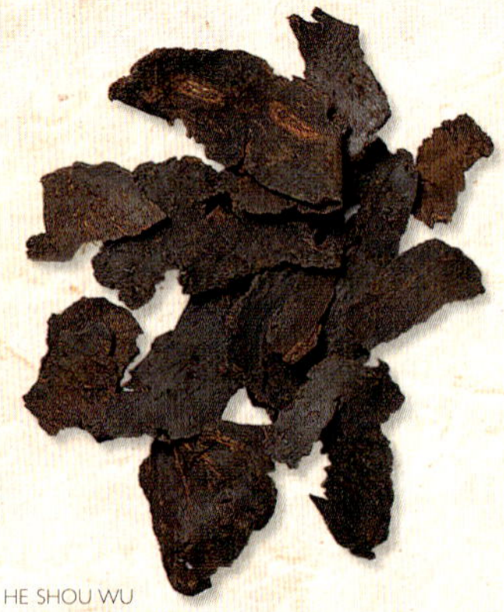

HE SHOU WU

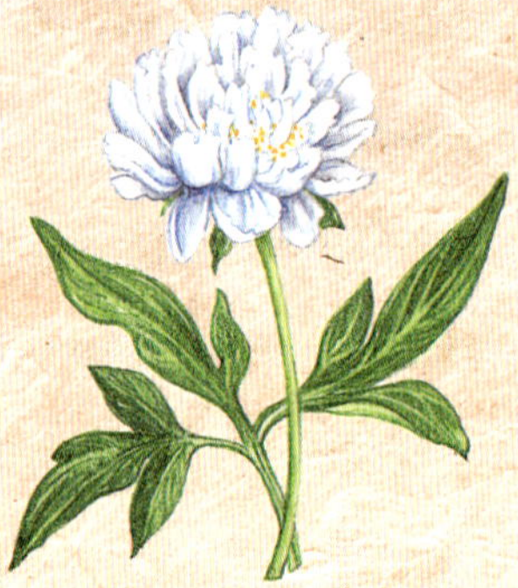

BAI SHAO YAO

Paeonia lactiflora

Bai Shao Yao ist ein Tonikum für das Blut, das häufig mit Dang Gui kombiniert wird, dessen säuerliche, kühlende Eigenschaften es ideal ergänzt.

EIGENSCHAFTEN:
Säuerlicher und bitterer Geschmack, kühlende Energie.

ZIELMERIDIANE:
Leber und Milz.

WIRKUNGEN:
- Beruhigt die Leber; bei Kopfschmerzen infolge eines Übermaßzustandes der Leber sowie Schwindel und Reizbarkeit.
- Nährt das Blut; bei Menstruationsproblemen.
- Entspannt Muskeln und Sehnen; bei Krämpfen.

DOSIERUNG:
9–18 g pro Tag.

GEGENANZEIGEN: Akute Bauchschmerzen infolge von Kälte.

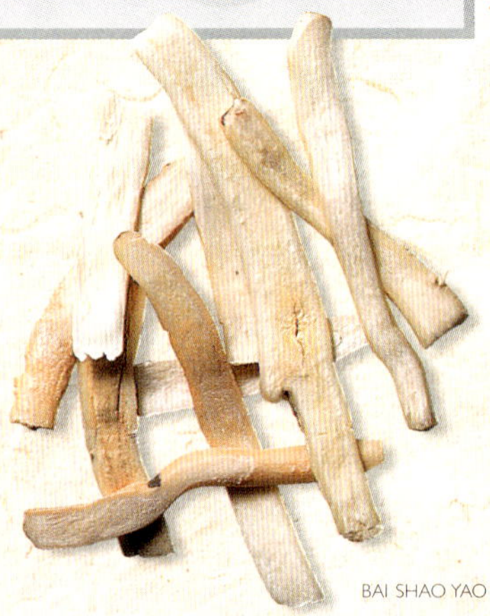

BAI SHAO YAO

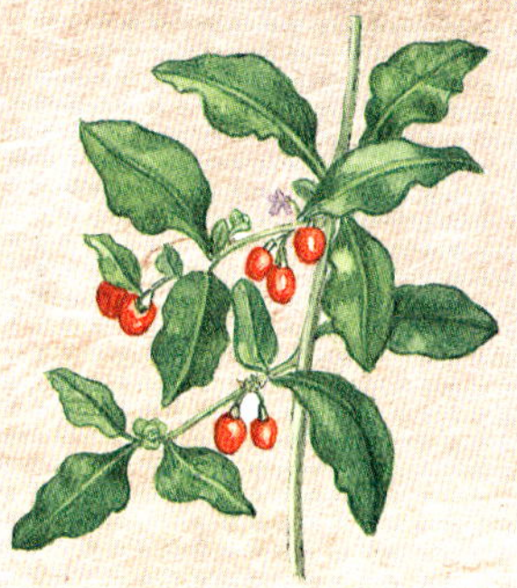

GOU QI ZI

Lycium barbarum

Diese kleine rote Frucht verbessert die Sehkraft.

EIGENSCHAFTEN:
Süßer Geschmack; neutrale Energie.

ZIELMERIDIANE:
Leber und Nieren.

WIRKUNGEN:
- Stärkt Leber und Nieren; bei Impotenz, Rücken- und Knieschwäche.
- Nährt das Blut; bei Sehschwäche und Schwindel.

DOSIERUNG:
6–15g pro Tag.

GEGENANZEIGEN: Starke Feuchtigkeit der Milz, die weichen Stuhl verursacht.

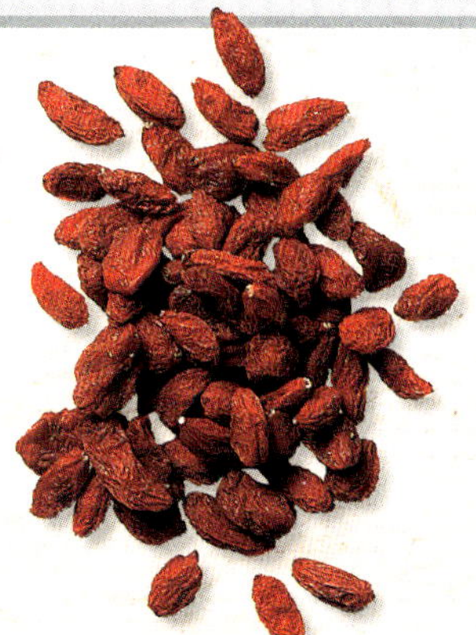

GOU QI ZI

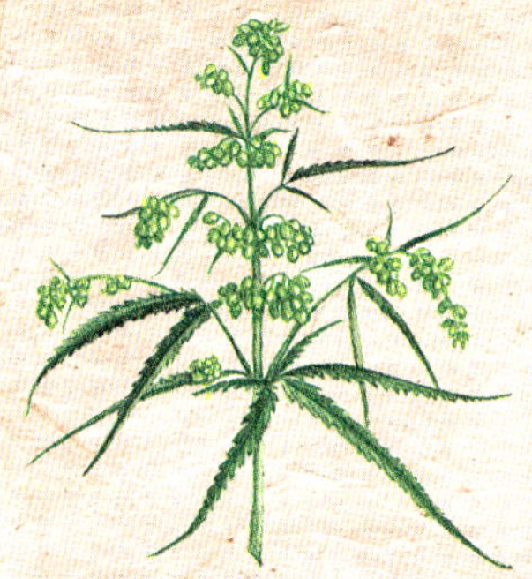

HUO MA REN

Cannabis sativa

Huo Ma Ren, der Hanfsamen, wird seit Tausenden von Jahren aufgrund seiner medizinischen Eigenschaften verwendet. Der Hanfsamen hat keine psychoaktive Wirkung, da er keine euphorisierende Substanz enthält. Hanfsamen wird oft mit Zi Ren kombiniert. Hanfsamenöl wird extern zum Befeuchten von sehr trockener Haut verwendet. Die Samen werden vor der Verwendung zerstoßen.

EIGENSCHAFTEN:
Süßer Geschmack, neutrale Energie.

ZIELMERIDIANE:
Milz, Magen und Dickdarm.

WIRKUNGEN:
- Befeuchtet den Darm; bei trockener Verstopfung (vor allem bei älteren Menschen)

DOSIERUNG:
9–15 g pro Tag.

GEGENANZEIGEN: Durchfall.

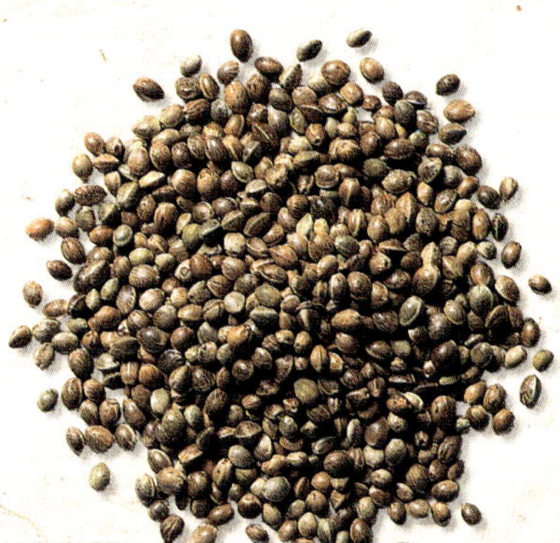

HUO MA REN

HEILMITTEL

MA ZI REN WAN
HANFSAMENPILLEN

Huo Ma Ren 20 g
Bai Shao 10 g
Xing Ren (Prunus armenica) 6 g
Zhi Shi (Citrus aurantium) 6 g
Da Huang 6 g
Hou Po (Magnolia officinalis) 6 g

Diese Pillen sind eine Patentrezeptur gegen Verstopfung bei älteren und geschwächten Menschen sowie gegen chronische Verstopfung und Hämorrhoiden. Sie sind in Apotheken, die chinesische Heilmittel führen, erhältlich. Die Mischung behebt trockene Hitze im Magen und im Darm, die durch Flüssigkeitsmangel entsteht, und hat daher kühlende und befeuchtende Eigenschaften. Die Betroffenen haben meist eine trockene Zunge mit gelblichem Belag.

- Gegenanzeige: Schwangerschaft.
- Dosierung: Laut Anweisung.

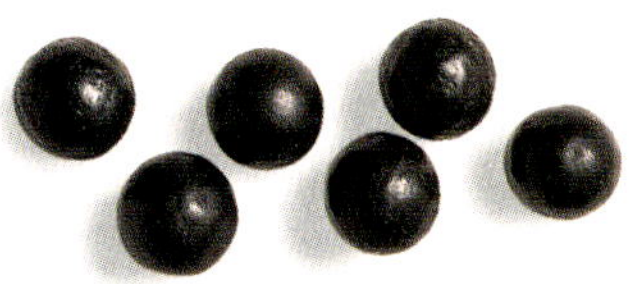

OBEN: **Diese Pillen gegen Verstopfung sind in Apotheken, die chinesische Heilmittel führen, erhältlich.**

Kräuter, die das Yin nähren

Mai Men Dong | *Yu Zhu* | *Xi Yang Shen* | *Bai He* | *Gou Qi Zi* *(siehe Seite 113)*
Shu Di Huang *(siehe Seite 112)*

Das Yin ist die Quelle des Blutes. Die folgenden Kräuter zeigen eine starke Wirkung auf die Organe, die das Blut produzieren. Yin-Kräuter haben eine kühlendere Wirkung als Blut-Kräuter und werden daher bei Leerer-Hitze infolge eines Yin-Mangels verwendet. Yin-Kräuter sind schwer verdaulich. Eine Überdosierung ist zu vermeiden, vor allem bei Personen, die zu Durchfall neigen.

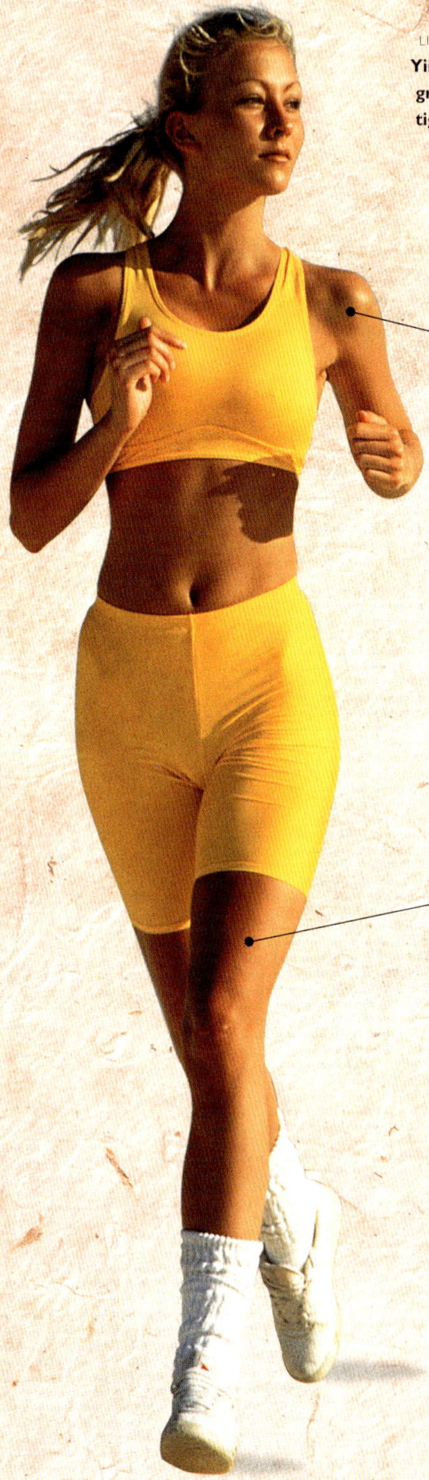
LUNGEN-MERIDIAN
MANCHE KRÄUTER, DIE DAS YIN NÄHREN, WIE ETWA GOU QI ZI UND SHU DI HUANG, TONISIEREN AUCH DAS BLUT.

LINKS: **Kräuter, die das Yin nähren, wirken tiefgreifend. Sie sind kräftigend und verbessern die Konstitution.**

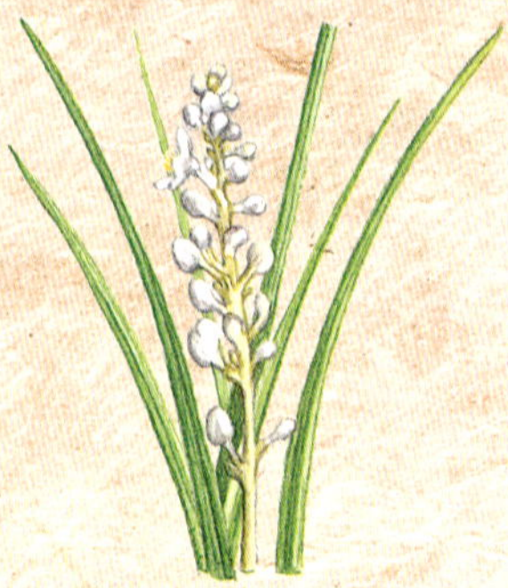

MAI MEN DONG

Ophiopogon japonicus

Mai Men Dong wirkt auf das Blut und die Körperflüssigkeiten. Die Qualität läßt sich feststellen, indem man die Biegsamkeit prüft. Es sollte nicht brechen und sich feucht anfühlen.

EIGENSCHAFTEN:
Süßer und leicht bitterer Geschmack; kühlende Energie.

ZIELMERIDIANE:
Herz, Lunge und Magen.

WIRKUNGEN:
- Reichert die Körperflüssigkeiten an; bei trockenem Hals, Durst und trockener Verstopfung.
- Befeuchtet die Lunge; bei trockenem Husten.
- Nährt das Herz; bei Schlaflosigkeit, Herzklopfen und Angst.

DOSIERUNG:
6–12 g pro Tag.

GEGENANZEIGEN: Mangelerscheinung der Milz, die weichen Stuhl verursacht.

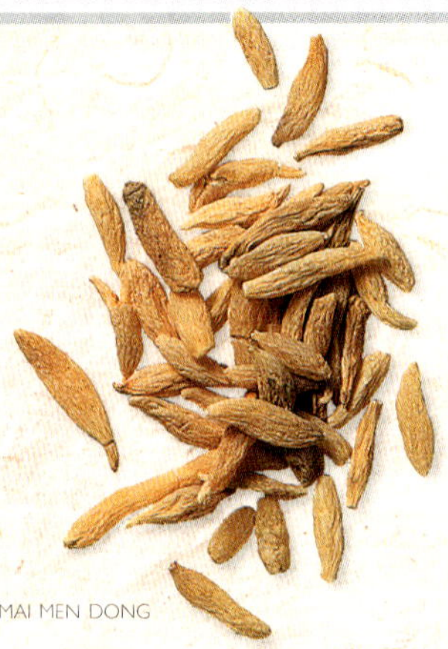

MAI MEN DONG

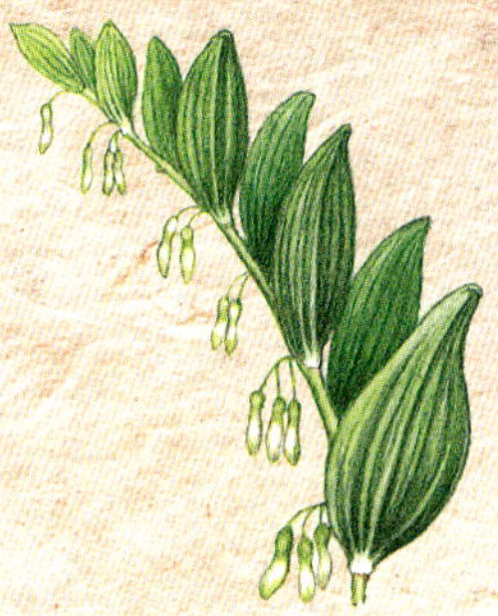

YU ZHU

Polygonatum odoratum

Yu Zhu wird oft in Kombination mit Mai Men Dong verwendet, da es dessen Wirkung verstärkt. Es zeigt keine Wirkung auf die Nieren.

EIGENSCHAFTEN:
Süßer Geschmack; kühlende Energie.

ZIELMERIDIANE:
Lunge und Magen.

WIRKUNGEN:
- Reichert die Lungen- und Magenflüssigkeiten an; gegen trockenen Husten, Durst und Hunger.

DOSIERUNG:
9–15 g pro Tag.

GEGENANZEIGEN: Blähungen im Oberbauch.

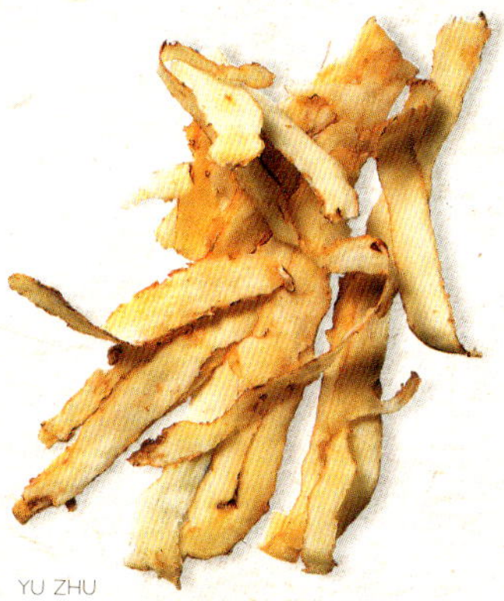

YU ZHU

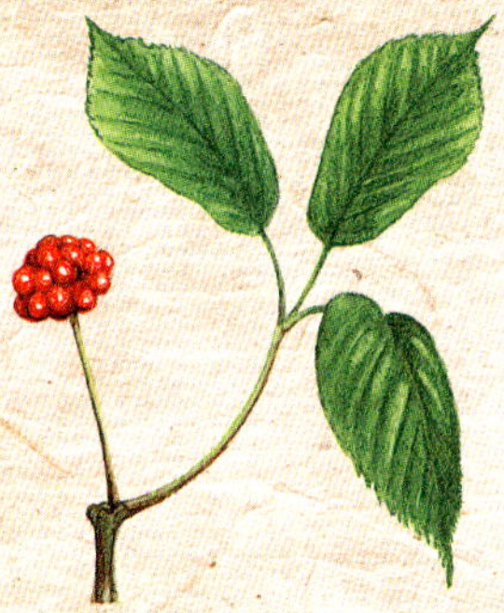

XI YANG SHEN

Panax quinquefolius

Xi Yang Shen, der amerikanische Ginseng, hat ähnliche Eigenschaften wie der chinesische Ginseng (Ren Shen), aber keine wärmende Wirkung. Dadurch wird sein positiver Einfluß auf das Yin und die Körperflüssigkeiten verstärkt. Er ist noch kostspieliger als Ren Shen.

EIGENSCHAFTEN:
Süßer und etwas bitterer Geschmack; kühlende Energie.

ZIELMERIDIANE:
Herz, Lunge und Nieren.

WIRKUNGEN:
- Nährt das Yin und beseitigt Hitze; bei Nachtschweiß und nachmittäglichen Hitzewallungen.
- Befeuchtet die Lunge; bei chronischem Husten infolge eines Mangels in der Lunge.
- Unterstützt die Genesung.

DOSIERUNG:
3–6 g pro Tag.

GEGENANZEIGEN: Verdauungsschwäche.

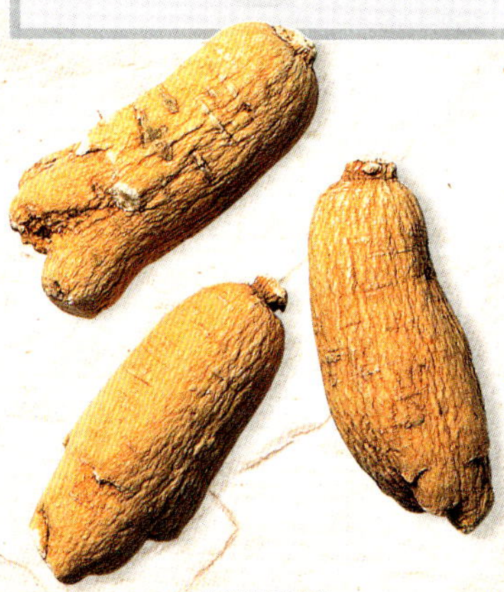

XI YANG SHEN

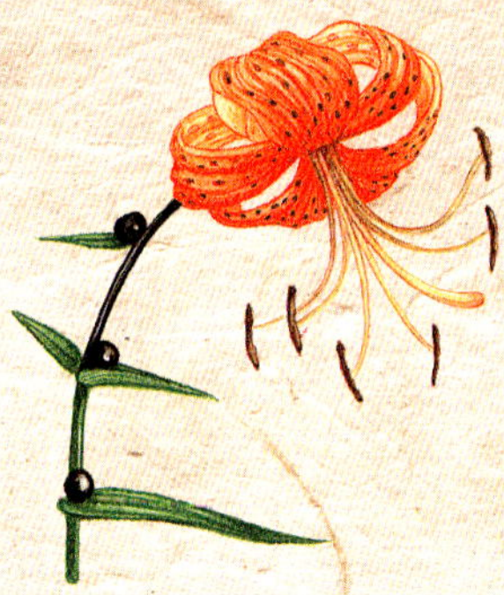

BAI HE

Lilium lancifolium

Bai He wird in Kombination mit anderen Kräutern zur Behandlung der Lunge verwendet.

EIGENSCHAFTEN:
Süßer Geschmack; kühlende Energie.

ZIELMERIDIANE:
Herz und Lunge.

WIRKUNGEN:
- Nährt die Lunge; bei Husten infolge von Leerer-Hitze; bei unterdrücktem Kummer oder Traurigkeit.
- Beruhigt Herz und Gemüt und reduziert Ängste.

DOSIERUNG:
9–15 g pro Tag.

GEGENANZEIGEN: Husten infolge von kaltem Schleim.

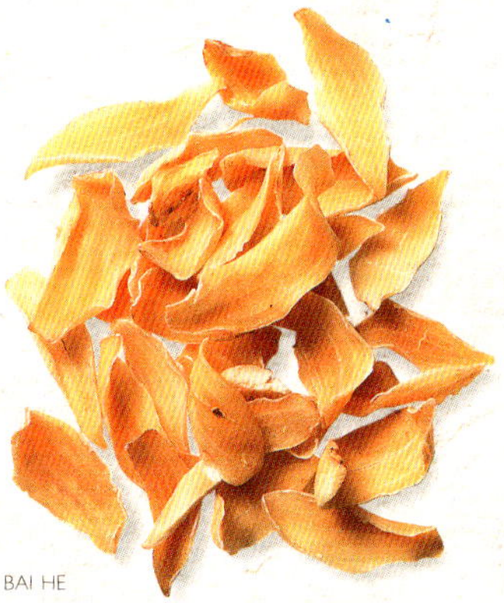

BAI HE

HEILMITTEL

YI WEI TANG

Sha Shen (Glennia littoralis) *6 g*
Mai Men Dong 6 g
Sheng Di Huang 9 g
Yu Zhu (Polygonatum odoratum) *6 g*
Bing Tang (Kandiszucker) nach Belieben

Diese Abkochung (Zubereitung siehe *Seite 100*) für den Magen füllt das Yin auf, wenn die Körperflüssigkeiten infolge von Fieber oder Grippe erschöpft sind oder ein Übermaß an Leberfeuer existiert. Typische Symptome sind: trockener Mund, Erbrechen, Bauchschmerzen und trockener, harter Stuhl. Die Zunge ist rot, trocken und hat einen dünnen Belag; der Puls ist schnell.

• Dosierung: Ergibt eine Dosis; Einnahme: Bis zu drei Dosen pro Tag.

PING WEI WAN

Cang Zhu 6 g
Huo Po (Magnolia officinalis) *6 g*
Chen Pi 3 g
Gan Cao 3 g
Sheng Jiang 1 g
Da Zao 3 Stück

Dieses neutralisierende Pulver für den Magen wird bei übermäßiger Hitze in der Milz oder im Magen mit Symptomen wie Blähungen, Appetitverlust, Erbrechen, Darmwinde, säuerliches Erbrechen und Durchfall verwendet. Die Mischung vertreibt Feuchtigkeit und reguliert die Zirkulation des Magen-Qi. Die Rezeptur wird oft durch die Zugabe ähnlich wirkender Kräuter abgewandelt. Bei Magenverstimmung werden beispielsweise When Qu und Mai Ya hinzugefügt.

• Dosierung: Ergibt eine Dosis; Einnahme: Ein- bis dreimal täglich.

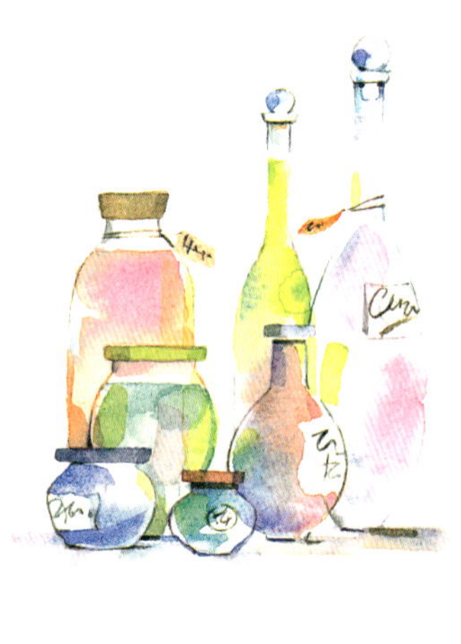

UNTEN: **Ein Kräuteraufguß hilft bei vielen Problemen. Pu Gong Yin wirkt gegen Hautprobleme, Mei Gui Hua beruhigt den Geist.**

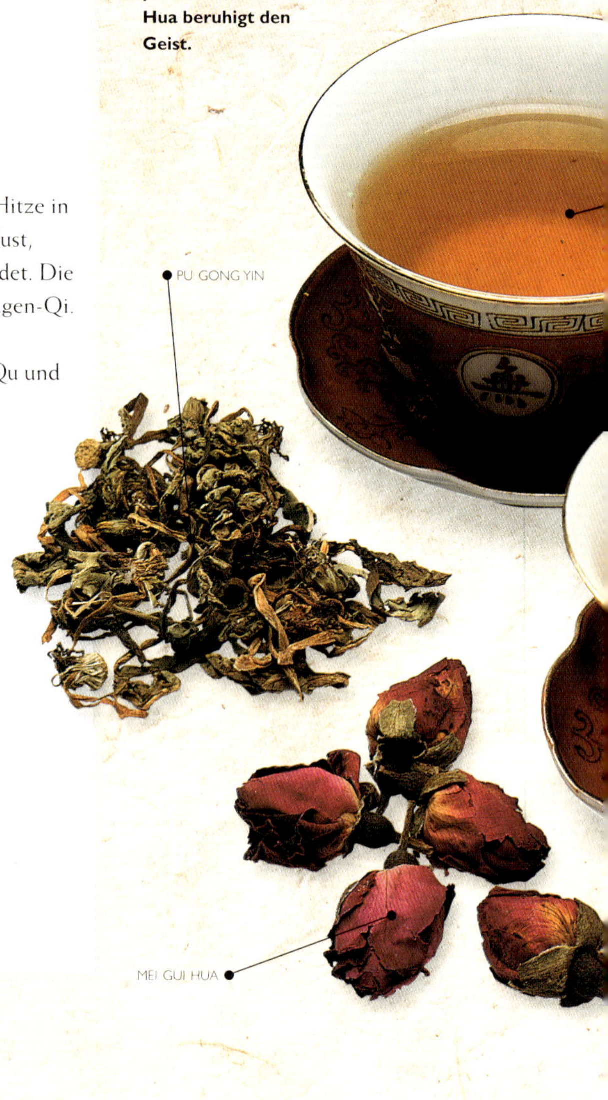

Kräuter für das Verdauungssystem

Chen Pi | Shan Zha | Mai Ya | Gu Ya | Shen Qu

Verdauungsschwäche, die zu Nahrungsmittelempfindlichkeit oder -unverträglichkeit führt, ist ein verbreitetes Phänomen. Zwei mutmaßliche Auslöser sind die allgemeine Umweltverschmutzung und Pestizide. Die folgenden Kräuter helfen bei Symptomen wie Blähungen, Müdigkeit nach dem Essen, Rumoren in den Gedärmen, Übelkeit, Appetitmangel und Darmträgheit.

CHEN PI

Citrus reticulata

Chen Pi ist eine Tangerinenschale. Während das Fruchtfleisch von Orangen und Tangerinen angeblich Schleim hervorruft und die Verdauung beeinträchtigt, hat die Schale interessanterweise eine günstige Wirkung. Chen Pi verstärkt die Wirkung anderer Kräutern, die Schleim beseitigen.

EIGENSCHAFTEN:
Scharfer und bitterer Geschmack; wärmende Energie.

ZIELMERIDIANE:
Lunge und Milz.

WIRKUNGEN:
- Reguliert die Verdauung; bei Blähungen, Aufstoßen, Übelkeit und Erbrechen.
- Beseitigt Schleim; bei Husten mit reichlichem Schleim.

DOSIERUNG:
3–9 g pro Tag.

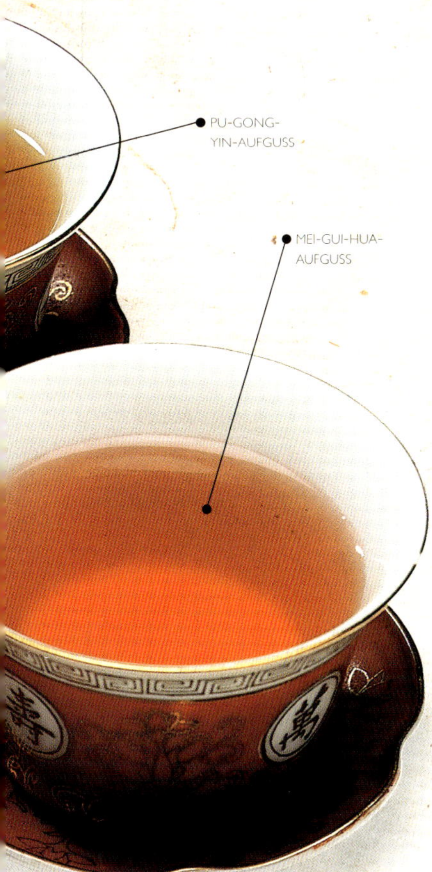

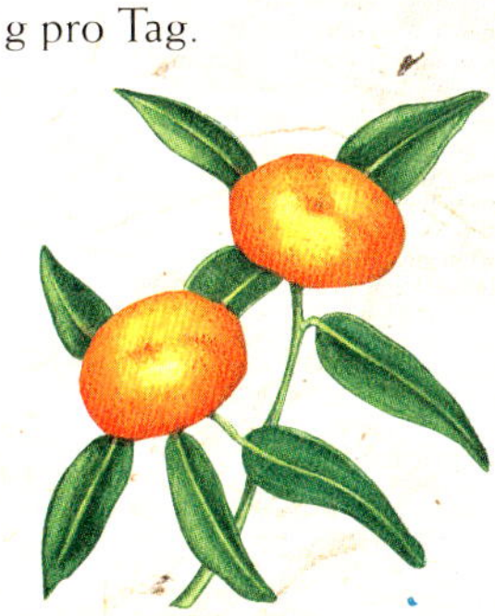

GEGENANZEIGEN: Trockener Husten oder blutiger Auswurf.

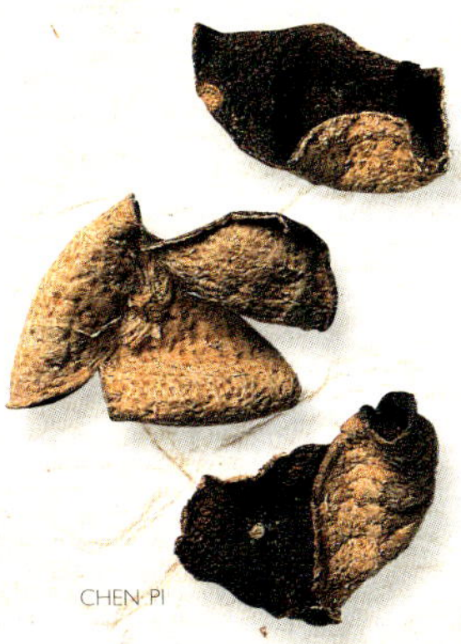

CHEN PI

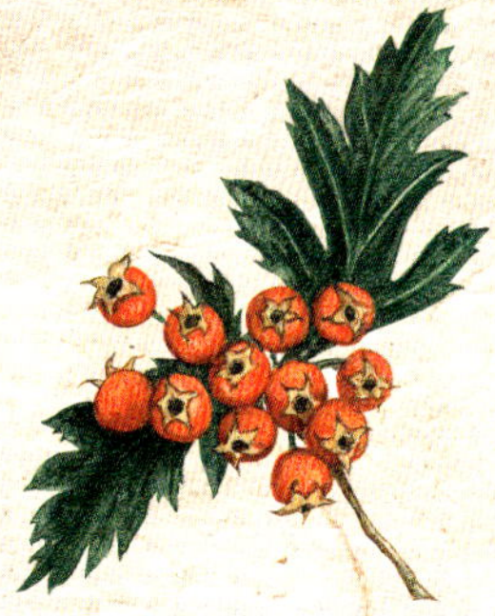

SHAN ZHA

Crataegus pinnatifida

In der chinesischen Medizin wird Shan Zha hauptsächlich aufgrund seiner verdauungsfördernden Eigenschaften verwendet, während es in der westlichen Kräutermedizin zur Unterstützung des Blutkreislaufes und zur Senkung des Blutdrucks verwendet wird. Die blutdrucksenkende Wirkung geht vermutlich darauf zurück, daß Shan Zha Fette abbaut.

EIGENSCHAFTEN:
Saurer und süßer Geschmack; leicht wärmende Energie.

ZIELMERIDIANE:
Milz, Magen und Leber.

WIRKUNGEN:
- Verdauungsfördernd; bei Blähungen durch fette Speisen.
- Reguliert das Blut; reduziert Schleim und Feuchtigkeit im Blut.

DOSIERUNG:
10–15 g pro Tag.

GEGENANZEIGEN: Symptome wie Verdauungsschwäche und Blähungen.

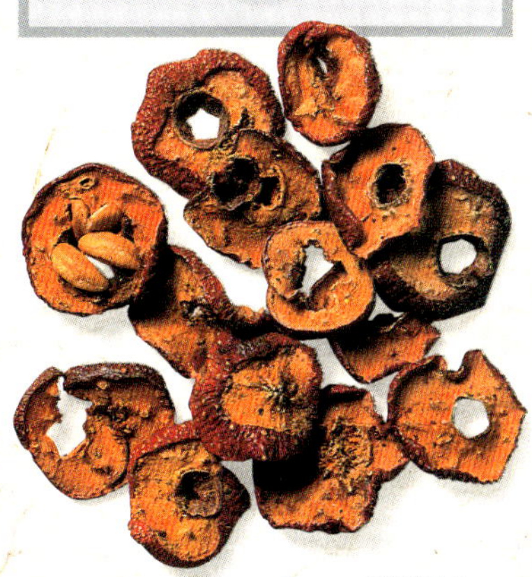

SHAN ZHA

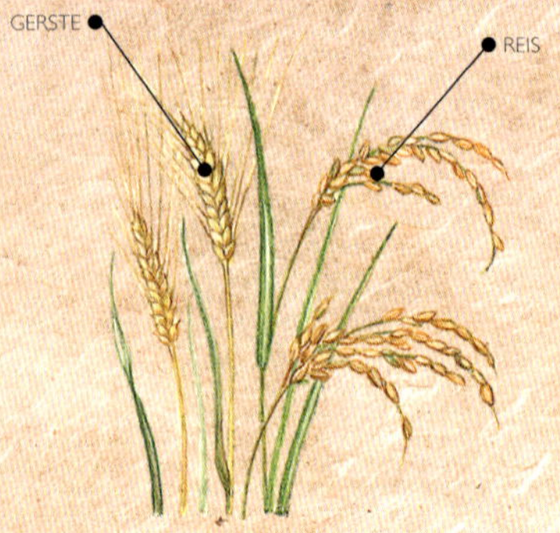

MAI YA — GU YA

Hordeum vulgare · *Oryza sativa*

Bei diesen beiden Kräutern handelt es sich um die gekeimten Getreidekörner von Gerste und Reis. Interessanterweise wirken sie verdauungsfördernd, obwohl Menschen mit Nahrungsmittelunverträglichkeit auf Getreide meist empfindlich reagieren. Der Grund dafür ist, daß die Energie der Pflanze durch das Keimen dynamischer wird. Sie können allein (Mai Ya ist stärker) oder kombiniert verwendet werden.

EIGENSCHAFTEN:
Süßer Geschmack, neutrale Energie.

ZIELMERIDIANE:
Milz und Magen.

WIRKUNGEN:
Verdauungsfördernd; bei Blähungen, Magenverstimmung, Appetitmangel, der durch den Genuß von Getreide verursacht wurde.

DOSIERUNG:
10–15 g pro Tag.

GEGENANZEIGEN: Stillen; Mai Ya hemmt die Milchproduktion.

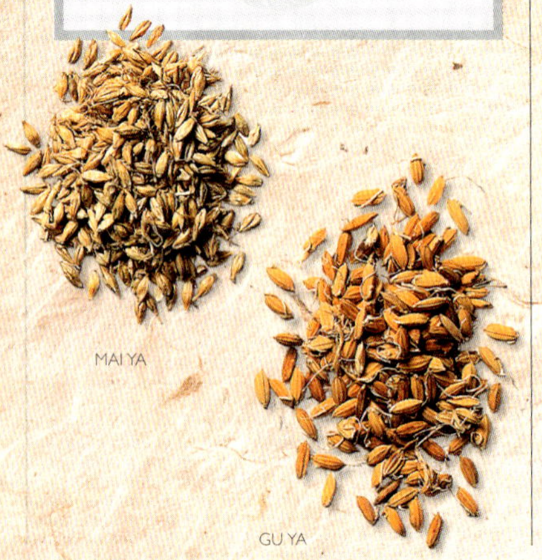

MAI YA

GU YA

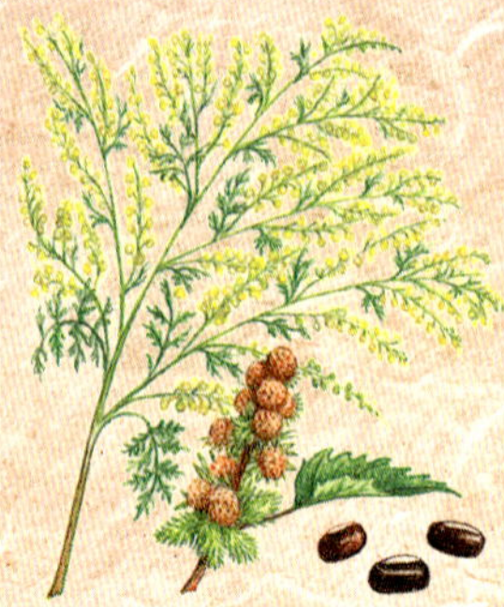

SHEN QU

Massa fermantata medicinalis

Shen Qu ist eine keksähnliche Substanz, die hergestellt wird, indem man eine Mischung aus sechs bis sieben Kräutern fermentieren läßt. Die genaue Rezeptur variiert nach Region oder Familientradition.

EIGENSCHAFTEN:
Bitterer und scharfer Geschmack; wärmende Energie.

ZIELMERIDIANE:
Milz und Magen.

WIRKUNGEN:
Harmonisiert die Verdauung, regt den Appetit an; bei Blähungen, Rumoren in den Gedärmen und Durchfall.

DOSIERUNG:
5–15 g pro Tag.

GEGENANZEIGEN: Schwangerschaft oder Anzeichen von Hitze im Magen.

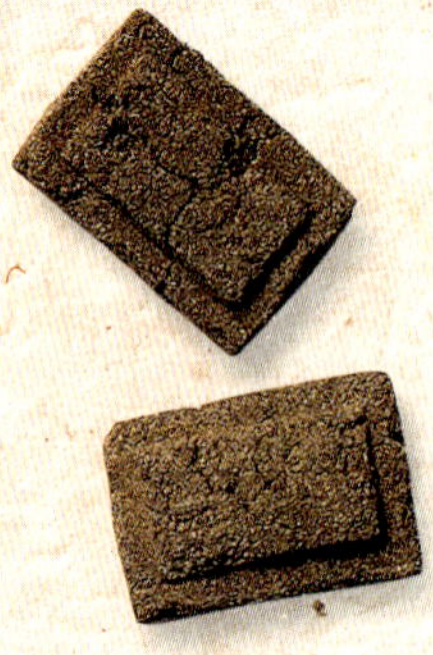

SHEN QU

HEILMITTEL

LING GUI ZHU GAN TANG

Fu Ling 9 g
Gui Zhi 6 g
Bai Zhu 6 g
Gan Cao 3 g

Diese wärmende Abkochung aus vier bewährten Heilkräutern wird zur Beseitigung von stagnierendem Schleim verwendet. Sie kräftigt die Milz und vertreibt Feuchtigkeit. Meist wird sie verwendet, wenn Feuchtigkeit und Schleim auf einen Yang-Mangel der Milz und des Magens zurückzuführen sind. Die Symptome sind Schwindel, Herzklopfen und Atemlosigkeit – Beschwerden, die in der westlichen Medizin als chronische Bronchitis oder Bronchialasthma bezeichnet werden. Die Zunge hat einen weißen, schlüpfrigen Belag, der Puls ist straff oder schlüpfrig. Bei Übelkeit werden der Mischung Chen Pi und Ban Xia hinzugefügt.

- Dosierung: Ergibt eine Dosis; Einnahme: Dreimal täglich.

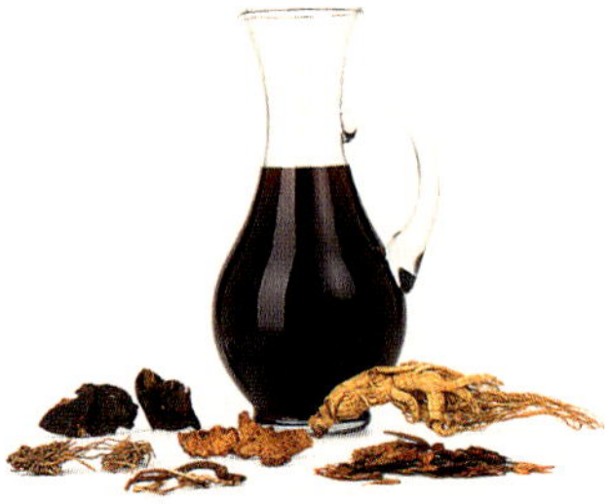

OBEN: **Abkochungen werden im Chinesischen auch als »Tang« (Brühe) bezeichnet.**

Kräuter, die Feuchtigkeit und Schleim vertreiben

Yi Yi Ren | Fu Ling | Sha Ren | Huo Xiang | Cang Zhu | Ze Xie | Chi Xiao Dou | Bei Mu | Xing Ren | Bai Jie Zi | Jie Geng | Kun Bu | Hai Zao.

Von Feuchtigkeit und Schleim spricht man, wenn die normalen Körperflüssigkeiten eindicken. Feuchtigkeit tritt in der Körpermitte und im unteren Körperbereich auf, im Verdauungstrakt, der Blase und den Nieren, Schleim hingegen meist im Bereich von Brust und Kopf. Mittel, die Feuchtigkeit in der Körpermitte reduzieren, helfen auch gegen Feuchtigkeit oder Schleim im Ober- oder Unterkörper. Deshalb werden oft die Verdauungsorgane, vor allem die Milz, behandelt. Die Kräuter dieser Kategorie sind mild im Geschmack.

KRÄUTER GEGEN FEUCHTIGKEIT

Feuchtigkeit wird als trübe Flüssigkeit beschrieben. Sie ist schwer und neigt zur Abwärtsbewegung. Feuchtigkeit hemmt die normalen Körperfunktionen und wirkt verklebend. Sie kann den Qi-Fluß hemmen, was zu einem Energiemangel der Extremitäten oder des Kopfes führt. Feuchtigkeit tritt oft in Kombination mit Hitze oder Kälte auf.

KRÄUTER GEGEN SCHLEIM

Schleim ist ein fortgeschritteneres Stadium von Feuchtigkeit. Er wirkt eher blockierend und kann Schwellungen oder Knoten in den Organen oder unter der Haut verursachen. Er ist schwieriger zu beseitigen als Feuchtigkeit und verbindet sich oft mit Hitze oder Kälte.

UNTEN: **Gesundes Essen wirkt Feuchtigkeit entgegen. Milchprodukte und tierische Fette sollte man meiden.**

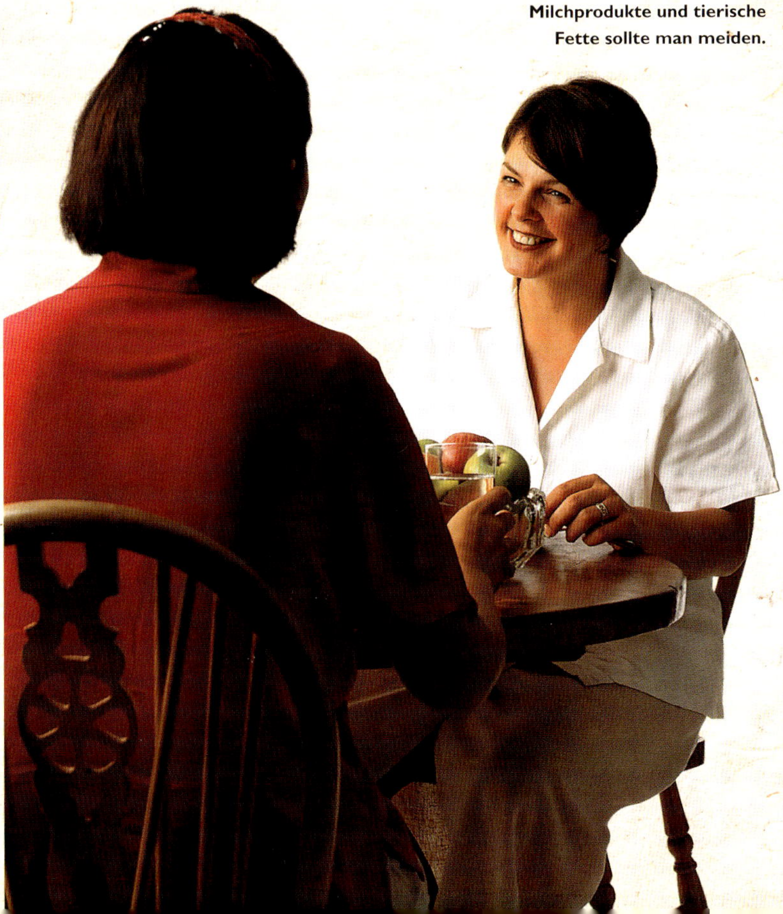

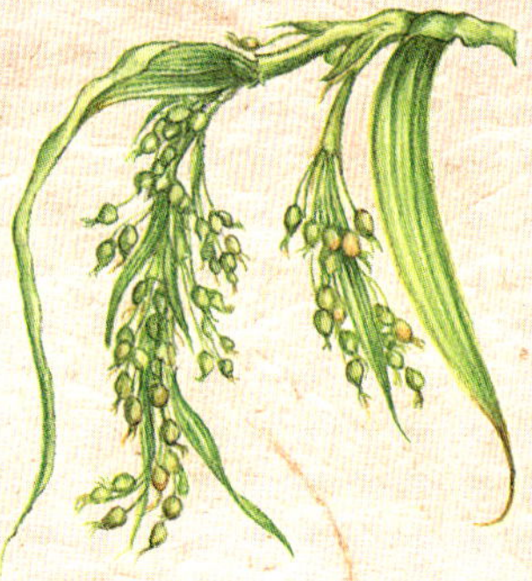

YI YI REN

Coix lacryma-jobi

Yi Yi Ren ist die Chinesische Gerste. Sie kann gegebenenfalls durch eine größere Menge Perlgraupen ersetzt werden. Bei Neigung zu Feuchtigkeit sollte man häufig Gerste essen. Die Wirkung auf die Verdauung wird verstärkt, wenn man Yi Yi Ren vor dem Kochen anröstet.

EIGENSCHAFTEN:
Süßer, milder Geschmack; kühlende Energie.

ZIELMERIDIANE:
Milz, Magen, Lunge, Dickdarm.

WIRKUNGEN:
- Leitet überschüssiges Wasser aus dem Körper ab; bei Schwierigkeiten beim Wasserlassen und Ödemen.
- Trocknet die Milz; bei Durchfall oder weichem Stuhl infolge von Feuchtigkeit in der Milz.

DOSIERUNG:
9–20 g pro Tag.

GEGENANZEIGEN: Schwangerschaft.

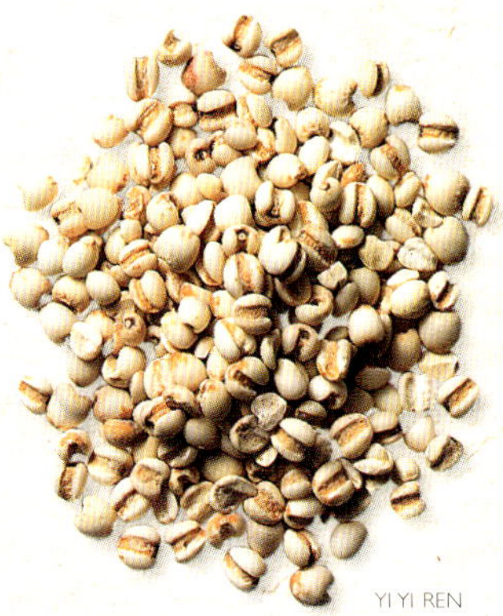

YI YI REN

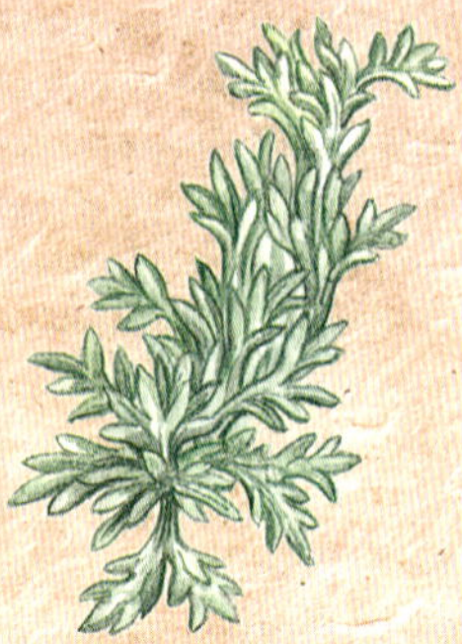

FU LING

Poria cocos

Fú Ling ist eine seltsame Pilzart, die rund um die Wurzeln eines bestimmten Baumes wächst.

EIGENSCHAFTEN:
Süßer oder milder Geschmack; neutrale Energie.

ZIELMERIDIANE:
Milz, Lunge und Blase.

WIRKUNGEN:
- Reguliert den Wasserhaushalt und beseitigt Feuchtigkeit; bei Ödemen und Schwierigkeiten beim Wasserlassen.
- Unterstützt die Milz; bei Durchfall infolge von Feuchtigkeit in der Milz.

DOSIERUNG:
6–18 g pro Tag.

GEGENANZEIGEN: Häufiger Harndrang.

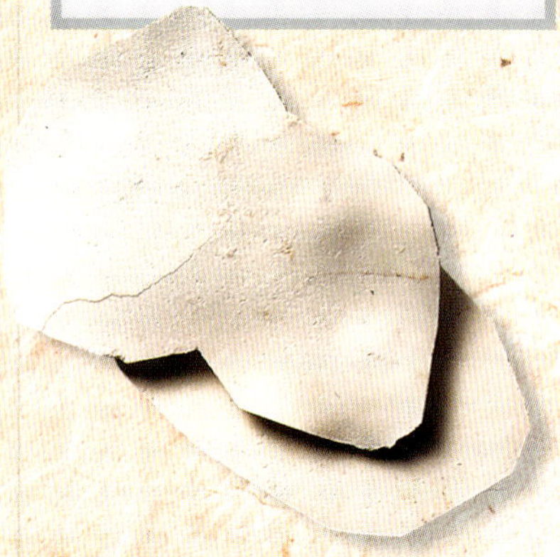

FU LING

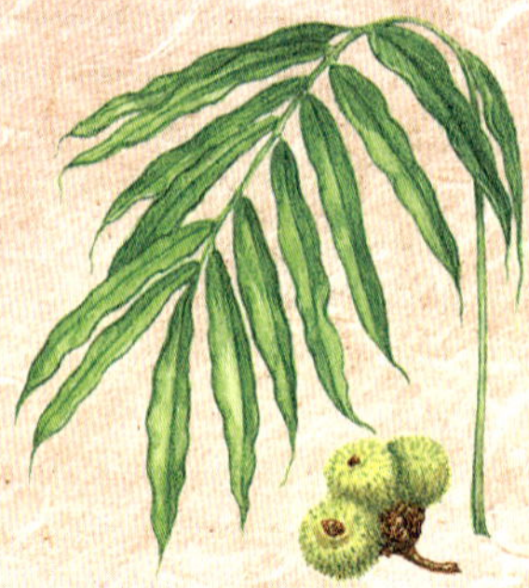

SHA REN

Amomum villosum

Sha Ren ist eine Kardamomsorte. Die Wirkung beruht auf den ätherischen Ölen, die in den Samen enthalten sind. Die Schoten werden vor Verwendung zerstoßen und nur während der letzten zehn Minuten mitgekocht. Sha Ren »beruhigt den Fötus« und ist bei morgendlicher Übelkeit oder nach Fehlgeburten zu empfehlen.

EIGENSCHAFTEN:
Scharf; wärmende Energie.

ZIELMERIDIANE:
Milz, Magen und Nieren.

WIRKUNGEN:
- Beseitigt Feuchtigkeit; bei Übelkeit, leichter Magenverstimmung, Blähungen, Appetitmangel.
- Wärmt Milz und Magen; bei Durchfall infolge von Mangelzuständen der Milz oder Kälte.

DOSIERUNG:
2–6 g pro Tag.

GEGENANZEIGEN: Anzeichen von Hitze im Magen.

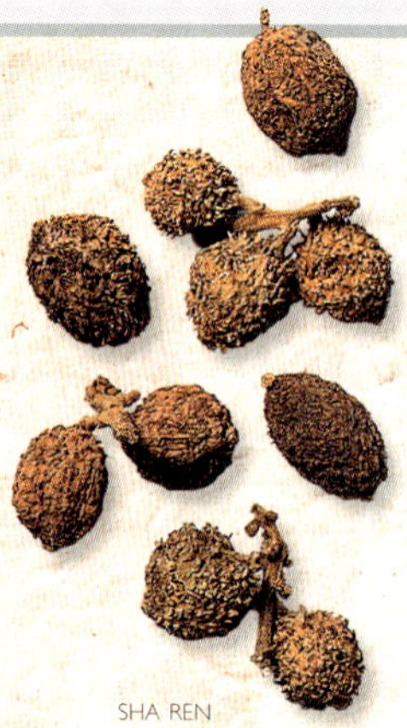

SHA REN

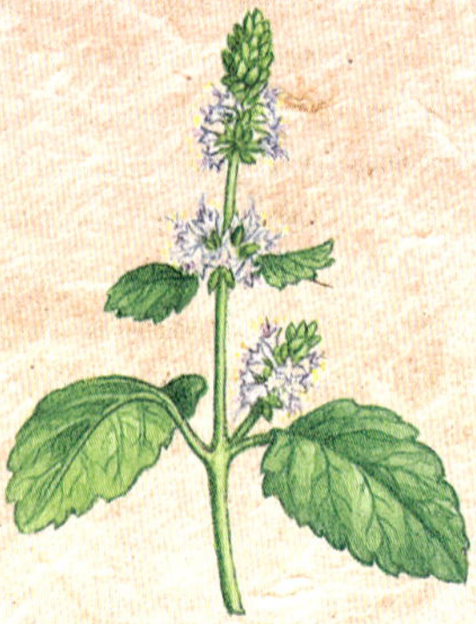

HUO XIANG

Agastache seu pogostemon

Huo Xiang ist die aufgrund ihrer Duftstoffe in der Parfümherstellung geschätzte Patschoulipflanze. Die Pflanze regt aufgrund des stechenden Geruchs die Milz an und beseitigt Feuchtigkeit. Sie soll nur während der letzten zehn bis fünfzehn Minuten mitgekocht werden, damit sich die Öle nicht verflüchtigen.

EIGENSCHAFTEN:
Scharfer Geschmack; leicht wärmende Energie.

ZIELMERIDIANE:
Lunge, Milz und Magen.

WIRKUNGEN:
- Bei Feuchtigkeit, die Milz und Magen angreift und Erbrechen, morgendliche Übelkeit, Blähungen und Appetitmangel verursacht.

DOSIERUNG:
3–10 g pro Tag.

GEGENANZEIGEN: Anzeichen von Hitze im Magen.

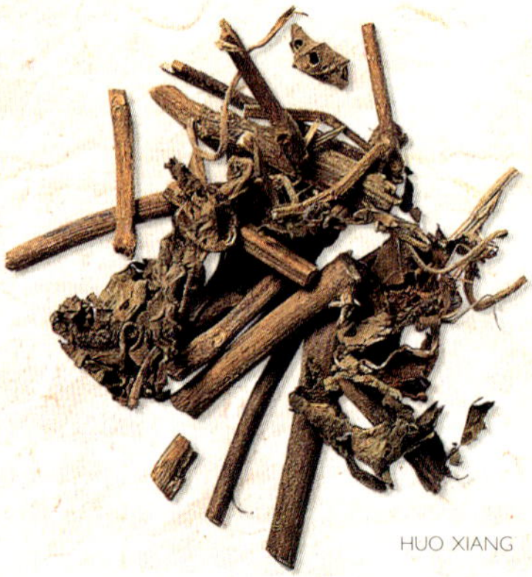

HUO XIANG

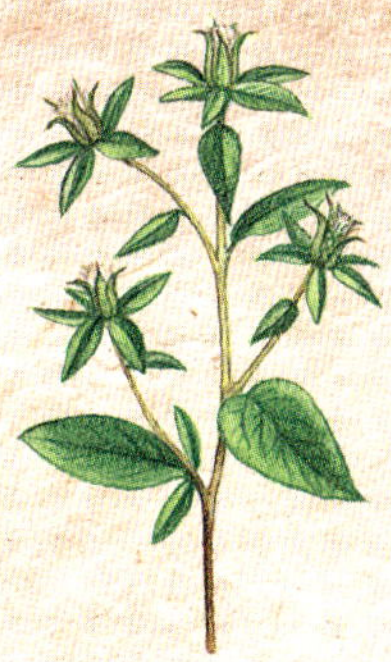

CANG ZHU

Atractylodes lancea

Cang Zhu gehört derselben Spezies an wie Bai Zhi (siehe *Seite 104*), unterscheidet sich aber durch die graue Farbe vom weißen Bai Zhu. Cang Zhu hat eine stärker austrocknende, aber weniger kräftigende Wirkung als Bai Zhu. Eine Kombination der beiden Kräuter bekämpft Feuchtigkeit in der Milz.

EIGENSCHAFTEN:
Scharfer und bitterer Geschmack; leicht wärmende Energie.

ZIELMERIDIANE:
Milz und Magen.

WIRKUNGEN:
- Beseitigt Feuchtigkeit in der Milz; bei Durchfall, Übelkeit, Blähungen, Appetitmangel und steifen Gliedern infolge von Feuchtigkeit.

DOSIERUNG:
3–10 g pro Tag.

GEGENANZEIGEN: Wenn keine Anzeichen von Feuchtigkeit vorhanden sind.

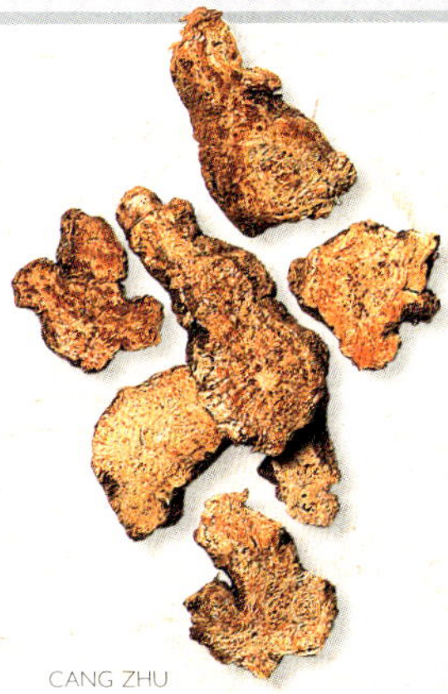

CANG ZHU

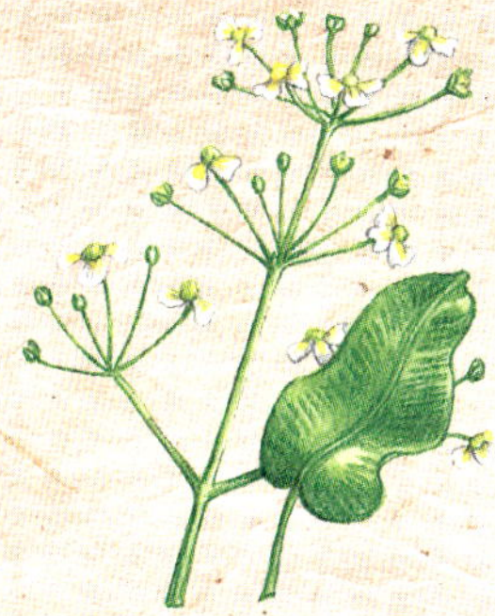

ZE XIE

Alisma orientalis

Ze Xie ist eine Art Wasserwegerich und hat eine positive Wirkung auf das Urogenitalsystem.

EIGENSCHAFTEN:
Süßer oder milder Geschmack; kalte Energie.

ZIELMERIDIANE:
Blase.

WIRKUNGEN:
- Fördert den Harndrang; bei Harnverhalten und Problemen beim Urinieren.
- Vertreibt Hitze aus der Blase; bei Brennen beim Urinieren, dunklem Urin, Blasenreizung.

DOSIERUNG:
3–12 g pro Tag.

GGEGENANZEIGEN: Kälte oder Yang-Mangel der Nieren, außer wenn Kräuter, die das Yang stärken, hinzugefügt werden.

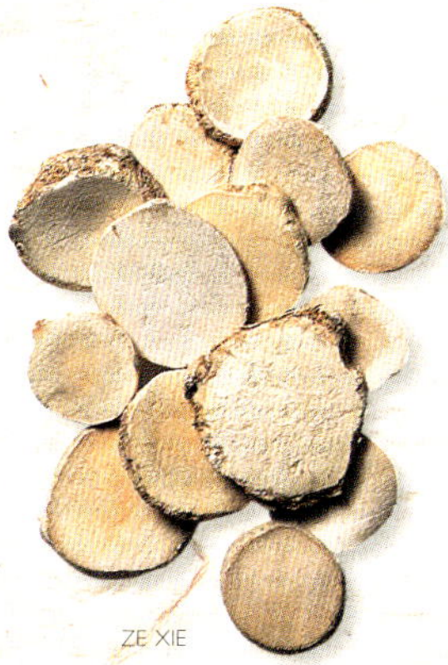

ZE XIE

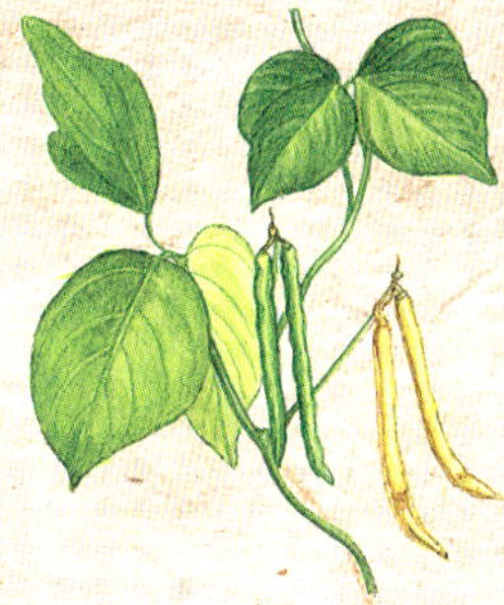

CHI XIAO DOU

Phaseolus calcaratus

Chi Xiao Dou, die kleine rote Adzuki-Bohne, ist ein beliebtes Nahrungsmittel mit harntreibender Wirkung. Wer zu Hitze-Ödemen neigt, sollte sie häufig zum Kochen verwenden.

EIGENSCHAFTEN:
Süßer und saurer Geschmack; neutrale Energie.

ZIELMERIDIANE:
- Milz, Herz und Dünndarm.

WIRKUNGEN:
- Fördert den Harndrang; bei Ödemen, Blähungen und Problemen beim Urinieren.
- Beseitigt Hitze, wirkt entgiftend; bei Schwellungen, Gelbsucht und nässenden Hautwunden.

DOSIERUNG:
9–20 g pro Tag.

GEGENANZEIGEN: Wenn keine Anzeichen von Feuchtigkeit und Hitze vorliegen.

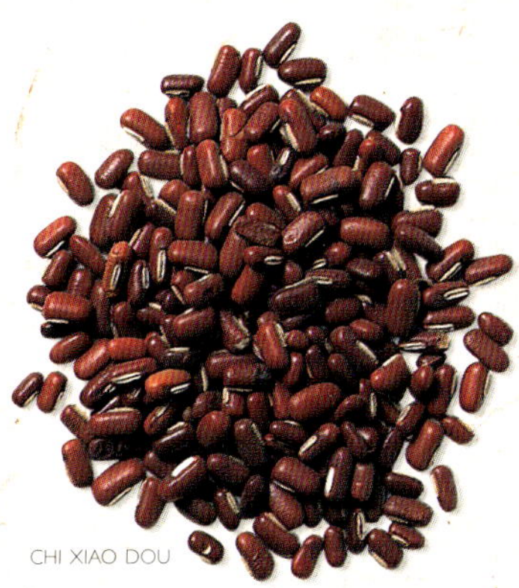

CHI XIAO DOU

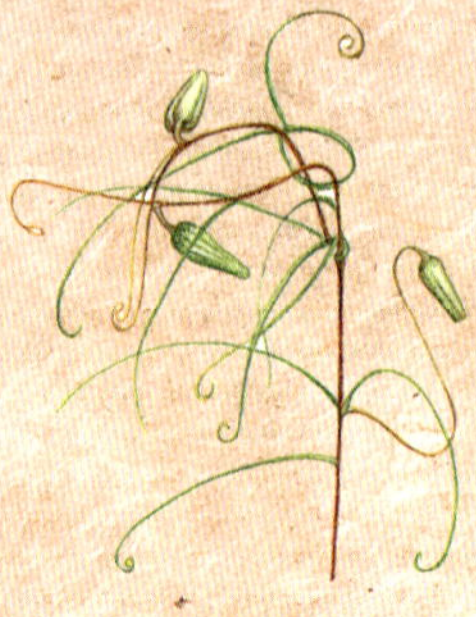

BEI MU

Fritillaria cirrhoza

Es gibt zwei Arten von Bei Mu: Chuan Bei Mu (klein) und Zhe Bei Mu (groß). Die Wirkung ist ähnlich, Chuan Bei Mu ist jedoch effizienter. Es ist eines der wichtigsten Kräuter gegen heißen Schleim in der Lunge sowie gegen Knötchen und Schwellungen.

EIGENSCHAFTEN:
Bitterer und süßer Geschmack; kalte oder kühlende Energie.

ZIELMERIDIANE:
Lunge und Herz.

WIRKUNGEN:
- Beseitigt heißen Schleim in der Lunge; bei Husten mit zähem Auswurf; bei Engegefühl in der Brust und Husten mit dickem, gelbgrünem Schleim.
- Löst Knötchen auf; bei Schwellungen und Abszessen.

DOSIERUNG:
3–9 g pro Tag.

GEGENANZEIGEN: Husten infolge von kaltem Schleim.

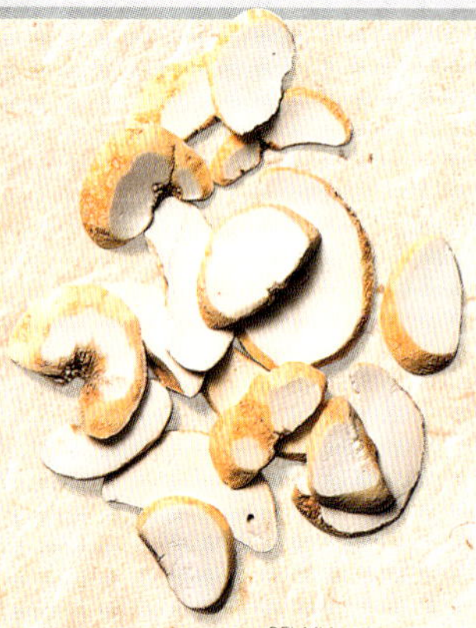

BEI MU

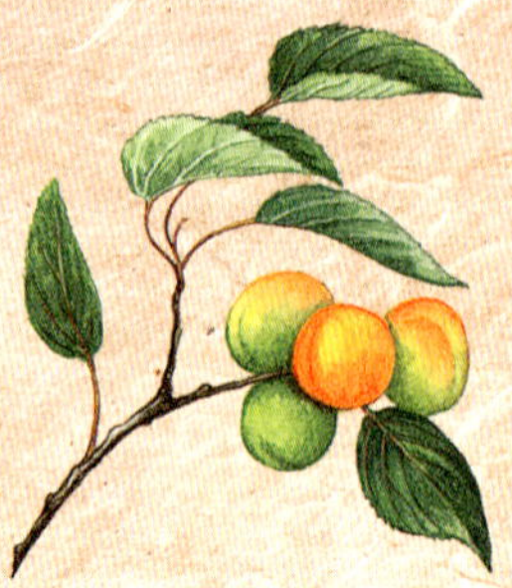

XING REN

Prunus armenica

Xing Ren sind Aprikosenkerne. Sie schmecken ähnlich wie Mandeln, sind aber bitterer und sollten nicht im Übermaß gegessen werden.

EIGENSCHAFTEN:
Bitterer Geschmack; leicht wärmende Energie.

ZIELMERIDIANE:
Lunge und Dickdarm.

ANWENDUNGSBEREICHE:
- Heilt Husten und Asthma; wirkt am besten bei trockenem Husten; wird aber kombiniert mit weiteren Kräutern auch bei anderen Formen des Hustens verwendet.
- Befeuchtet den Darm; bei trockener Verstopfung.

DOSIERUNG:
3–9 g pro Tag.

GEGENANZEIGEN: Durchfall. Nicht für Kinder geeignet. Die maximale Dosis nicht überschreiten.

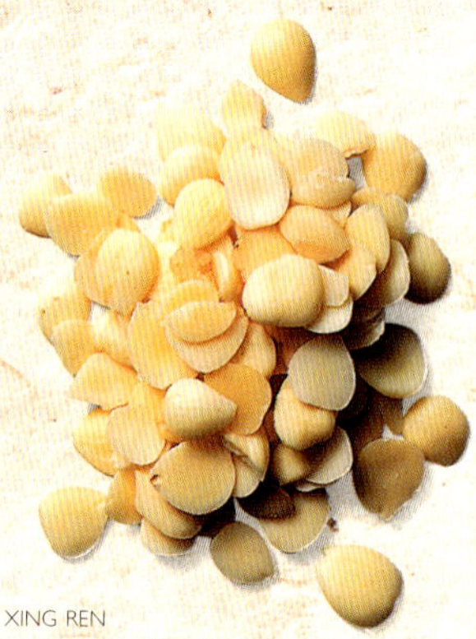

XING REN

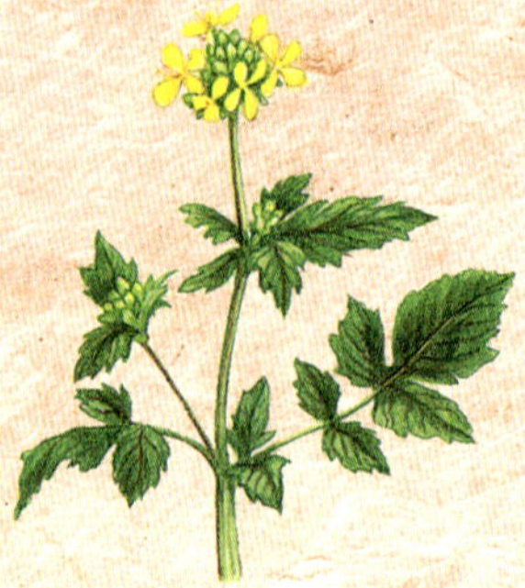

BAI JIE ZI

Sinapsis alba

Bai Jie Zi, der weiße Senfsamen, hat Ähnlichkeit mit Meerrettich. Wer einmal zuviel davon gegessen hat, weiß, wie befreiend er auf die Nase wirkt.

EIGENSCHAFTEN:
Scharfer Geschmack; wärmende Energie.

ZIELMERIDIANE:
Lunge und Magen.

WIRKUNGEN:
- Wärmt die Lunge und befreit sie von Schleim; bei Husten mit reichlichem Schleimauswurf.

DOSIERUNG:
3–9 g pro Tag.

GEGENANZEIGEN: Übelkeit oder Anzeichen von Hitze.

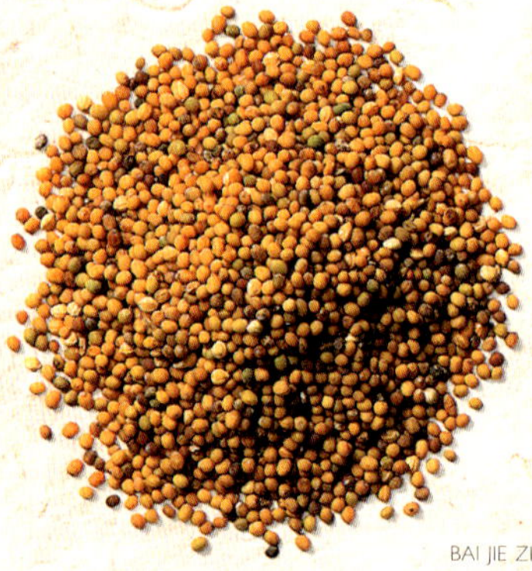

BAI JIE ZI

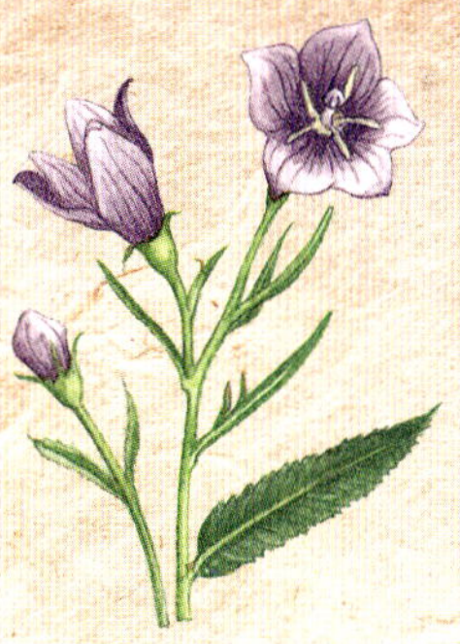

JIE GENG

Platycodon grandiflorum

Jie Geng ist eines der wichtigsten Kräuter zur Befreiung von Schleim im Oberkörper. Es kann je nach Kräuterkombination gegen heißen oder kalten Schleim verwendet werden. Jie Geng zeigt auch eine starke Wirkung auf die Lunge.

EIGENSCHAFTEN:
Scharfer und bitterer Geschmack; neutrale Energie.

ZIELMERIDIANE:
Lunge.

WIRKUNGEN:
- Unterstützt die Lunge; bei Husten mit gelbem oder weißem Auswurf.
- Wohltuende Wirkung auf den Hals; lindert akute Halsschmerzen oder -entzündungen.

DOSIERUNG:
3–9 g pro Tag.

GEGENANZEIGEN: Nicht bekannt.

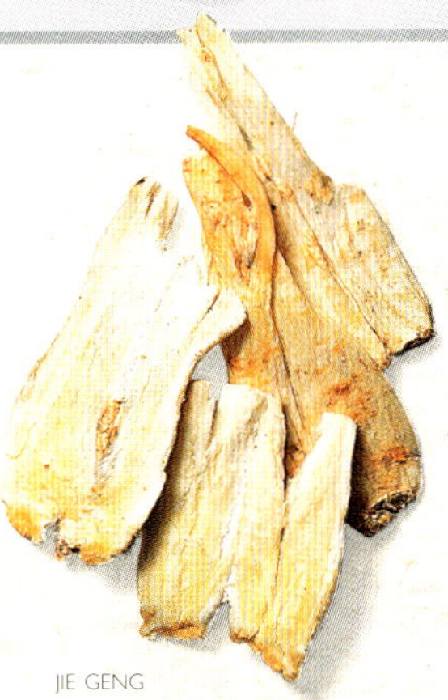

JIE GENG

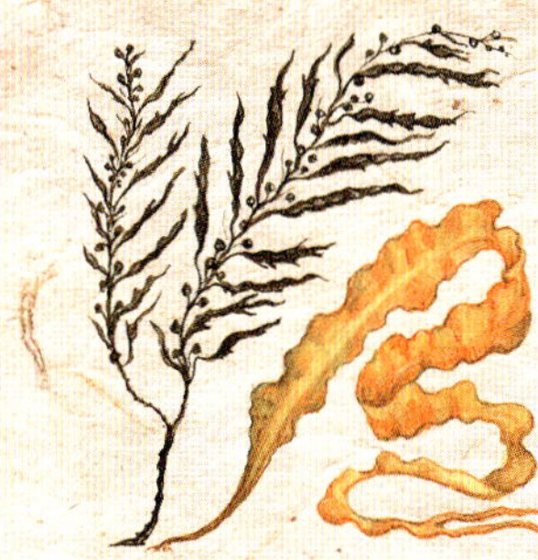

KUN BU

Laminaria japonica

Kun Bu ist der Zuckertang. Nach westlicher Tradition wird er bei Schilddrüsenunterfunktion und zur Ankurbelung des Stoffwechsels verwendet. Zuckertang wird wie Sargassum in der Kropfbehandlung sowie gegen Knötchen am Hals, die in Verbindung mit Schleim auftreten, eingesetzt.

EIGENSCHAFTEN:
Salziger Geschmack und kalte Energie.

ZIELMERIDIANE:
Milz, Magen und Nieren.

WIRKUNGEN:
- Reduziert Schwellungen; besonders wirksam bei Ödemen an den Beinen.
- Löst Schleim-Knötchen und Schwellungen auf.

DOSIERUNG:
3–9 g pro Tag.

GEGENANZEIGEN: Mangel- oder Kälteanzeichen von Milz und/oder Magen.

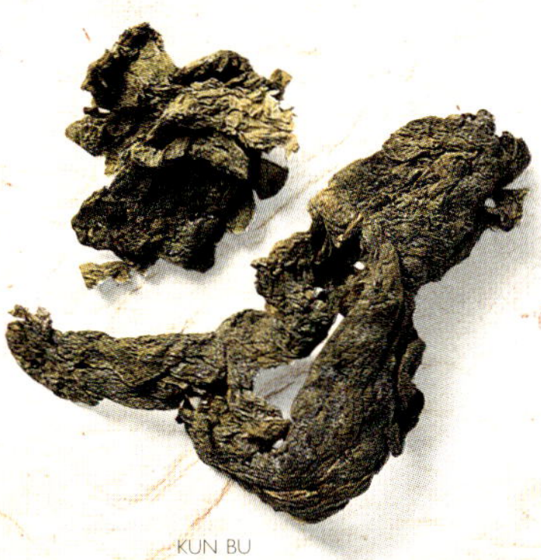

KUN BU

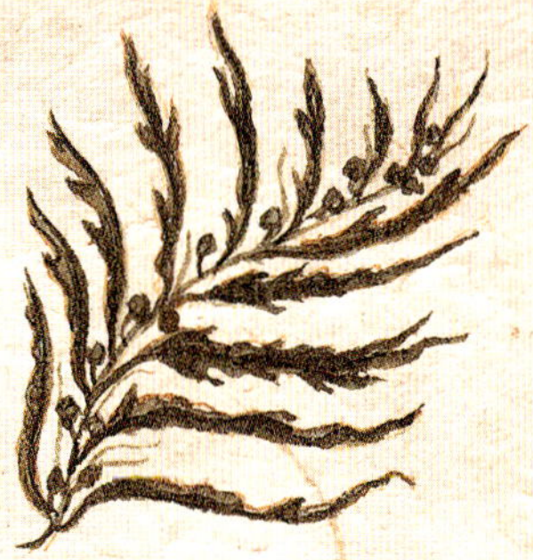

HAI ZAO

Sargassum pallidum

Es gibt zwei Arten von Meeresalgen: Zuckertang und Sargassum. Ihre Wirkung ist sehr ähnlich, sie werden oft gemeinsam verwendet. Algen werden aufgrund des hohen Jodgehalts mit der Schilddrüse assoziiert. Hai Zao ist in Form von getrockneten Flocken erhältlich. Diese können pulverisiert und statt Salz verwendet werden, da sie blutdrucksenkend wirken.

EIGENSCHAFTEN:
Salziger Geschmack; kalte Energie.

ZIELMERIDIANE:
Milz, Magen und Niere.

WIRKUNGEN:
- Reduziert Schleim-Knötchen; bei Schwellungen und Blockierungen im Hals oder auf der Brust.
- Gut für die Nieren; fördert den Harndrang, reduziert Ödeme.

DOSIERUNG:
9–15 g pro Tag.

GEGENANZEIGEN: Bei Mangel- oder Kälteanzeichen der Milz oder des Magens nicht in hoher Dosierung verwenden.

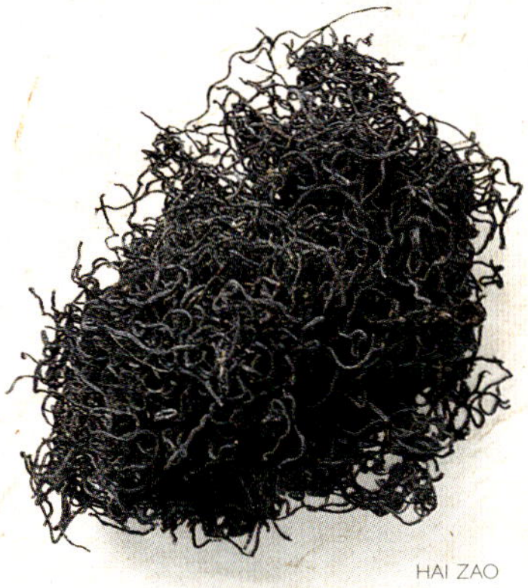

HAI ZAO

Adstringierende Heilkräuter

Wu Wei Zi | *Shan Zhu Yu* | *Wu Mei* | *Lian Zi* | *Fu Pen Zi*

Die chinesische Medizin hat eine interessante Theorie über Flüssigkeitsverlust und adstringierende Heilkräuter. Eine Körperflüssigkeit entweicht auf unerwünschte Weise, wenn sie von dem dafür zuständigen Organ nicht zurückgehalten wird. Beispiele dafür sind Durchfall oder Ausfluß (Zuständigkeitsbereich der Milz), Urin, Sperma (Nieren und Blase) oder Schweiß (Herz oder Lunge). Die Beigabe von adstringierenden Kräutern zu einer Rezeptur verhindert den Flüssigkeitsverlust. Adstringierende Kräuter sind meist sauer im Geschmack.

WU WEI ZI

Schisandra chinensis

Diese Frucht enthält alle fünf Geschmacksrichtungen (siehe *Seite* 37), daher der Name »Same mit fünf Geschmacksqualitäten«. Der saure Geschmack dominiert. Wu Wei Zi wirkt tonisierend und hat einen positiven Einfluß auf alle Yin-Organe .

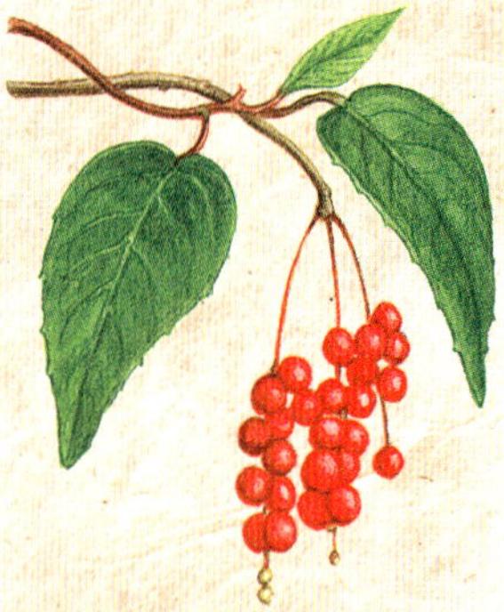

EIGENSCHAFTEN:
Saurer Geschmack; wärmende Energie.

ZIELMERIDIANE:
Lunge, Herz, Nieren und Leber.

WIRKUNGEN:
- Tonisiert das Lungen-Qi; bei chronischem Husten.
- Stärkt die Nieren; bei Samenverlust und Inkontinenz.
- Kontrolliert den Schweiß; bei Nachtschweiß, plötzlichen Schweißausbrüchen.
- Beruhigt Herz und Gemüt; bei Reizbarkeit, Schlaflosigkeit.
- Schützt die Leber; lindert Allergien.
- Erhöht Vitalität und Ausdauer.

DOSIERUNG:
3–9 g pro Tag.

GEGENANZEIGEN: Erkältung, Grippe oder Virusinfektion.

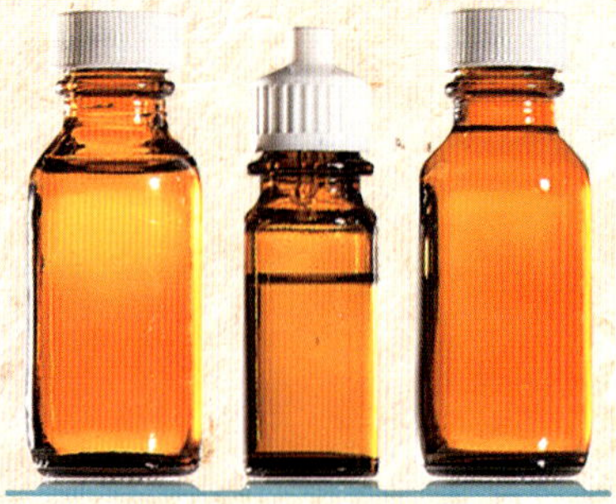

OBEN: **Adstringenzien (hier als Tinkturen) verhindern den Verlust von Flüssigkeiten.**

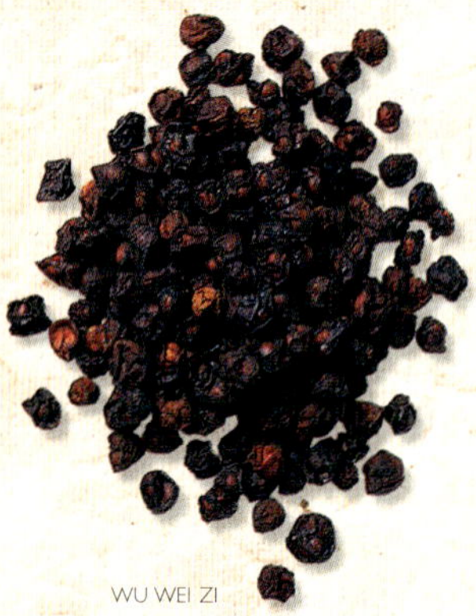

WU WEI ZI

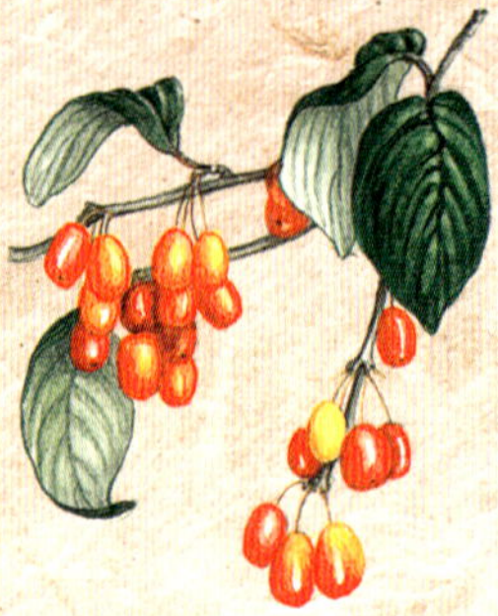

SHAN ZHU YU

Cornus officinalis

Diese kleine Frucht beeinflußt insbesondere Leber und Nieren.

EIGENSCHAFTEN:
Saurer Geschmack; wärmende Energie.

ZIELMERIDIANE:
Leber und Nieren.

ANWENDUNGSBEREICHE:
- Tonisiert die Leber und die Nieren-Essenz (Jing); gegen Knie- und Rückenschmerzen, Schwindel, Impotenz, häufigen Harndrang, Samenverlust, Schweißausbrüche.

DOSIERUNG:
6–12 g pro Tag.

GEGENANZEIGEN: Probleme beim Urinieren.

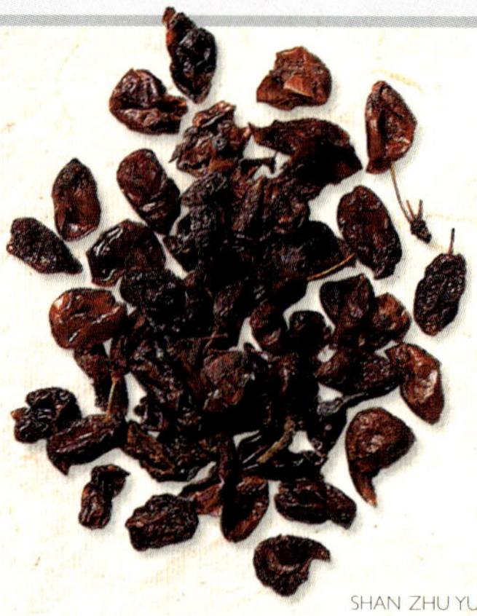

SHAN ZHU YU

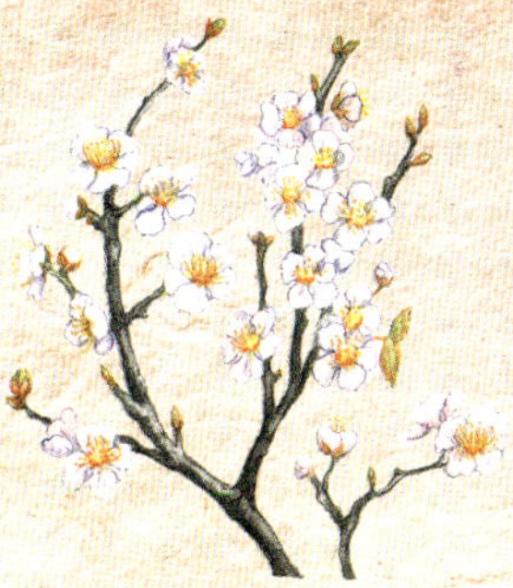

WU MEI

Prunus mume

Wu Mei gleicht einer unreifen schwarzen Pflaume, wirkt adstringierend und bekämpft bestimmte Darmparasiten.

EIGENSCHAFTEN:
Saurer Geschmack; wärmende Energie.

ZIELMERIDIANE:
Leber, Lunge, Milz und Dickdarm.

WIRKUNGEN:
- Reguliert die Lunge bei chronischem Husten.
- Reguliert die Milz bei chronischem Durchfall.
- Konsolidiert die Körperflüssigkeiten; stillt den starken Durst, der durch Leere-Hitze entsteht.
- Vernichtet Darmparasiten wie Rundwurm und Hakenwurm

DOSIERUNG:
3–9 g pro Tag.

GEGENANZEIGEN: Erkältung, Grippe oder Virusinfektion.

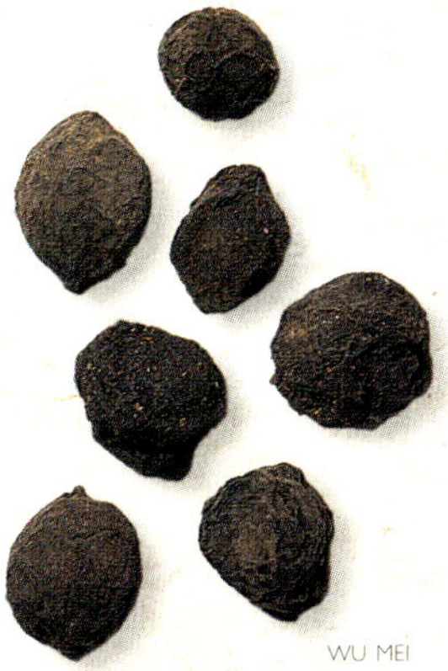

WU MEI

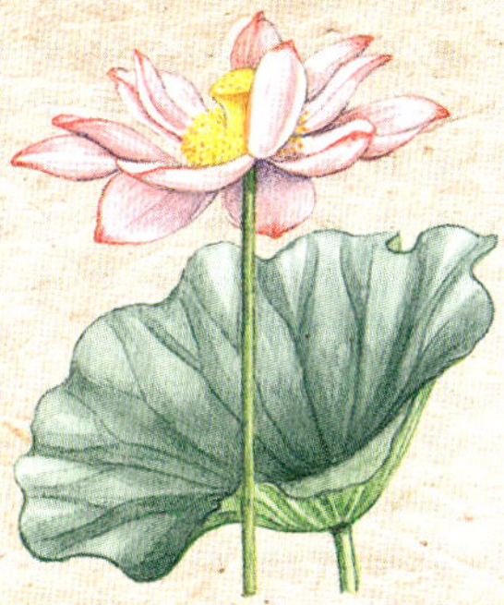

LIAN ZI

Nelumbo nucifera

Lian Zi ist der Lotos-Samen. Die ganze Pflanze ist medizinisch verwendbar und fast eine kleine Apotheke für sich. Um die Wirkung auf die Milz zu verstärken, sollte man den Samen vor dem Abkochen leicht rösten, bis er goldbraun ist.

EIGENSCHAFTEN:
Süßer Geschmack; adstringierend; neutrale Energie.

ZIELMERIDIANE:
Herz, Milz und Niere.

WIRKUNGEN:
- Stärkt die Milz; bei chronischem Durchfall, Appetitmangel.
- Stabilisiert die Nieren; bei Samenverlust und Ausfluß.
- Beruhigt Herz und Gemüt; bei Schlaflosigkeit, unruhigen Träumen und Herzklopfen.

DOSIERUNG:
9–18 g pro Tag.

GEGENANZEIGEN:
Verstopfung.

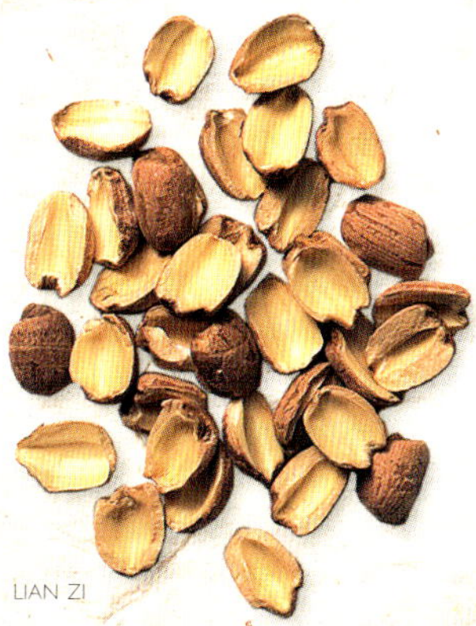

LIAN ZI

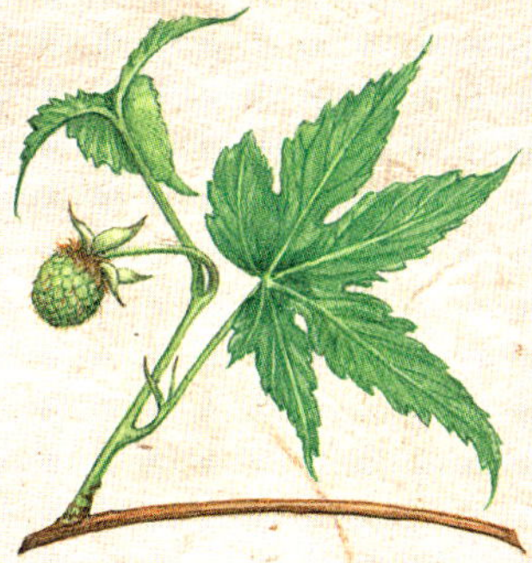

FU PEN ZI

Rubus chingii

Fu Pen Zi, die Himbeere, erfreut mit ihrem ausgeprägten, herben Geschmack den Gaumen.

EIGENSCHAFTEN:
Süßer und saurer Geschmack; leicht wärmende Energie.

ZIELMERIDIANE:
Leber und Nieren.

WIRKUNGEN:
- Füllt die Nieren wieder auf; bei häufigem und bei nächtlichem Harndrang, Samenverlust, Impotenz, Unfruchtbarkeit.
- Gut für die Leber; bei verschwommenem Sehen.

DOSIERUNG:
9–15 g pro Tag.

GEGENANZEIGEN:
Harnverhalten.

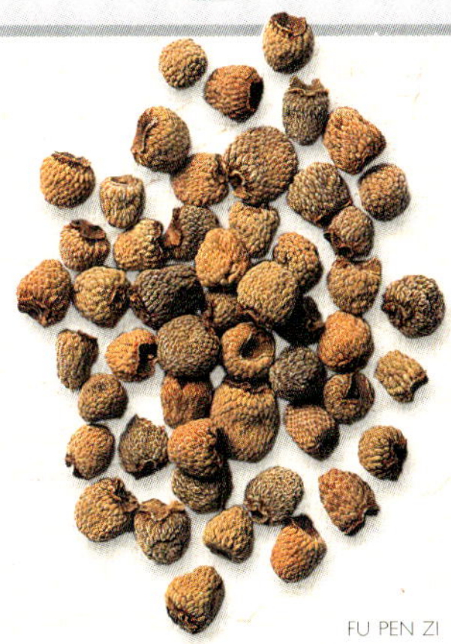

FU PEN ZI

Heilkräuter, die Hitze beseitigen und entgiftend wirken

Jin Yin Hua | *Lian Qiao* | *Ju Hua* | *Pu Gong Ying* | *Cang Er Zi* | *Huang Qin* | *Huang Lian* | *Huang Bai* | *Mu Dan Pi.*

In diesem Abschnitt werden unterschiedliche Bereiche der chinesischen Medizin angesprochen und Kräuter angeführt, die zur Behandlung von Hitze, feuchter Hitze, Hitze im Blut und Toxizität eingesetzt werden. Sie werden zusammengefaßt, da ihre Wirkung im allgemeinen reinigend und entgiftend ist. Zu den Vergiftungssymptomen zählen Hautkrankheiten, wie Pusteln, eiternde Infektionen, Jucken, Rötung und Hitze. Viele dieser Kräuter haben einen bitteren Geschmack. Nach der Theorie der Fünf Elemente und den mit ihnen verbundenen fünf Geschmacksrichtungen wird der bittere Geschmack dem Feuer zugeordnet.

UNTEN: **Wer viel Wasser trinkt und von Zeit zu Zeit eine Entgiftungskur macht, wird durch reine Haut und gesundes Haar belohnt.**

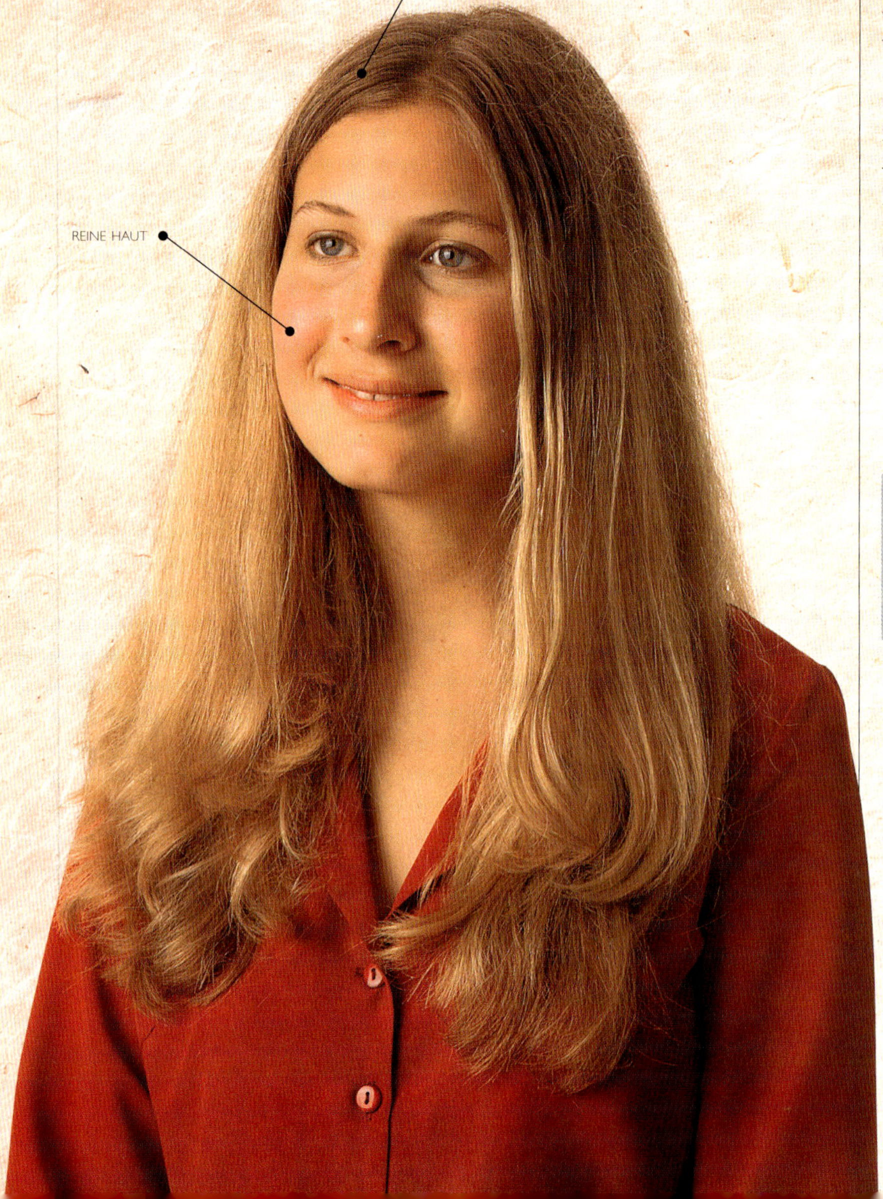

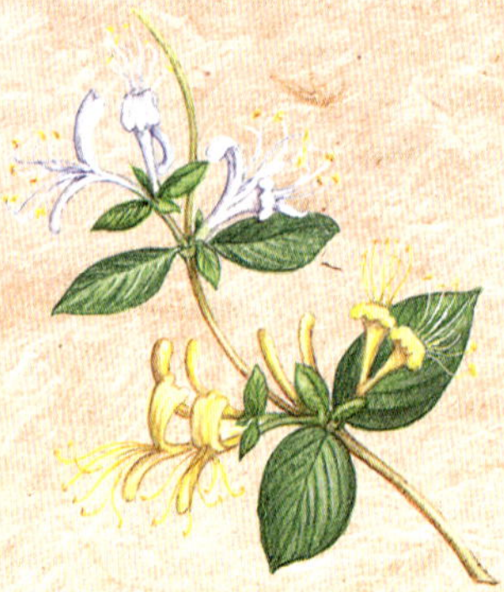

JIN YIN HUA

Lonicera japonica

Die Heckenkirsche wird wegen ihres süßen Nektars geschätzt und ist eines der wenigen Kräuter dieser Kategorie, das nicht allzu bitter schmeckt.

EIGENSCHAFTEN:
Süßer Geschmack; kalte Energie.

ZIELMERIDIANE:
Lunge, Magen und Dickdarm.

WIRKUNGEN:
- Verringert Hitze und beseitigt Giftstoffe; bei Infektionen im Brustbereich oder Sinusitis, Halsweh, Fieber und Durst.
- Beseitigt Giftstoffe; bei Pusteln und Furunkeln.

DOSIERUNG:
6–15 g pro Tag.

GEGENANZEIGEN: Schwäche oder häufiges Frösteln.

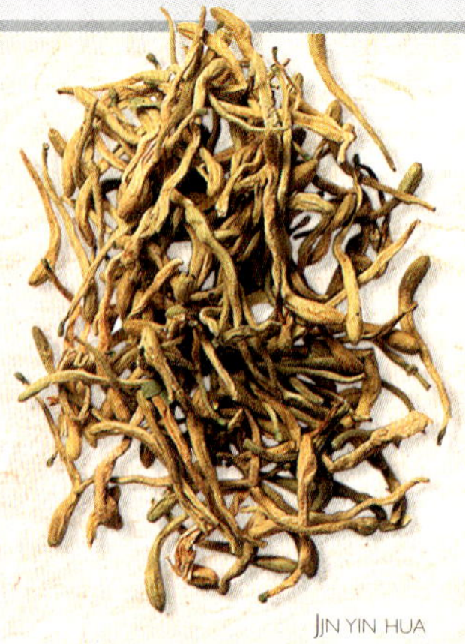

JIN YIN HUA

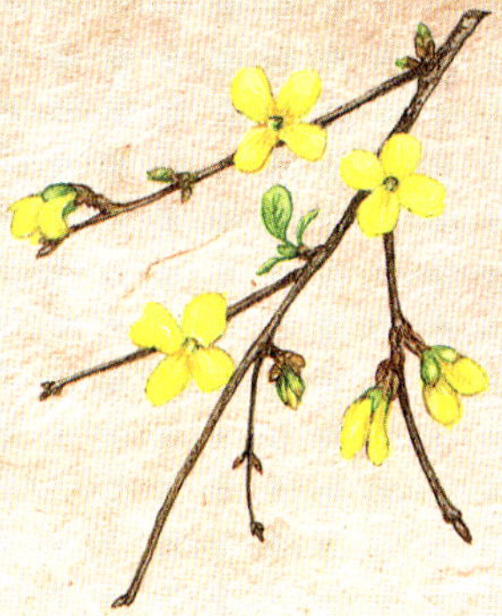

LIAN QIAO

Forsythia suspensa

Lian Qiao, die Forsythie, wirkt reinigend. Es wird häufig mit Jin Yin Hua kombiniert, um Infektionen der Atemwege im Anfangsstadium zu behandeln.

EIGENSCHAFTEN:
Bitterer Geschmack; kühlende Energie.

ZIELMERIDIANE:
Lunge, Herz und Gallenblase.

WIRKUNGEN:
- Beseitigt Hitze und Giftstoffe; bei Infektionen im Brustbereich, Sinusitis, Halsweh, Fieber, Durst.
- Beseitigt Giftstoffe; bei Pusteln und Furunkeln.

DOSIERUNG:
6–15 g pro Tag.

GEGENANZEIGEN: Durchfall, Schwäche, Neigung zum Frieren.

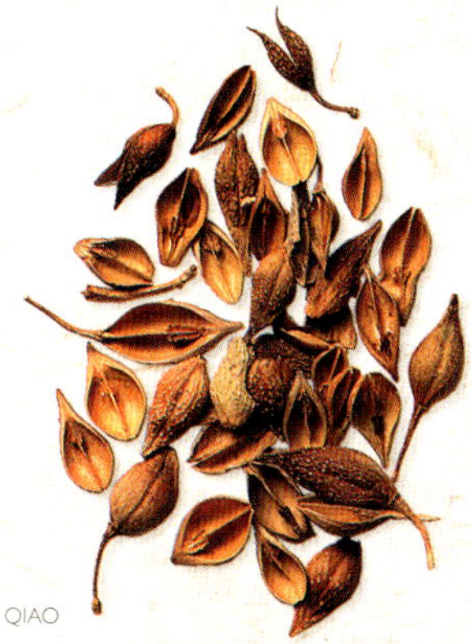

LIAN QIAO

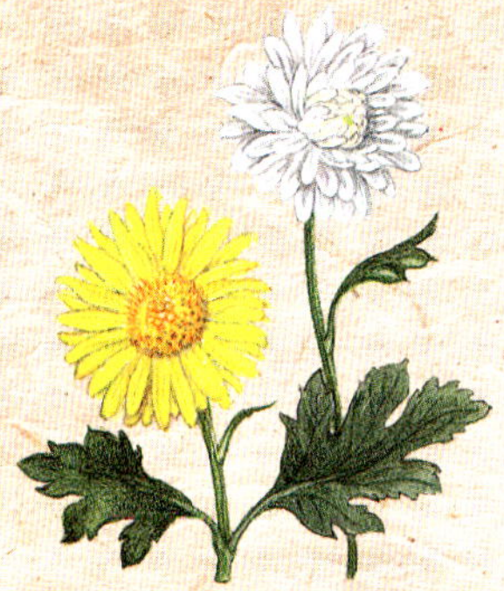

JU HUA

Chrysanthemum morifolium

Ju Hua, die Chrysantheme, hat eine besondere Affinität zu den Augen. Die Pflanze wird bei geröteten oder brennenden Augen für Augenbäder verwendet. Ju Hua sollte nicht zu lange gekocht werden, da es sonst seine Heilkraft verliert.

EIGENSCHAFTEN:
Scharfer, süßer und bitterer Geschmack; kühlende Energie.

ZIELMERIDIANE:
Lunge und Leber.

WIRKUNGEN:
- Beseitigt Hitze; bei Erkältungen mit Fieber, Kopfschmerzen und geröteten Augen.
- Beruhigt die Leber; bei Kopfschmerzen, trockenen, roten oder brennenden Augen.

DOSIERUNG:
9–12 g pro Tag.

GEGENANZEIGEN:
Starker Durchfall.

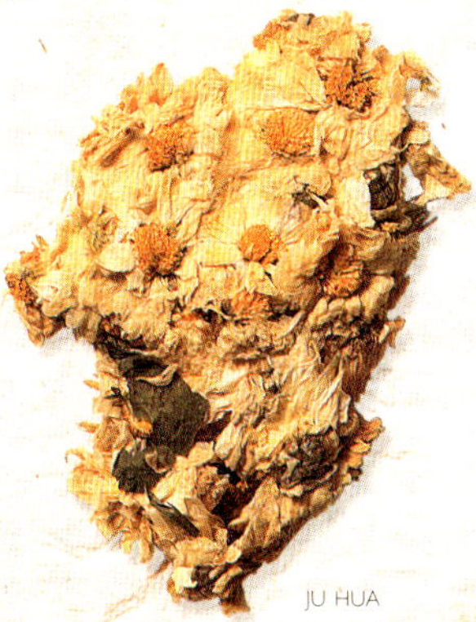

JU HUA

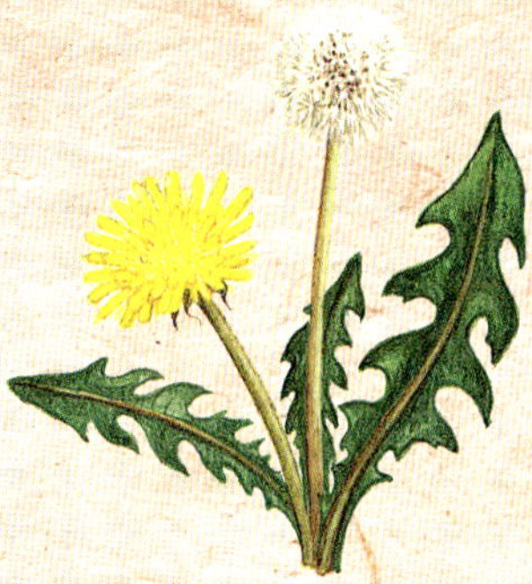

PU GONG YING

Taraxacum mongolicum

Pu Gong Ying, der Löwenzahn, wird seit Jahrtausenden in der Kräuterheilkunde verwendet. In der chinesischen Medizin werden die über der Erde wachsenden Teile, nicht aber die Wurzeln zu Heilmitteln verarbeitet. Pu Gong Ying hat eine besondere Affinität zu den Brüsten.

EIGENSCHAFTEN:
Süßer und bitterer Geschmack; kalte Energie.

ZIELMERIDIANE:
Lunge und Magen.

WIRKUNGEN:
- Beseitigt Hitze und Giftstoffe; bei Furunkeln, nässenden Wunden und Brustdrüsenentzündung.
- Beseitigt feuchte Hitze der Leber; bei geschwollenen und geröteten Augen sowie Gelbsucht.

DOSIERUNG:
10–20 g pro Tag.

GEGENANZEIGEN: Nicht verwenden, wenn keine Symptome von Hitze und Feuchtigkeit vorliegen.

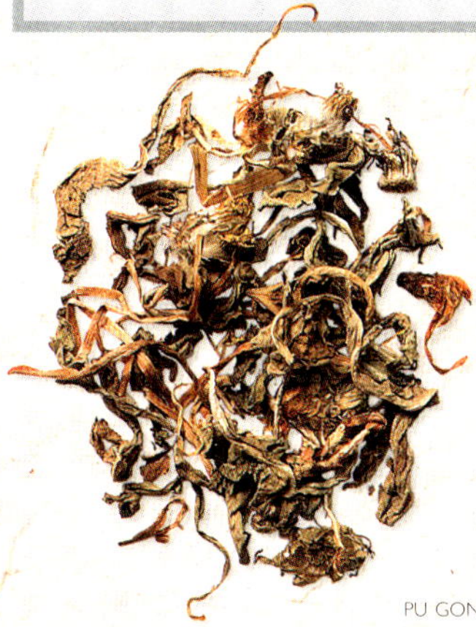

PU GONG YING

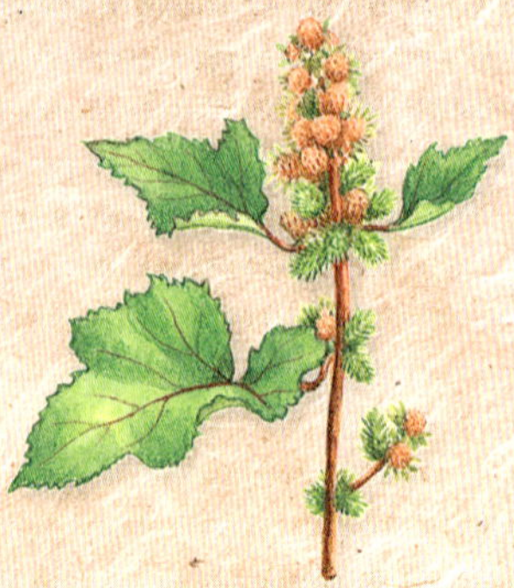

CANG ER ZI

Xanthium sibiricum

Dieses Heilkraut hat eine besondere Affinität zur Nase. Aufgrund bestimmter Eigenschaften sollte Cang Er Zi vor dem Genuß mindestens 30 Minuten gekocht werden.

EIGENSCHAFTEN:
Scharfer, bitterer Geschmack; wärmende Energie.

ZIELMERIDIANE:
Lunge.

WIRKUNGEN:
- Öffnet die Nase; bei Sinusitis und Rhinitis allergica mit zähem Auswurf und Kopfschmerzen.

DOSIERUNG:
3–10 g pro Tag.

GEGENANZEIGEN: Kopfschmerzen infolge eines Blut-Mangels.

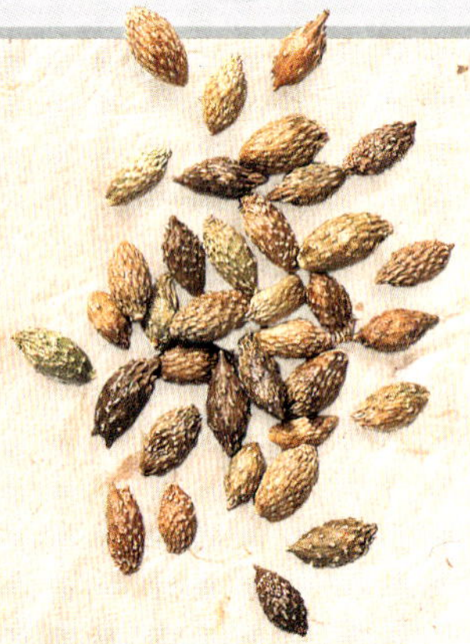

CANG ER ZI

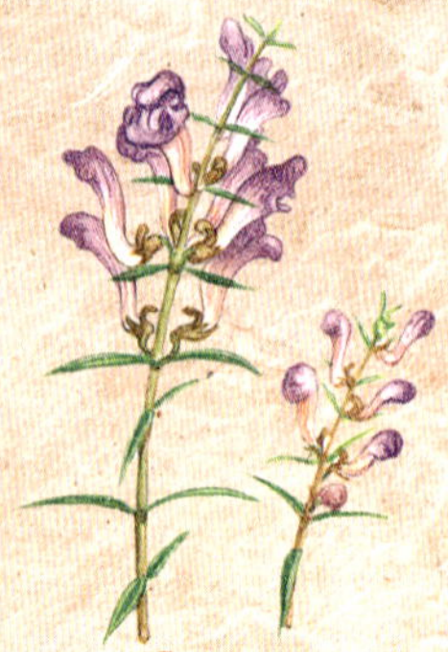

HUANG QIN

Scutellaria baicalensis

Huang Qin ist eines der »Drei Gelben Kräuter« (*huang* bedeutet gelb). Huang Qin wirkt auf Oberkörper, Brust, Lunge und Herz. Angeblich »beruhigt es Babys im Bauch«, wenn die Gefahr einer Frühgeburt besteht. Wenn man Huang Qin verwendet, sollte man es leicht anrösten, bis es braune Farbe annimmt.

EIGENSCHAFTEN:
Bitterer Geschmack; kalte Energie.

ZIELMERIDIANE:
Lunge, Herz, Magen, Gallenblase.

WIRKUNGEN:
- Beseitigt Hitze und Feuchtigkeit der Lunge.
- Bei Gelbsucht, Infektionen des Urogenitaltrakts, Durchfall infolge einer Vergiftung.
- »Beruhigt den Fötus«

DOSIERUNG:
3–15 g pro Tag.

GEGENANZEIGEN: Nicht verwenden, wenn keine Hitze- oder Feuchtigkeitssymptome vorhanden sind.

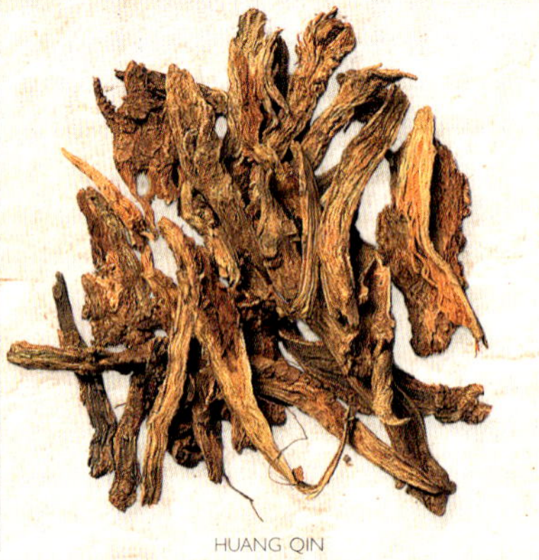

HUANG QIN

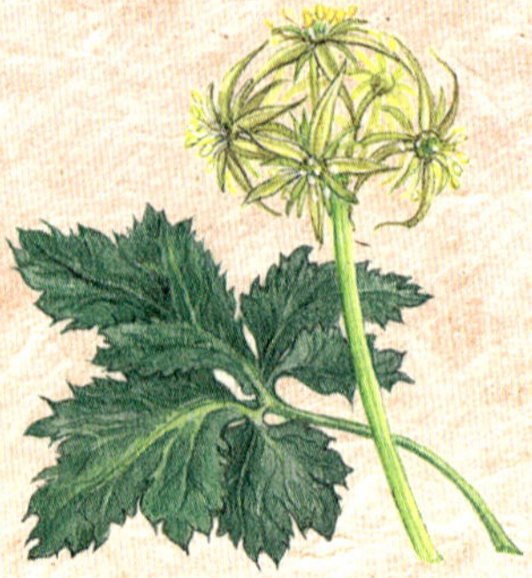

HUANG LIAN

Coptis chinensis

Huang Lian ist das zweite der »Drei Gelben Kräuter«. Es wirkt auf die Organe der Körpermitte. Huang Lian ist heute vom Aussterben bedroht. Das europäische Heilkraut Hydrastis gilt als Ersatz.

EIGENSCHAFTEN:
Bitterer Geschmack; kalte Energie.

ZIELMERIDIANE:
Herz, Leber, Magen, Dickdarm.

WIRKUNGEN:
- Beseitigt Hitze und Feuchtigkeit im Magen und im Darm; bei Magenverstimmung, Magensäure, Sodbrennen und Durchfall infolge von Hitze und Feuchtigkeit.
- Beseitigt Giftstoffe, bei entzündeten Augen, Ohrinfektionen.
- Beseitigt Herz-Hitze; bei Schlaflosigkeit und übersteigerten Emotionen.

DOSIERUNG:
1–6 g pro Tag.

GEGENANZEIGEN: Durchfall infolge eines Kälte- oder Mangel-Musters.

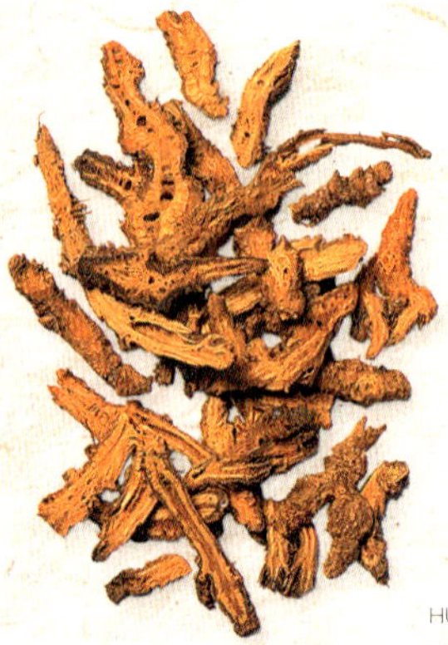

HUANG LAN

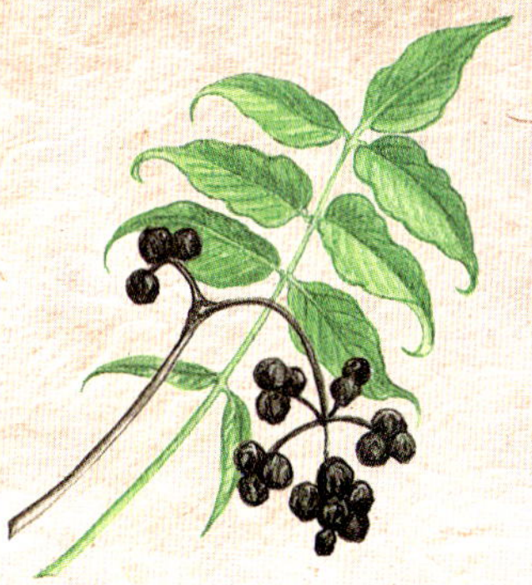

HUANG BAI

Phellodendron chinense

Huang Bai, das letzte der »Drei Gelben Kräuter«, wirkt hauptsächlich auf den Unterkörper. Huang Bai reduziert Leere-Hitze, die durch einen Yin-Mangel entstand.

EIGENSCHAFTEN:
Bitterer Geschmack; kalte Energie.

ZIELMERIDIANE:
Nieren, Blase und Dickdarm.

WIRKUNGEN:
- Beseitigt Hitze und Feuchtigkeit; bei gelblichem Vaginalausfluß, Harninfektionen, Durchfall infolge von Hitze und Feuchtigkeit.
- Entgiftet; bei nässenden Hauterkrankungen, Furunkeln, Abszessen.
- Reduziert Leere-Hitze; bei Hitzewallungen und Nachtschweiß aufgrund eines Yin-Mangels.

DOSIERUNG:
3–10 g pro Tag.

GEGENANZEIGEN: Durchfall infolge eines Kälte- oder Mangel-Musters.

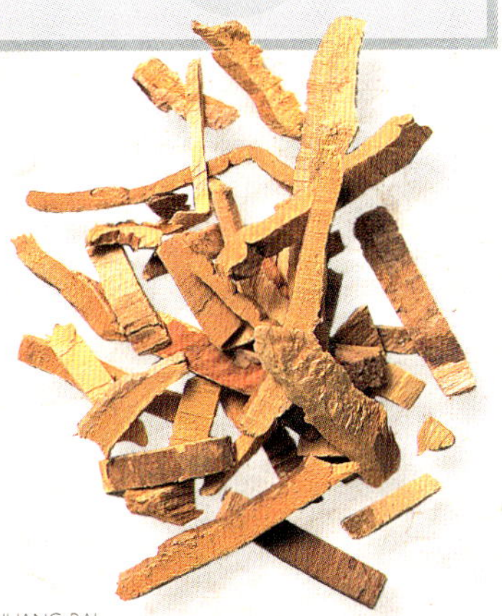

HUANG BAI

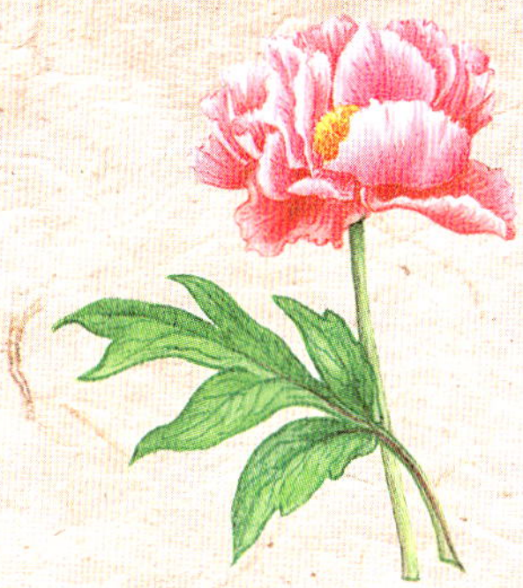

MU DAN PI

Paeonia suffruticosa

Dieses Heilkraut kühlt das Blut und reguliert stagnierendes Blut. Während der Schwangerschaft nur in Verbindung mit tonisierenden Rezepturen verwenden!

EIGENSCHAFTEN:
Scharfer und bitterer Geschmack; kühlende Energie.

ZIELMERIDIANE:
Herz, Leber und Nieren.

WIRKUNGEN:
- Beseitigt Hitze im Blut; bei Fieber, Nasenbluten oder Bluthusten, Blutergüssen, häufiger und starker Menstruation.
- Reguliert das Blut; bei Menstruationsschmerzen und Unterleibsgeschwulsten.
- Beseitigt Leberfeuer; bei Schläfenkopfschmerz, geröteten und schmerzenden Augen.

DOSIERUNG:
6–12 g pro Tag.

GEGENANZEIGEN: Kälte oder Schweißausbrüche infolge eines Yin-Mangels.

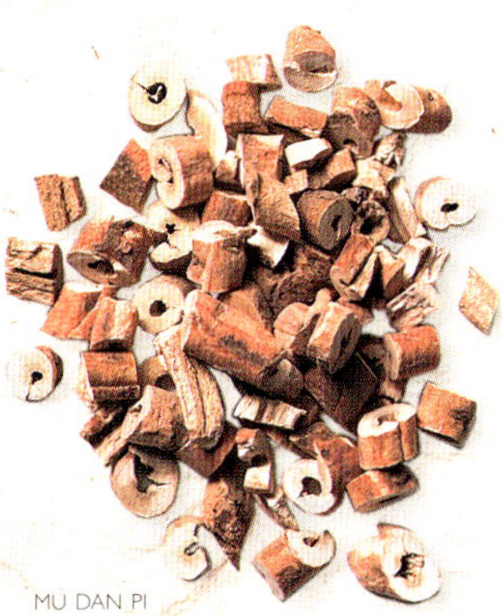

MU DAN PI

HEILMITTEL

SI JUN ZI TANG
DIE ABKOCHUNG DER VIER EDLEN ESSENZEN

Ren Shen 6 g
Bai Zhu 6 g
Fu Ling 6 g
Gan Cao 3 g

Hierbei handelt es sich um eine klassische chinesische Rezeptur zur Wiederauffüllung des Qi und zur Stärkung von Milz und Magen. Sie wird verwendet, wenn Milz- und Magen-Qi schwach sind, wodurch die Verteilung der Nährstoffe beeinträchtigt wird. Typische Symptome sind Blässe, Muskelschwäche und Verdauungsstörungen mit Durchfall und Erbrechen. Chen Pi kann der Abkochung beigegeben werden, um den Qi-Fluß zu stimulieren.

- Nicht verwenden bei Übermaß- oder Fülle-Syndromen.
- Dosierung: Ergibt eine Dosis; Einnahme: Ein- bis dreimal täglich.

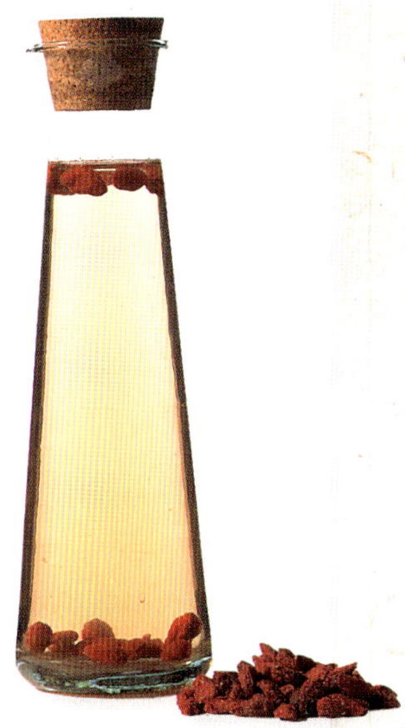

OBEN: **Die traditionelle chinesische Zubereitungsart der Abkochungen garantiert, daß die Inhaltsstoffe vollständig extrahiert werden.**

Heilkräuter, die das Qi und das Blut bewegen

Chuan Xiong I *Yu Jin* I *Yan Hu Suo* I *Tao Ren* I *Hong Hua* I *Dan Shen* I *Ji Xue Teng* I *Xiang Fu* I *Chai Hu* I *Qin Jiao* I *Du Huo*.

Wenn das Qi und das Blut stagnieren oder nicht ungehindert durch den Körper fließen, können viele Symptome auftreten. Laut chinesischer Medizin hat jede Bewegung im Körper mit dem Qi-Fluß zu tun. Schmerz resultiert aus einer Blockade des Qi-Flusses in den Meridianen. Eine Stagnation kann auch Spannungszustände, Aufblähung und emotionale Störungen verursachen.

CHUAN XIONG

Ligusticum chuanxiong

Dies ist die Wurzel einer Liebstökkelart. Sie wirkt insbesondere auf den Kopf und den Uterus.

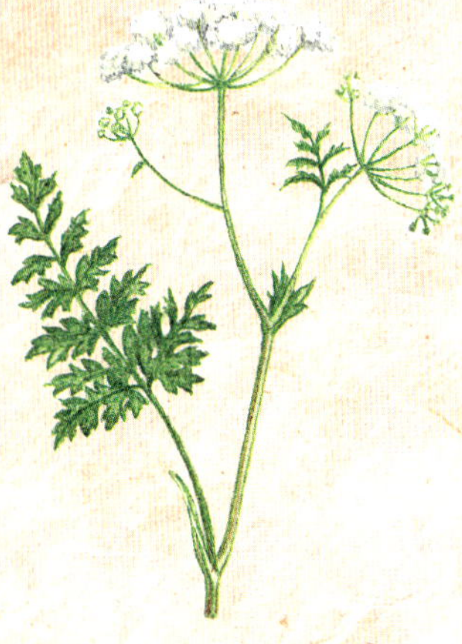

EIGENSCHAFTEN:
Scharfer Geschmack; wärmende Energie.

ZIELMERIDIANE:
Leber, Herz und Gallenblase.

WIRKUNGEN:
- Stimuliert das Blut; bei Periodenschmerzen; Schweregefühl im Bauch; Schmerzen im Brustkorb oder Seitenstechen infolge von stagnierendem Blut.
- Zerstreut Kälte; bei Schläfenkopf- oder bei Gelenkschmerzen infolge von Kälte.

DOSIERUNG:
3–9 g pro Tag.

GEGENANZEIGEN: Kopfschmerzen aufgrund von aufsteigender Hitze.

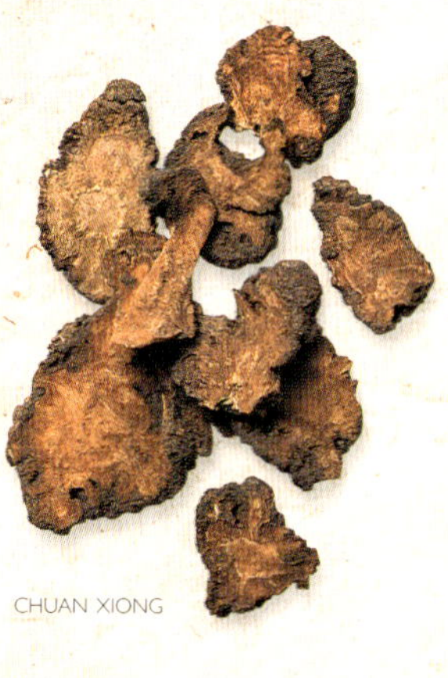

CHUAN XIONG

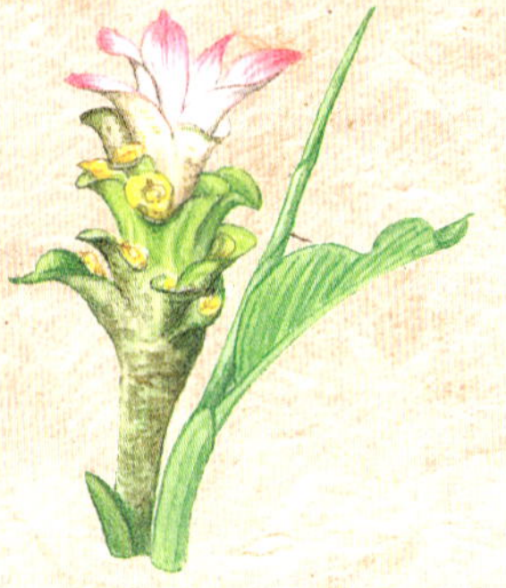

YU JIN

Curcuma wenyujin

Yu Jin, das Gewürz Kurkuma, wird in ganz Asien in der Küche und als Farbstoff verwendet. Es gehört zur selben Familie wie Ingwer. Die Heilung von Schnittwunden wird beschleunigt, wenn man sie mit pulverisiertem Kurkuma betäubt.

EIGENSCHAFTEN:
Scharfer und bitterer Geschmack.

ZIELMERIDIANE:
Lunge, Herz, Leber, Gallenblase.

WIRKUNGEN:
- Stimuliert das Qi und das Blut; bei Brust-, Seiten-, Bauch- und Periodenschmerzen.
- Löst Stagnationen auf; bei Depression, übersteigerten Emotionen, Krämpfen.
- Entspannende Wirkung auf die Gallenblase; bei Gallensteinen und Gelbsucht.

DOSIERUNG:
3–9 g pro Tag.

GEGENANZEIGEN: Wenn keine Hinweise auf eine Stagnation vorliegen! Während der Schwangerschaft ist Vorsicht angebracht.

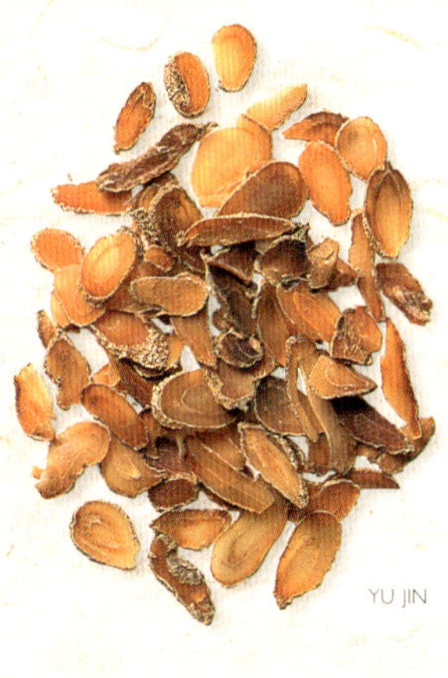

YU JIN

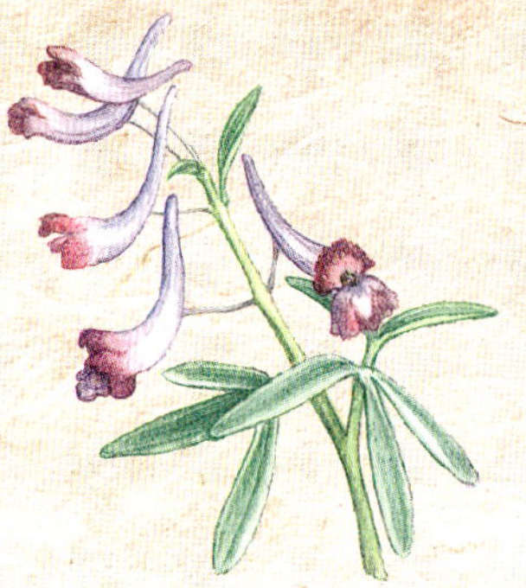

YAN HU SUO

Corydalis yanhusuo

Yan Hu Suo gilt als das wirksamste schmerzlindernde Mittel der chinesischen Pharmazie.

EIGENSCHAFTEN:
Scharfer und bitterer Geschmack; wärmende Energie.

ZIELMERIDIANE:
Leber und Milz.

WIRKUNGEN:
❧ Bewegt das Qi und das Blut; bei Schmerzen infolge eines Traumas oder einer Stagnation, wie etwa Rücken-, Perioden-, Brust- und Bauchschmerzen.

DOSIERUNG:
3–9 g pro Tag.

GEGENANZEIGEN: Schwangerschaft; Schmerzen, die nicht auf einer Stagnation beruhen.

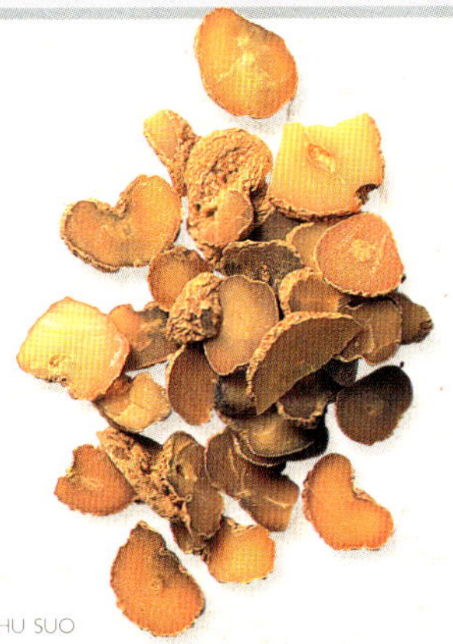

YAN HU SUO

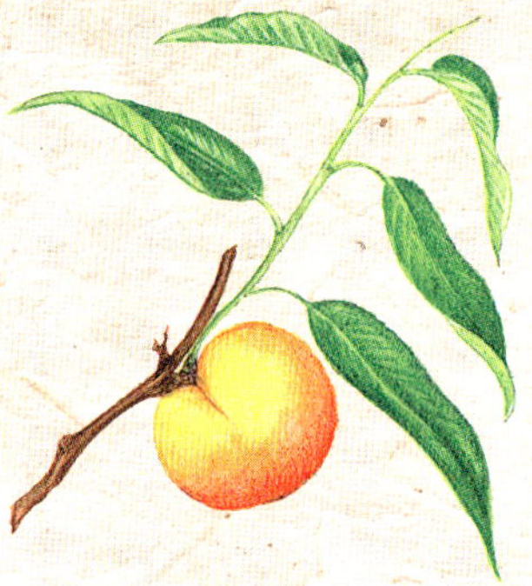

TAO REN

Prunus persica

Tao Ren, der Pfirsichsame, wird zur Bewegung des Blutes und als erweichendes Mittel für Lunge und Dickdarm verwendet.

EIGENSCHAFTEN:
Süßer und bitterer Geschmack; neutrale Energie.

ZIELMERIDIANE:
Lunge, Leber und Dickdarm.

WIRKUNGEN:
❧ Bewegt das Blut; bei Schmerzen infolge von stagnierendem Blut.
❧ Befeuchtet Lunge und Darm; bei Husten und Verstopfung.

DOSIERUNG:
3–9 g pro Tag.

GEGENANZEIGEN:
Schwangerschaft.

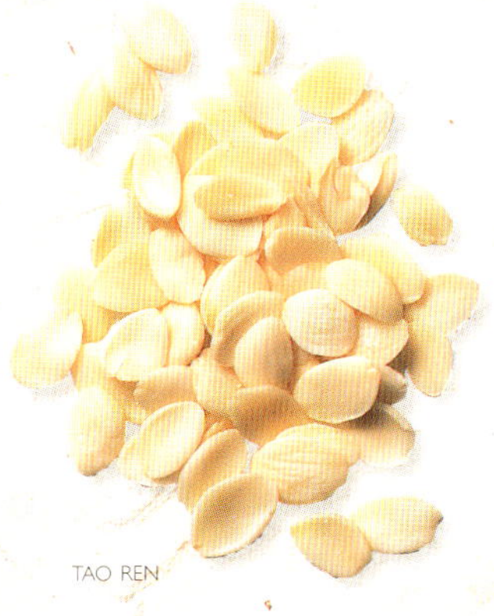

TAO REN

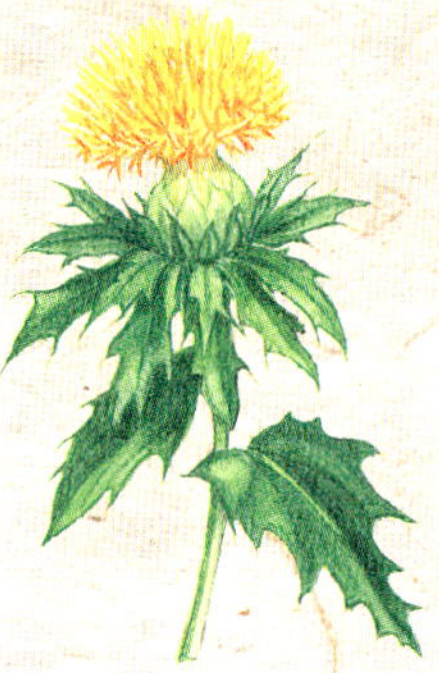

HONG HUA

Carthamus tinctorius

Hong Hua, der Saflor, ist ein Bestandteil des Krokus. Anders als Safran, das aus den Staubgefäßen des Krokus gewonnen wird, ist. Saflor ein erschwinglicherer Teil der Pflanze. Nach Auffassung der chinesischen Medizin entspricht die Wirkung von Substanzen ihrer Erscheinung. Viele Kräuter, die auf das Blut wirken, haben folglich eine kräftige rote Farbe.

EIGENSCHAFTEN:
Scharf; wärmende Energie.

ZIELMERIDIANE:
Leber und Herz.

WIRKUNGEN:
❧ Bewegt das Blut; bei Schmerzen, die durch Blutstauung verursacht wurden, wie etwa Menstruations-, Unterleibs- oder Brustschmerzen.

DOSIERUNG:
3–9 g pro Tag.

GEGENANZEIGEN:
Schwangerschaft.

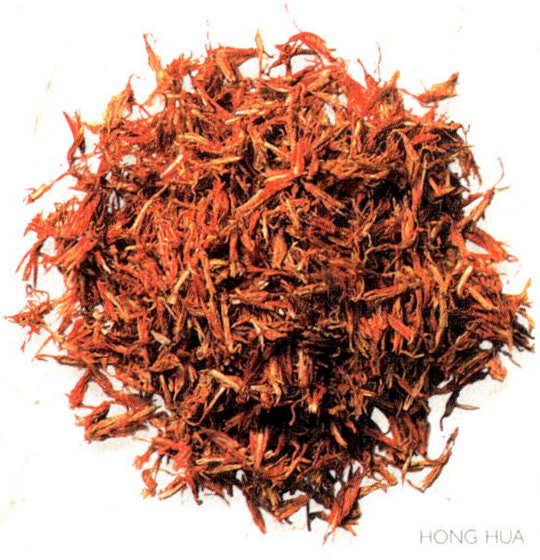

HONG HUA

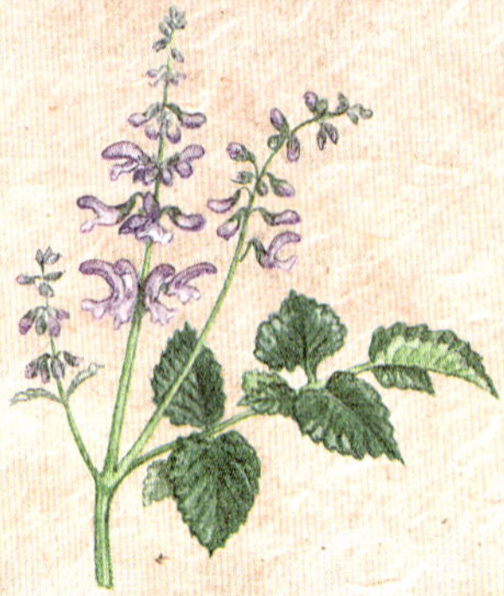

DAN SHEN

Salvia miltiorrhiza

Dan Shen ist die rote Wurzel einer Salbeiart.

EIGENSCHAFTEN:
Bitterer Geschmack; kühlende Energie.

ZIELMERIDIANE:
Herz und Leber.

WIRKUNGEN:
- Bewegt das Blut und beseitigt Hitze; bei Schmerzen oder Starrheit infolge von Stauung, wie Perioden- und Brustschmerzen, Gefühllosigkeit oder Kribbeln in den Gliedmaßen.
- Reguliert das Herz; bei Schlaflosigkeit und Herzklopfen.

DOSIERUNG:
3–15 g pro Tag.

GEGENANZEIGEN: Nicht verwenden, wenn keine Hinweise auf stagnierendes Blut vorliegen.

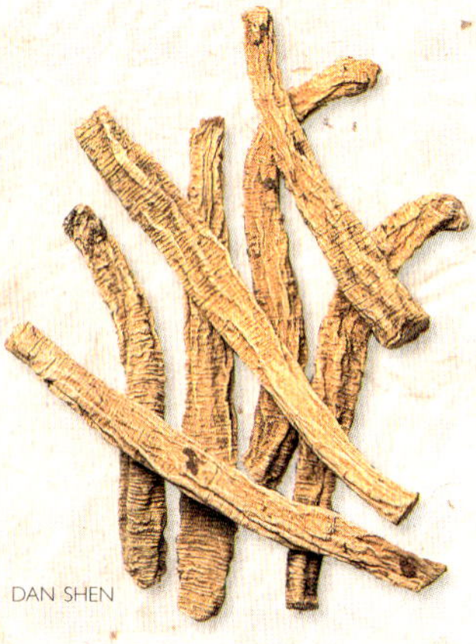

DAN SHEN

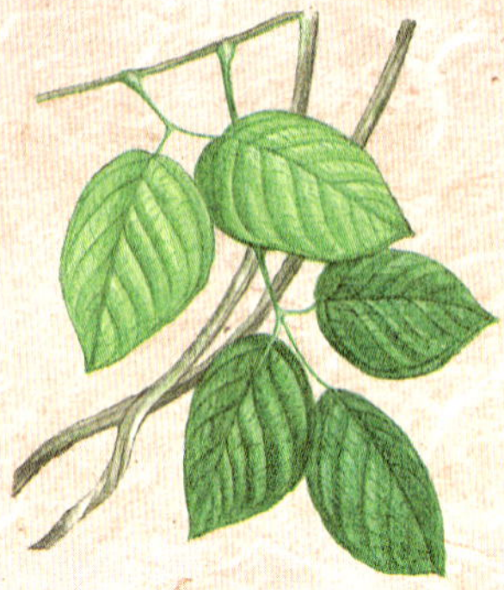

JI XUE TENG

Spatholobus suberectus

Viele der Teng- (oder »Stiel-«) Kräuter beeinflussen die Durchblutung der Extremitäten. Ji Xue Teng wirkt auf Beine und Leber. Die Leber reguliert den Blut-Fluß und setzt bei Bedarf, wie etwa während erhöhter körperlicher Beanspruchung, mehr Blut frei.

EIGENSCHAFTEN:
Scharfer und süßer Geschmack; wärmende Energie.

ZIELMERIDIANE:
Leber und Milz.

WIRKUNGEN:
- Nährt das Blut und fördert die Durchblutung; bei Menstruations- und Gelenkschmerzen sowie Gefühllosigkeit der Gliedmaßen.

DOSIERUNG:
6–15 g pro Tag.

GEGENANZEIGEN: Schwangerschaft.

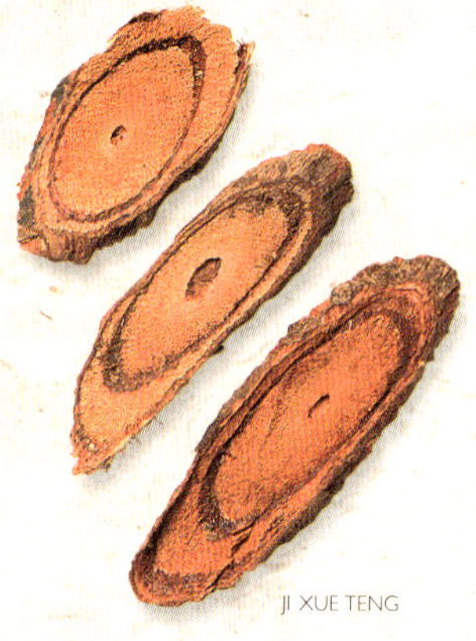

JI XUE TENG

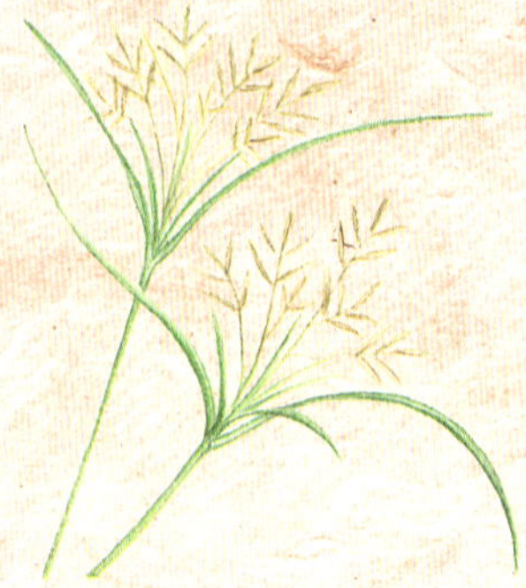

XIANG FU

Cyperus rotundus

Dieses wichtige Heilkraut für die Regulierung von Qi-Blockaden wirkt sowohl auf körperlicher als auch auf emotionaler Ebene.

EIGENSCHAFTEN:
Scharfer und etwas bitterer Geschmack; neutrale Energie.

ZIELMERIDIANE:
Magen und Leber.

WIRKUNGEN:
- Reguliert den Qi-Fluß; bei Schmerz in den Seiten, Blähung des Oberbauchs.
- Reguliert die Menstruation; bei Schmerzen während der Periode und PMS.

DOSIERUNG:
6–12 g pro Tag.

GEGENANZEIGEN: Ausgeprägte Hitze-Symptome oder Yin-Mangel.

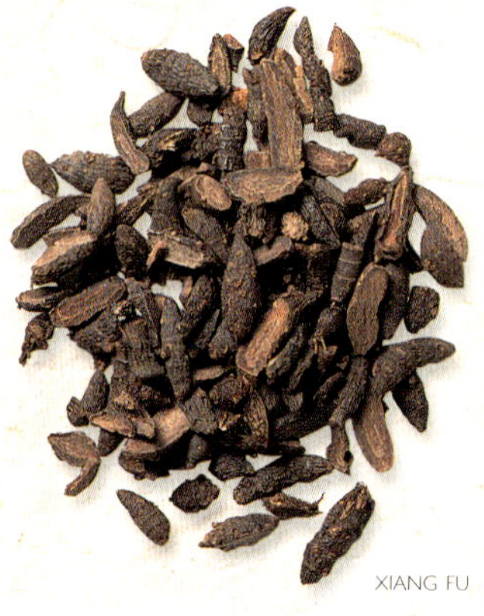

XIANG FU

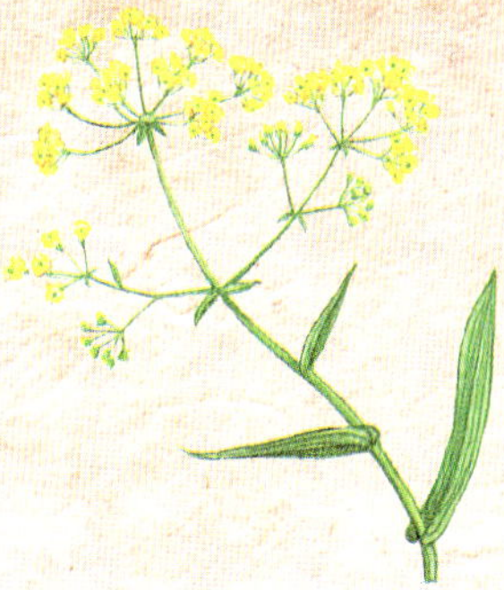

CHAI HU

Bupleurum chinense

Chai Hu wird meist zu den Wind-Hitze-Kräutern gezählt, einer Kategorie von Kräutern gegen Erkältungen und Grippe. Chai Hu beeinflußt aber auch die inneren Organe.

EIGENSCHAFTEN:
Bitterer Geschmack; kühlende Energie.

ZIELMERIDIANE:
Leber und Gallenblase.

WIRKUNGEN:
- Reguliert das Qi; bei Engegefühl in der Brust, lateraler Überdehnung, Stimmungsschwankungen, Depressionen, PMS.
- Senkt Fieber; gegen Malaria, bei der sich Fieber und Frösteln abwechseln.

DOSIERUNG:
3–9 g pro Tag.

GEGENANZEIGEN: Blut- oder Yin-Mangel (außer in Kombination mit tonisierenden Kräutern).

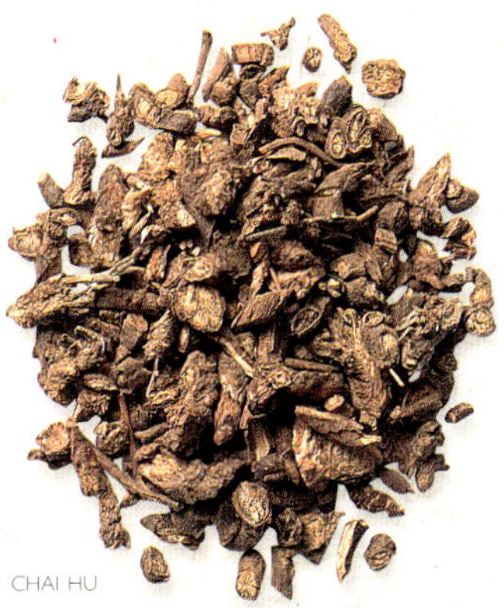

CHAI HU

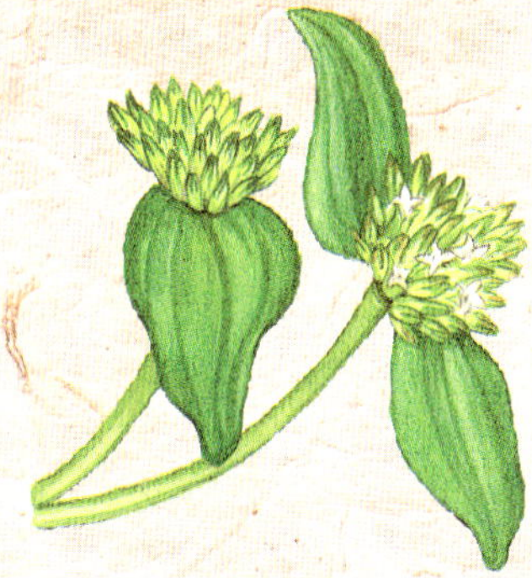

QIN JIAO

Gentiana macrophylla

Qin Jiao wird zur Behandlung von Wind und Feuchtigkeit verwendet, von Schmerzen oder Steifheit infolge von Wetterfühligkeit. Es wird oft mit Du Huo kombiniert und zielt auf Probleme des Oberkörpers ab.

EIGENSCHAFTEN:
Scharfer und bitterer Geschmack; neutrale Energie.

ZIELMERIDIANE:
Magen, Leber und Gallenblase.

WIRKUNGEN:
- Leitet Feuchtigkeit aus den Meridianen ab; bei Schmerzen, Steifheit und Krämpfen von Muskeln und Sehnen.
- Beseitigt Leere-Hitze-Symptome; bei »nachmittäglichem Fieber« oder erhöhter Temperatur.
- Befeuchtet den Darm; bei trockener Verstopfung.

DOSIERUNG:
4–12 g pro Tag.

GEGENANZEIGEN: Chronischer Durchfall oder häufiger Harndrang.

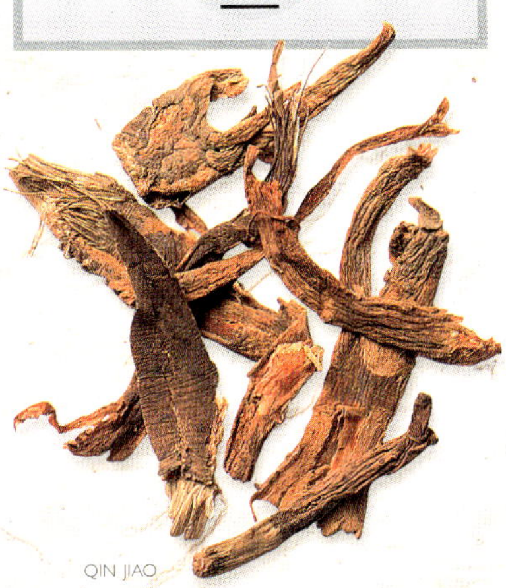

QIN JIAO

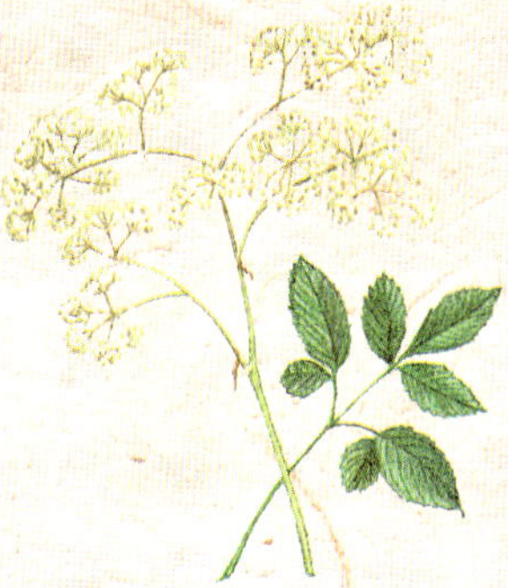

DU HUO

Angelica pubescens

Wie auch Qin Jiao wird Du Huo gegen Wind–Feuchtigkeit verschrieben. Die beiden Kräuter werden häufig kombiniert. Du Huo wird insbesondere bei Beschwerden im Unterkörper eingesetzt.

EIGENSCHAFTEN:
Scharfer und bitterer Geschmack; leicht wärmende Energie.

ZIELMERIDIANE:
Nieren und Blase.

WIRKUNGEN:
- Leitet Feuchtigkeit aus den Meridianen ab; bei Schmerzen, Steifheit und Krämpfen von Muskeln und Sehnen.

DOSIERUNG:
3–9 g pro Tag.

GEGENANZEIGEN: Hitze oder Yin-Mangel.

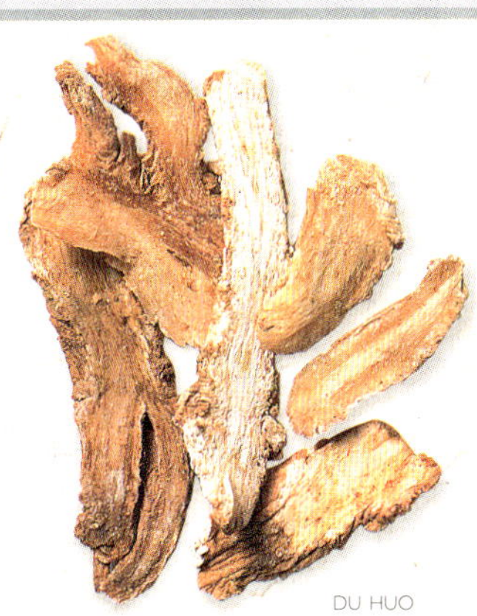

DU HUO

Heilkräuter, die Geist und Seele beruhigen

Suan Zao Ren | Yuan Zhi | Mei Gui Hua | Bai Zi Ren | Long Yan Rou.

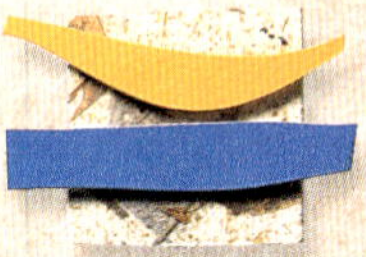

»Shen« wird meist mit Geist oder Bewußtsein übersetzt und verkörpert die geistig-seelischen Aspekte der Persönlichkeit. Das Shen, das mit intuitivem Denken, Heiterkeit und Ruhe assoziiert wird, hat seinen Sitz im Herzen. Wenn das Shen im Herzen nicht geborgen ist, sind geistige und seelische Störungen die Folge. Das Shen beeinflußt die Fähigkeit zu gesundem Schlaf und die Art unserer Träume.

SUAN ZAO REN

Ziziphus jujuba

Suan Zao Ren ist der kleine schwarze Same der wilden Dattel.

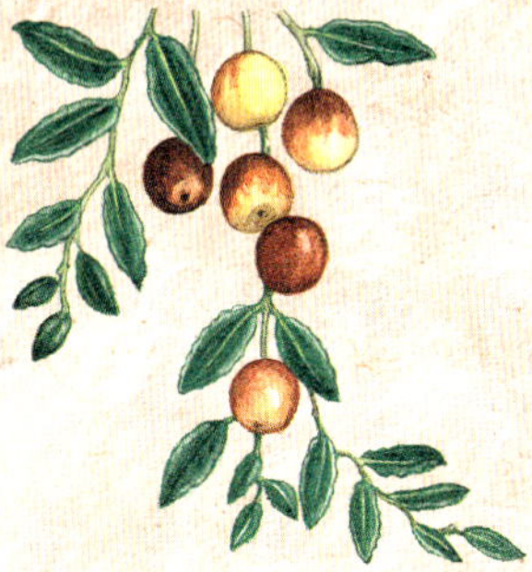

EIGENSCHAFTEN:

Süßsaurer Geschmack; neutrale Energie.

ZIELMERIDIANE:

Leber und Herz.

WIRKUNGEN:

- Beruhigt das Gemüt; bei Schlafstörungen durch Träume oder Herzklopfen in Verbindung mit Angst.
- Hält die Flüssigkeiten zurück; bei Nachtschweiß und Schweißausbrüchen.

DOSIERUNG:

9–18 g pro Tag.

GEGENANZEIGEN: Anzeichen von starker Hitze.

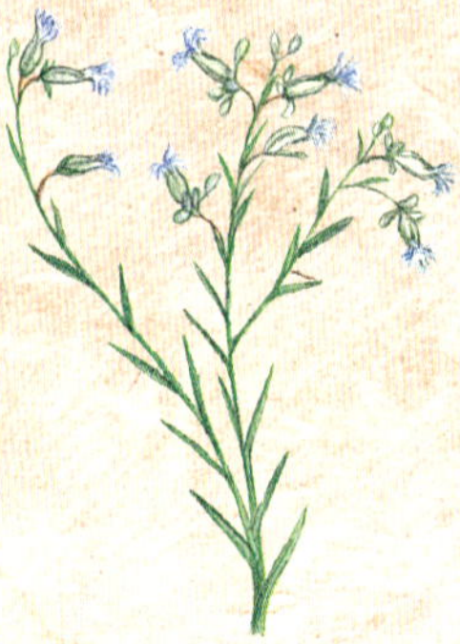

YUAN ZHI

Polygala tenuifolia

Auch Yuan Zhi hat eine stark beruhigende Wirkung. Dem taoistischen Denken zufolge wird das Qi geschwächt, wenn der Geist verwirrt ist. Neben Kräutern helfen Meditationstechniken, den Geist zu beruhigen und zu sammeln. Auch Qi Gong fördert durch die Verbindung geistiger und körperlicher Aspekte einen meditativen Bewußtseinszustand.

EIGENSCHAFTEN:

Scharfer und bitterer Geschmack; wärmende Energie.

ZIELMERIDIANE:

Lunge, Herz und Nieren.

WIRKUNGEN:

- Beruhigt den Geist; bei Schlaflosigkeit, Herzklopfen, Vergeßlichkeit und Angst.

DOSIERUNG:

3–9 g pro Tag.

GEGENANZEIGEN: Hitze oder Yin-Mangel.

RECHTS: **Geistige Ausgeglichenheit erreicht man, indem man sich Zeit zur Entspannung, etwa durch Meditation, nimmt.**

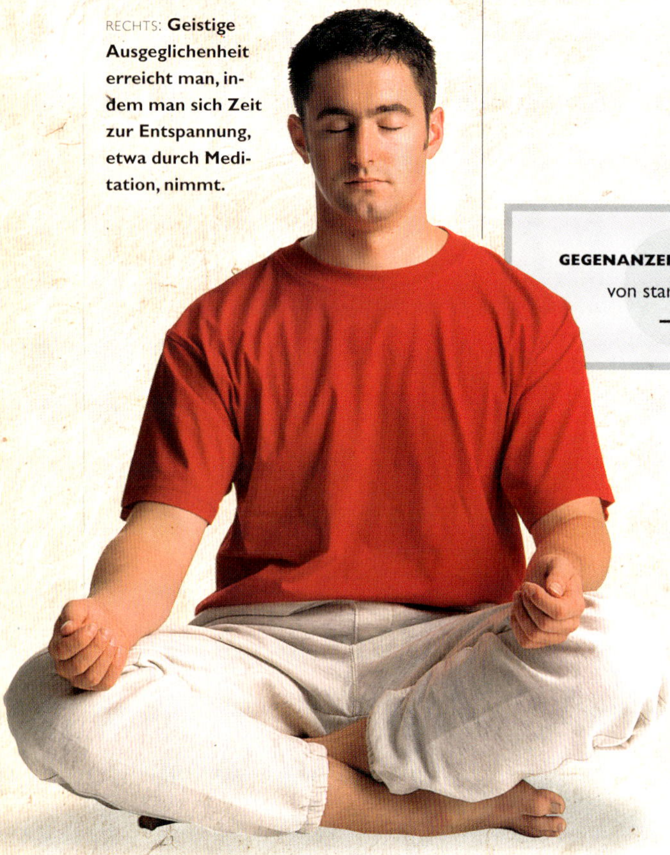

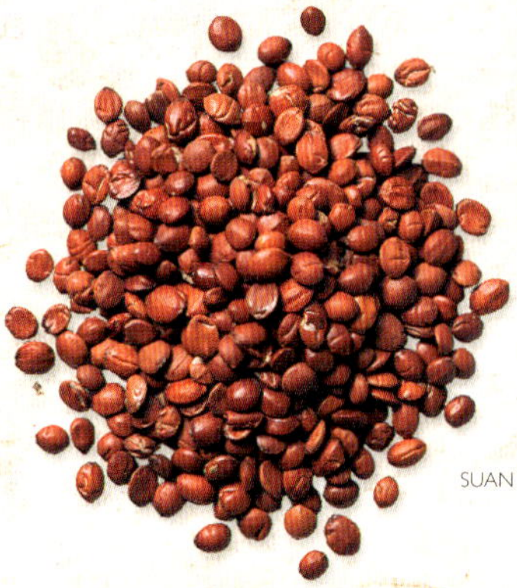

SUAN ZAO REN

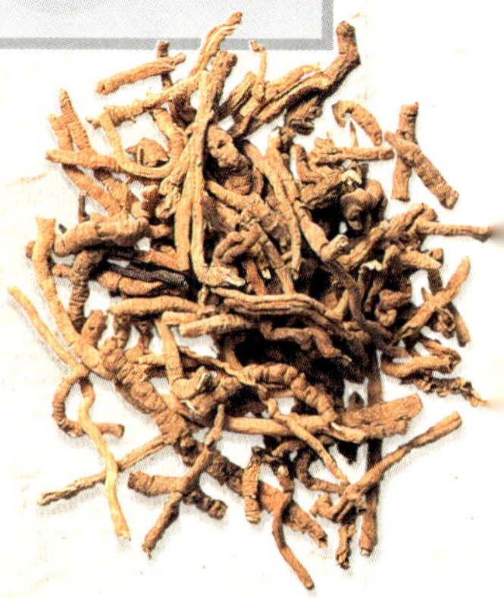

YUAN ZHI

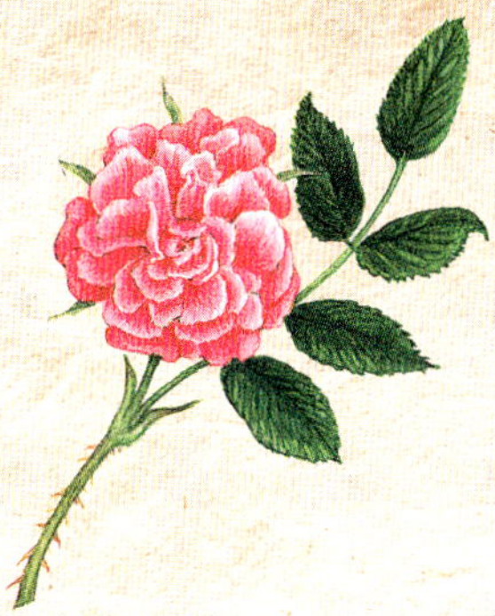

MEI GUI HUA

Rosa rugosa

Mei Gui Hua ist die Knospe der Chinesischen Rose. Die Rose gilt als typisch englische Blume, nur die wenigsten wissen, daß sie von China nach England importiert wurde. Im Westen wird die Rose in der Aromatherapie verwendet, da die ätherischen Öle besonders bei Menstruationsproblemen, Verdauungsstörungen, Depressionen, Streß und Schlaflosigkeit wirksam sind.

EIGENSCHAFTEN:
Süßer und etwas bitterer Geschmack; wärmende Energie.

ZIELMERIDIANE:
Leber und Milz.

WIRKUNGEN:
- Reguliert das Qi; bei Engegefühl in der Brust, Menstruationsschmerzen, Depressionen und PMS.

DOSIERUNG:
1–6 g pro Tag.

GEGENANZEIGEN:
Nicht bekannt.

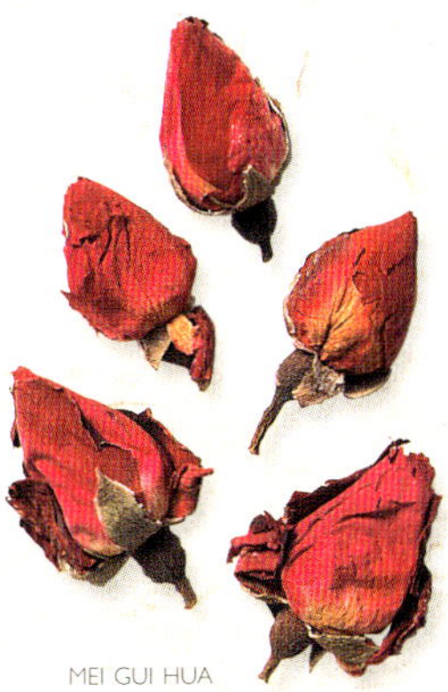

MEI GUI HUA

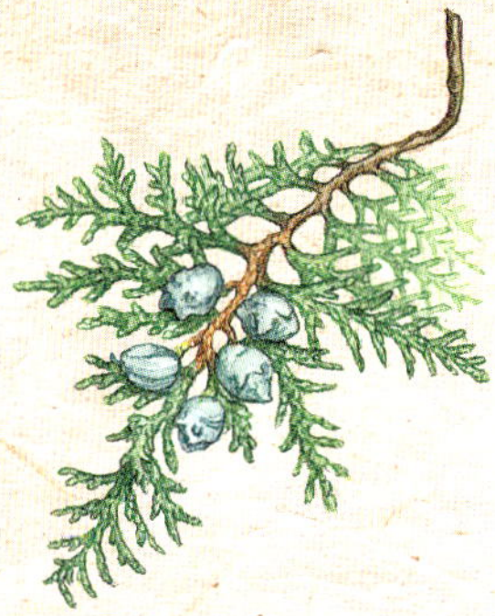

BAI ZI REN

Platycladus orientalis

Bai Zi Ren hat Ähnlichkeit mit Huo Ma Ren, dem Hanfsamen, mit dem es auch oft kombiniert wird.

EIGENSCHAFTEN:
Süßer Geschmack; neutrale Energie.

ZIELMERIDIANE:
Herz, Leber, Nieren, Dickdarm.

WIRKUNGEN:
- Beruhigt den Geist; bei Herzklopfen, Schlaflosigkeit und Angst infolge eines Blut-Mangels.
- Befeuchtet den Darm; bei trockener Verstopfung (vor allem bei älteren Menschen).

DOSIERUNG:
9–18 g pro Tag.

GEGENANZEIGEN: Durchfall oder Bronchialkatarrh.

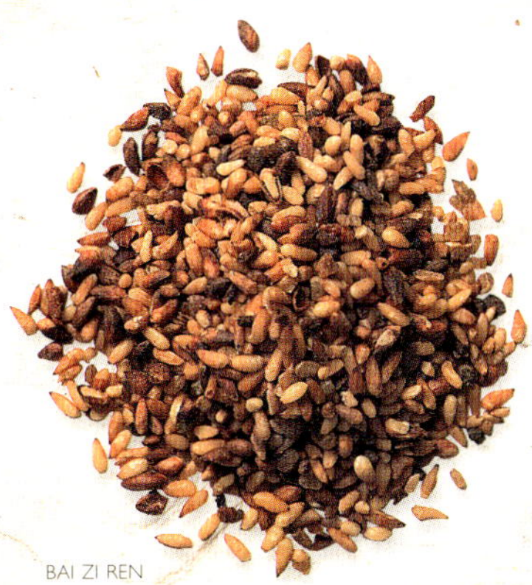

BAI ZI REN

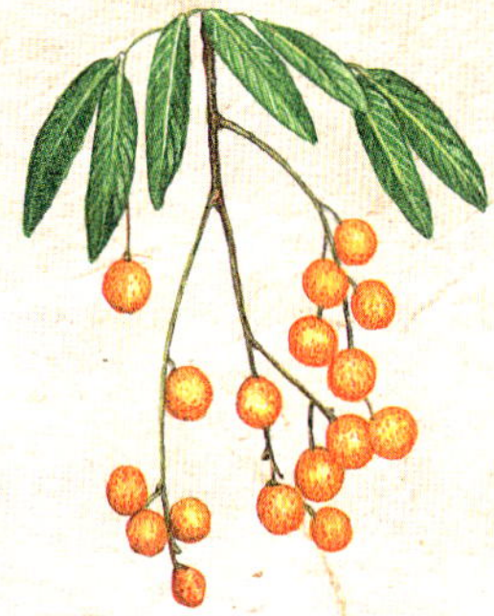

LONG YAN ROU

Dimocarpus longan

Long Yan Rou ist eine süße, saftige Frucht, die Ähnlichkeit mit einer Rosine hat. Menschen, die an einem Blut-Mangel mit den unten angeführten Symptomen leiden, sollten diese Frucht essen.

EIGENSCHAFTEN:
Süßer Geschmack; wärmende Energie.

ZIELMERIDIANE:
Herz und Milz.

WIRKUNGEN:
- Stärkt das Blut und beruhigt den Geist; bei Schlaflosigkeit, Herzklopfen, Vergeßlichkeit und Schwindelgefühlen.

DOSIERUNG:
6–12 g pro Tag.

GEGENANZEIGEN: Ein Übermaß von Schleim oder Feuchtigkeit.

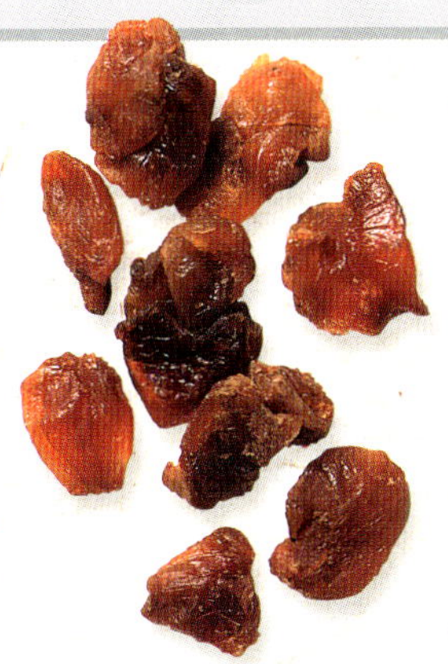

LONG YAN ROU

Westliche Heilkräuter

Aloe | *Bukkostrauch* | *Kamille* | *Cayennepfeffer* | *Mönchspfeffer* | *Echinacea* | *Holunderblüte* | *Augentrost* | *Mutterkraut* | *Knoblauch* | *Ginkgo* | *Kanadische Orangenwurzel* | *Weißdorn* | *Schachtelhalm* | *Wacholderbeere* | *Ringelblume* | *Echter Eibisch* | *Gänsedistel* | *Brennessel* | *Petersilie* | *Passionsblume* | *Pfefferminze* | *Sägepalme* | *Rotulme* | *Johanniskraut* | *Baldrian* | *Weide* | *Schafgarbe.*

Die Bezeichnung »westliche Heilkräuter« ist irreführend. Viele Pflanzen stammen ursprünglich aus Asien und werden dort auch angebaut. Im Westen hat man jedoch eine andere Einstellung zu den Pflanzen, darüber hinaus beeinflussen die unterschiedlichen Boden- und Wetterbedingungen ihre Eigenschaften. Im folgenden Abschnitt werden die Hauptwirkungen dieser Heilkräuter behandelt.

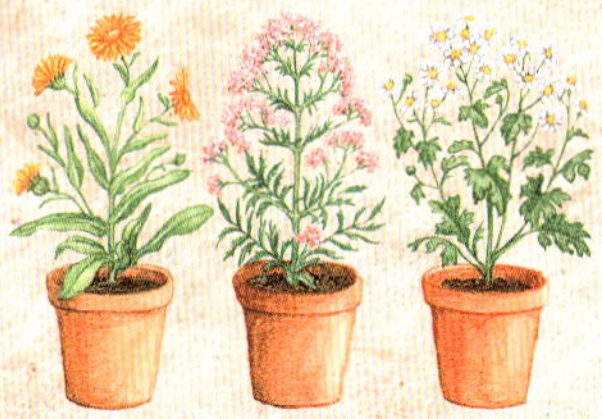

OBEN: **Kräuter sind problemlos in Töpfen zu ziehen. Sie sehen schön aus und duften angenehm.**

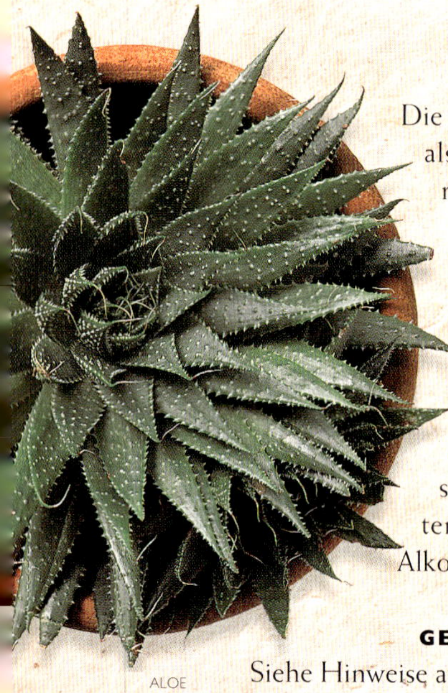

ALOE

DOSIERUNG

Die meisten dieser Kräuter sind als Tinkturen oder Kapseln rezeptfrei erhältlich. Beachten Sie die Dosierungshinweise auf der Verpackung. Tinkturen enthalten Alkohol. Wenn dieser unerwünscht ist (etwa bei Kindern), sollten Sie die Dosis in kochendem Wasser auflösen und fünf Minuten kochen lassen, bis der Alkohol verdampft ist.

GEGENANZEIGEN

Siehe Hinweise auf der Verpackung.

ALOE

Aloe vera

Die Aloe ist eine Kaktusart, die in tropischen Ländern gedeiht. Die Pflanze wurde in den letzten Jahren erstaunlich populär. Viele Menschen nehmen sie täglich als Tonikum ein, was auf einem Mißverständnis beruht. Die Aloe wirkt nicht tonisierend, sondern entgiftend und reinigend. In der chinesischen Medizin wird Aloe als Abführmittel verwendet. Aloe kann Abhängigkeit erzeugen.

Die Pflanze hat zwei Hauptwirkstoffe: ein durchsichtiges grünes Gel und den bitteren gelben Saft. Der Saft hat die stärksten reinigenden Eigenschaften. Beim Einkauf von Aloe-Präparaten auf die Aufschrift »ganzes Blatt« achten und das Mittel nur kurzfristig einnehmen.

ANWENDUNGSBEREICHE

- Bei Verstopfung.
- Zur Bekämpfung von Parasiten.
- Äußerlich bei Verbrennungen, Ausschlägen, Juckreiz.
- Zur Entgiftung von Magen, Dickdarm und Leber.

GEGENANZEIGEN

- Schwangerschaft, Durchfall und Verdauungsschwäche.

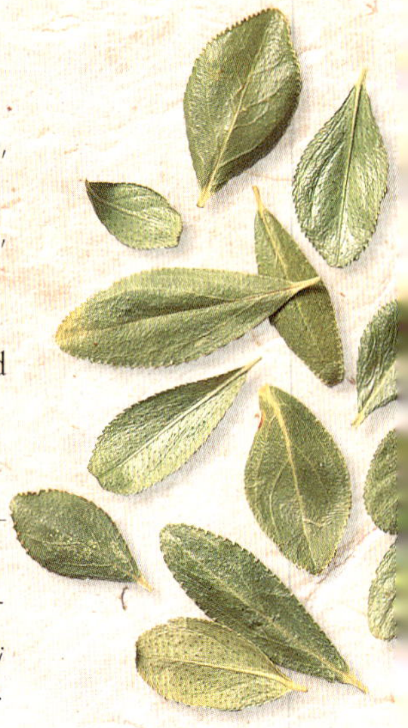

BUKKOSTRAUCH

BUKKOSTRAUCH

Barosma betulina

Der angenehme Geschmack erinnert an schwarze Johannisbeeren; kann als Aufguß zubereitet werden.

ANWENDUNGSBEREICHE

- Bei Blasenentzündungen mit brennenden Schmerzen beim Urinieren.

KAMILLE

Matricaria chamomilla

Die Kamille, ein altbewährtes, entzündungshemmendes Heilmittel, wird meist als Tee zubereitet.

ANWENDUNGSBEREICHE

- Bei Magenverstimmung, Gastritis, Blähungen.
- Bei Mundhöhlen- oder Schleimhautentzündung.
- Bei entzündeter oder juckender Haut.
- Wirkt entspannend bei Unterleibskrämpfen.
- Bei Beschwerden beim Zahnen.

GEGENANZEIGEN

- Überdosierung vermeiden (vor allem bei Kindern).

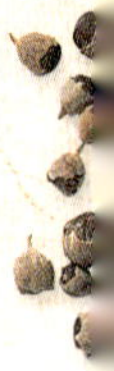

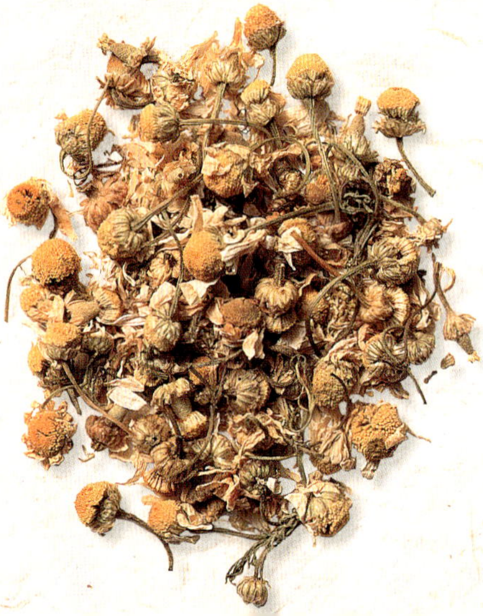

KAMILLE

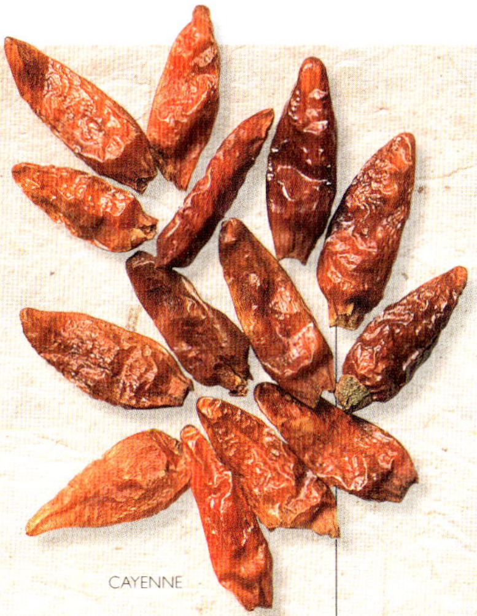
CAYENNE

CAYENNEPFEFFER

Capsicum minimum

Cayennepfeffer wird aus rotem Chili hergestellt und hat wärmende und kräftigende Eigenschaften. Vor allem wenn der Cayennepfeffer als Tinktur eingenommen wird, sollte man darauf achten, daß Mund oder Rachen nicht gereizt werden.

ANWENDUNGSBEREICHE

- Verbessert die Durchblutung der Extremitäten.
- Wirkt verdauungsanregend.
- Stimuliert das Herz.
- Äußerliche Anwendung bei Gelenkschmerzen.

GEGENANZEIGEN

- Magenübersäuerung, Magengeschwüre oder stark erhöhter Blutdruck.

MÖNCHSPFEFFER

Vitex agnus-castus

Der Mönchspfeffer wird auch Keuschlammstrauch genannt, weil er angeblich die Libido dämpft. Die Bezeichnung »Mönchspfeffer« läßt hingegen aphrodisierende Eigenschaften vermuten. Dieser Widerspruch läßt sich dadurch erklären, daß die Pflanze ausgleichend auf den Hormonhaushalt wirkt, weshalb – je nach Disharmonie – jeder Name seine Gültigkeit hat.

ANWENDUNGSBEREICHE

- Ausgleich des Hormonhaushalts.
- Linderung von PMS und Wechseljahrebeschwerden.
- Anregung der Milchbildung.

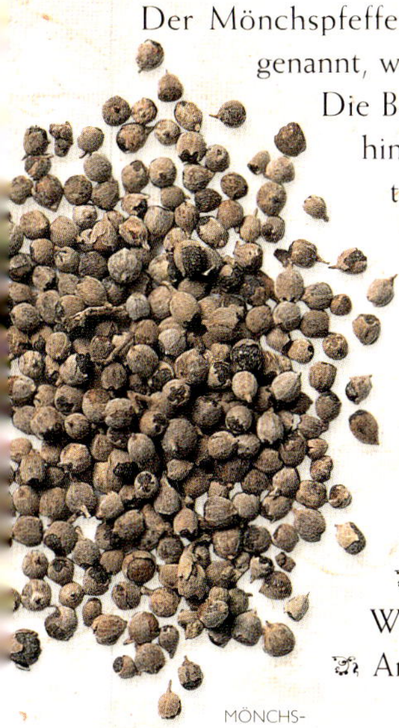
MÖNCHS-PFEFFER

ECHINACEA

Echinacea angustifolia

Die Echinacea wurde aufgrund ihrer Heilkraft bereits von den Ureinwohnern Nordamerikas verwendet. Sie ist meist als Tinktur erhältlich und sollte nicht regelmäßig eingenommen werden, da die Wirkung sonst nachläßt. Bei vorbeugender Verwendung sollte man Echinacea nur zwei bis vier Wochen durchgehend einnehmen und danach entsprechend lange aussetzen. Die Pflanze wirkt stark antibakteriell.

ANWENDUNGSBEREICHE

- Stimulation des Immunsystems und Schutz vor Infektionen.
- Entzündungshemmend bei Mandelentzündung und Lungeninfekten.
- Antitoxisch bei Furunkeln und Abszessen.
- Bei Neigung zu Allergien.

HOLUNDER

Sambucus nigra

Sowohl die Holunderblüten als auch die Holunderbeeren sind bewährte Heilmittel bei Erkältung und Grippe. Man kann Holunder mit Schafgarbe und Pfefferminze kombinieren und einen Aufguß zubereiten. Dieser Aufguß öffnet die Poren, daher sollten Sie sich anschließend vor Kälte schützen.

ANWENDUNGSBEREICH

- Schweißtreibend.

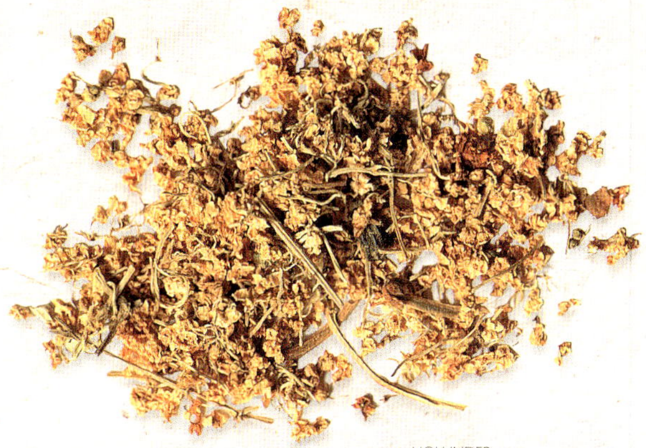
HOLUNDER

RESÜMEE: Wer selbst Kräuter anbaut, sollte unbedingt auf Pestizide verzichten. Nach der Ernte die Kräuter trocknen und in einem gut verschließbaren Gefäß lagern.

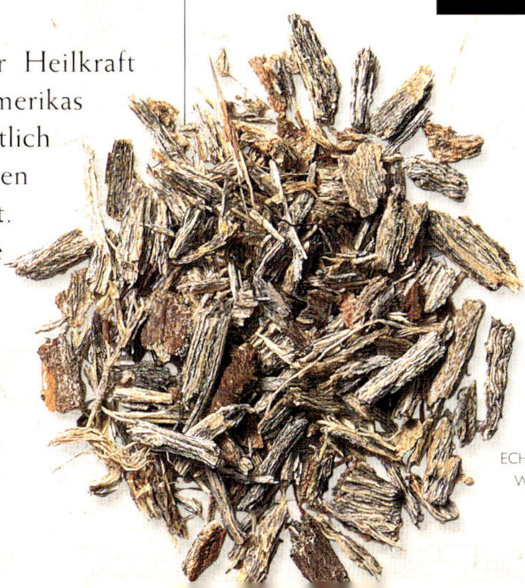
ECHINACEA-WURZEL

LINKS: **Forschungen haben ergeben, daß die Blätter der *Echinacea purpurea* ebenso wirksam sind wie die Wurzel der *Echinacea angustifolia*. Man kann aus ihnen einen Aufguß zubereiten, was einfacher ist, als eine Abkochung oder Tinktur herzustellen.**

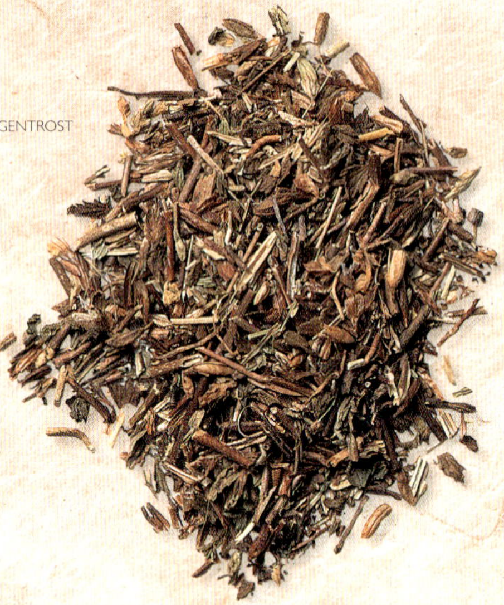

AUGENTROST

AUGENTROST

Euphrasia officinalis

Wie schon der Name sagt, hat der Augentrost eine wohltuende Wirkung auf das Auge. Er wird als Tee getrunken oder für Augenbäder verwendet.

ANWENDUNGSBEREICHE

- Entzündungshemmend; beruhigt die Augen.

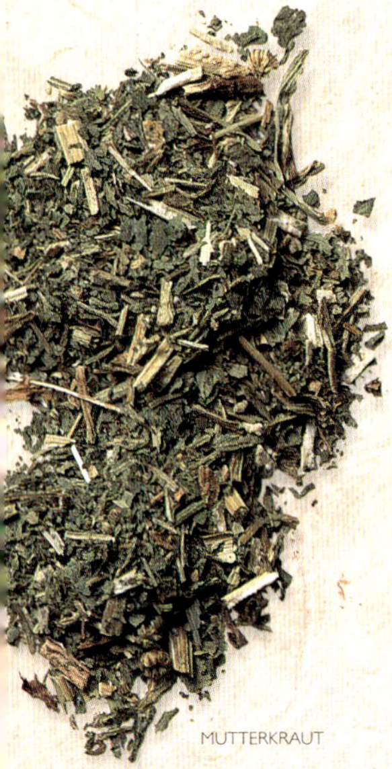

MUTTERKRAUT

MUTTERKRAUT

Tanacetum parthenium

Das Mutterkraut steht seit kurzem als Mittel gegen Migräne hoch im Kurs. Die Wirkung beruht auf dem gefäßerweiternden Effekt. Es wirkt bei den verschiedensten Entzündungen, am besten aber gegen brennende Kopfschmerzen, die sich durch Auflegen einer kühlen Kompresse bessern.

ANWENDUNGSBEREICHE

- Bei Migräne und Kopfschmerzen.
- Lindert Schmerzen, die durch Entzündungen verursacht wurden.

KNOBLAUCH

Allium sativum

Knoblauch, das klassische Heilmittel aus der Küche, wird seit Jahrhunderten auf der ganzen Welt als Antiseptikum verwendet. Der Genuß von Knoblauch scheint den Cholesteringehalt des Blutes zu senken und das Herz zu schützen. Er enthält auch Vitamin C. Um die antibiotische Wirkung zu verstärken, kann die Dosierung erhöht werden (3–6 Zehen täglich bis zu vier Tage lang). Die anerkannte Wirkung des Knoblauchs auf die Lunge scheint daher zu rühren, daß die Öle im Magen verdunsten und emporsteigen. Knoblauchkapseln haben vermutlich eine schwächere Wirkung.

ANWENDUNGSBEREICHE

- Bei Infektionen des Verdauungsapparates und der Atemwege; bei Nahrungsmittelvergiftung, Durchfall, Lungeninfekten und Halsweh.
- Schutz vor Infektionskrankheiten.
- Innerlich und äußerlich anwendbar bei Parasiten und Pilzinfektionen.
- Verbesserung der Blutzirkulation; Verdünnung des Blutes.
- Entgiftung des Darms.

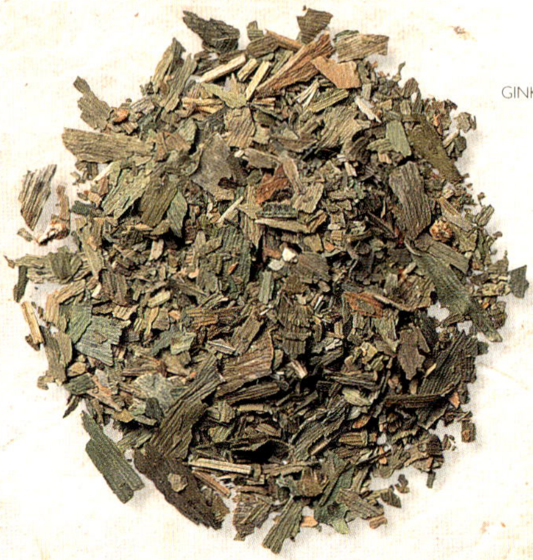

GINKGO

GINKGO

Ginkgo biloba

Ginkgo ist eines der meistverkauften Kräuterheilmittel der Welt. Es hat eine starke gefäßerweiternde Wirkung und verbessert die Blutzirkulation. Der Ginkgo hat den Beinamen »Gedächtnisbaum«, weil er die Durchblutung des Gehirns verbessert und gegen altersbedingte degenerative Gedächtnisschwäche eingesetzt wird.

ANWENDUNGSBEREICHE

- Bessere Durchblutung der Extremitäten.
- Bei Nachlassen der geistigen Fähigkeiten, Kreislauf- und Herzschwäche.
- Regt die Blutversorgung des Gehirns an.
- Ginkgo-Samen wirken auf den Lungen- und den Nierenmeridianen und werden in China oft bei asthmatischen Erkrankungen verschrieben.

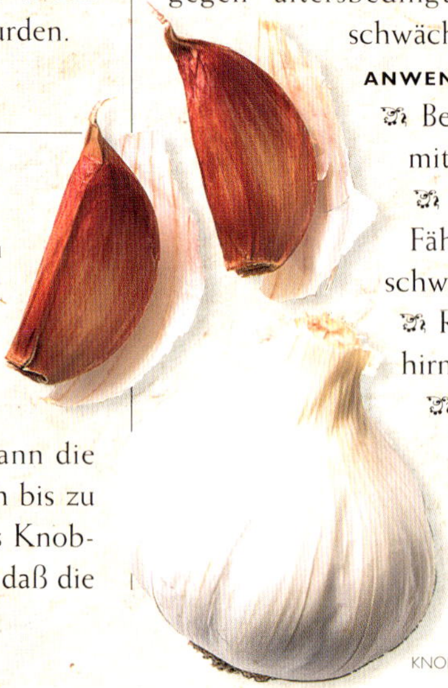

KNOBLAUCH

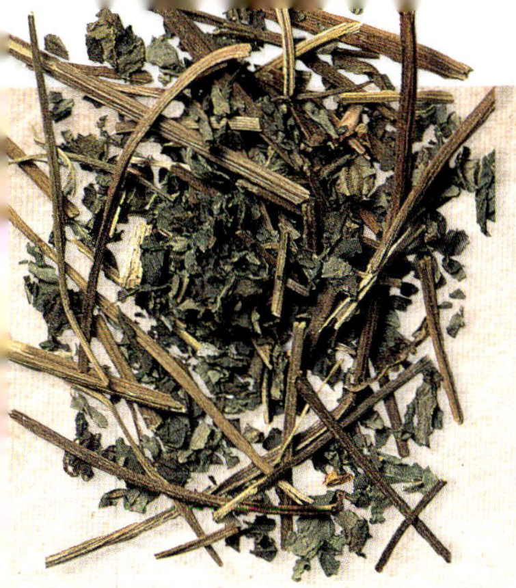

KANADISCHE ORANGENWURZEL

KANADISCHE ORANGENWURZEL

Hydrastis canadensis

Die Kanadische Orangenwurzel ist eines der wichtigsten tonisierenden Bitterkräuter. Diese regen die Verdauung an und beugen Heißhunger nach Süßigkeiten vor. Sie haben antiseptische und entzündungshemmende Eigenschaften.

ANWENDUNGSBEREICHE

- Lindert Infektionen und Entzündungen von Verdauungstrakt, Mund, Gaumen, Gallenblase und Leber.
- Wirkt verdauungsanregend.

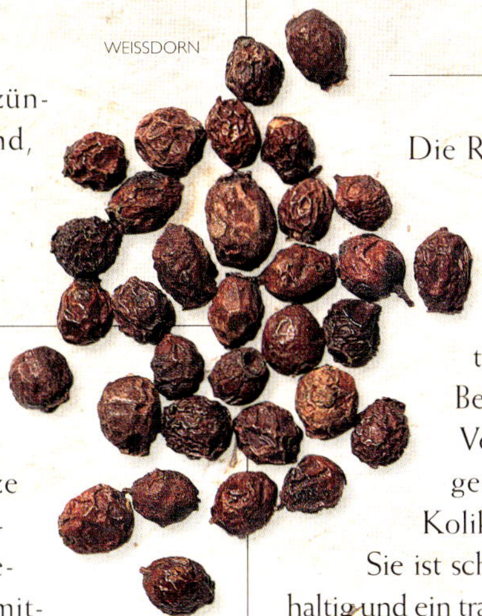

WEISSDORN

WEISSDORN

Crataegus laevigata

Sowohl die Blüten als auch die Beeren des Weißdorns werden verwendet. Ursprünglich wurde die Pflanze gegen Nierensteine und als Diuretikum (harntreibendes Mittel) eingesetzt, später als Herzmittel. Weißdorn erweitert die Koronararterien und verbessert die Durchblutung.

ANWENDUNGSBEREICHE

- Normalisiert erhöhten Blutdruck.
- Fördert in Kombination mit Ginkgo die Durchblutung des Gehirns.

WARNUNG

- Bei allen Herzkrankheiten den Arzt konsultieren!

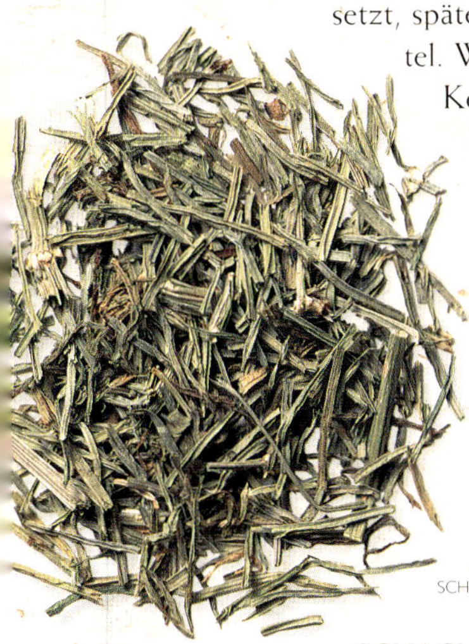

SCHACHTELHALM

SCHACHTELHALM

Equisetum arvense

Der Schachtelhalm hat eine harntreibende Wirkung auf die Nieren. Er hat auch blutverdickende Eigenschaften, die hilfreich sind, wenn der Patient Blut spuckt oder Blut im Urin hat. Der hohe Gehalt an Kieselerde fördert die Gewebe- und Wundheilung.

ANWENDUNGSBEREICHE

- Bei Wasseransammlung, Harnwegsinfektionen und Steinen im Harntrakt.
- Fördert die Regeneration von Knorpel- und Bindegewebe.

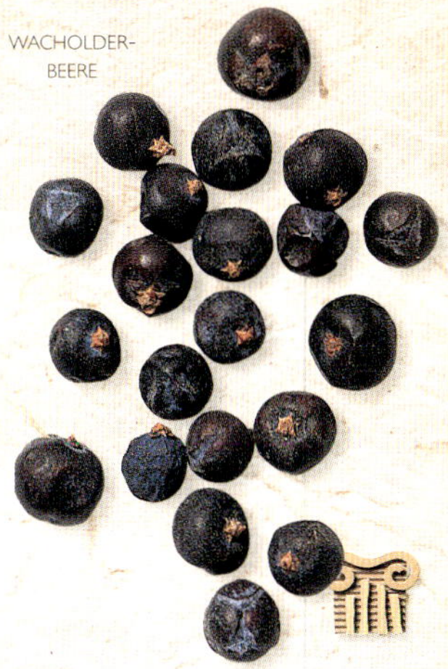

WACHOLDERBEERE

WACHOLDERBEERE

Juniperus communis

Diese kleine, bittersüße Beere hat eine harntreibende Wirkung auf die Nieren.

ANWENDUNGSBEREICHE

- Bei Wasseransammlung, Ödemen und Harnverhalten.
- Bei arthritischen Schmerzen und Schwellungen.

RINGELBLUME

Calendula officinalis

Die Ringelblume wird meist als Bestandteil wundheilender, gerinnungsfördernder Salben und Hautcremen angeboten. Das Heilkraut hat antiseptische und entzündungshemmende Eigenschaften. Innerlich wird die Ringelblume zur Bekämpfung von Entzündungen des Verdauungstraktes, wie Gastritis, Magengeschwüre und Koliken, verwendet. Sie ist schwach östrogenhaltig und ein traditionelles Heilmittel für viele Frauenleiden.

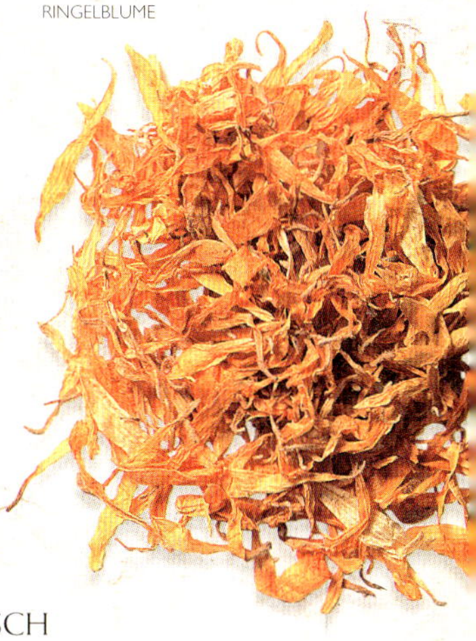

RINGELBLUME

ANWENDUNGSBEREICHE

- Bei Infektionen, Blutungen im Verdauungstrakt oder vergrößerten Lymphdrüsen.
- Äußerlich bei Infektionen und Pilzinfektionen; Ringelblume regeneriert die Haut; als Mundwasser.

ECHTER EIBISCH

Althaea officinalis

Der Echte Eibisch beruhigt die Schleimhaut. Es werden Wurzeln, Blätter oder Blüten verwendet. Bei Magenverstimmung kocht man pulverisierten Eibisch in heißer Milch auf. Er kann auch mit anderen Kräutern, wie Rotulme und Süßholz, kombiniert werden.

ANWENDUNGSBEREICHE

- Lindert Hals- und Lungenbeschwerden.
- Lindert Magenverstimmungen.

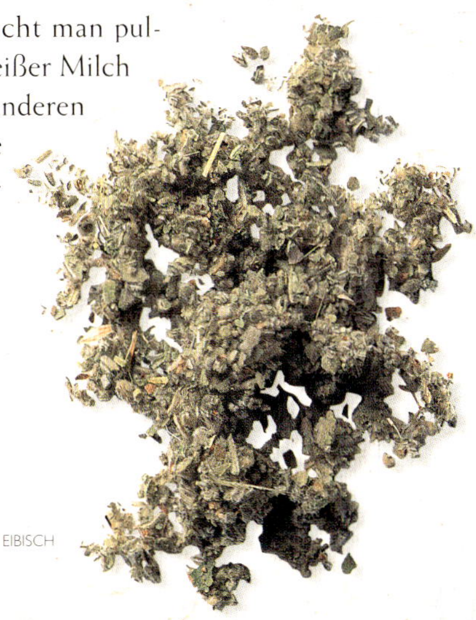

ECHTER EIBISCH

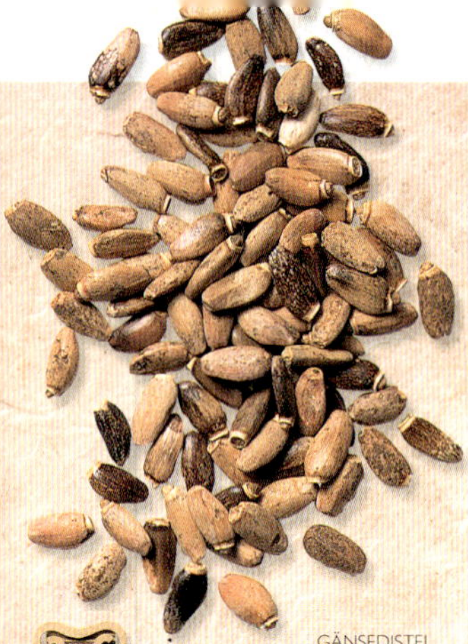

GÄNSEDISTEL

GÄNSEDISTEL

Silybum marianum

Die Gänsedistel wurde ursprünglich zur Stimulation der Milchproduktion bei stillenden Müttern verwendet. Neuere Forschungen haben ergeben, daß sie eine starke Wirkung auf die Leber hat.

ANWENDUNGSBEREICHE

- Schützt Leber und Gallenblase vor Schäden und entgiftet sie.

BRENNESSEL

Urtica dioica

Die Brennessel ist reich an Mineralien und Vitaminen und kann als Salat oder Suppe gegessen werden. Man übergießt sie mit heißem Wasser, um die Brennhaare zu entfernen. Meiden Sie Pflanzen, die neben der Straße wachsen, da sie verschmutzt sein könnten. Brennesseln sind sehr nahrhaft, stärken und reinigen das Blut und wirken auf die Nieren.

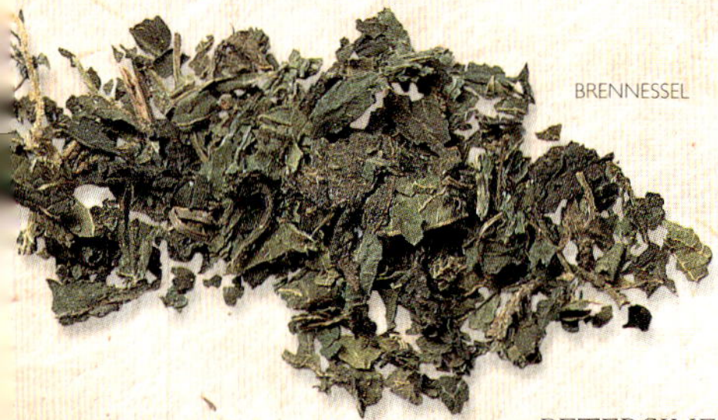

BRENNESSEL

ANWENDUNGSBEREICHE

- Blutreinigend bei Vergiftungen oder Anämie; unterstützt die Nieren bei der Ausscheidung von Harnsäure.

PETERSILIE

Petroselinum crispum

Petersilie wirkt gegen Darmwinde. Die Samen stimulieren den Uterus, da sie kontrahierend wirken. Dies ist während der Schwangerschaft unerwünscht, kann aber kurz vor und nach der Geburt nützlich sein. Petersilie hat auch eine starke Wirkung auf die Nieren. Wie auch andere Pflanzen, die die Nährstoffe rasch aus dem Boden aufnehmen, enthält Petersilie eine starke Nährstoffkonzentration in den Blättern sowie viele Vitamine und Mineralien.

ANWENDUNGSBEREICHE

- Stimuliert den Uterus.
- Wirkt harntreibend bei Ödemen, Gicht, Arthritis und Nierensteinen.
- Petersilie reduziert den Säuregehalt im Körper.

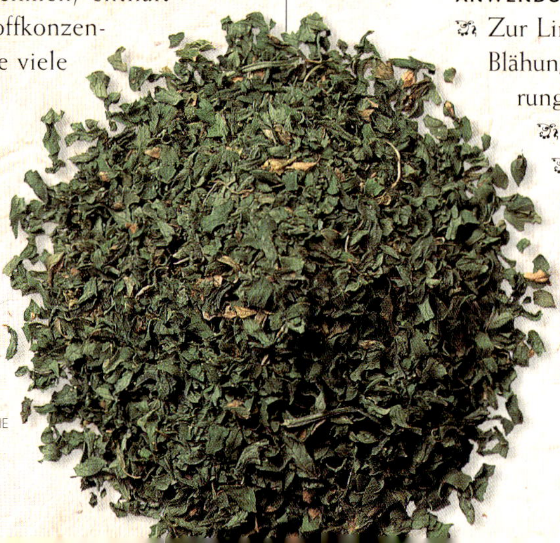

PETERSILIE

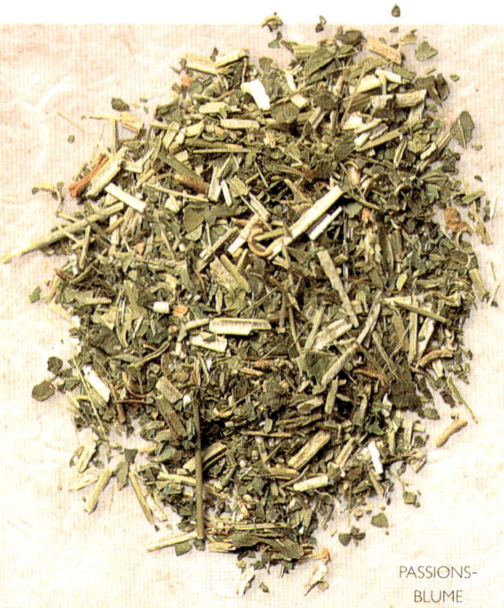

PASSIONS-BLUME

PASSIONSBLUME

Passiflora incarnata

Die Passionsblume ist eines der wichtigsten Beruhigungsmittel. Sie kann mit Kräutern wie Kava Kava, das in den USA als beruhigendes Tonikum immer populärer wird, und Baldrian kombiniert werden. Verwendet werden die oberirdischen Pflanzenteile, die stark beruhigend wirken. Der Name geht auf die Zeichnung der Blütenblätter, die an die Passion Christi erinnert, zurück.

ANWENDUNGSBEREICHE

- Schlaflosigkeit, Angst, Nervosität und Depressionen.

PFEFFERMINZE

Mentha x piperita

Die Pfefferminze wird am besten als Kräutertee zubereitet, da so die ätherischen Öle bewahrt bleiben. Diese Öle werden extrahiert und in der Aromatherapie gegen Erkältung und Schnupfen verwendet. Sie enthalten einen hohen Anteil an Menthol, der die Schleimhäute stark reizen kann, weshalb Pfefferminze für Babys und Kleinkinder ungeeignet ist.

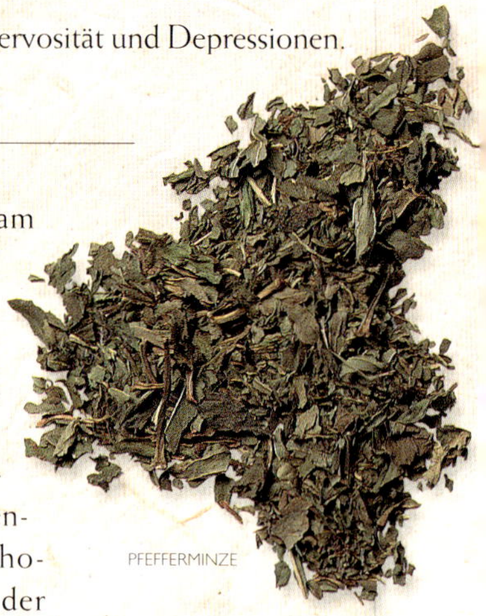

PFEFFERMINZE

ANWENDUNGSBEREICHE

- Zur Linderung von Bauchschmerzen, Blähungen, Darmkrämpfen, Übersäuerung, Erbrechen und Gallenkolik.
- Beruhigt den Geist.
- Pfefferminztee lindert Kopfschmerzen und hat eine leicht betäubende Wirkung auf die Haut. Bei Beschwerden der Atemwege kann man die Brust mit ein paar Tropfen des Öls einreiben.

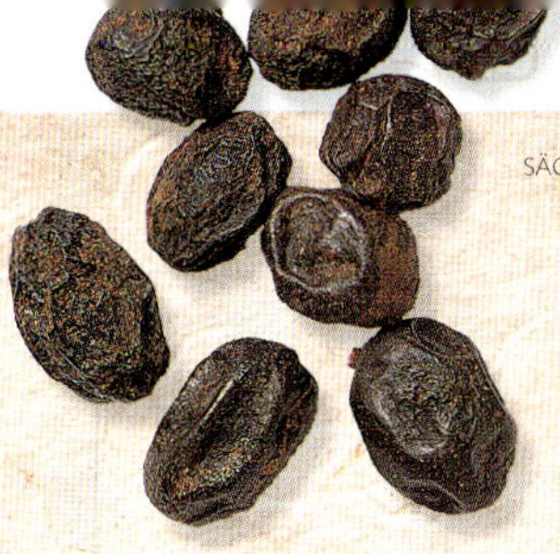

SÄGEPALME

SÄGEPALME

Seronoa repens

Die Sägepalme wird heute vorwiegend bei Erkrankungen des männlichen Urogenitaltrakts und speziell bei Prostataerkrankungen eingesetzt. Die Ureinwohner Nordamerikas verwendeten sie hauptsächlich bei Katarrhen.

ANWENDUNGSBEREICHE

- Unterstützt Prostata und Nieren bei gutartiger Prostatahypertrophie, Impotenz, verminderter sexueller Funktionsfähigkeit, Infektionen der Harnwege.

ROTULME

Ulmus fulva

Die Rotulme hat eine beruhigende Wirkung auf die Verdauung. Sie kann mit pulverisiertem Echten Eibisch in heißer Milch getrunken werden.

ANWENDUNGSBEREICHE

- Magenverstimmung, Magenübersäurerung und Sodbrennen.
- Gegen Husten und Halsweh.

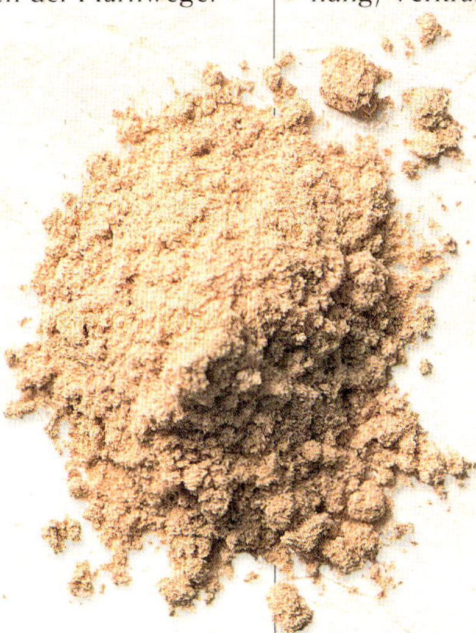

JOHANNISKRAUT

Hypericum perforatum

Das Johanniskraut ist als kräftigendes und entspannendes Heilkraut bekannt. Es hat starke heilende Eigenschaften, steht aber seit kurzem wegen seiner antidepressiven Wirkung, die derjenigen der meisten Antidepressiva angeblich nicht nachsteht, hoch im Kurs. Versuche in Deutschland haben ergeben, daß es weitaus weniger Nebenwirkungen hat als die üblichen tri- und tetrazyklischen Antidepressiva und auch viel wirksamer ist als Fluoxetinpräparate. Johanniskraut wird auch zur Stimulierung des Immunsystems von AIDS-Patienten eingesetzt.

ANWENDUNGSBEREICHE

- Wirkt aufbauend bei Erschöpfungszuständen, bei der Rekonvaleszenz nach langer Krankheit oder während der Menopause.
- Äußerlich fördert es die Gewebeheilung.
- Krampflösend. Antidepressivum.

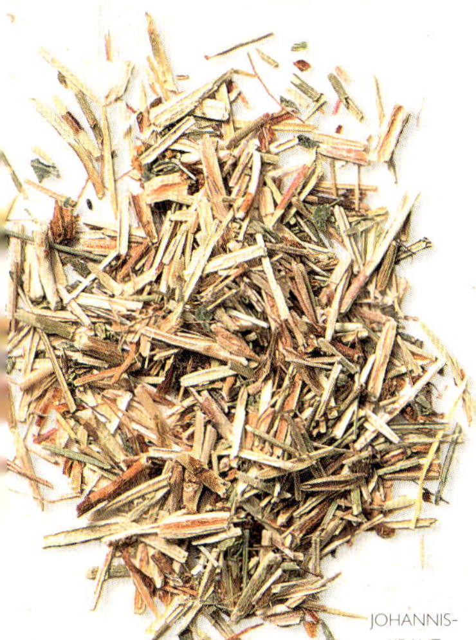

JOHANNIS-KRAUT

BALDRIAN

Valeriana officinalis

Baldrian hat die stärkste beruhigende Wirkung von allen Heilkräutern, da er auf das zentrale Nervensystem einwirkt. Die Wirkung wird durch die Kombination mit Passionsblume verstärkt.

ANWENDUNGSBEREICHE

- Beruhigt die Nerven bei Anspannung, Verkrampfung und Nervosität.

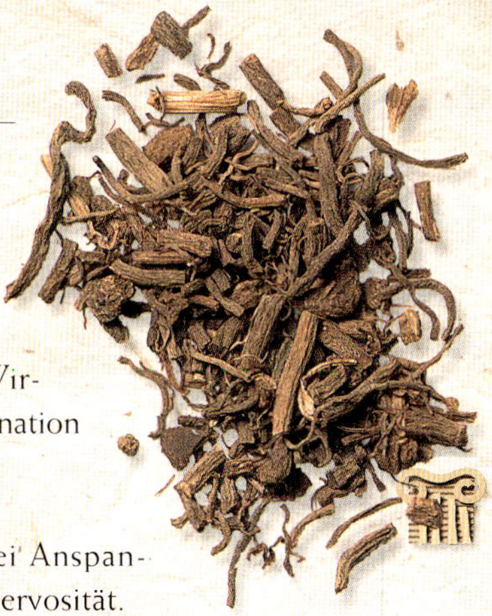

BALDRIAN

WEIDE

Salix alba

Das Aspirin wurde usprünglich aus der Salicylsäure, die in der Weidenrinde entdeckt wurde, gewonnen. Der natürliche Salicylsäuregehalt hilft gegen schmerzhafte arthritische Erkrankungen. Möglicherweise hat die Weidenrinde eine ähnlich blutverdünnende Eigenschaft wie Aspirin und ist gut gegen Herzerkrankungen.

ANWENDUNGSBEREICHE

- Arthrits, Gelenkschmerzen.

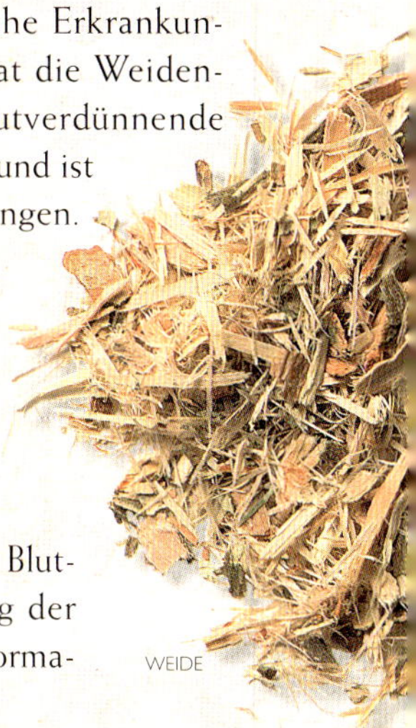

WEIDE

SCHAFGARBE

Achillea millefolium

Die Schafgarbe weitet die peripheren Blutgefäße und fördert die Durchblutung der Extremitäten. Hilft deshalb bei der Normalisierung von Bluthochdruck.

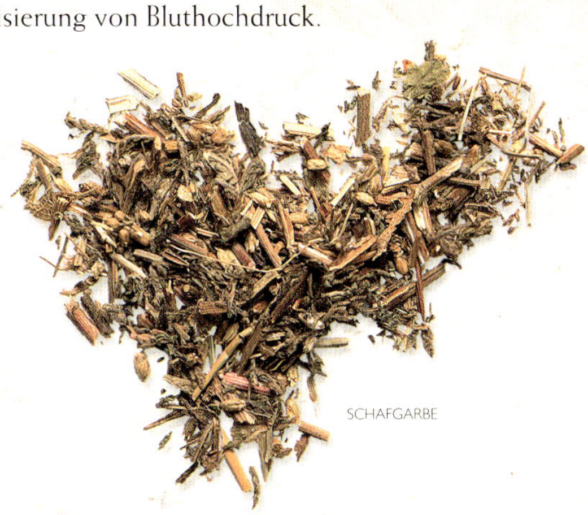

SCHAFGARBE

ANWENDUNGSBEREICHE

- Bei Krampfadern und Bluthochdruck; fördert die Durchblutung und erweitert die Blutgefäße.
- Fiebersenkend.

CHINESISCHE HEILKRÄUTER

WAS WÄRE CHINA OHNE TEE?

Der Tee ist aus China nicht wegzudenken. Der Aufguß aus Blättern der Teepflanze ist seit Generationen das Hauptgetränk der Chinesen, das sowohl zur Erfrischung wie auch als Medizin getrunken wird. In Japan wurde der Vorgang der Teezubereitung zum Ritual der Teezeremonie erhöht. Die Forschung bestätigt, daß Tee eine Vielzahl therapeutischer Eigenschaften aufweist und die Widerstandskraft gegen bestimmte Krebsarten erhöht.

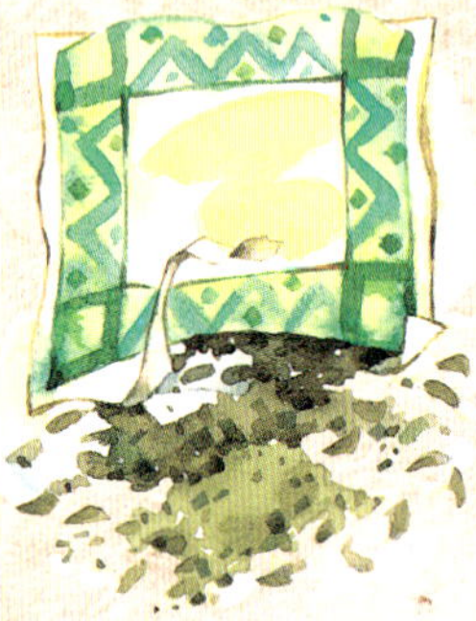

OBEN: **Eine Tasse Tee ohne Milch oder Zucker ist ein erfrischendes Getränk.**

Teesorten

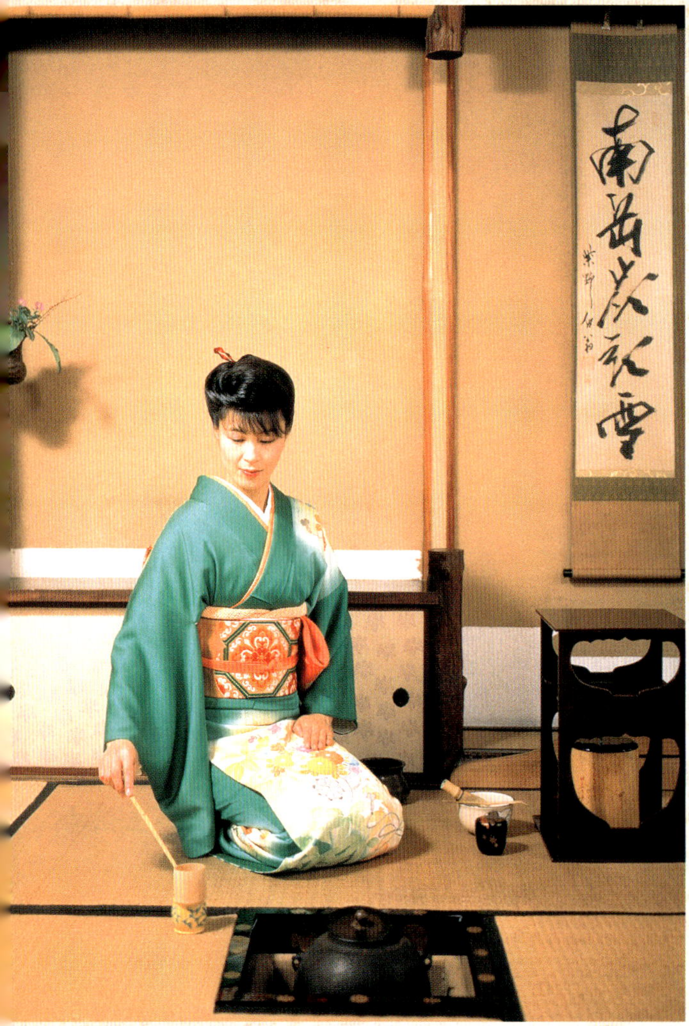

LINKS: **In Japan werden die Zubereitung und der Genuß von Tee als Ritual zelebriert.**

Tee wird in Europa gern getrunken, und auch viele Amerikaner ersetzen Kaffee wegen seines hohen Koffeingehalts zunehmend durch Tee. Zwar enthält auch Tee Koffein, doch in geringeren Mengen. Wer auf Koffein empfindlich reagiert, hat mit Tee, vor allem wenn es sich um einen leichten Aufguß handelt, kaum ein Problem.

Die Chinesen trinken Tee ohne Milch oder Zucker. Wenn diese beiden Zusätze weggelassen werden, hat regelmäßiger Teekonsum positive Auswirkungen auf die Gesundheit. Im Handel sind viele Teesorten erhältlich, die bekanntesten sind im Kasten auf *Seite 143* angeführt. Die beiden Hauptsorten sind schwarzer und grüner Tee. Neuere Forschungen haben ergeben, daß beide Sorten antioxidative Eigenschaften haben und gegen Freie Radikale, jene Moleküle, die für Krebs verantwortlich sind, wirken. Diese Wirkung ist bei grünem Tee stärker, man muß allerdings mindestens zwei bis drei Tassen pro Tag trinken. Schwarzer Tee enthält einen höheren Anteil an Tanninen, die nicht unproblematisch sind. In China trinkt man schwarzen Tee bei kühlem Wetter, weil er wärmend wirkt, während der kühlende grüne Tee an heißen Tagen vorgezogen wird.

RESÜMEE:

Es gibt verschiedene Teesorten mit unterschiedlichen Fermentations- und Trocknungsprozessen.

Grüner Tee wird ohne Milch oder Zucker getrunken. Zwei bis drei Tassen pro Tag haben eine gesundheitsfördernde Wirkung.

SIEHE AUCH: Der Verdauungsapparat, *Seite 66–67*, Ingwertee, *Seite 82*

GRÜNER TEE

Der Unterschied zwischen grünem und schwarzem Tee liegt in der Fermentierung. Jeder Tee ist grün, bevor er den Prozeß der Fermentierung durchläuft, bei dem Tanninsäure und Koffein entstehen. Grüner Tee ist wie alle Teesorten in vielen Güteklassen erhältlich, zwischen denen gewaltige Preisunterschiede bestehen. Das Sortiment an Teesorten ist so vielfältig wie jenes edler Weine. Erfahrene Teetester stehen so hoch im Kurs wie Weinverkoster. Glücklicherweise haben auch die kostengünstigeren Sorten gesundheitsfördernde Eigenschaften.

DER GENUSS VON GRÜNEM TEE

Grüner Tee ist für den täglichen Genuß am geeignetsten. Am besten nimmt man nur eine kleine Menge Teeblätter, oder man gießt kochendes Wasser über ein mit grünem Tee gefülltes Teesieb. Milder grüner und schwarzer Tee oder Jasmintee wirken verdauungsanregend, wenn man eine Tasse zum Essen trinkt. Stärkere Zubereitungen erhält man, indem man Tee eine halbe Stunde oder länger kocht: Dieser Absud wirkt gegen akuten Durchfall oder chronische Magenverstimmung.

Der Geschmack von mildem Tee ohne Milch und Zucker ist nicht jedermanns Sache, manche finden ihn anfangs bitter. Aufgrund seiner gesundheitsfördernden Eigenschaften lohnt es sich aber, sich das Teetrinken zur Gewohnheit zu machen.

Grüner Tee

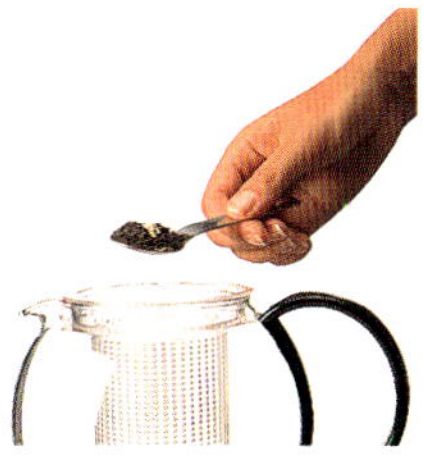

1 Einen Teelöffel voll Teeblätter in eine Teekanne oder ein Teesieb geben.

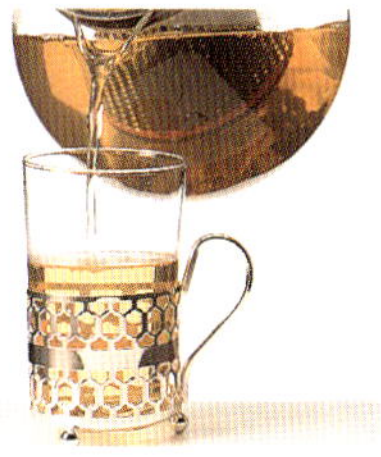

2 Kochendes Wasser in die Teekanne gießen. Wer ein Teesieb verwendet, hält es über die Tasse und übergießt es mit kochendem Wasser.

3 Einige Minuten ziehen lassen. Ohne Milch oder Zucker servieren.

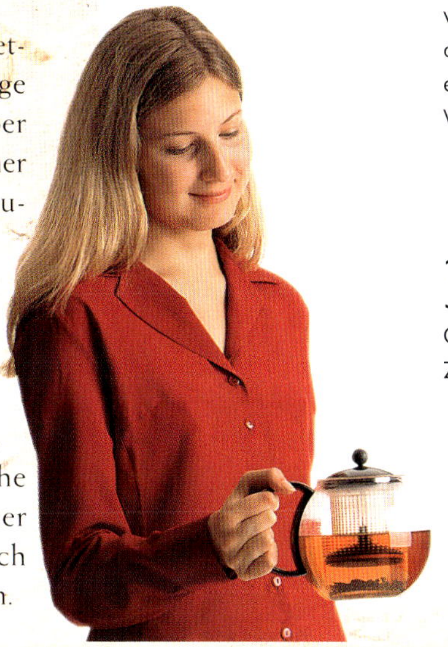

Chinatee

FARBE/SORTE	BEISPIELE	GESCHMACK	KOFFEIN	VORTEILE
Weißer Tee	Sow Mee	sehr mild	keines	erfrischend
	Bojenmi	sehr mild	keines	schlankheitsfördernd
Grüner Tee	Jasmintee	duftend	wenig	kühlend
	Gunpowder Tee	bitter	wenig	beugt Krebs und Cholesterin vor
	Loong Tseng	sehr bitter	wenig	stimulierend
	Lung Ching	zart	wenig	erfrischend
	Tit Koon Yum	bitter	wenig	stimulierend
Oolong	Ti Kuan Yin	bitter	mäßig	kühlend, abführend
	Shui Hsien	bitter	mäßig	kühlend, abführend
Roter Tee	Puh-Erh	intensiv, scharf	mäßig	verdauungsfördernd
Schwarzer Tee	Ying Teh	intensiv, bitter	viel	anregend
	Keemun	intensiv, bitter	viel	anregend
	Boheas	intensiv, bitter	viel	anregend

CHINESISCHE HEILKRÄUTER

GINSENG ~ DAS KAISERLICHE HEILKRAUT

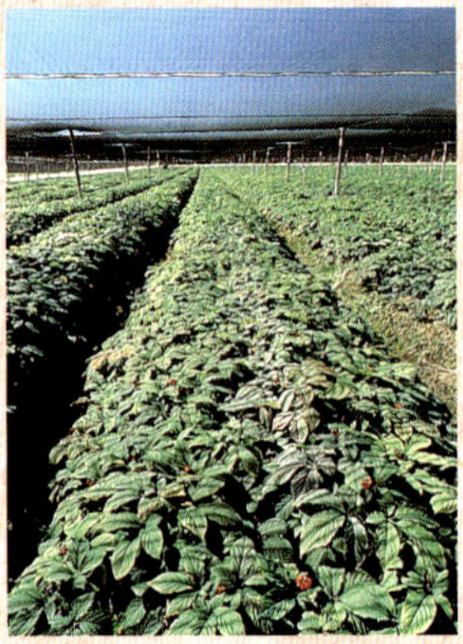

OBEN: **Die rosarote Blütenpracht einer Ginsengplantage im Spätsommer.**

Ren Shen, der Ginseng, ist das berühmteste Stärkungsmittel der Welt. Die Qualität wird durch Alter und Größe bestimmt, wildwachsende Pflanzen erzielen den höchsten Preis. Heute wird Ren Shen fast ausschließlich kommerziell angebaut und ist die wohl kostspieligste Kulturpflanze. Die Reifungsperiode des Ginseng dauert drei bis sieben Jahre. Alter, wild gewachsener Ginseng würde am freien Markt einen besonders hohen Preis erzielen. Ginseng wird in Europa seit dem 16. Jahrhundert verkauft. Ludwig XIV. (der »Sonnenkönig«) erhielt eine Wurzel als Geschenk, als er den König von Siam besuchte.

Ginseng-Arten

Die verschiedensten Kräuter, auch solche, die nicht zur Panax-Familie zählen (aus der Ren Shen, der »echte« Ginseng, stammt), werden als Ginseng bezeichnet. Gemeinsam ist diesen Kräutern, daß sie sogenannte adaptogene Eigenschaften besitzen, Wirkstoffe, die dem Körper die Fähigkeit verleihen, sich an unterschiedliche Streßfaktoren anzupassen.

REN SHEN

PANAX GINSENG | CHINESISCHER GINSENG

Der Chinesische Ginseng ist ein besonders wirksames Qi-Tonikum. Er fördert die Funktion von Milz, Magen, Herz und Lunge, hebt das Allgemeinbefinden und stärkt das Immunsystem. Ren Shen wirkt stimulierend und wärmend, regt aber auch die Produktion der Körperflüssigkeiten an. Ren Shen ist eine der wirksamsten Pflanzen der Kräuterapotheke und sollte daher keinesfalls leichtfertig verwendet werden.

Ren Shen wird bei Schockzuständen, zur Rekonvaleszenz nach schweren Krankheiten und in kleinen Dosen über längere Zeit (bei Männern über fünfzig) auch zur Erhaltung der Vitalität eingesetzt. Bei jüngeren Menschen, vor allem bei Männern, kann eine Überdosierung eine Überreizung des Qi bewirken und Schlaflosigkeit, Angst, Herzklopfen und Ruhelosigkeit verursachen.

Da die in Tee und Kaffee enthaltenen Tannine die Wirkung des Ginseng abschwächen, sollte man diese Getränke während der Einnahme meiden. Aufgrund dieser Einschänkungen und des hohen Preises wird Ren Shen häufig durch Dang Shen ersetzt.

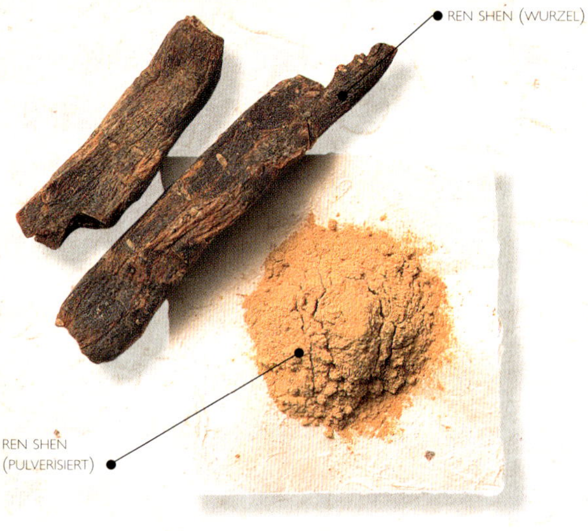

SIEHE AUCH: Ren Shen *Seite 103*, Dang Gui, *Seite 111*,
Xi Yang Shen, *Seite 115*

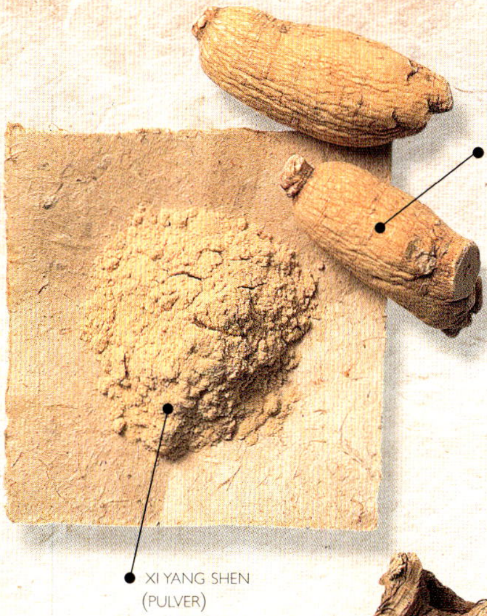

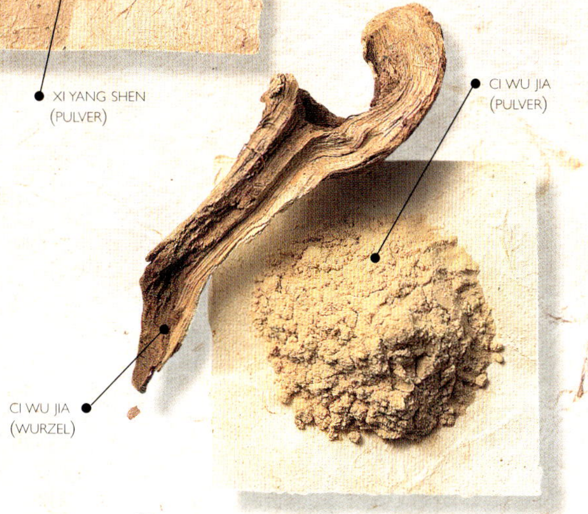

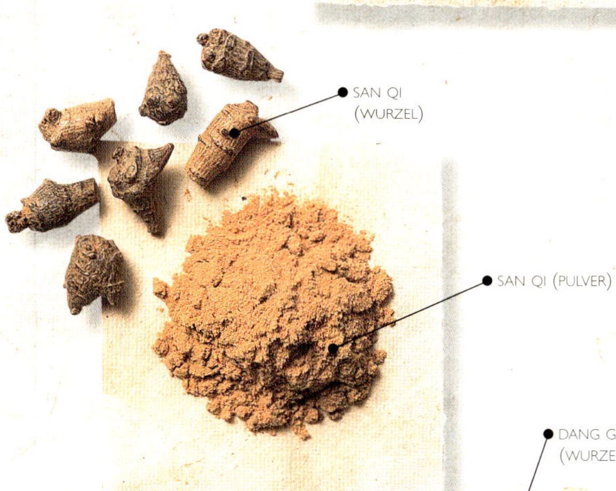

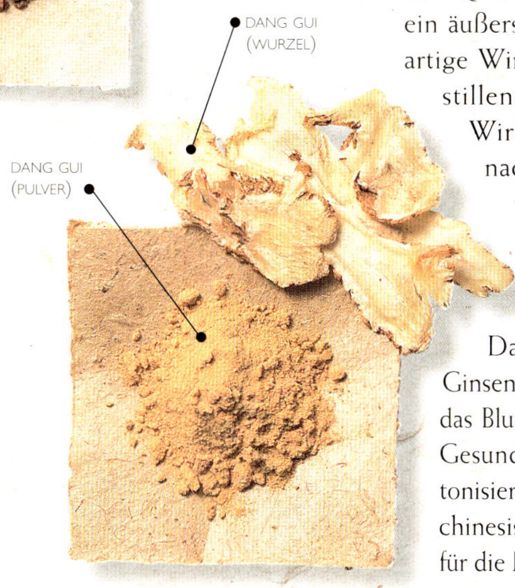

RESÜMEE:
Viele Pflanzen mit unterschiedlichen Eigenschaften werden als Ginseng bezeichnet.

Der echte Ginseng ist ein Stärkungsmittel. Überdosierung kann eine Überreizung des Qi bewirken.

XI YANG SHEN

PANAX QUINQUEFOLIUS | AMERIKANISCHER GINSENG

Diese Spezies stammt ursprünglich aus Amerika. Heute wird Xi Yang Shen auch in China kultiviert, wo mittlerweile weltweit am meisten dieser Sorte konsumiert wird. Bis zur Erntereife dauert es drei bis neun Jahre. Amerikanischer Ginseng ist weiß, während Ren Shen meist eine rote Farbe hat. Amerikanischer Ginseng gilt als Yin-Tonikum und wirkt daher kühlender und weniger stimulierend als Ren Shen. Bei dieser Sorte sind Eigenschaften, die die Sekretion fördern, besonders ausgeprägt. Er eignet sich daher insbesondere zur Behandlung von chronischem trockenem Husten, weist aber auch die allgemeinen Eigenschaften von Ren Shen auf. Er ist besonders zur längerfristigen Einnahme für jüngere Menschen und Frauen geeignet.

CI WU JIA

ELEUTHEROCOCCUS SENTICOSUS | SIBIRISCHER GINSENG

Zwar ist der Sibirische Ginseng kein echter Ginseng und wirkt auch nicht adaptogen, doch er unterstützt den Körper bei der Bewältigung schwieriger Situationen. Er hat nicht die stimulierende Wirkung des echten Ginsengs, hilft aber bei Mangelerscheinungen, die Arthritis und Gelenkschmerzen verursachen. Die Pflanze wurde um 1930 in Sibirien wiederentdeckt (daher ihr Name) und war früher bei Athleten und LKW-Fahrern in der Sowjetunion beliebt, da sie das Durchhaltevermögen stärkt und Streß entgegenwirkt. Im Westen wird der Sibirische Ginseng häufig gegen Jetlag bei Langstreckenflügen verwendet.

SAN QI

RADIX NOTOGINSENG | PSEUDO-GINSENG

San Qi ist zwar genaugenommen kein Ginseng, aber ein äußerst wertvolles Heilkraut. Es hat eine einzigartige Wirkung auf das Blut, da es gleichzeitig blutstillend wirkt und den Blutfluß reguliert. Diese Wirkung ist nützlich bei Verletzungen oder nach Operationen, um weitere Blutungen zu unterbinden.

DANG GUI

ANGELICA SINENSIS | FRAUEN-GINSENG

Dang Gui wird manchmal mit dem Ehrentitel Ginseng bezeichnet, weil es eine starke Wirkung auf das Blut hat (das in der chinesischen Medizin für die Gesundheit der Frau verantwortlich ist). Dang Gui tonisiert und reguliert das Blut und das Qi im Blut. Der chinesische Name bedeutet »Wiederkehr« und steht für die Normalisierung der Periode.

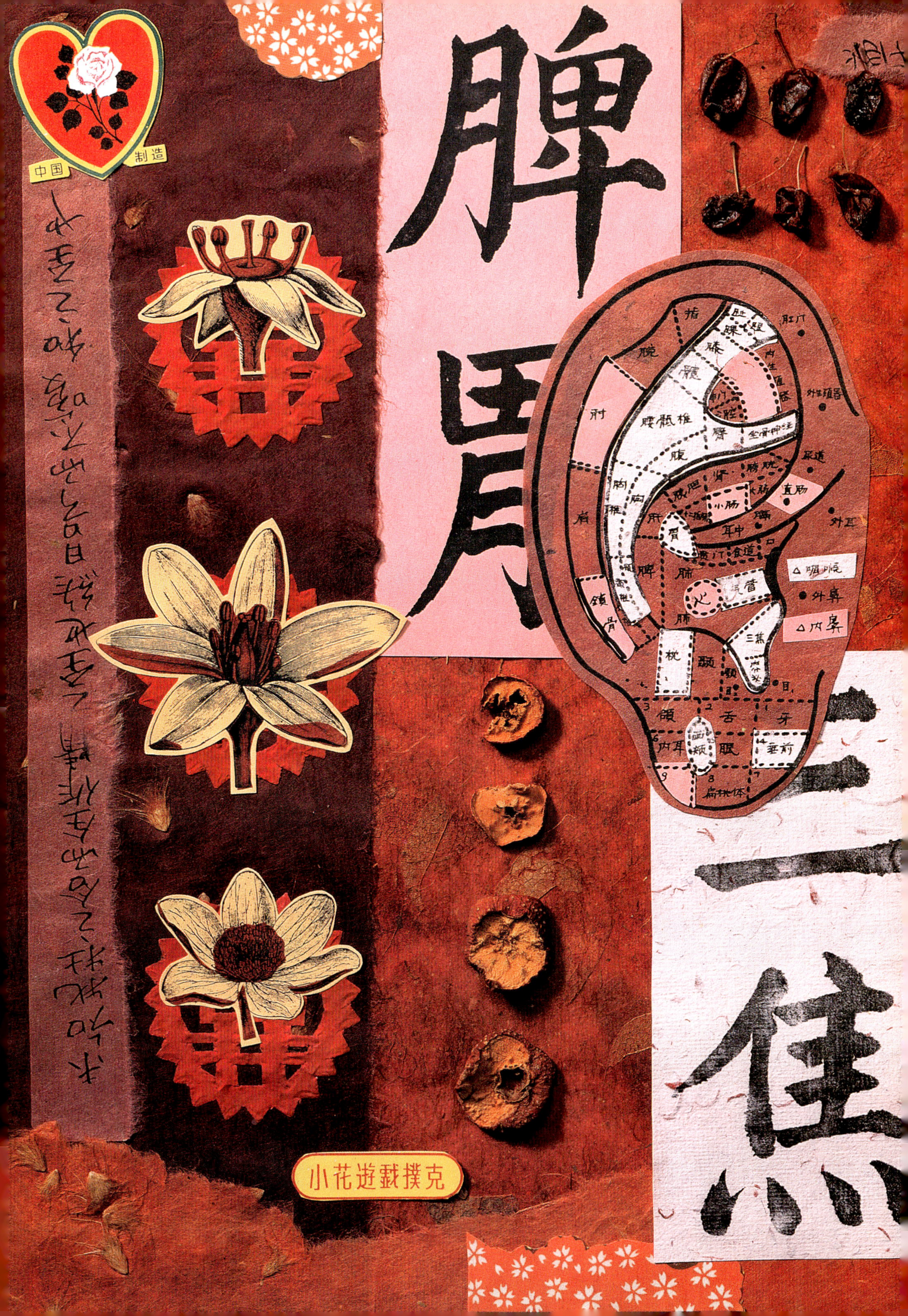
中国
制造
脾
胃
三
焦
小花遊戲撲克

KAPITEL VIER

NÜTZLICHE KRÄUTERREZEPTUREN

Eine umfassende Darstellung chinesischer Kräuterrezepturen würde den Rahmen dieses Buches sprengen. Ein chinesischer Arzt absolviert ein etwa sechsjähriges Studium, bevor er Heilkräuter verschreibt. Als Laie kann man jedoch lernen, wie man einige wenige Kräuter als Tonikum oder Heilmittel für kleinere Beschwerden kombiniert. In China hat die Kräuterhausapotheke eine lange Tradition, und die Chinesen besitzen im allgemeinen ein beachtliches Wissen von den Prinzipien der chinesischen Medizin. Dieser Teil des Buches stellt alle Kräuterrezepturen vor, die in Kapitel Zwei erwähnt wurden, sowie eine Auswahl an Rezepten, die für die einzelnen Jahreszeiten passen, tonisierende Weine, Kräutercremes und -salben.

CHINESISCHE HEILKRÄUTER

ERPROBTE CHINESISCHE KRÄUTERREZEPTUREN

Systematische Forschung und eine Entwicklung, die sich über viele Generationen erstreckte, brachte in China eine medizinische Tradition mit umfassendem theoretischem und klinischem Hintergrund hervor. Die Wirkungsweise der einzelnen Heilkräuter ist gut erforscht. So entstand ein einzigartiges System, Heilkräuter zu speziellen Kräutermischungen zusammenzustellen. Die Rezepturen wirken synergetisch, da die Wirkungen der einzelnen Kräuter durch die Kombination verstärkt werden.

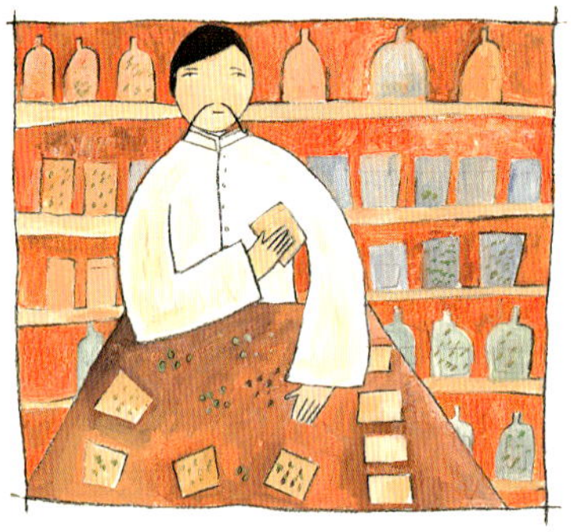

OBEN: **Chinesische Kräuterapotheken haben eine riesige Auswahl. Auch Mineralien wie Austernschalen sind erhältlich.**

Ein ungewohnter Geschmack

Die chinesische Medizin ist bei korrekter Anwendung risikolos und und ein wirksames Instrumentarium zur Erhaltung der Gesundheit und zur Heilung von Krankheiten.

Chinesische Heilkräuter erscheinen den Menschen im Westen seltsam und exotisch, zunächst sind auch der Geschmack und das Aroma ungewohnt. Im allgemeinen gewöhnt man sich jedoch nach kurzer Zeit daran. Viele Menschen schwärmen geradezu von den Kräutern! Die Zubereitung mag mühsam sein, doch lohnt sich der Aufwand, da man wieder Kontrolle über seine Gesundheit erlangt. Die Rezepturen werden entweder zu Pulvermischungen (San), zu Pillen (Wan) oder Abkochungen (Tang) verarbeitet.

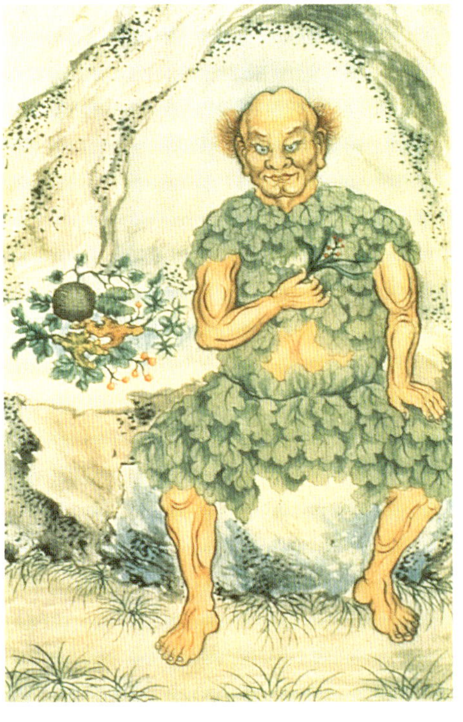

OBEN: **Die Kunst der Kräuterheilkunde geht angeblich auf Shen Nong, den legendären Göttlichen Landmann, zurück.**

SICHERHEIT

Finden Sie heraus, welcher Körpertyp Sie sind und welche Bedürfnisse Sie haben, bevor Sie irgendwelche Kräuter nehmen.

Setzen Sie die Kräuter ab, wenn Sie empfindlich reagieren. Bei anhaltenden Reaktionen den Arzt konsultieren!

Bei ernsten Erkrankungen sollte man immer den Arzt konsultieren und keine Selbstbehandlung durchführen.

Nehmen Sie Kräuter nie gleichzeitig mit herkömmlichen Arzneimitteln ein.

Beachten Sie die vorgeschriebene Dosierung. Es ist empfehlenswert, mit der kleinsten Dosis zu beginnen und diese langsam zu erhöhen.

Kombinieren Sie die Kräuter auf keine andere Weise als in diesem Buch angegeben.

SIEHE AUCH: Die Fünf Elemente und ihre Verbindungen, *Seite 22–29*,
Wie man sein Element findet, *Seite 24–29*

DIE ZUBEREITUNG EINER ABKOCHUNG

Tang bedeutet »Brühe«und bezeichnet die traditionelle Zubereitung getrockneter Kräuter mit Wasser zu einem Tee. Alle chinesischen Haushalte besitzen einen speziellen Kessel für die Zubereitung medizinischer Brühen.

Die Zubereitung einer Abkochung

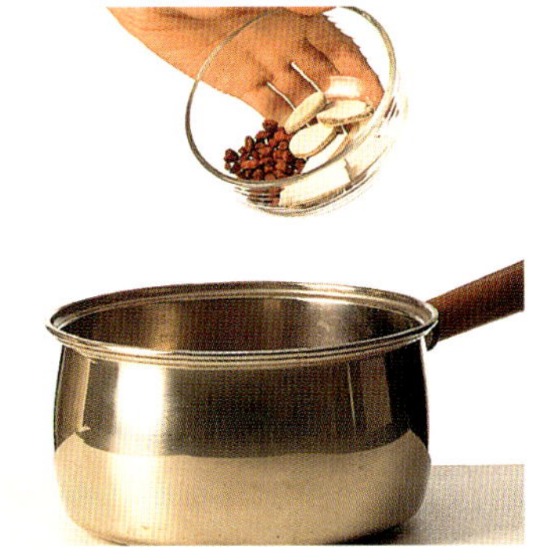

1 Geben Sie die Kräuter in einen Kochtopf (nicht aus Aluminium oder Eisenguß). Bedecken Sie die Kräuter mit Wasser. Mindestens 15 Minuten oder über Nacht ziehen lassen.

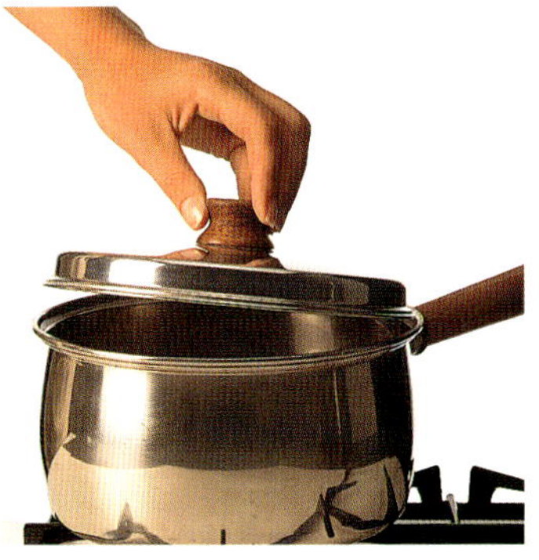

2 Stellen Sie den Kochtopf auf den Herd. Die Mischung aufkochen lassen, die Hitze reduzieren und zudecken. Etwa 30 Minuten köcheln lassen. Fügen Sie gegebenenfalls etwas Wasser hinzu.

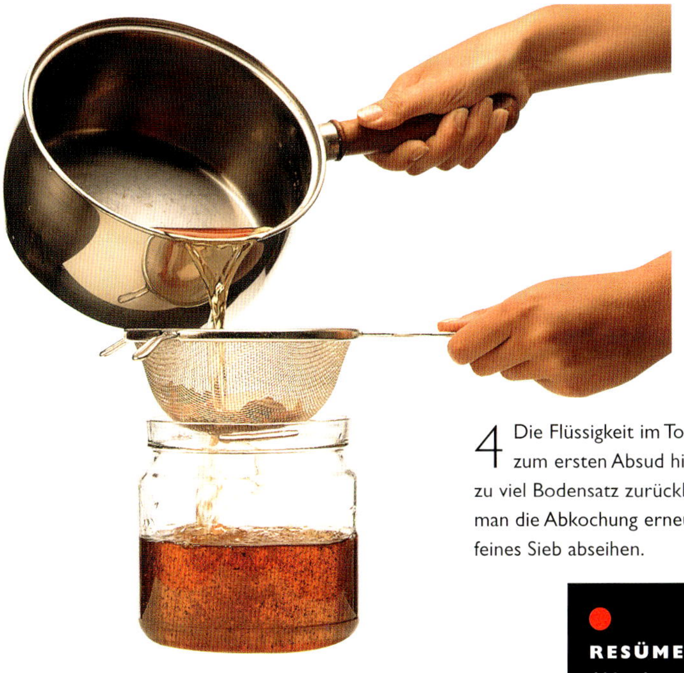

3 Seihen Sie die Flüssigkeit in ein Gefäß ab. Lassen Sie die Kräuter im Kochtopf. Frisches Wasser zu den Kräutern im Kochtopf geben und weitere 20 Minuten kochen.

4 Die Flüssigkeit im Topf abseihen und zum ersten Absud hinzufügen. Wenn zu viel Bodensatz zurückbleibt, kann man die Abkochung erneut durch ein feines Sieb abseihen.

RESÜMEE:
Abkochungen sind die traditionelle Form der Kräuterzubereitung.

—

Geschmack und Aroma der chinesischen Kräuterheilmittel sind dem westlichen Gaumen anfangs fremd.

DOSIERUNG:

Die Abkochung ergibt etwa zwei bis sechs Dosen.

- Niedrige Dosis: Aufteilung der Flüssigkeit in 6 Dosen.
- Mittlere Dosis: Aufteilung in 4 Dosen.
- Hohe Dosis: Aufteilung in 2 Dosen.

Wer erstmals Kräuter nimmt, sollte mit der niedrigsten Dosierung beginnen und diese im Verlauf mehrerer Tage erhöhen, wenn der erwünschte Effekt mit der Niedrigdosierung nicht erzielt wird. Es kann Monate dauern, bis die Kräuter Wirkung zeigen. Bei chronischen Erkrankungen sollten Sie mehrere Wochen eine niedrige bis mittlere Dosierung einnehmen.

- Trinken Sie zweimal täglich eine Dosis (warm).
- Trinken Sie die Abkochung eine Stunde nach oder 30 Minuten vor dem Essen.
- Den Bodensatz sollte man nicht trinken. Anfänger sollten die erste Dosis nach dem Abendessen einnehmen.

Anmerkungen

- Nehmen Sie nach Einnahme der Kräuter eine Stunde lang keine andere Arznei.
- Setzen Sie die Kräuter ab, wenn Sie eine Erkältung oder Grippe haben.
- Setzen Sie die Kräuter ab, wenn Sie ungewöhnliche Reaktionen oder eine Magenverstimmung bekommen.
- Süßstoffe vermeiden, sie verändern die Eigenschaften der Kräuter. Ein paar Tropfen Zitronensaft, nach dem Trinken der Abkochung auf die Zunge geträufelt, neutralisieren den Geschmack.
- Nehmen Sie die Kräuter nach dem Essen ein.
- Die Abkochung ist im Kühlschrank eine Woche haltbar.

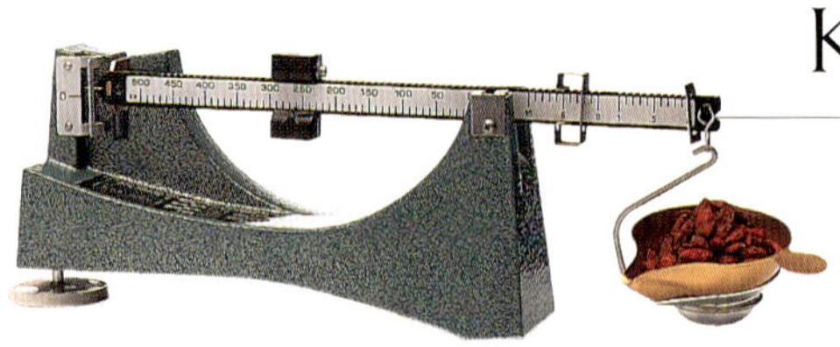

OBEN: Sie benötigen eine Waage, die kleine Mengen abwiegen kann, wie diese Pulverwaage.

Kräuterrezepturen

Chinesische Kräuterrezepturen enthalten meist ein Hauptkraut (den »Kaiser«), sekundäre Kräuter (»Minister«), Kräuter, die der Mischung eine Richtung verleihen (»Assistenten«), und ein »harmonisierendes Kraut« zum Ausgleich.

1

ABKOCHUNGEN, DIE DAS ELEMENT ERDE STÄRKEN

Ren Shen, 9 g, oder
Dang Shen, 18 g
Bai Zhu, 12 g
Fu Ling, 12g
Zhi Gan Cao, 6 g
Yi Yi Ren, 9 g
Chen Pi, 6 g
Sha Ren, 6 g
Lian Zi,9 g
Sheng Jiang, 6 g

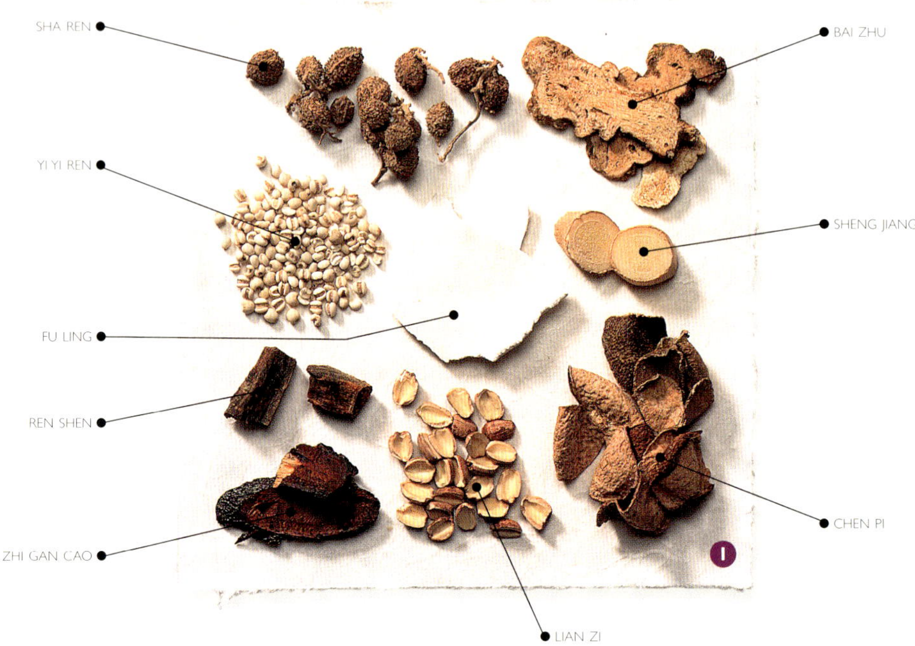

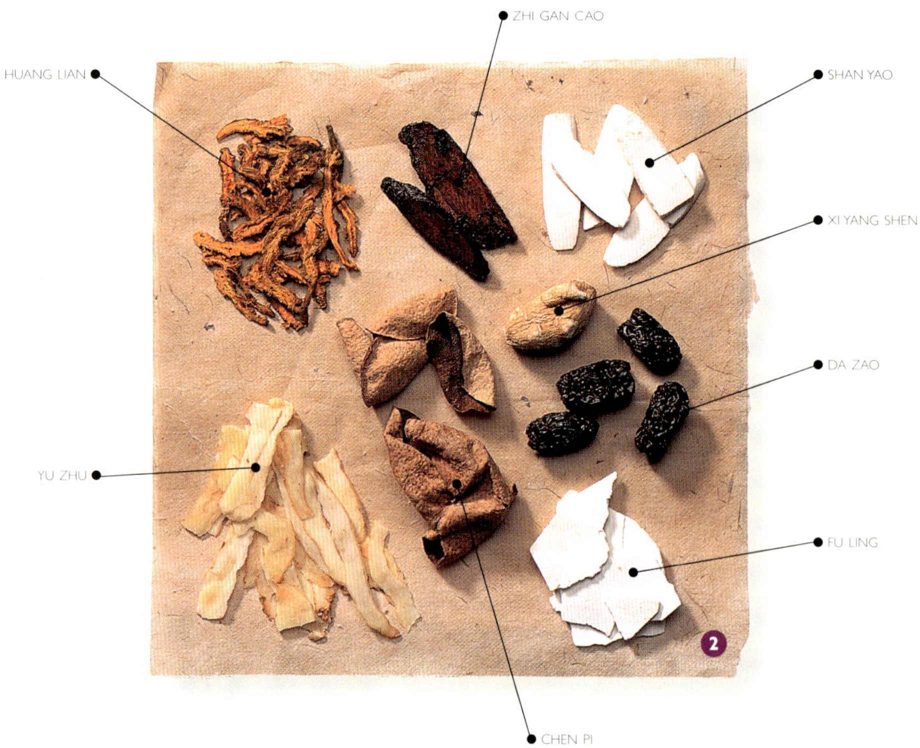

2

ABKOCHUNGEN, DIE DEN MAGEN NÄHREN

Yu Zhu, 12 g
Shan Yao, 12 g
Fu Ling, 9 g
Xi Yang Shen, 9 g, oder
Dang Shen, 18 g
Huang Lian, 6 g
Chen Pi, 6 g
Zhi Gan Cao, 6 g
Da Zao, 4 Stück

3

ABKOCHUNGEN, DIE HOLZ UND ERDE HARMONISIEREN

Dang Shen, 18 g
Bai Zhu, 12 g
Fu Ling, 9 g
Zhi Gan Cao, 6 g
Chai Hu, 6 g
Xiang Fu, 9 g
Bai Shao, 12 g
Chen Pi, 6 g
Sheng Jiang, 6 g

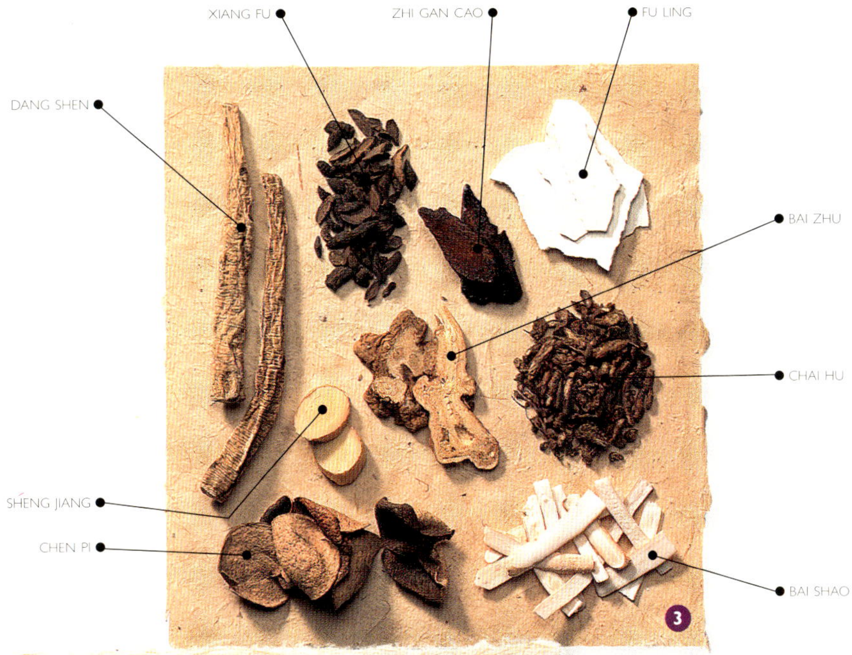

4

ABKOCHUNGEN, DIE DIE NIEREN STÄRKEN

Shu Di Huang, 20 g
Shan Yao, 12 g
Shan Zhu Yu, 12 g
Fu Ling, 12 g
Ze Xie, 9 g
Hu Lu Ba, 12 g
Wu Yao, 9 g
Gui Pi, 6 g
Du Zhong, 9 g
Mu Dan Pi, 9 g

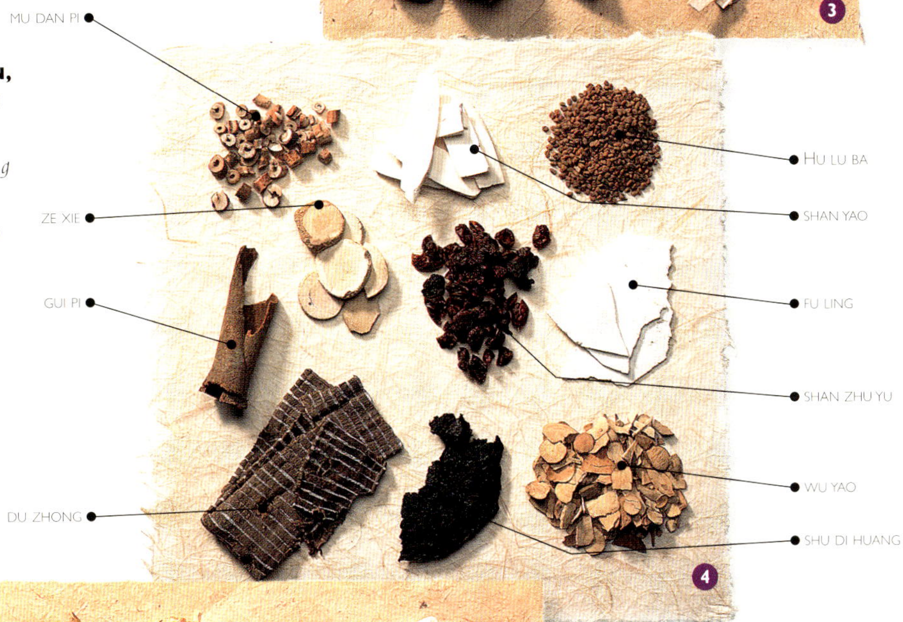

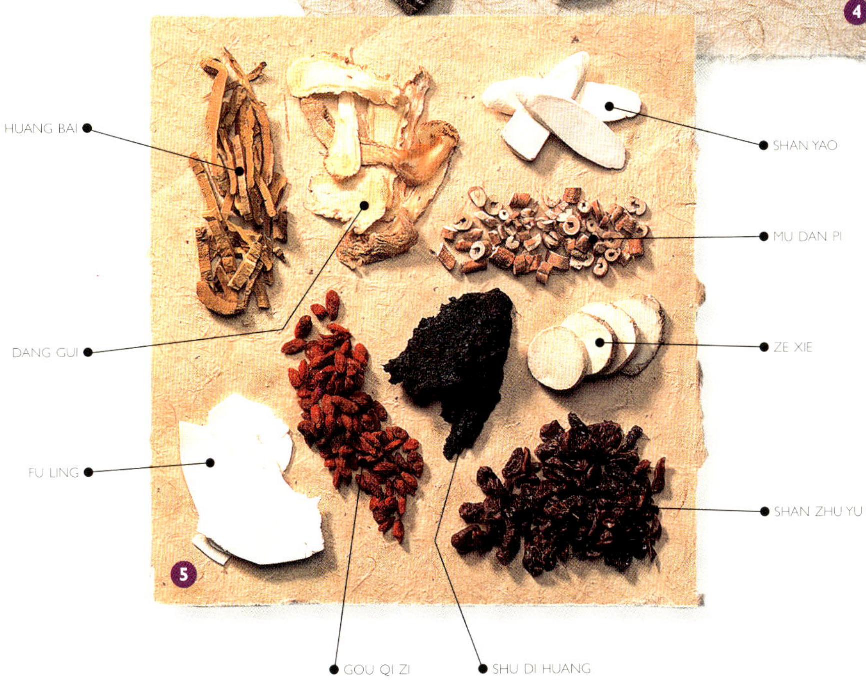

5

ABKOCHUNGEN, DIE DIE NIEREN NÄHREN

Shu Di Huang, 20 g
Gou Qi Zi, 12 g
Shan Yao, 12 g
Shan Zhu Yu, 12 g
Fu Ling, 12 g
Ze Xie, 9 g
Dang Gui, 9 g
Huang Bai, 6 g
Mu Dan Pi, 9 g

6

ABKOCHUNGEN, DIE ENTWÄSSERND WIRKEN

Wu Yao, 12 g
Yi Zhi Ren, 12 g
Shan Yao, 12 g
Fu Ling, 12 g
Yi Yi Ren, 12 g

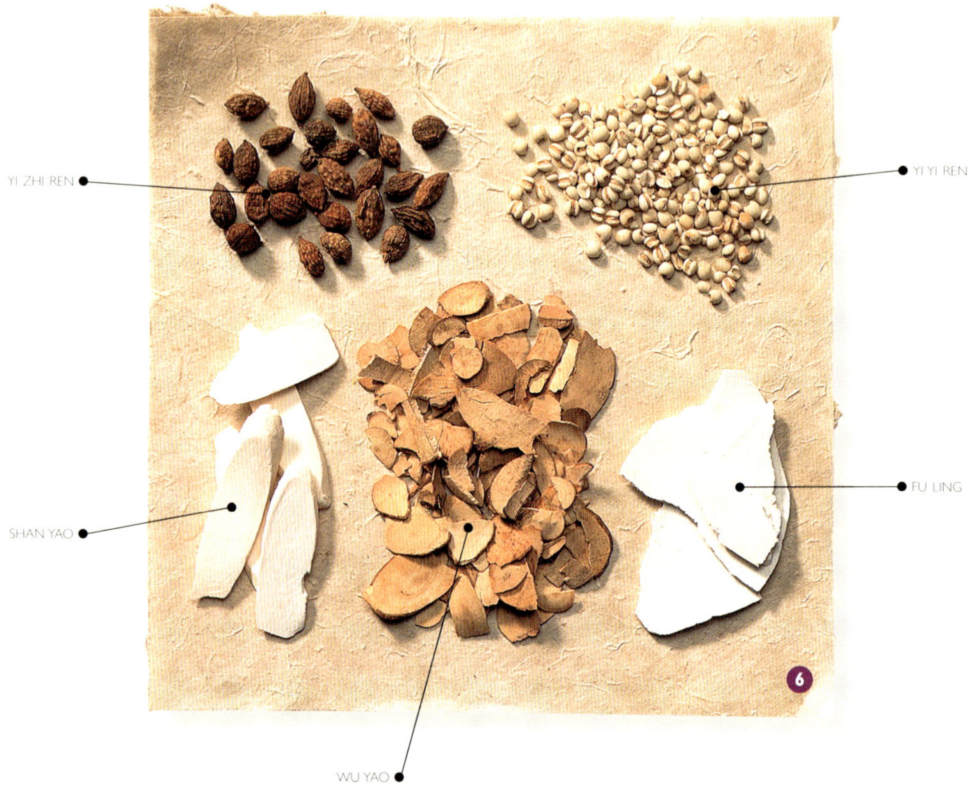

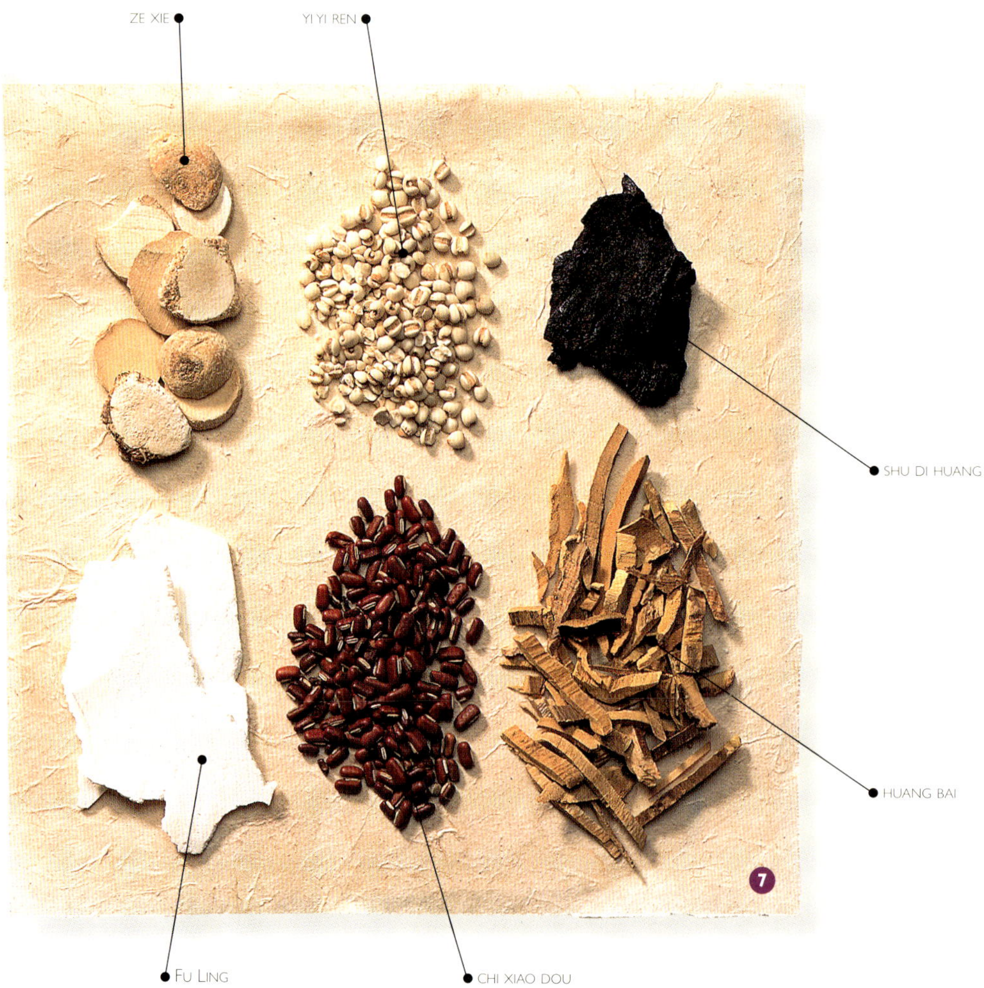

7

ABKOCHUNGEN, DIE DIE BLASE REINIGEN

Shu Di Huang, 12 g
Ze Xie, 12 g
Chi Xiao Dou, 14 g
Fu Ling, 12 g
Huang Bai, 9 g
Yi Yi Ren, 12 g

8

ABKOCHUNGEN, DIE DIE MILZ REINIGEN

Bai Zhu, 15 g
Cang Zhu, 12 g
Huo Xiang, 12 g
Chen Pi, 9 g
Fu Ling, 12 g
Mai Ya, 12 g
Gu Ya, 12 g
Sha Ren, 6 g
Lian Zi, 9 g
Yi Yi Ren, 12 g
Yi Zhi Ren, 9 g
Sheng Jiang, 6 g

MERKE: *Bei viel weißem oder klarem Schleim füge man hinzu:*
Jie Geng, 9 g

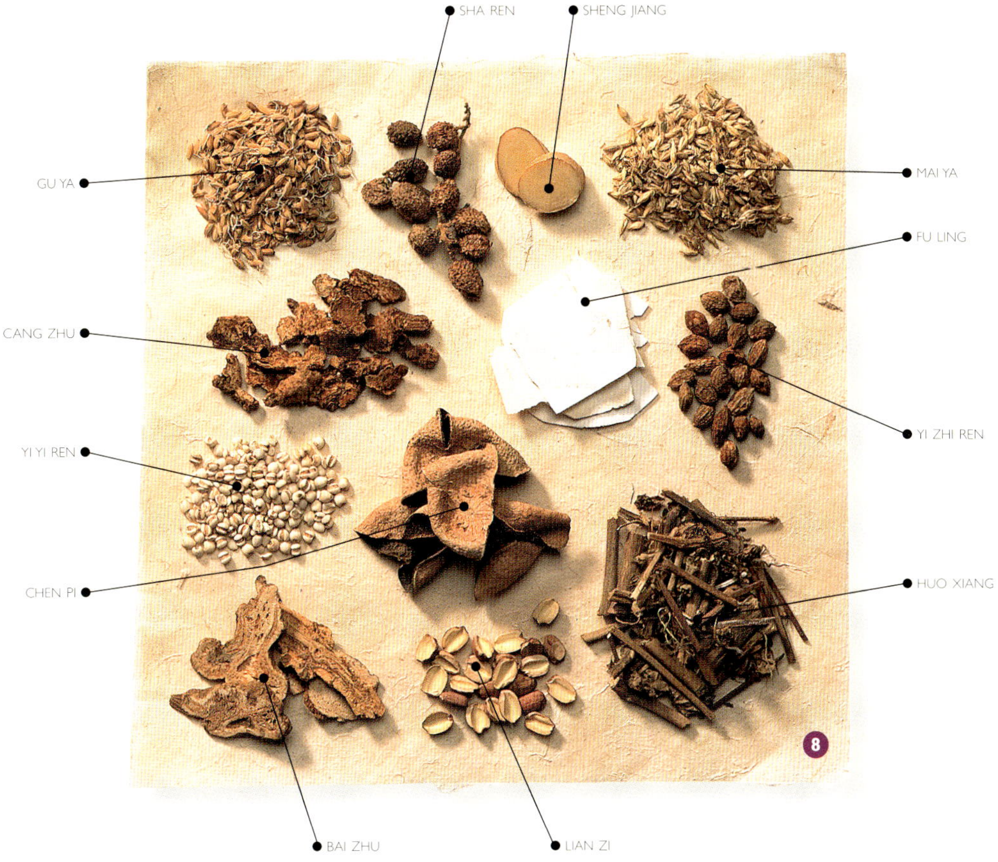

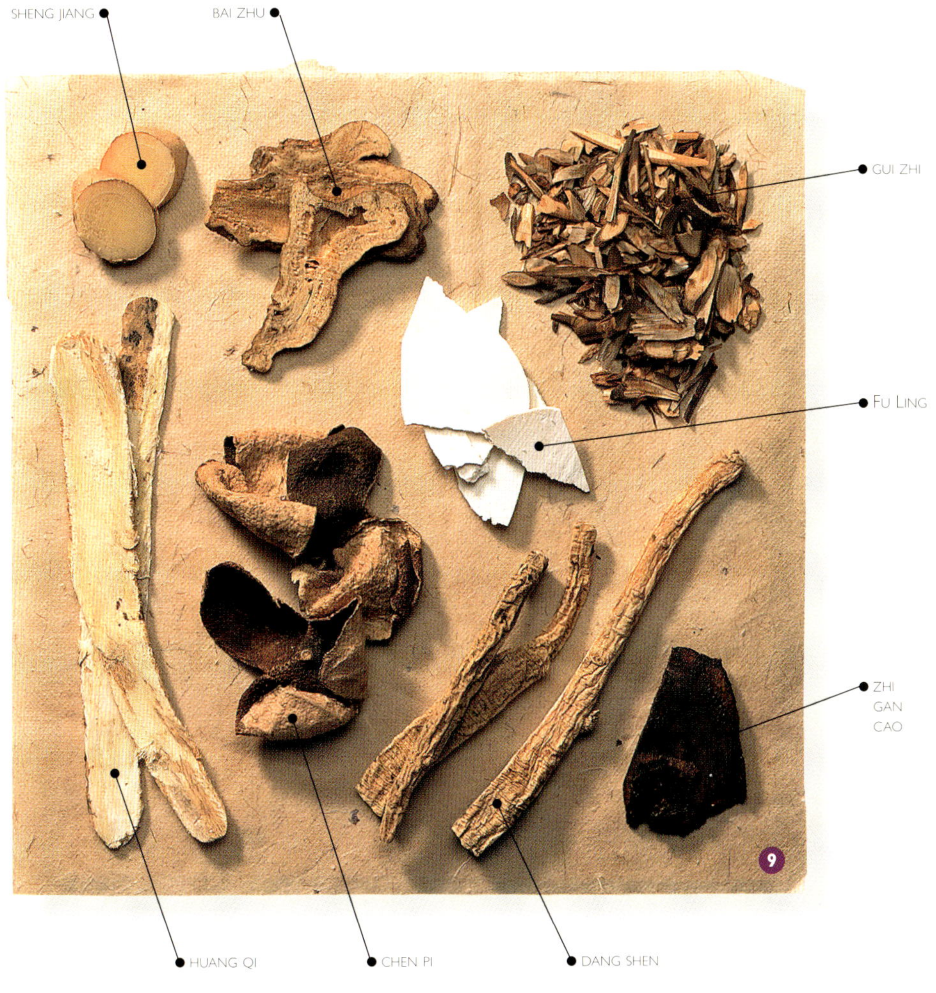

9

ABKOCHUNGEN, DIE METALL UND ERDE STÄRKEN

Huang Qi, 12 g
Ren Shen, 9 g, oder
Dang Shen, 18 g
Bai Zhu, 12 g
Gui Zhi, 9 g
Chen Pi, 6 g
Fu Ling, 9 g
Zhi Gan Cao, 6 g
Sheng Jiang, 6 g

MERKE: *Zur Anregung des Immunsystems füge man hinzu: Ling Zhi, 9 g, und Wu Wei Zi, 6 g*
Bei pfeifendem Atem: Xing Ren, 6 g
Bei Verschleimung und Katarrh: Jie Geng, 9 g
Bei allergiebedingtem Niesen: Cang Er Zi, 9 g

10

ABKOCHUNGEN, DIE DIE LUNGE TROCKNEN

Huang Qi, 9 g
Bai Zhu, 14 g
Cang Zhu, 14 g
Jie Geng, 12 g
Fu Ling, 12 g
Bai Jie Zie, 6 g
Chen Pi, 9 g
Xing Ren, 6 g
Cang Er Zi, 9 g
Zhi Gan Cao, 6 g
Sheng Jiang, 6 g

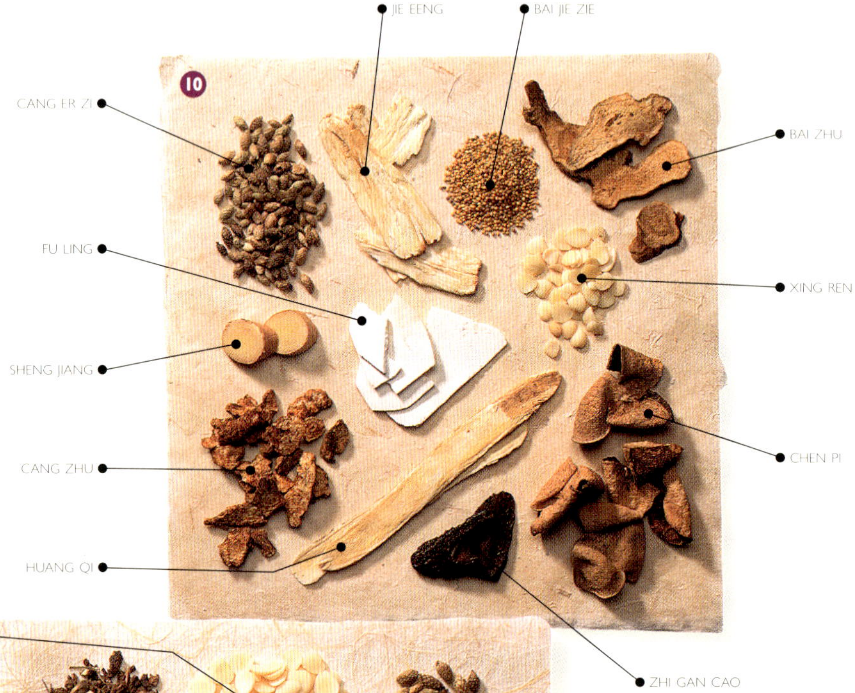

11

ABKOCHUNGEN, DIE DIE LUNGE REINIGEN

Huang Qin, 12 g
Bei Mu, 9 g
Cang Er Zi, 9 g
Xing Ren, 9 g
Chai Hu, 6 g
Xi Yang Shen, 9 g
Jie Geng, 9 g

MERKE: Bei Halsweh und Fieber füge man hinzu: Jin Yin Hua, 9 g, und Lian Qiao, 9 g

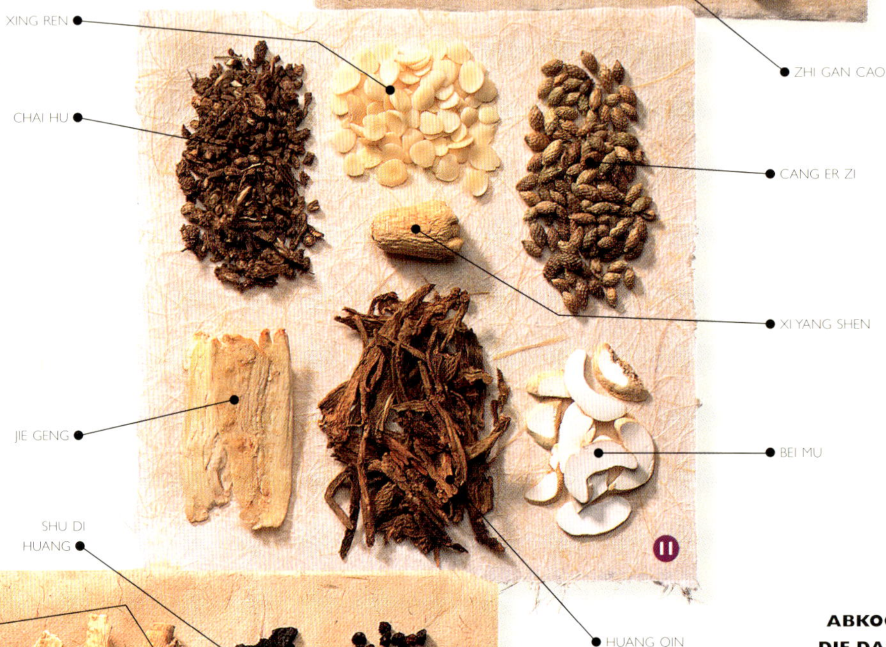

12

ABKOCHUNGEN, DIE DAS ELEMENT METALL BEFEUCHTEN

Mai Men Dong, 12 g
Wu Wei Zi, 9 g
Bai He, 9 g
Xi Yang Shen, 9 g
Bei Mu, 6 g
Huang Qin, 6 g
Shu Di Huang, 12 g
Jie Geng, 9 g
Zhi Gan Cao, 6 g

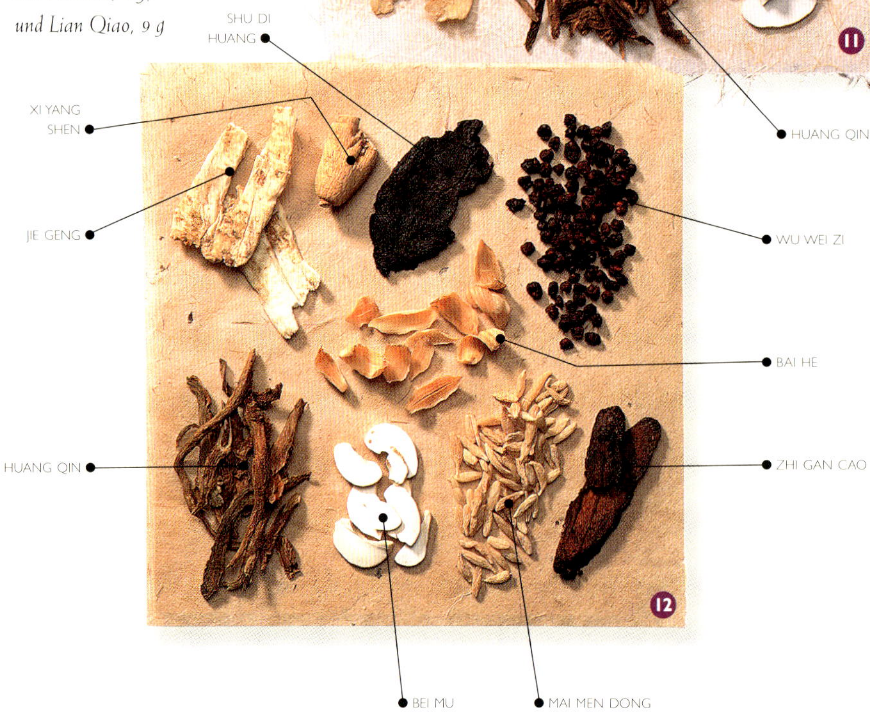

13

ABKOCHUNGEN, DIE DAS HERZ NÄHREN

Ren Shen, 12 g
Huang Qi, 12 g
Dang Gui, 12 g
Wu Wei Zi, 9 g
Long Yan Rou, 9 g
Zhi Gan Cao, 9 g

MERKE: *Bei Mangel-Symptomen der Milz füge man hinzu:*
Lian Zi, 9 g
Bai Zhu, 12 g
Fu Ling, 9 g
Shan Zha, 9 g

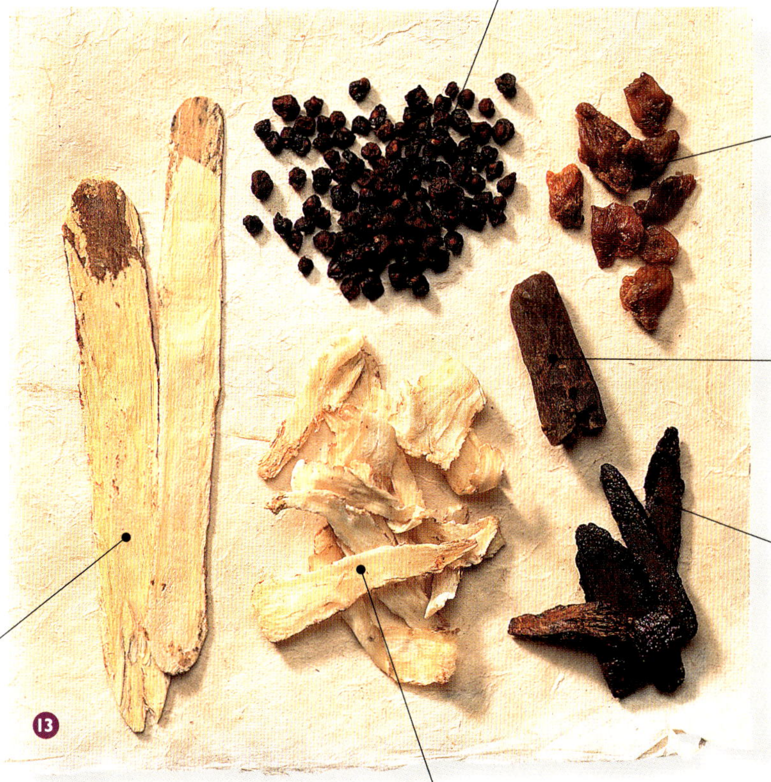

14

ABKOCHUNGEN, DIE DAS HERZ NÄHREN UND BERUHIGEN

Xi Yang Shen, 12 g
Mai Men Dong, 12 g
Huang Qin, 9 g
Wu Wei Zi, 6 g
Shu Di Huang, 12 g
Fu Ling, 9 g
Dang Shen, 6 g
Suan Zao Ren, 9 g
Yuan Zhi, 6 g
Bai Zi Ren, 6 g

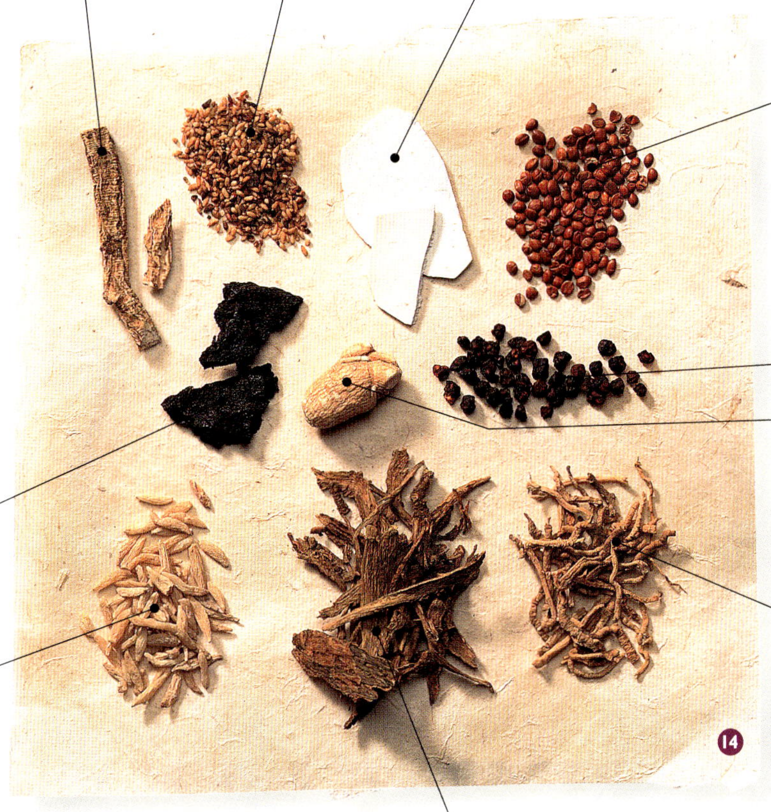

15

ABKOCHUNGEN, DIE DAS BLUT REGULIEREN

Shu Di Huang, 15 g
Dang Gui, 15 g
Bai Shao, 12 g
Chuan Xiong, 9 g
Dang Shen, 9 g
Tao Ren, 6 g
Hong Hua, 6 g

MERKE: *Zur Behandlung von Herz und Bronchien füge man hinzu: Jie Geng 9 g, Chai Hu, 6 g, und Yu Jin, 6 g*
Zur Behandlung von Unterleib und Uterus füge man hinzu: Mu Dan Pi, 12 g, Xiang Fu, 12 g, und Ji Xue Teng, 12 g
Bei starkem Schmerz: Yan Hu Suo, 9g

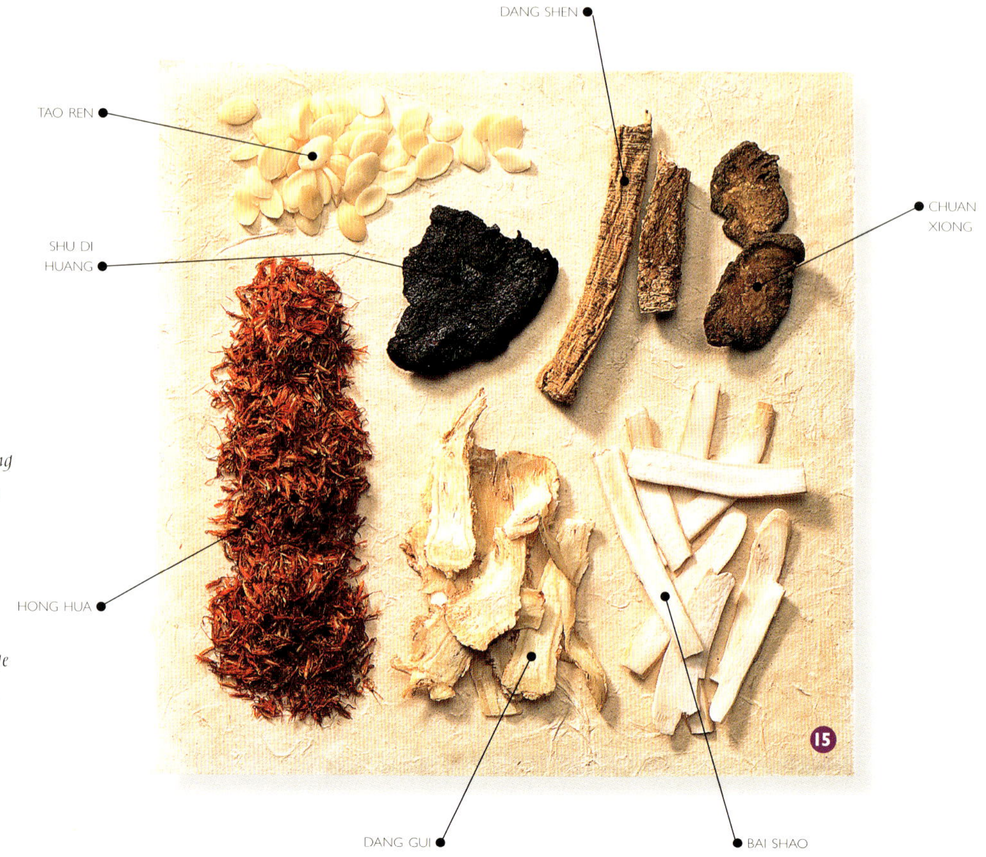

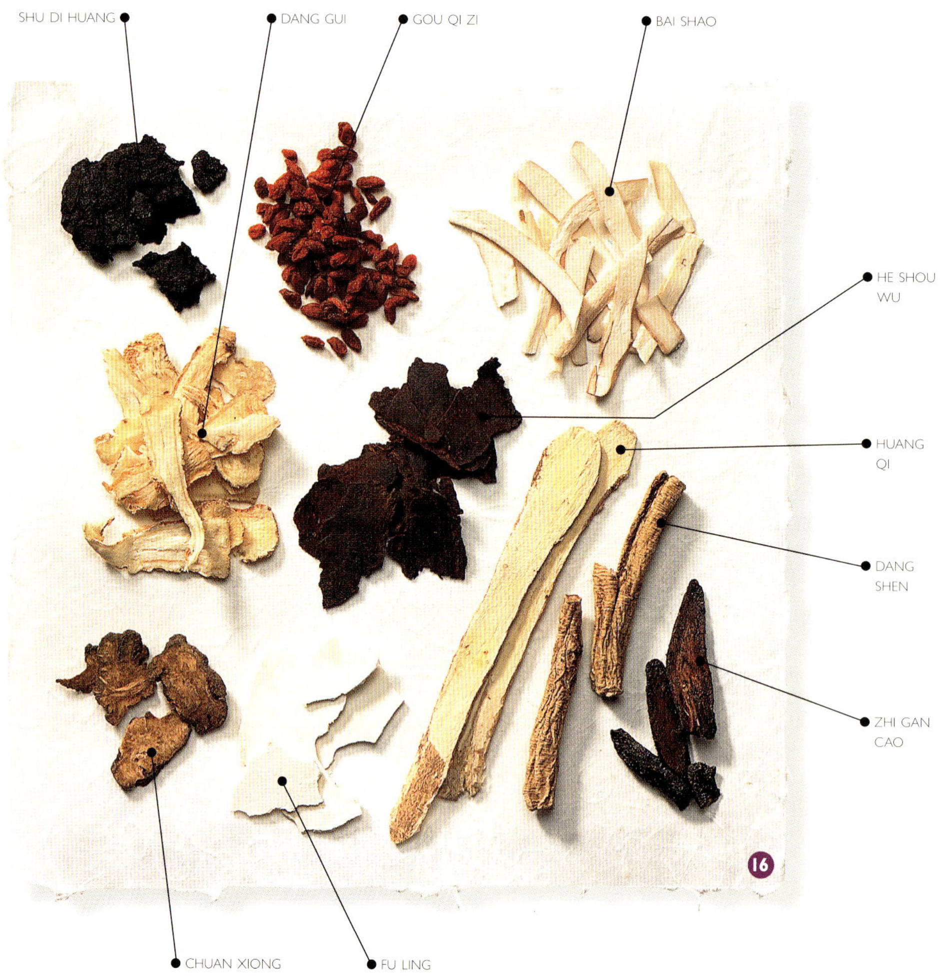

16

ABKOCHUNGEN, DIE DAS BLUT NÄHREN

Shu Di Huang, 15 g
Dang Gui, 15 g
Bai Shao, 12 g
Gou Qi Zi, 12 g
He Shou Wu, 12 g
Chuan Xiong, 9 g
Huang Qi, 12 g
Dang Shen, 12 g
Fu Ling, 9 g
Zhi Gan Cao, 6 g

MERKE: *Bei trockenem Haar nehme man die doppelte Dosis He Shou Wu, bei brüchigen Nägeln die doppelte Dosis Bai Shao.*

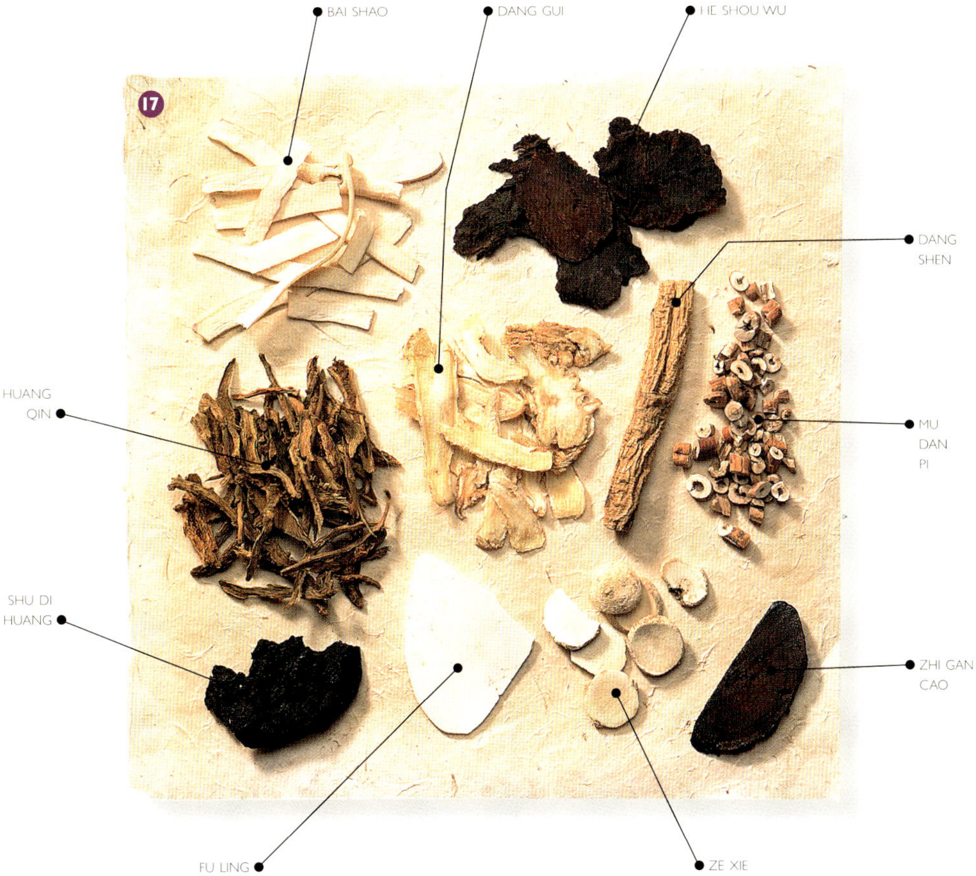

17

ABKOCHUNGEN, DIE DAS BLUT KÜHLEN UND NÄHREN

Shu Di Huang, 20 g
Bai Shao, 14 g
Mu Dan Pi, 12 g
He Shou Wu, 12 g
Dang Gui, 12 g
Huang Qin, 12 g
Dang Shen, 9 g
Fu Ling, 9 g
Ze Xie, 9 g
Zhi Gan Cao, 6 g

18

ABKOCHUNGEN, DIE BEI HAUTPROBLEMEN REINIGEND WIRKEN

Jin Yin Hua, 12 g
Lian Qiao, 12 g
Pu Gong Ying, 12 g
Huang Qin, 12 g
Mu Dan Pi, 12 g
Shu Di Huang, 14 g
Dang Shen, 12 g
Bai Shao, 12 g
Ze Xie, 9 g
Yi Yi Ren, 9 g
Fu Ling, 9 g
Zhi Gan Cao, 4 g

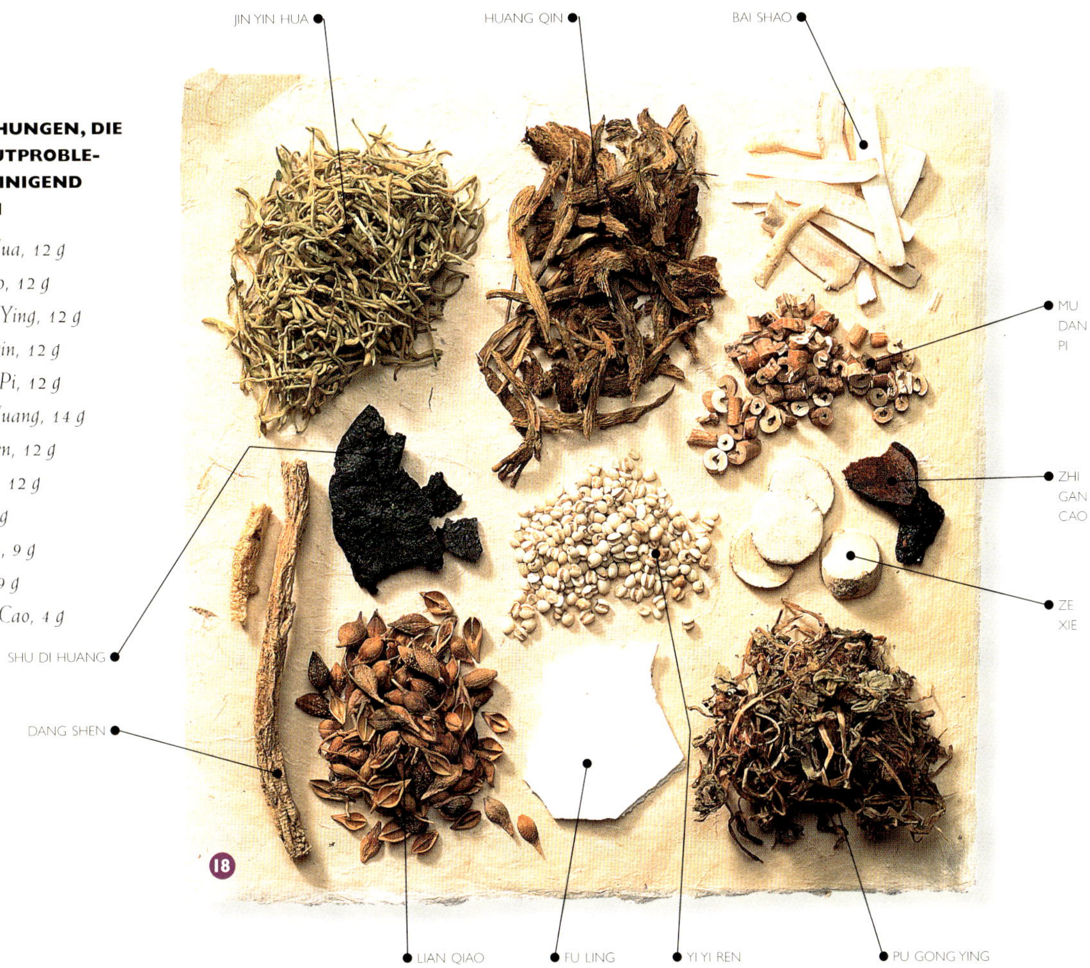

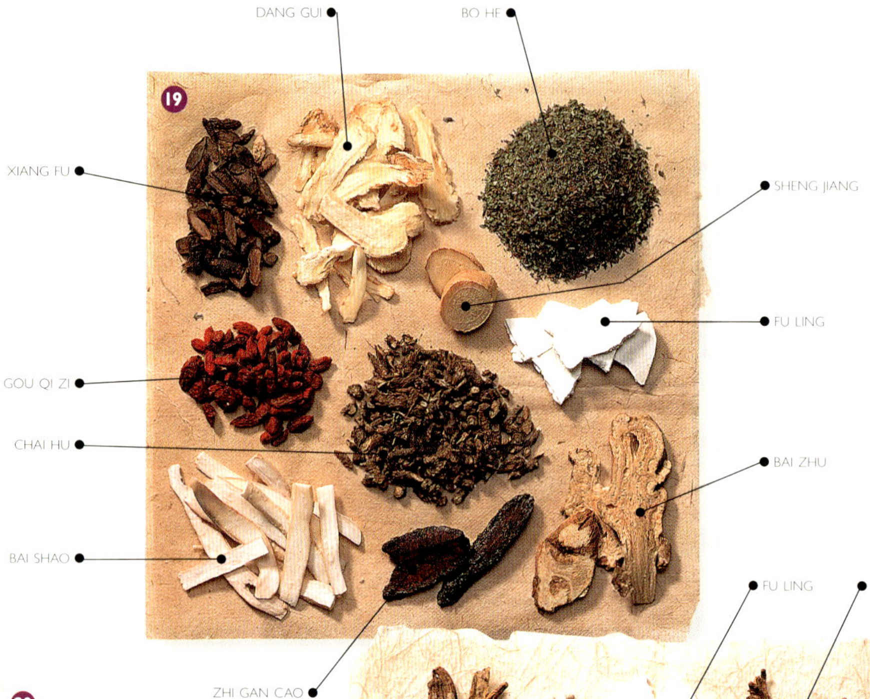

19

ABKOCHUNGEN, DIE DIE LEBER BERUHIGEN

Dang Gui, 12 g
Bai Shao, 12 g
Gou Qi Zi, 9 g
Bai Zhu, 12 g
Fu Ling, 9 g
Chai Hu, 6 g
Xiang Fu, 9 g
Bo He (Minze), 6 g
Zhi Gan Cao, 6 g
Sheng Jiang, 6 g

MERKE: Bei prämenstruellen Spannungszuständen füge man hinzu: Mei Gui Hua, 6 g
Bei Akne vor der Periode: Jin Yin Hua, 12 g, und Dang Shen, 9 g
Bei Brustschmerzen vor der Periode: Yu Jin, 9 g, und Pu Gong Ying, 12 g

20

ABKOCHUNGEN, DIE DIE MERIDIANE WÄRMEN

Ren Shen, 12 g
Gui Zhi, 9 g
Du Zhong, 9 g
Qin Jiao, 9 g
Du Huo, 9 g
Dang Gui, 12 g
Chuan Xiong, 9 g
Fu Ling, 9 g
Yi Yi Ren, 9 g
Zhi Gan Cao, 6 g
Sheng Jiang, 6 g

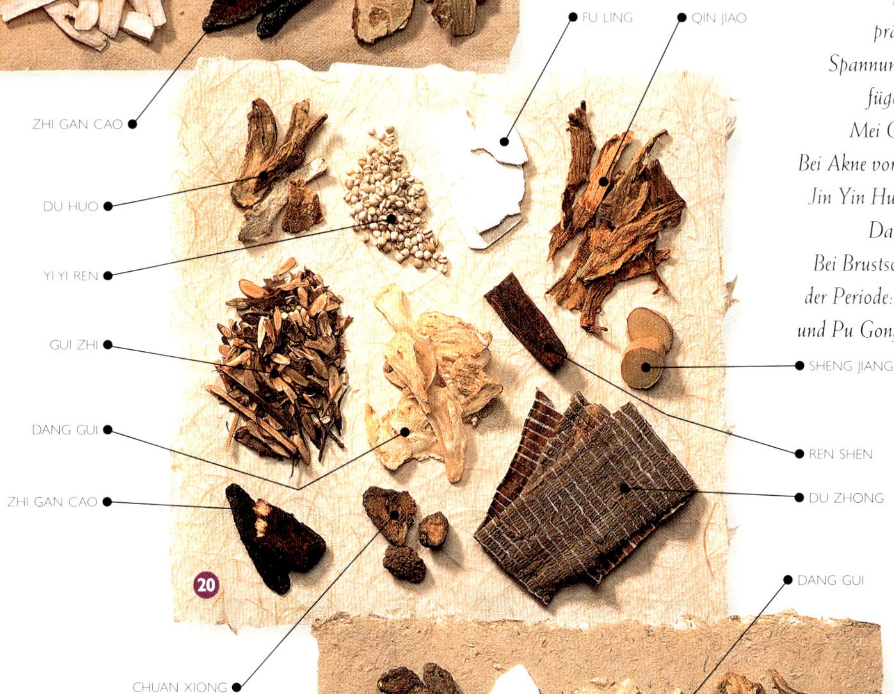

21

ABKOCHUNGEN, DIE DIE MERIDIANE STÄRKEN

Ren Shen, 12 g, oder
Dang Shen, 20 g
Huang Qi, 12 g
Dang Gui, 12 g
Qin Jiao, 9 g
Du Huo, 9 g
Du Zhong, 9 g
Dang Shen, 9 g
Chuan Xiong, 9 g
Fu Ling, 9 g
Yi Yi Ren, 9 g
Zhi Gan Cao, 6 g
Sheng Jiang, 6 g

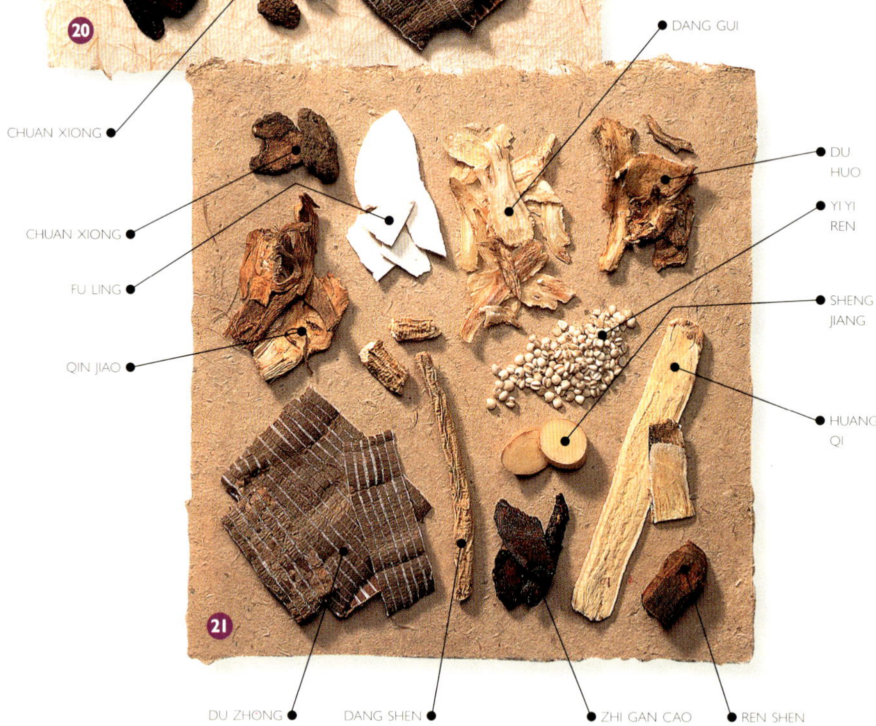

22

ABKOCHUNGEN, DIE DIE VERDAUUNG BEI JUGENDLICHEN UNTERSTÜTZEN

Dang Shen, 9 g
Bai Zhu, 9g
Fu Ling, 9 g
Zhi Gan Cao, 6 g
Chen Pi, 4 g
Jie Geng, 6 g
Yi Yi Ren, 6 g
Shan Zha, 6 g
Mai Ya, 6 g
Gu Ya, 6 g
Shen Qu, 6 g
Sheng Jiang, 4 g

MERKE: *Die angegebene Dosierung gilt für Jugendliche über vierzehn Jahre. Für Kleinkinder und Babys sollte sie entsprechend den Angaben auf Seite 89 reduziert werden.*

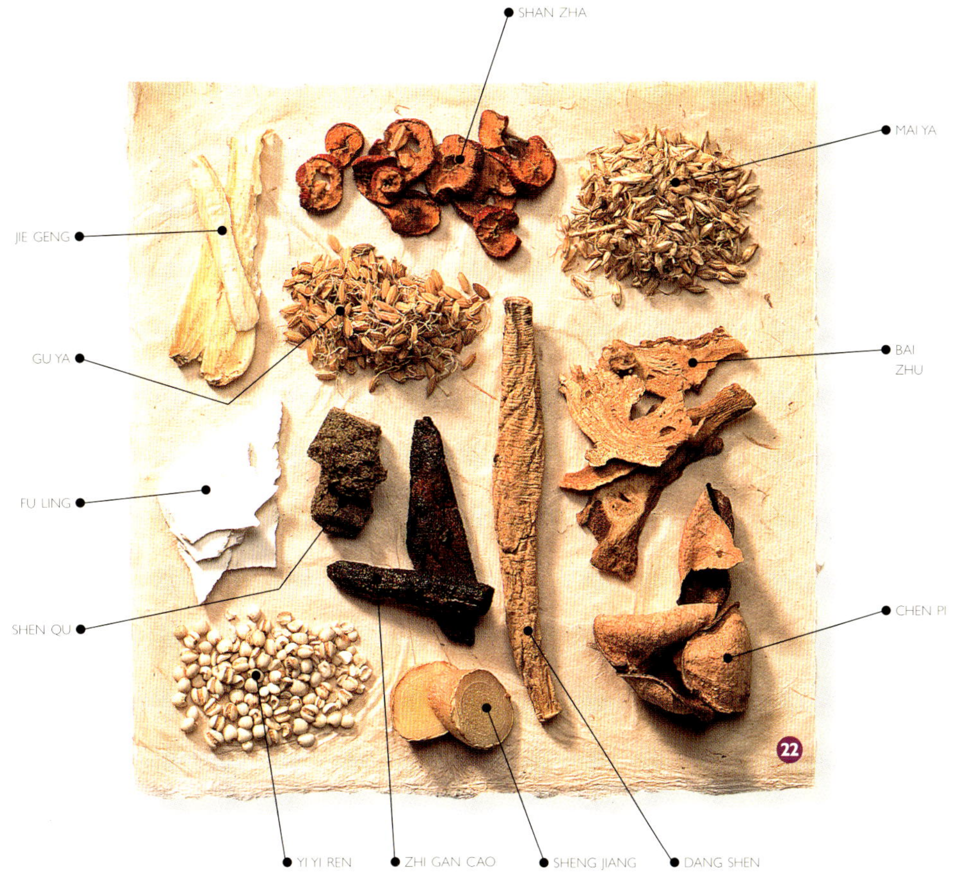

23

ABKOCHUNGEN, DIE DAS QI JUGENDLICHER STÄRKEN

Dang Shen, 12 g
Bai Zhu, 9 g
Huang Qi, 12 g
Fu Ling, 9 g
Sha Ren, 3 g
Gui Zhi, 6 g
Wu Wei Zi, 6 g
Mai Ya, 6 g
Gu Ya, 6 g
Shen Qu, 6 g
Shan Zha, 6 g
Zhi Gan Cao, 6 g

MERKE: *Die angegebene Dosierung gilt für Jugendliche über vierzehn Jahre. Für Kleinkinder und Babys sollte sie entsprechend den Angaben auf Seite 89 reduziert werden.*

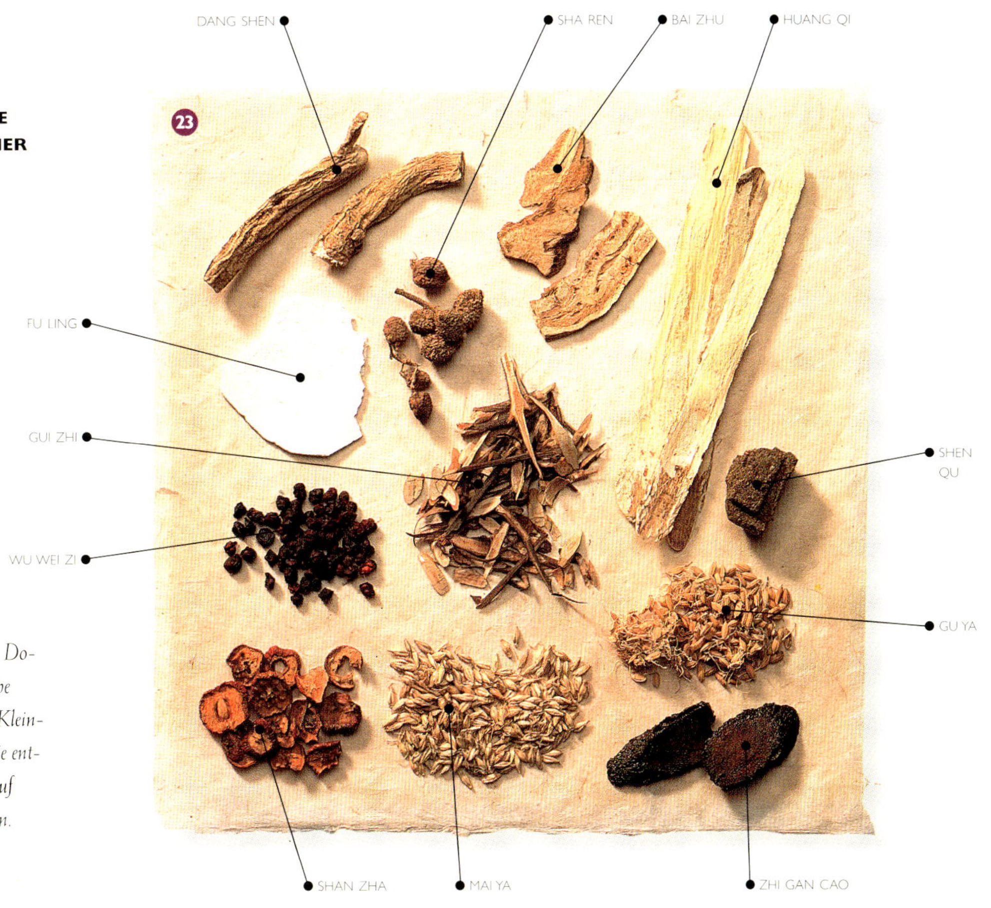

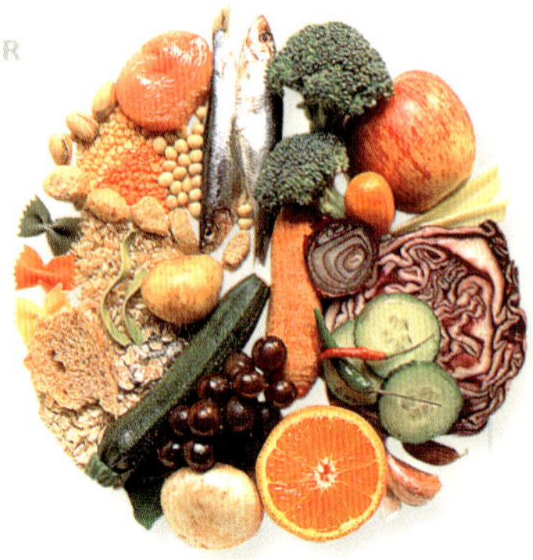

OBEN: **Nahrungsmittel wie frisches Obst und Gemüse oder magerer Fisch sind der Gesundheit sehr zuträglich.**

RESÜMEE:
Die Ernährung sollte der Gesundheit zuliebe auf die Jahreszeit abgestimmt werden.

Man sollte bei jeder Mahlzeit auf die Ausgewogenheit der Zutaten achten.

KOCHREZEPTE

Nahrungsmittel werden auf die gleiche Weise klassifiziert wie Kräuter: Man ordnet ihnen eine Temperatur, einen Geschmack und ein oder mehrere Organe zu. Da die Ernährungstheorie sehr komplex ist, präsentieren wir Ihnen nur eine Kostprobe mit Rezepten für jede Jahreszeit.

Rezepte

SOMMERSONNENWENDE-SALAT MIT GEGRILLTEM GEMÜSE

Element: Feuer

ZUTATEN:

2 mittelgroße Möhren
¼ Weißkohl
1 kleiner Rettich
½ Sellerieknolle
1 große Stange Porree
2 EL geröstete Sesam- oder Hanfsamen
Saft einer halben Zitrone oder einer ganzen Limette
1 rote Paprikaschote
4 Schalotten oder 1 große rote Zwiebel
1 kleine Fenchelknolle
4 ungeschälte Knoblauchzehen
6 EL Olivenöl
1 EL erwärmtes Sesam- oder Mohnöl

✶ Den Paprika entkernen und vierteln, die Zwiebel schälen und den Fenchel in Scheiben schneiden. Mit dem Knoblauch in eine Auflaufform geben und mit Olivenöl übergießen. 20 Minuten backen.

✶ Für den Salat Möhren, Kohl, Rettich und Sellerie in Streifen schneiden. Die Schalottenringe und die Samen hinzufügen. Mit Zitronensaft marinieren.

✶ Das geröstete Gemüse auf dem Salat verteilen und mit dem warmen Öl aus der Auflaufform übergießen. Das Sesamöl hinzufügen und sofort als Vorspeise oder Beilage servieren. Ergibt vier Portionen.

GEMÜSE IN ORANGENSAUCE

Element: Erde

ZUTATEN

1 große Zwiebel, in 8 Stücke geschnitten
2 große ungeschälte Möhren, grob gewürfelt
8 ungeschälte Knoblauchzehen
2 Selleriestangen, grob gewürfelt
1 kleiner Brokkoli, in Röschen zerteilt
½ kleiner Kürbis, gewürfelt
1 Orange, geviertelt
getrocknete Kräuter (Lorbeerblatt, Rosmarin oder Oregano)
150 ml Olivenöl

✶ Das Gemüse und die getrockneten Kräuter in eine Auflaufform geben und mit Öl beträufeln. Den Saft der Orangenspalten über das Gemüse träufeln. Die restliche Orange zu den übrigen Zutaten in die Form geben.

✶ Ohne Deckel im vorgeheizten Backofen bei 180 °C/Gas: Stufe 4 etwa 45 Minuten lang backen, ein bis zweimal wenden. Das Gemüse verliert während des Kochens Wasser und wird gedämpft.

✶ Auf einer vorgewärmten Platte servieren, etwas Öl aus der Auflaufform über das Gemüse gießen. Mit Meersalz, Pfeffer und Kelpalgen-Flocken würzen.

✶ Als Hauptgericht (mit Reis, der mit Saflor oder Safran gekocht wurde, damit er gelbe Farbe annimmt) oder als Gemüsebeilage zu Fisch oder Fleisch servieren. Ergibt vier Portionen.

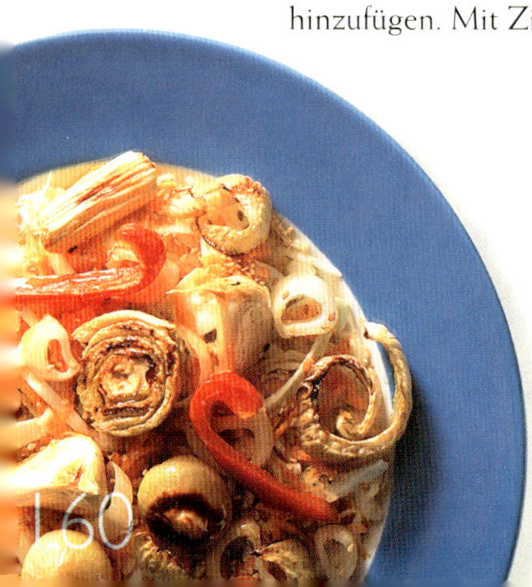

LINKS: **Bereiten Sie die Rezepte in der entsprechenden Jahreszeit zu.**

SOMMERSONNENWENDE-SALAT

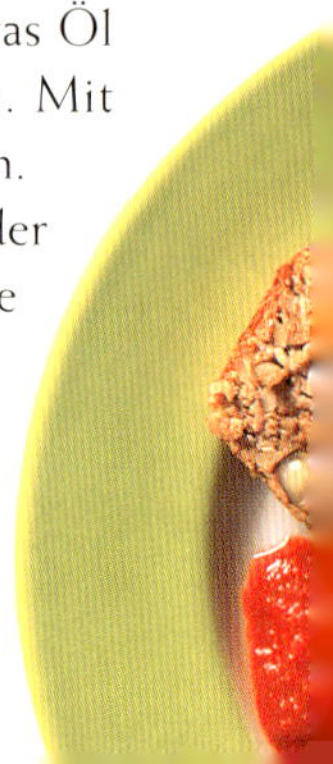

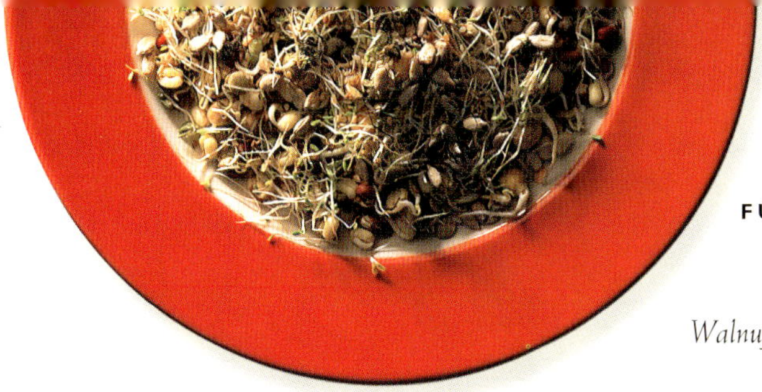

FRÜHLINGSSALAT

HERBSTLICHES »FEST DER NÜSSE«
Element: Metall

ZUTATEN

FÜR DAS »FEST DER NÜSSE«

450 g Nuß- und Samenmischung (z. B. Paranüssse, Cashewnüsse, Mandeln, Sesamsamen, Sonnenblumenkerne)
4 Knoblauchzehen
1 Ei oder 2 EL Molke
250 ml Milch (Reis- oder Schafmilch)
50 g frische Semmelbrösel
je 1 TL Kardamom, und schwarzer Pfeffer (gemahlen)
Meersalz
Olivenöl und Wasser

FÜR DIE TOMATEN-SAUCE

1 Dose Eiertomaten
1 Dose Gemüsepaprika (optional)
je ½ TL Cayennepfeffer, Gelbwurz, Nelkenpfeffer und Muskat
1 EL Honigessig
1 EL Weinessig

✶ Nüsse, Samen und Knoblauch zerstoßen.
✶ Sämtliche Zutaten vermischen und mit Öl und Wasser zu einer dicken Paste verrühren. In eine tiefe, gefettete Auflaufform füllen. Ohne Deckel bei 180 °C/ Gas Stufe 4 etwa 45 Minuten backen, bis die Masse goldbraune Farbe annimmt.
✶ Für die Tomaten-Sauce Tomaten (und Paprika) im Mixer pürieren und durch ein feines Sieb streichen, um die Kerne zu entfernen. In einer schweren Pfanne erhitzen und würzen. Die Sauce zudecken und beiseite stellen. Vor dem Servieren kurz aufkochen, den Honig- und den Weinessig einrühren.
✶ Die Nußmischung in Scheiben schneiden und auf einem Saucenspiegel anrichten. Mit grünem Salat servieren. Ergibt vier Portionen.

FRÜHLINGSSALAT
Element: Erde

SALATZUTATEN:

350 g frische, gekeimte Hülsenfrüchte
100 g Luzernensprossen
100 g Sonnenblumenkerne und Sesamsamen (eventuell Hanfsamen)

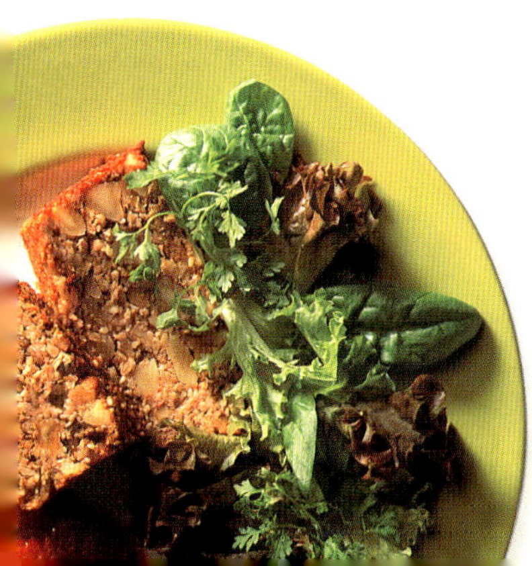

HERBSTLICHES »FEST DER NÜSSE«

FÜR DAS DRESSING

150 ml Ölmischung (Oliven-, Sesam-, Walnuß-, Leinsamen- oder Mohnöl)
1 TL helle Sojasauce
2 EL Sesampaste
1 oder 2 Knoblauchzehen, zerstoßen
1 oder 2 EL Balsamico-, Wein- oder Reisessig (oder Zitronensaft als Ersatz)
1 EL Kelpalgen-Flocken
1 TL körnigen Senf oder Meerrettich
schwarzer Pfeffer

✶ Das Dressing anrühren. Alle Salatzutaten in eine Schüssel geben und mit dem Dressing abschmecken.
✶ Den Salat als Beilage oder zu Buchweizennudeln servieren. Ergibt vier Portionen.

WINTERSUPPE
Element: Wasser

ZUTATEN

1 Stange Poree, in Ringe geschnitten
1–2 Zwiebeln, in feine Ringe geschnitten
3 Selleriestangen, gewürfelt
2 mittelgroße Möhren, gewürfelt
1 kleiner Kohlkopf, grob gewürfelt
1 Kombu-Alge (etwa 15 cm lang)
100 g Gerstenkörner
100 g gelbe halbe Erbsen (einweichen)
600 ml Gemüse- oder Hühnerfond
50 g grob gehackte Petersilie
Miso (ca. 1 EL)
1–2 l Wasser
schwarzer Pfeffer

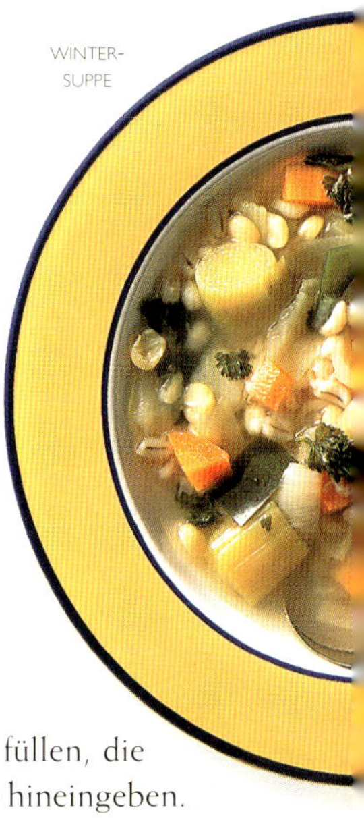

WINTER-SUPPE

✶ Das Gemüse mit etwas Olivenöl bei geringer Hitze langsam weichdünsten.
✶ Einen großen Kochtopf mit Wasser füllen, die Erbsen, die Gerste und die Kombu-Alge hineingeben. Aufkochen, die Hitze reduzieren und etwa eine halbe Stunde köcheln lassen.
✶ Das Gemüse, den Fond und die Petersilie hinzufügen und weitere 20–30 Minuten köcheln lassen. Das Miso in etwas warmem Wasser auflösen und in den letzten fünf Minuten mitkochen.
✶ Mit schwarzem Pfeffer würzen und mit Roggenbrotwürfeln servieren. Ergibt vier Portionen.

CHINESISCHE HEILKRÄUTER

MEDIZINALWEINE

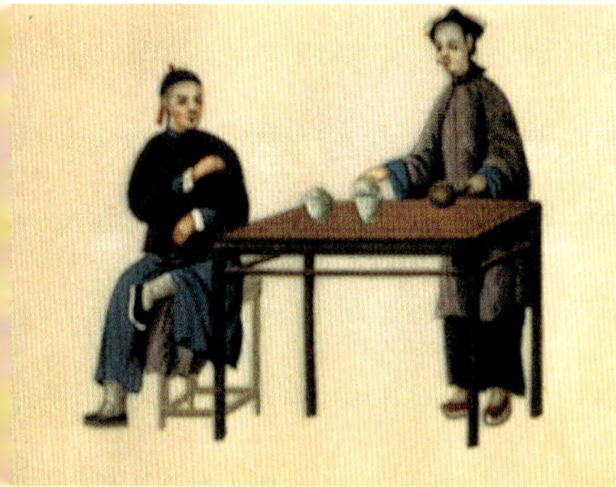

OBEN: **Tonisierende Kräuterweine werden in China seit langem verwendet.**

Der Genuß »tonisierender Weine«, die oft kostbare Kräuter enthalten, hat im Osten eine lange Tradition. Vor allem während der Rekonvaleszenz werden sie gerne getrunken. Alkohol ist eine wesentliche Komponente dieser Tonika. Er wirkt wärmend und belebend, bewegt das Qi und das Blut und aktiviert die Yang-Energie.

Alkohol

Die Eigenschaften des Alkohols wirken vor allem bei innerer Kälte, Yang-Mangel oder Schmerzen infolge eines Blutstaus sehr vorteilhaft. Vorsicht ist angebracht, wenn der Patient zuviel Hitze im Körper hat oder alkoholabhängig war.

Traditionell wird Reiswein oder Jiu verwendet, doch kann man, wenn man einen anderen Geschmack bevorzugt, auf andere Alkoholika ausweichen. Ich bevorzuge Wodka wegen seines neutralen Geschmacks, aber auch Gin, Brandy oder Sake sind geeignet.

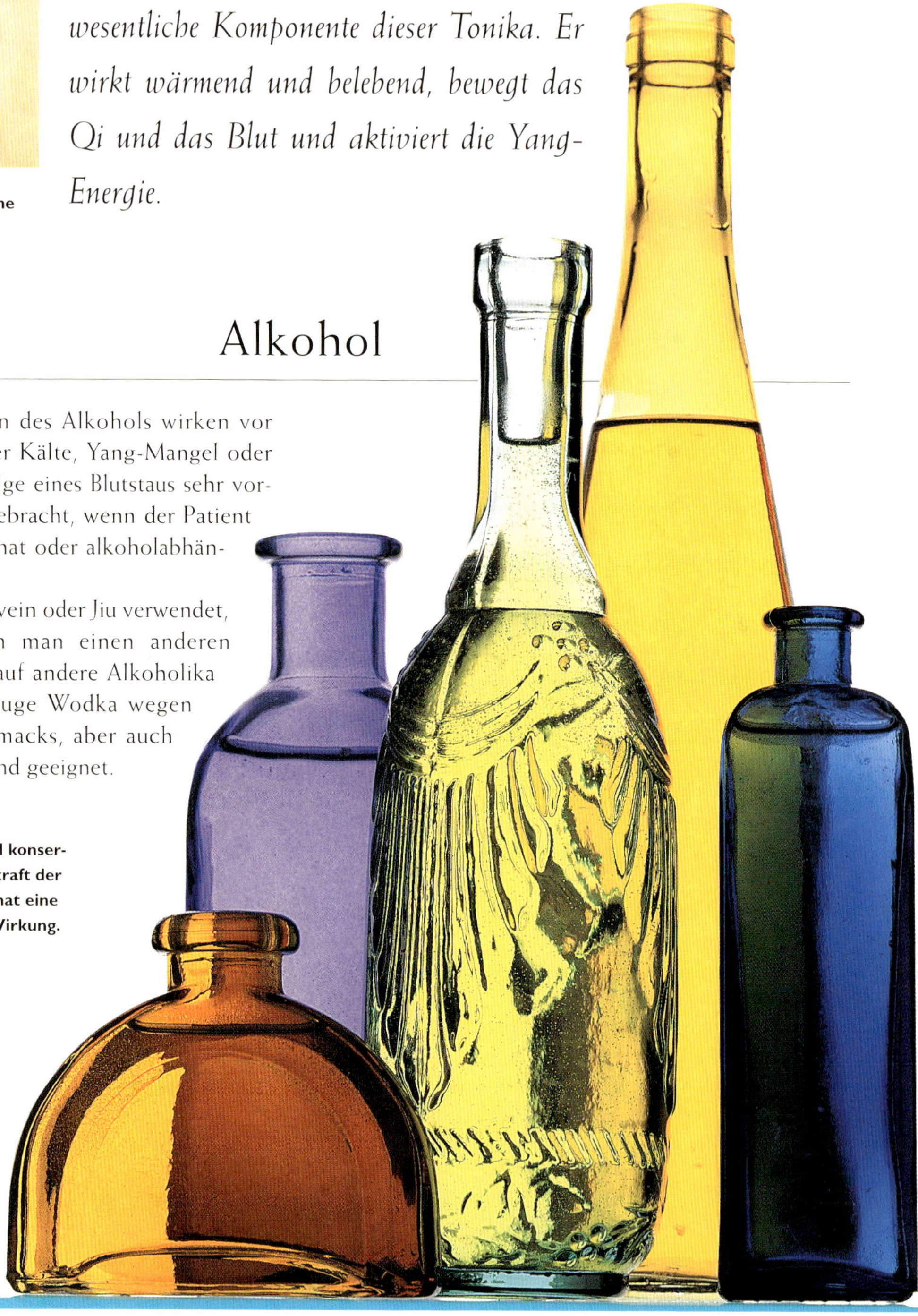

RECHTS: **Alkohol konserviert die Heilkraft der Kräuter und hat eine wohltuende Wirkung.**

RESÜMEE:
Alkohol wärmt und stärkt die Yang-Energien.

—

Man kann Weine mit verschiedensten Kräutern anreichern, um spezifische Gesundheitsprobleme zu behandeln.

SIEHE AUCH: Wann ist ein Nahrungsmittel Medizin? *Seite 100–101*

Die Zubereitung von Medizinalweinen

Alle diese Elixiere werden nach dem folgenden Grundrezept zubereitet. Bei sämtlichen Rezepturen werden 500 ml Alkohol verwendet.

1 Die Kräuter zerkleinern und in ein gut verschließbares Glasgefäß füllen.

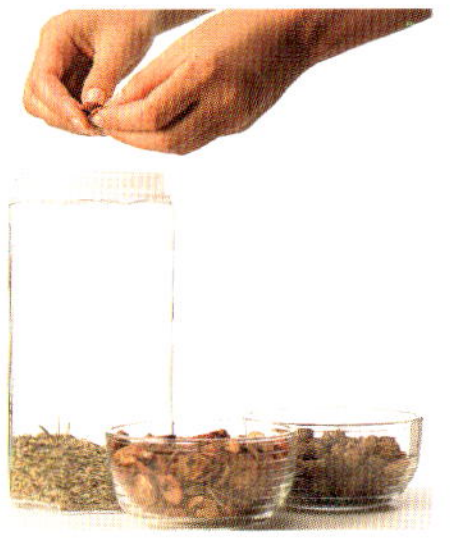

2 Den Alkohol dazugeben. Die Mischung zwei bis drei Wochen ruhen lassen. Alle paar Tage vorsichtig schütteln.

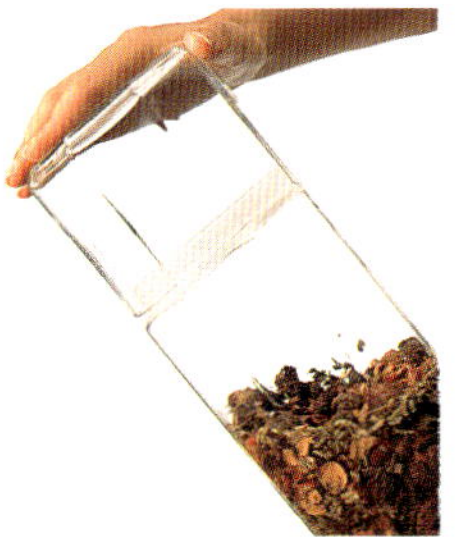

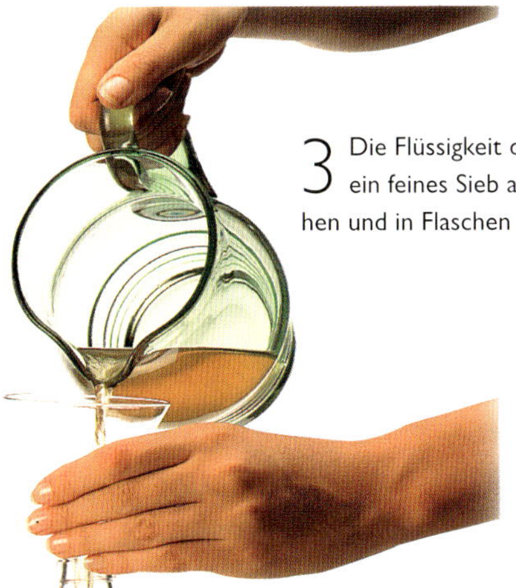

3 Die Flüssigkeit durch ein feines Sieb abseihen und in Flaschen füllen.

DOSIERUNG:
Zur allgemeinen Stärkung empfiehlt sich ein Gläschen pro Tag. Im Rahmen einer Therapie sollte man die Anweisungen befolgen.

ANMERKUNG ZU REN SHEN HUANG QI JIN: *Ginseng ist kostspielig, man sollte ihn daher nicht zerkleinern. Den Wein einen Monat lang stehen lassen, dann Huang Qi vor dem Genuß entfernen. Wenn die Flasche geleert ist, eine neue Mischung mit frischem Huang Qi und Alkohol ansetzen.*

DANG GUI BAI SHAO JIU

ENGELWURZ- UND PFINGSTROSENWEIN

Dang Gui, 100 g *Chuan Xiong, 50 g*
Bai Shao, 100 g *Xiang Fu, 50 g*

WIRKUNG

Bei unregelmäßiger Periode.

REN SHEN HUANG QI JIU

GINSENG- UND ASTRAGALUSWEIN

Ren Shen, 50 g
Huang Qi, 100 g

WIRKUNG

Stärkt das Qi und das Immunsystem.

HONG HUA DANG GUI JIU

SAFLOR- UND ENGELWURZWEIN

Hong Hua, 100 g
Dang Gui, 200 g

WIRKUNG

Bei unregelmäßiger und schmerzhafter Periode.

BU ZHONG JIU

»DIE MITTE STÄRKENDER WEIN«

Hui Xiang, 50 g
Shan Zha, 100 g
Sha Ren, 50 g

WIRKUNG

Digestif oder Aperitif, der die Verdauung stärkt und wärmt; bei Appetitmangel, Erbrechen, Blähungen und Magenschmerzen.

BU XU JIU

»DIE LEERE AUFFÜLLENDER WEIN«

Dang Gui, 50 g *Wu Wei Zi, 30 g*
Bai Shao, 40 g *Shan Yao, 50 g*
Long Yan Rou, 50 g *Du Zhong, 50 g*
Ren Shen, 50 g *Zhi Gan Cao, 25 g*
Gou Qi Zi, 50 g

WIRKUNG

Vitalisierend nach einer Krankheit oder einer Geburt.

GUI XIONG JIU

ZIMT- UND LIGUSTICUMWEIN

Du Zhong, 100 g *Chuan Xiong, 50 g*
Qin Jiao, 50 g *Gui Zhi, 30 g*
Du Huo, 50 g

WIRKUNG

Bei Schmerzen und Steifheit von Rücken, Beinen und Knien; besonders bei kaltem, feuchtem Wetter.

CHINESISCHE HEILKRÄUTER

CREMES UND SALBEN

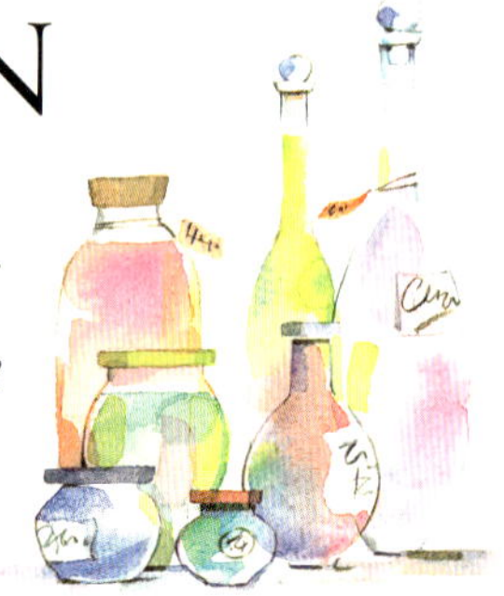

Pflanzenpräparate sind auch äußerlich angewendet eine Wohltat für den Körper. Eine Packung mit zerriebenen Kräutern führt der jeweiligen Körperzone alle Wirkstoffe zu. Aus Tinkturen lassen sich auch Lotionen und Cremes herstellen.

TINKTUR, DIE DAS HAAR KRÄFTIGT

Diese Tinktur hält Haar und Kopfhaut gesund und wirkt gegen Haarausfall und Schuppen.

Chuan Xiong, 50 g | *Dan Shen, 50 g*
He Shou Wu, 50 g | *Bai Shao, 50 g*
Sheng Jiang, 50 g

Die Kräuter zerkleinern und in ein Gefäß mit 500 ml reinem Alkohol (z. B. Wodka) geben. Nach zwei Wochen den Alkohol durch ein feines Sieb abseihen und in eine Flasche füllen.

Mit den Fingerspitzen etwa zwei Eßlöffel der Flüssigkeit kräftig in die Kopfhaut einmassieren. Mindestens fünfzehn Minuten (bis zu einer Stunde) einwirken lassen, dann die Haare waschen und frisieren. Die Tinktur kann zweimal wöchentlich verwendet werden.

TINKTUR, DIE DIE MERIDIANE WÄRMT

Menschen mit schlechter Durchblutung reagieren oft sehr empfindlich auf Kälte. Mit dieser Tinktur reibt man sich bei kaltem Wetter die Hände ein.

Dang Gui, 50 g | *Sheng Jiang, 50 g*
Hong Hua, 30 g | *Hu Jiao, 30 g*
Gui Zhi, 60 g | *Zhang Nao, 15 g*

Die Kräuter zerkleinern und mit 500 ml reinem Alkohol (z. B. Wodka) in ein Gefäß geben. Die Flüssigkeit nach einer Woche in Fläschchen abfüllen und mit einem Vermerk versehen, daß die Tinktur nur für die äußerliche Anwendung geeignet ist.

Etwas Tinktur auf die Hände geben und diese trockenreiben. Anwendung nach Bedarf.

ACHTUNG: Zhang Nao ist Kampfer und in Apotheken in Würfelform erhältlich. Die Substanz ist toxisch und nur für die äußerliche Anwendung geeignet.

HAUTREINIGENDES GESICHTSWASSER

Die Kräutermischung dieses Gesichtswassers wirkt entgiftend und antibakteriell und kann gegen Pickel und Hautreizungen verwendet werden.

Jin Yin Hua, 20 g | *Ju Hua, 20 g*
Pu Gong Ying, 20 g | *Huang Qing, 30 g*

Die Kräuter in ein Gefäß mit 600 ml Wasser geben und einige Minuten ziehen lassen. Aufkochen und dann 20–30 Minuten leicht köcheln lassen. Abseihen, abkühlen und in Flaschen füllen. Im Kühlschrank etwa eine Woche haltbar.

Das Gesicht vor dem Einschlafen mit dem Gesichtswasser waschen. Die Lösung über Nacht einwirken lassen. Am Morgen gründlich mit Wasser abwaschen. Ein- bis zweimal wöchentlich anwenden.

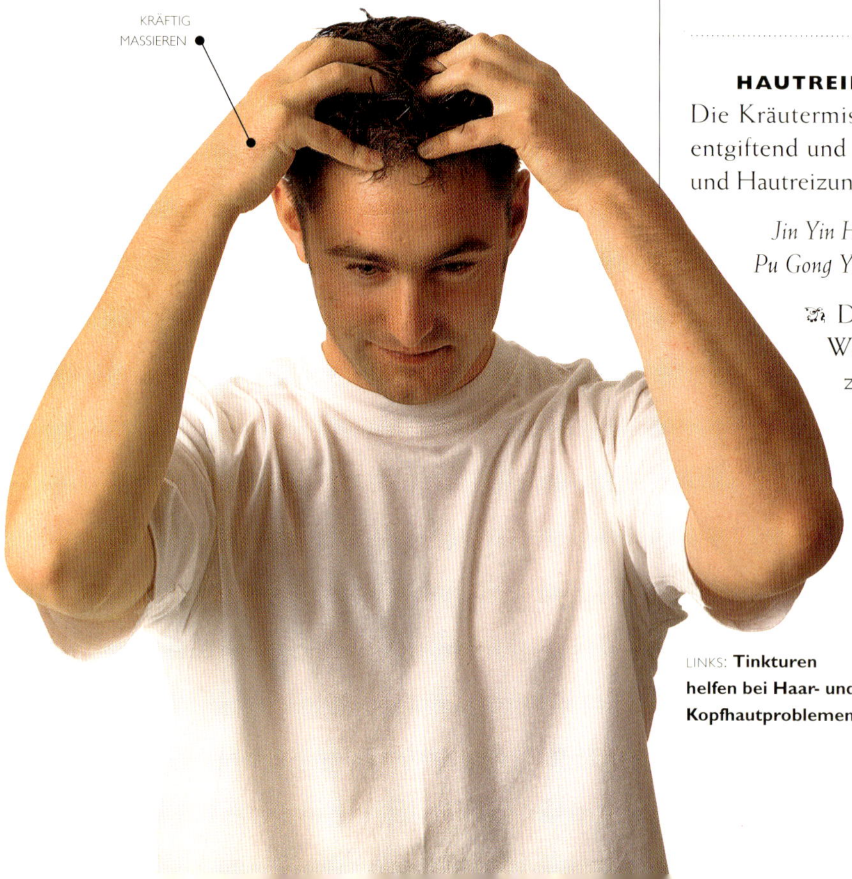

LINKS: **Tinkturen helfen bei Haar- und Kopfhautproblemen.**

SIEHE AUCH: Haut, Haare und Nägel, *Seite 72–73*

SALBE GEGEN HERPES

Herpes ist schmerzhaft und häßlich. Diese Salbe wirkt beruhigend und ist nicht nur im Gesicht, sondern am ganzen Körper verwendbar.

- *Huang Lian 20 g*

Das Heilkraut pulverisieren und mit einem kleinen Stück Pisang (oder ersatzweise Banane) zu einer Paste verrühren. In einem Marmeladenglas im Kühlschrank aufbewahren. Etwa eine Woche haltbar.

Den betroffenen Bereich mit der Paste bestreichen und diese solange wie möglich einwirken lassen. Die Anwendung bei Bedarf wiederholen.

AUGENBAD

Augenrötung und -jucken können durch Heuschnupfen, Schmutzpartikel oder zu langer Arbeit am Computer verursacht werden. Ju Hua (die Chrysantheme) ist ein traditionelles Heilmittel, um die Augen zu beruhigen und zum Strahlen zu bringen. Es kann innerlich oder als Augenbad angewendet werden.

- *Ju Hua, 5 g*

Die Blüten in ein Gefäß geben und mit kochendem Wasser übergießen. Zehn bis fünfzehn Minuten ziehen lassen und dann abseihen und abkühlen lassen. Im Kühlschrank zwei Tage haltbar.

Nehmen Sie ein Augenbad, wenn Bedarf besteht.

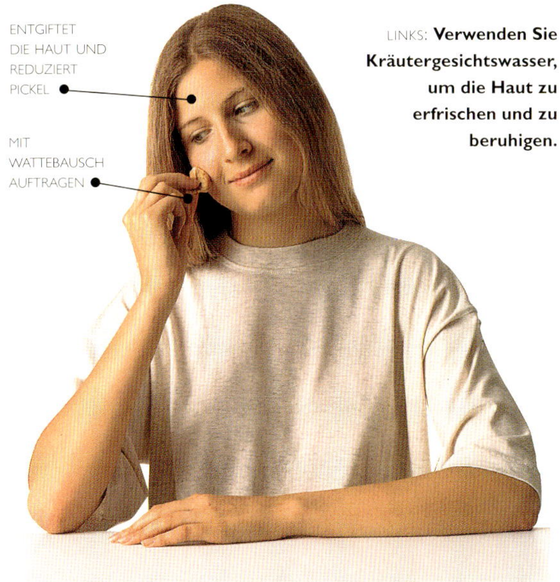
ENTGIFTET DIE HAUT UND REDUZIERT PICKEL
MIT WATTEBAUSCH AUFTRAGEN

LINKS: **Verwenden Sie Kräutergesichtswasser, um die Haut zu erfrischen und zu beruhigen.**

TONISIERENDE HAUTCREME

Die Verwendung von Kräutern und anderen natürlichen Substanzen bei der Herstellung von Schönheitsprodukten liegt im Trend. Die folgende Rezeptur, die einige der wirksamsten tonisierenden Substanzen enthält, ist leicht herzustellen.

- *Ren Shen, 20 g*
- *He Shou Wu, 20 g*
- *Qing Cha, 10 g (grüner Tee)*
- *Lu Hui (Aloe vera, flüssig), 20 ml (2 EL)*
- *Creme auf Wasserbasis, 250 ml (in der Apotheke erhältlich)*

Ren Shen, He Shou Wu und Qing Cha zerkleinern und mit 600 ml Wasser in ein Gefäß geben. Aufkochen lassen, dann bei kleiner Hitze zugedeckt köcheln lassen, bis die Flüssigkeit auf etwa eine halbe Tasse reduziert ist; dann in ein Gefäß abgießen. Nach dem Abkühlen die Creme und Lu Hui dazugeben. Die Mischung gründlich verrühren, damit sich Öle und Wasser gut verbinden. In einem luftdichten Gefäß im Kühlschrank aufbewahren.

Als Nachtcreme verwenden, morgens abwaschen.

UNTEN: **Ein Aufguß mit Chrysanthemen beruhigt müde und gereizte Augen.**

RECHTS: **Eine tonisierende Hautcreme enthält grünen Tee, der antioxidativ wirkt.**

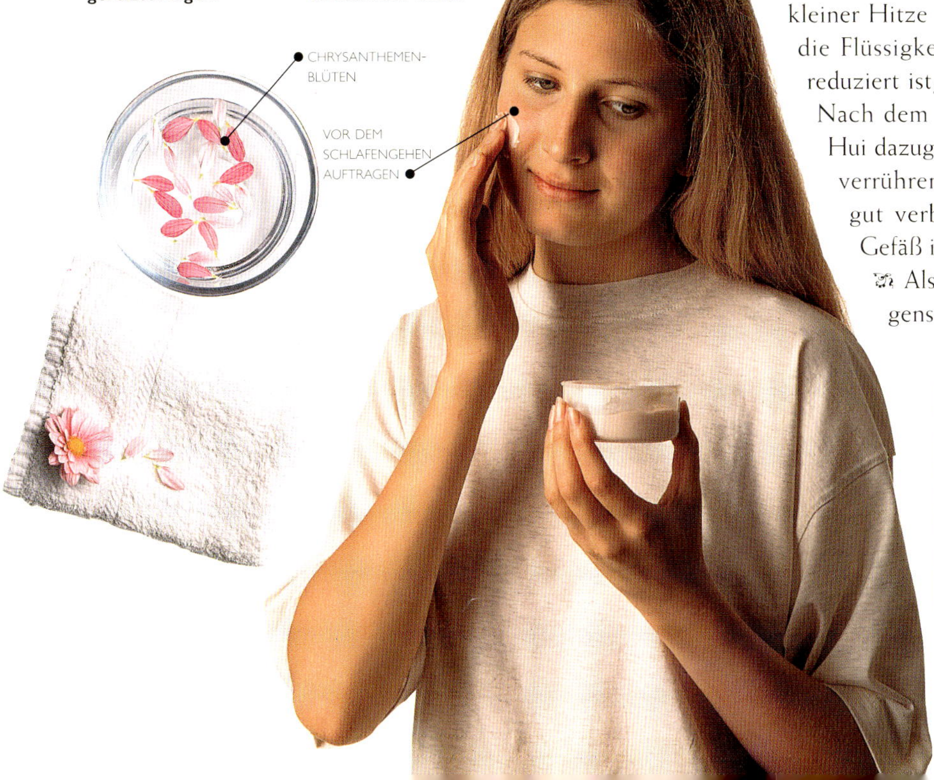
CHRYSANTHEMEN-BLÜTEN
VOR DEM SCHLAFENGEHEN AUFTRAGEN

RESÜMEE:
Die meisten Cremes sind im Kühlschrank einige Tage haltbar.
Alle Mischungen, vor allem Augenbäder, sorgfältig abseihen.

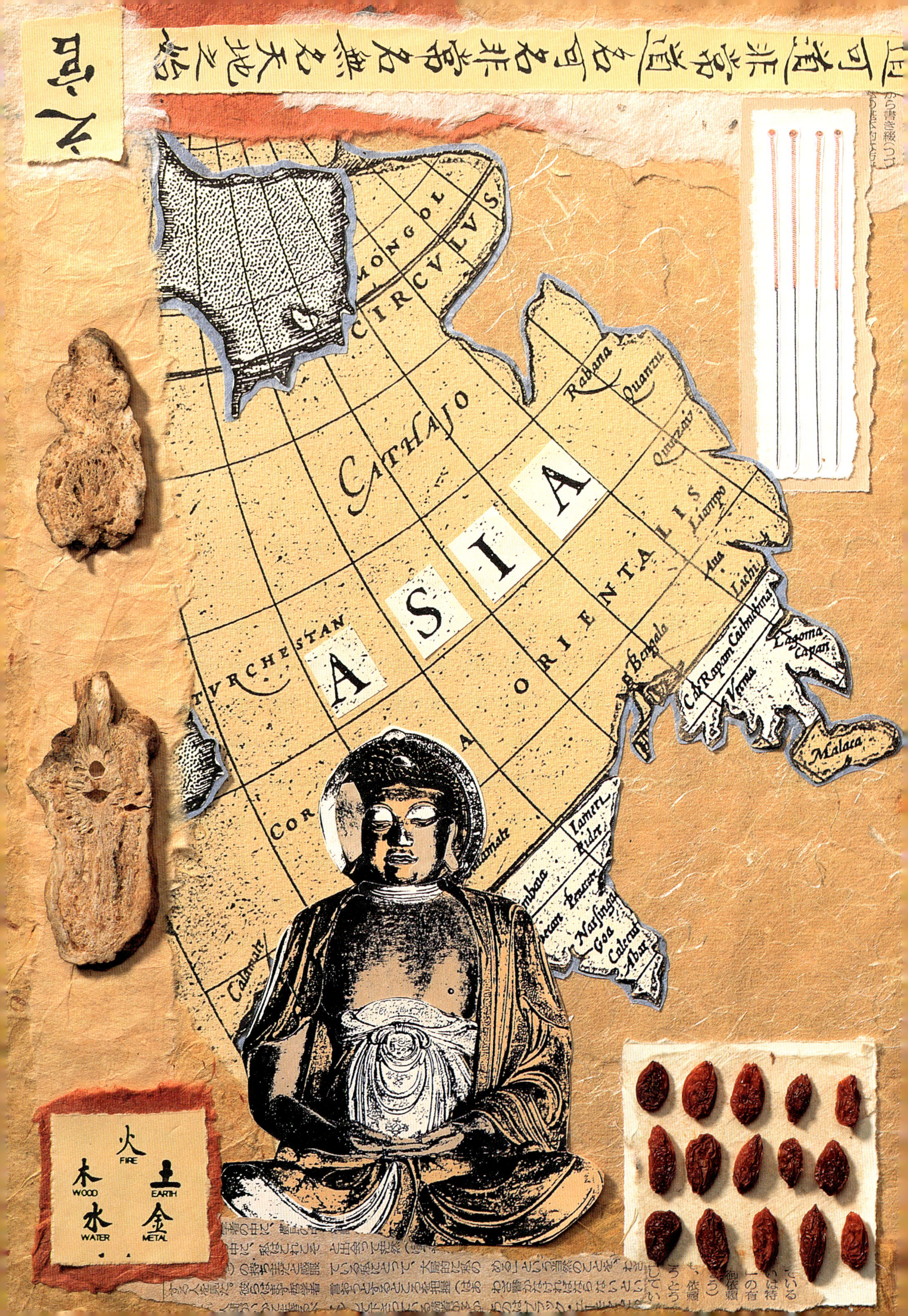
可道非常道名可名非常名無名天地之始
MONGOL
CIRCVLVS
CATHAJO
ASIA
ORIENTALIS
TVRCHESTAN
Bengala
Malaca
火
FIRE
木
WOOD
土
EARTH
水
WATER
金
METAL

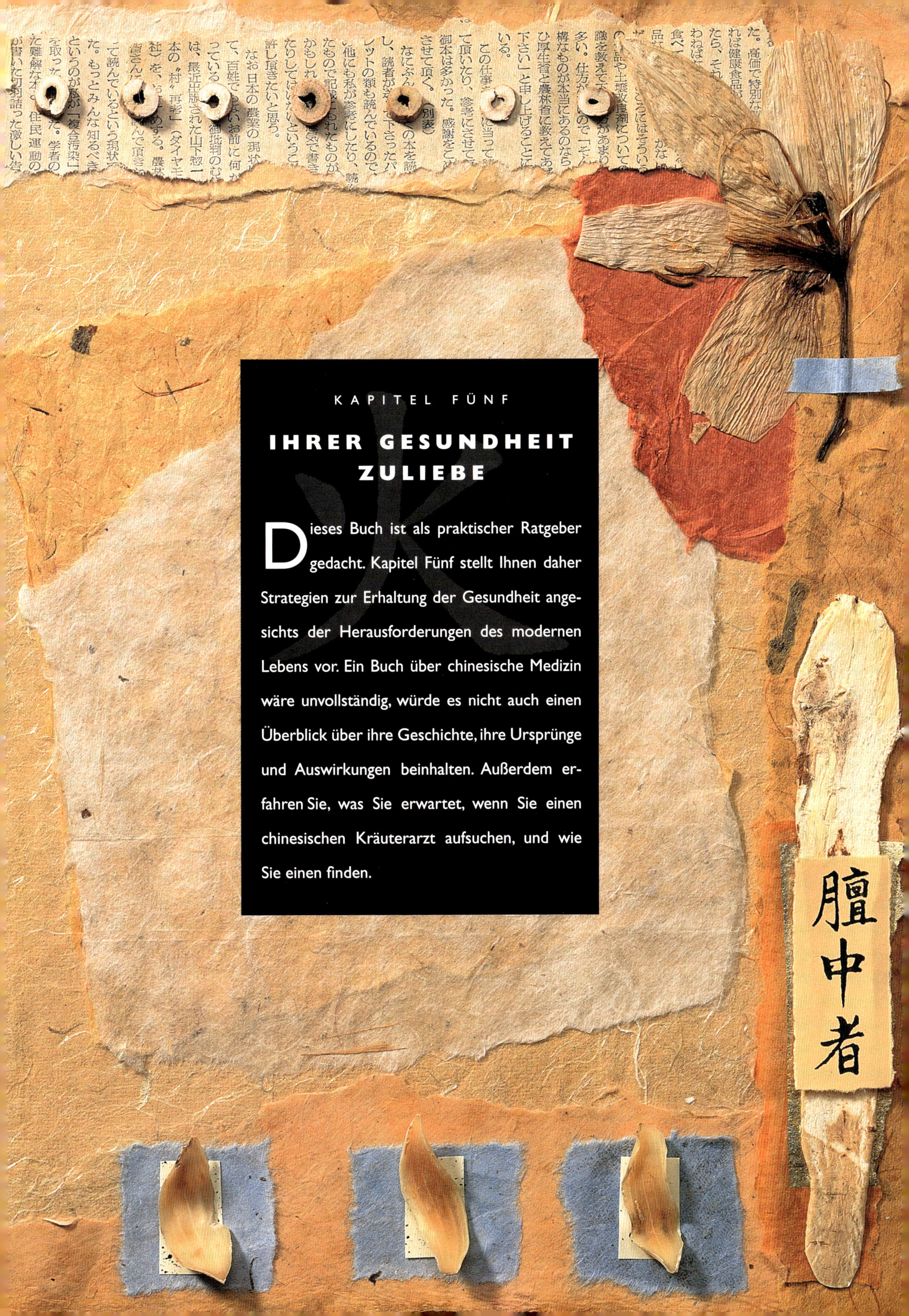

KAPITEL FÜNF

IHRER GESUNDHEIT ZULIEBE

Dieses Buch ist als praktischer Ratgeber gedacht. Kapitel Fünf stellt Ihnen daher Strategien zur Erhaltung der Gesundheit angesichts der Herausforderungen des modernen Lebens vor. Ein Buch über chinesische Medizin wäre unvollständig, würde es nicht auch einen Überblick über ihre Geschichte, ihre Ursprünge und Auswirkungen beinhalten. Außerdem erfahren Sie, was Sie erwartet, wenn Sie einen chinesischen Kräuterarzt aufsuchen, und wie Sie einen finden.

CHINESISCHE HEILKRÄUTER

DIE GESCHICHTE DER ÖSTLICHEN MEDIZIN

Die Bibel der chinesischen Medizin, der **Klassiker des Gelben Kaisers zur Inneren Medizin** *(Huang Di Nei Jing), geht auf den Gelben Kaiser (Huang Di), der als das »göttliche Zentrum des Universums« bezeichnet wurde, zurück. Das Buch ist in Form einer Konversation zwischen dem Gelben Kaiser und seinem Arzt Qi Bo geschrieben.*

SHEN NONG

Philosophie und Medizin sind in China seit jeher untrennbar miteinander verbunden. Die Systematisierung der chinesischen Medizin hat ihren Ursprung in einer Legende.

Eine dieser mythischen Gestalten ist Shen Nong, der Göttliche Landmann. Er lehrte die Menschheit, wie man Nahrungsmittel und Kräuter anbaut, und besaß die magische Gabe, die Eigenschaften von Pflanzen und Kräutern zu erkennen, die er dann in Selbstversuchen testete. Aufgrund der Fähigkeit seines Körpers, Giftstoffe zu neutralisieren, konnte er selbst giftige Pflanzen unbeschadet kosten. Die Ergebnisse seiner Studien sind in dem *Klassiker des Shen Nong zur Drogenkunde* (*Shen Nong Ben Cao Jing*), in dem alle wichtigen Heilkräuter und ihre Eigenschaften aufgelistet sind, gesammelt.

YI JING

Das *Yi Jing* (oder *I Ging*, das *Buch der Wandlungen*), wird im Westen von vielen Menschen ähnlich wie Tarotkarten zur Weissagung verwendet. Zwar läßt sich das Buch als Orakel nutzen, doch ist dies nicht sein wichtigster Beitrag. Das *Yi Jing* ist ein Klassiker des Taoismus, in dem erstmals das Konzept von Yin und Yang in Form ganzer und gebrochener Linien, die Trigramme und Hexagramme ergeben, dargestellt wurde. Es basiert auf dem Prinzip, daß einem scheinbar zufällig erzeugten Strichmuster die Antwort auf jede Frage zu entnehmen ist – vorausgesetzt, man kann das Ergebnis interpretieren.

Die ersten Versionen des *Yi Jing* gehen vermutlich auf die Xia-Dynastie (2205–1766 v. Chr.) zurück. Später leistete der Philosoph Konfuzius einen maßgeblichen Beitrag zur Kodifizierung des Werkes.

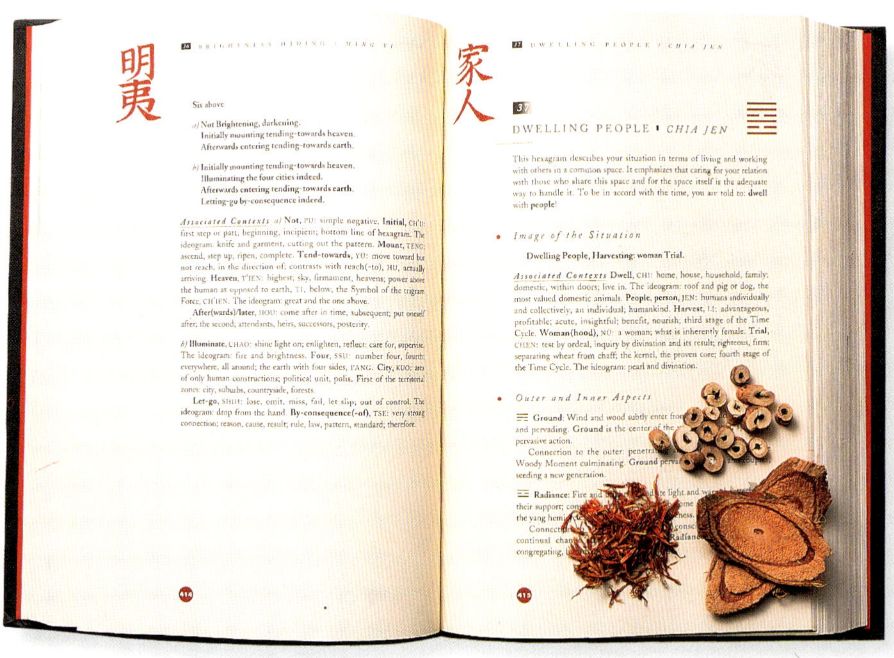

LINKS: **Traditionalisten glauben, daß zum Verständnis der chinesischen Medizin die Kenntnis des *I Ging* Voraussetzung ist.**

RESÜMEE:
Die Wurzeln der chinesischen Medizin liegen in der taoistischen Philosophie.

Klassische Schriften werden mythischen Gestalten wie Shen Nong und dem Gelben Kaiser zugeschrieben.

CHINESISCHE HEILKRÄUTER

MODERNE ENTWICKLUNGEN

Die Akupunktur wurde im Westen erst durch den historischen Besuch von Präsident Nixon in China Anfang der 70er Jahre allgemein bekannt. Seither ist das Interesse an chinesischer Medizin ständig angewachsen, und das Angebot an therapeutischen Einrichtungen vielfältiger geworden. Millionen von Menschen profitieren mittlerweile von dieser traditionellen Behandlungsform, wobei die Akupunktur nach wie vor bekannter ist als die Kräuterheilkunde.

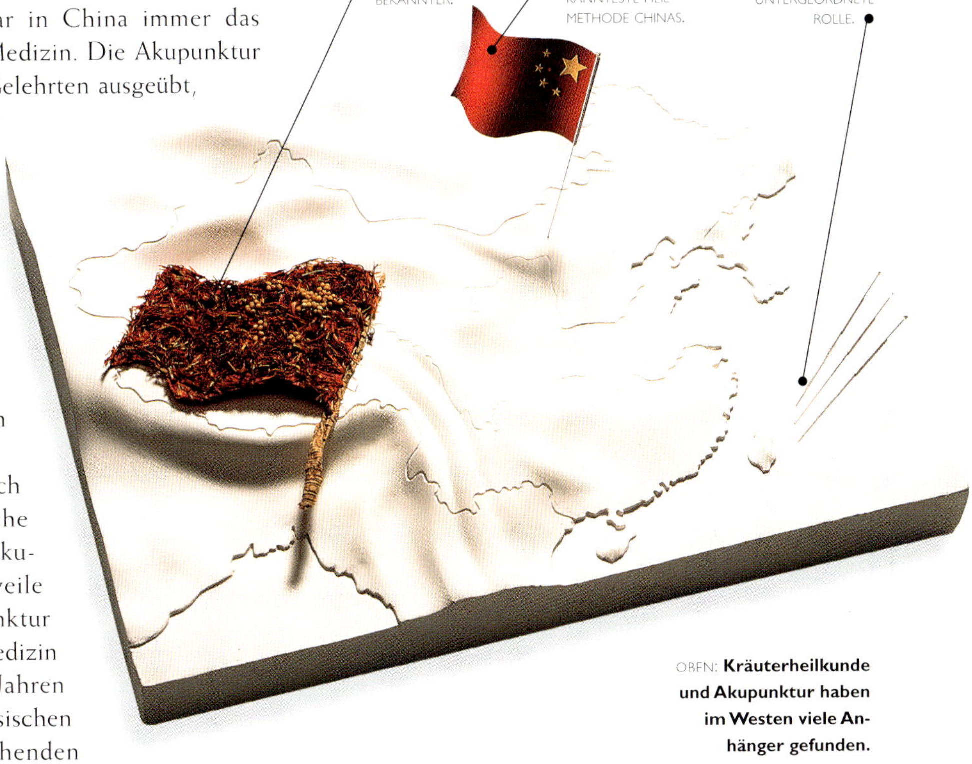
DIE PFLANZENHEILKUNDE WIRD IM WESTEN IMMER BEKANNTER.
DIE PFLANZENHEILKUNDE IST SEIT ALTERSHER DIE BEKANNTESTE HEILMETHODE CHINAS.
DIE AKUPUNKTUR SPIELT IN CHINA EINE UNTERGEORDNETE ROLLE.

OBEN: **Kräuterheilkunde und Akupunktur haben im Westen viele Anhänger gefunden.**

HEILKRÄUTER VERSUS AKUPUNKTUR

Die Pflanzenheilkunde war in China immer das wichtigste Standbein der Medizin. Die Akupunktur wurde hauptsächlich von Gelehrten ausgeübt, die die oberen Zehntausend behandelten. Die Ärzte des Volkes beherrschten zwar die Grundlagen der Akupunktur, waren darin aber nicht so bewandert wie die Hofärzte. Die meisten Menschen konsultierten den örtlichen Kräuterheilkundigen, wenn sie erkrankten.

Im Westen beschränkt sich das Wissen über chinesische Medizin meist auf die Akupunktur. Es gibt mittlerweile viele Ärzte, die Akupunktur praktizieren. Die Kräutermedizin nimmt erst in den letzten Jahren mit der Öffnung der chinesischen Gesellschaft den ihr zustehenden Rang als wichtigste Komponente der chinesischen Medizin ein.

Die meisten Kräuterheilkundigen sind auch Akupunkteure, während Akupunkteure nicht unbedingt Wissen über Kräuter besitzen.

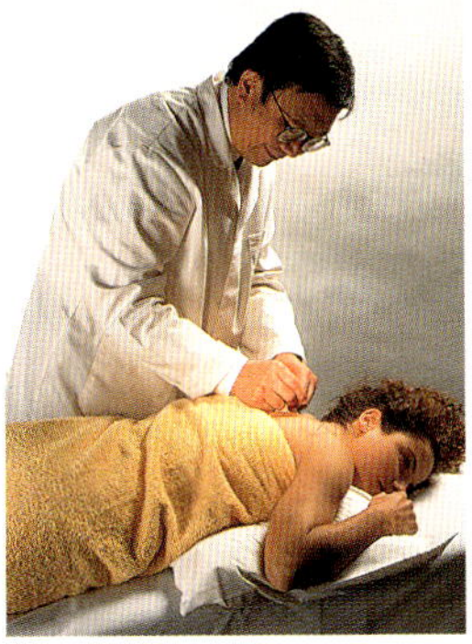

LINKS: **Bei der Akupunktur werden verschiedene Punkte auf den Meridianen stimuliert.**

TRADITIONELLE CHINESISCHE MEDIZIN

Mao Zedong systematisierte sämtliche medizinischen Überlieferungen in der traditionellen chinesischen Medizin (TCM). Während der Kulturrevolution ging ein Großteil des traditionellen Wissens verloren. Heute versucht man im Westen, dieses Wissen wieder auszugraben. Wir scheinen mehr daran interessiert zu sein als die Menschen in China, wo die moderne Wissenschaft in der TCM Einzug hält. Diese Entwicklung steht in Einklang mit Yin und Yang: Da der Osten zunehmend von Yang dominiert wird, liegt die Zukunft der chinesischen Medizin vielleicht im Westen.

CHINESISCHE HEILKRÄUTER

FENG SHUI

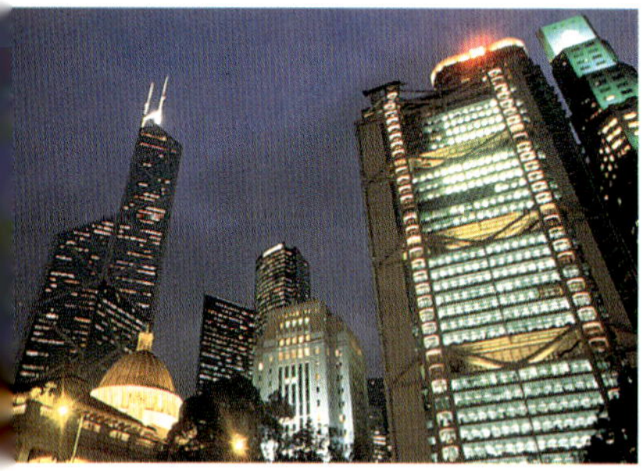

OBEN: **Auch Unternehmen beachten Feng-Shui-Regeln bei der Planung ihrer Büros.**

Archäologische Fundstücke beweisen, daß Feng Shui in China seit über 2000 Jahren praktiziert wird. Wörtlich übersetzt bedeutet Feng »Wind« und Shui »Wasser«, was die Vielseitigkeit dieser Wissenschaft aber nicht widerspiegelt. Eine bessere Übersetzung wäre »Umgebung«, da es im Feng Shui darum geht, die Eigenschaften der universalen Energie (Qi) zu verstehen und Orte zu schaffen, die eine günstige Auswirkung auf die Bewohner haben.

Feng-Shui-Meister

Früher war es Aufgabe des Feng-Shui-Meisters, sich die natürlichen Gegebenheiten eines Ortes anzusehen und festzulegen, welche Plätze sich für Geschäfte, für kreative Tätigkeiten, Erholung etc. eignen. Zu seinen Werkzeugen zählten Kompaß, Wünschelrute und bisweilen eine Kopie des *Li Shu* (Buch der Riten), eines heiligen Buches, das die Lehrsätze chinesischer Glaubensvorstellungen enthält. Der Meister schöpfte bei seiner Tätigkeit aus seinem reichen Wissen über die Symbolik der chinesischen Philosophie, Religion und Kultur.

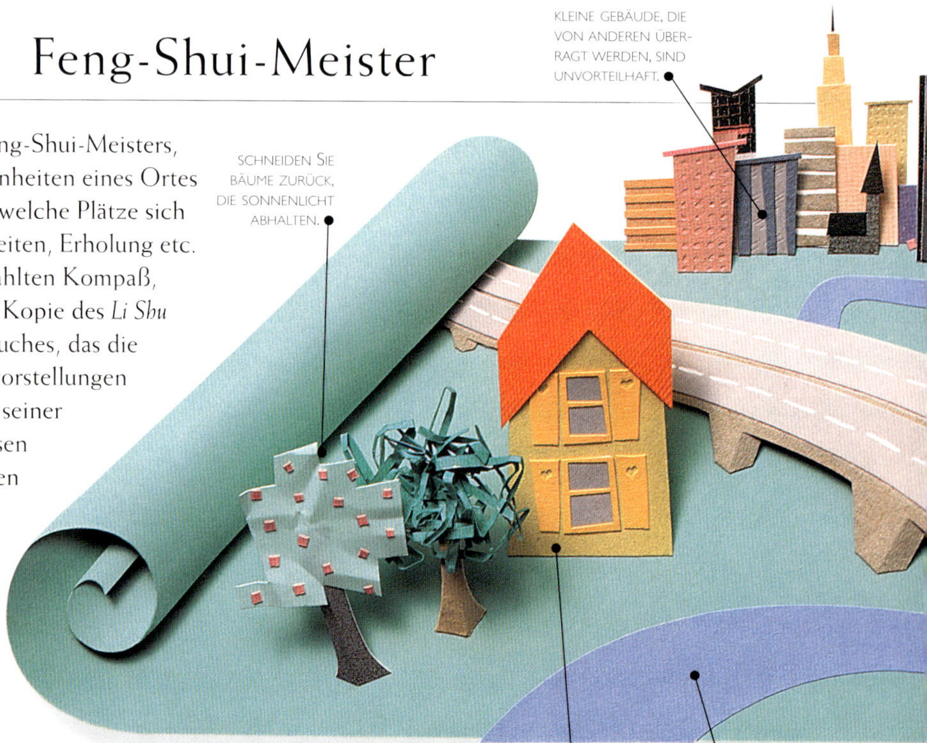
KLEINE GEBÄUDE, DIE VON ANDEREN ÜBERRAGT WERDEN, SIND UNVORTEILHAFT.
SCHNEIDEN SIE BÄUME ZURÜCK, DIE SONNENLICHT ABHALTEN.
DAS QI SAMMELT SICH IM WASSER. FLUSSLAGEN SIND DAHER BESONDERS GÜNSTIG.
LANGSAME FLÜSSE MIT SANFTEN BIEGUNGEN BRINGEN GLÜCK.

OBEN: **Moderne Städte sind eine Herausforderung für Feng Shui: Viele negative Aspekte müssen ausgeglichen werden.**

TIEF VERWURZELTE WERTE

Das erste Buch über Feng Shui wurde im 19. Jahrhundert verfaßt. Nicht nur Gebäude, ganze Landschaften wurden einbezogen: Flüsse wurden geteilt und Hügel umgeformt, um des Kaisers Glück zu mehren. Die grundlegenden Prinzipien des Feng Shui waren jedem Chinesen bekannt, doch aufgrund des Ansehens, das die Meister genossen, und des begrenzten Schrifttums suchten die Menschen immer einen Feng-Shui-Meister auf, bevor sie zu bauen begannen. Feng Shui war eng verbunden mit den Disziplinen der Architektur, des Baugewerbes und der Innenarchitektur. Bei jedem neuen Bauprojekt wurden automatisch Feng-Shui-Meister befragt. Daran vermochte selbst das Verbot während der Kulturrevolution nichts zu ändern.

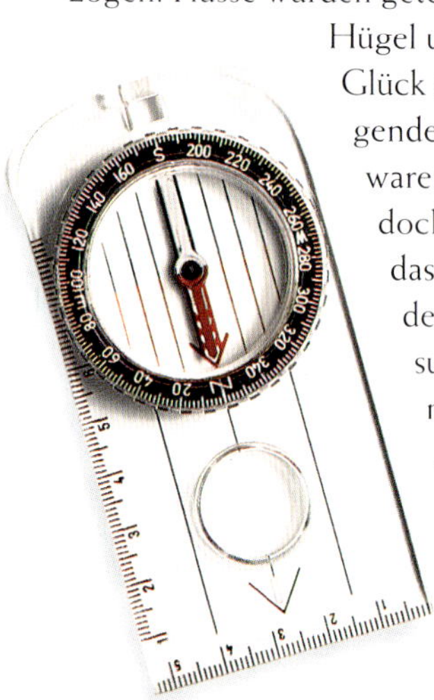

Türen und Fenster

Türen und Fenster sind der Mund und die Augen des Hauses, die dem Qi Einlaß gewähren. Das Qi kann das Haus auf diesem Weg aber auch verlassen. Stiegen, die direkt zum Haupteingang führen, gelten als besonders unheilvoll, da das Glück einfach die Stiegen hinunter und davonlaufen kann. Windspiele oder ein Spiegel hinter der Tür lenken das Qi ab, und das Glück bleibt im Haus. Innentüren tragen zur Verteilung des Qi bei und sollten sich in einen Raum öffnen. Spiegel an den angrenzenden Wänden zeigen dem Qi den Weg.

Fenster, die sich nach außen oder innen öffnen, sind Kippfenstern vorzuziehen, weil sie mehr Qi hereinlassen. Kristallkugeln in den Fenstern, die nach Westen gehen, verwandeln die helle Nachmittagssonne in unzählige glücksbringende Farben, die den Raum mit Qi füllen.

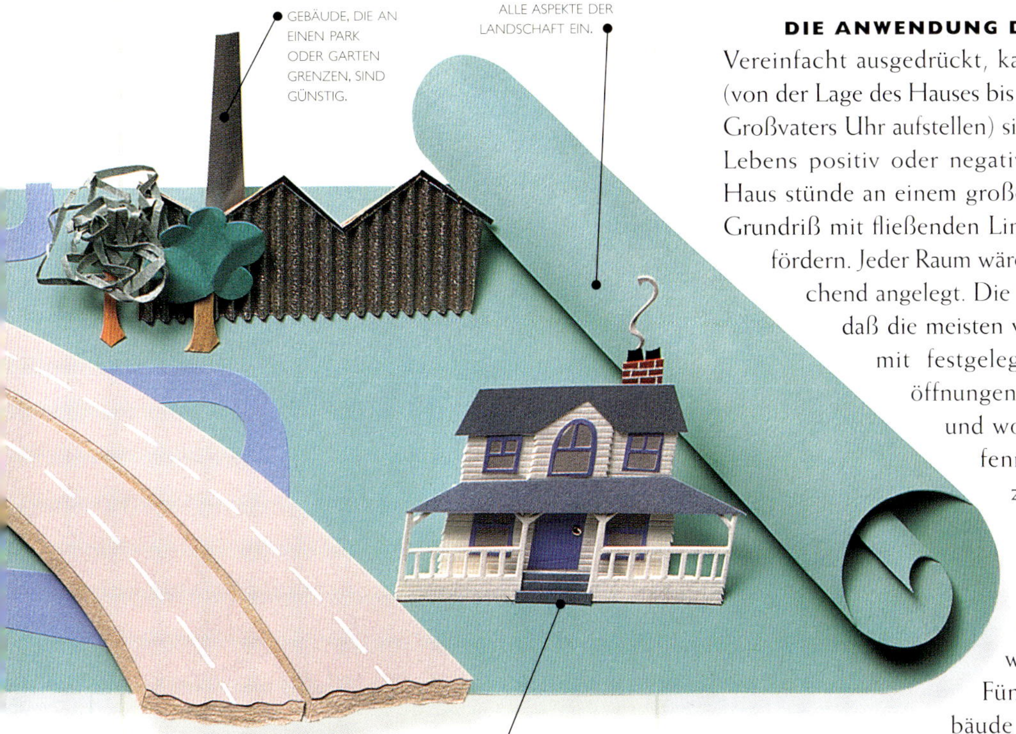
GEBÄUDE, DIE AN EINEN PARK ODER GARTEN GRENZEN, SIND GÜNSTIG.
FENG SHUI BEZIEHT ALLE ASPEKTE DER LANDSCHAFT EIN.
HÄUSER AN STRASSEN SIND BEGÜNSTIGT. DIE STRASSE BRINGT DAS QI DIREKT BIS ZUR EINGANGSTÜR.

RESÜMEE:
Feng Shui harmonisiert mit einfachen Strategien, die den Energiefluß fördern, unsere Beziehung zu unserer Umgebung.

Die Prinzipien des Feng Shui werden seit über 2000 Jahren angewendet.

FENG SHUI HEUTE

Im 9. Jahrhundert konnte man die diversen Feng-Shui-Schulen in zwei Kategorien unterteilen. Die eine war die formale Schule (hier wurden landschaftliche Formen studiert), die andere die Kompaßschule (man konzentrierte sich auf die technische und wissenschaftliche Anwendung des Kompasses). Verschiedene Aspekte der beiden klassischen Lehren wurden zu jenem vereinfachten Feng-Shui-System zusammengefaßt, das heute im Westen verbreitet ist. Dabei wird der Kompaß durch ein sogenanntes Bagua ersetzt, ein achteckiges Raster, bei dem jeder Sektor einen Aspekt des Lebens (z. B. Beziehungen, Wohlstand, gute Freunde) repräsentiert. Dieses Raster legt man über den Grundriß eines Hauses oder Raumes. Auf dieser Grundlage können ungünstige Einflüsse abgeschwächt und zuviel Energie in einem Bereich abgeleitet werden.

DIE ANWENDUNG DER PRINZIPIEN

Vereinfacht ausgedrückt, kann alles in Ihrem Heim (von der Lage des Hauses bis zu dem Platz, an dem Sie Großvaters Uhr aufstellen) sich auf jeden Aspekt Ihres Lebens positiv oder negativ auswirken. Das ideale Haus stünde an einem großen Platz und hätte einen Grundriß mit fließenden Linien, die den Energiefluß fördern. Jeder Raum wäre seiner Funktion entsprechend angelegt. Die Realität sieht aber so aus, daß die meisten von uns ein fertiges Haus mit festgelegten Fenster- und Türöffnungen, feststehenden Wänden und womöglich einem Telegrafenmasten vor dem Schlafzimmerfenster beziehen. Die Reduktion negativer Einflüsse ist die Aufgabe des Feng Shui. Mit Hilfe eines Kompasses werden die Prinzipien der Fünf Elemente auf das Gebäude und die Räume übertragen. Dann wird die Energie mit Farben, Pflanzen, Kristallen, Wasser etc. ausbalanciert.

WONACH SUCHEN WIR?

In Büchern lesen wir immer häufiger über Feng Shui und seine Auswirkungen auf Gesundheit, Reichtum und Glück. Bei unserer Suche nach Gesundheit und Glück greifen wir nach jedem Strohhalm, dabei müßten wir nur in Harmonie mit der Umwelt leben. Welch Ironie, daß das Interesse an Feng Shui so ansteigt, nachdem wir lange Zeit alle seine Regeln gebrochen haben.

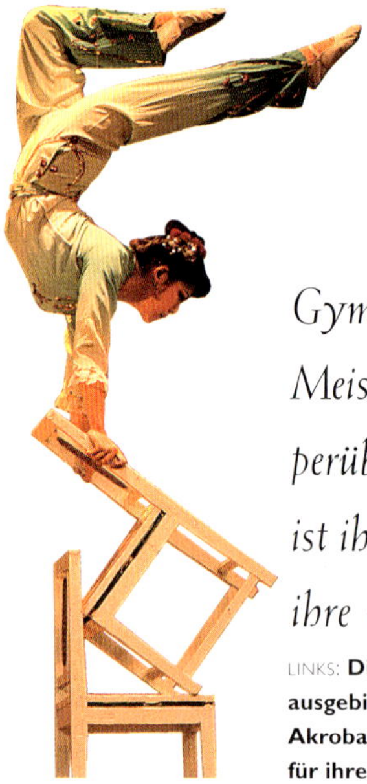

CHINESISCHE HEILKRÄUTER

FITNESS

Gymnastik hält gesund. Der Ferne Osten ist berühmt für die akrobatischen Meisterleistungen seiner Artisten. Weniger bekannt sind die »spirituellen« Körperübungen von Tai Chi und Qi Gong. Diesen langsamen und sanften Techniken ist ihr Ursprung im Kampfsport kaum noch anzumerken. Heute werden meist nur ihre meditativen und gesundheitlichen Aspekte gelehrt. Beide Therapien sind in China sehr verbreitet. Morgens sieht man viele Menschen, die im Freien ihr tägliches Übungsprogramm absolvieren.

LINKS: **Die im Kampfsport ausgebildeten chinesischen Akrobaten sind bekannt für ihre Geschmeidigkeit.**

Tai Chi und Qi Gong

China erlebte im Verlauf seiner langen Geschichte viele Kriege, Invasionen und Besatzungen. Immer wieder verboten die Besatzungsmächte die Ausbildung der Soldaten. Kluge Generäle wußten diese Vorschriften zu umgehen und bildeten die Armee heimlich aus. Man verlangsamte den Bewegungsablauf der Kampfkunst, so daß das Training harmlosen Übungen glich und die Soldaten unbehelligt üben konnten. Da auch Waffen verboten waren, wurden landwirtschaftliche Geräte zu militärischen Zwecken eingesetzt.

KÖRPERÜBUNGEN

Die spirituellen Übungen beruhen auf dem Prinzip, daß man durch die Stärkung des Qi Krankheit vermeiden und die Widerstandskraft erhöhen kann. Tai Chi oder Qi Gong kann man nur bei einem erfahrenen Lehrer erlernen. Es gibt viele verschiedene Traditionen und Schulen, der Ansatz der Lehrer ist dementsprechend unterschiedlich. Die Stärkung und Kontrolle des Qi steht jedoch immer im Zentrum. Sie können mit Übungen beginnen, die sich gezielt auf eine Organschwäche auswirken, oder mit Übungen, die Ihrem Element entsprechen, und dieses Trainingsprogramm täglich absolvieren.

RESÜMEE: Tai Qi und Qi Gong sollen den Qi-Fluß verbessern.

Der Unterricht variiert stark, da es verschiedene Übungstraditionen gibt.

MILZ-ÜBUNG ERDE

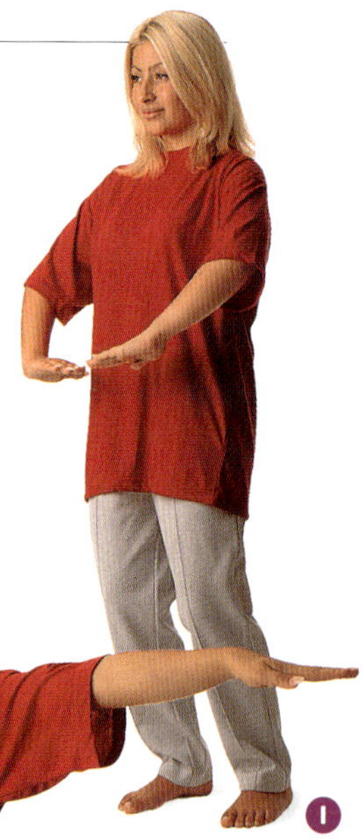

1 Die Füße stehen schulterbreit, die Knie sind leicht gebeugt. Breiten Sie die Arme vor dem Bauch aus, die Handflächen zeigen nach unten.

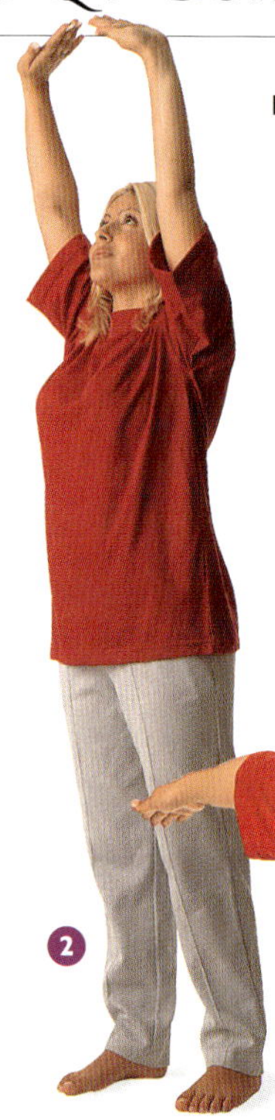

2 Atmen Sie ein, während Sie die Hände in einer Kreisbewegung über den Kopf heben. Sehen Sie nach oben, und strecken Sie sich. Der Rücken bleibt gerade (kein Hohlkreuz!).

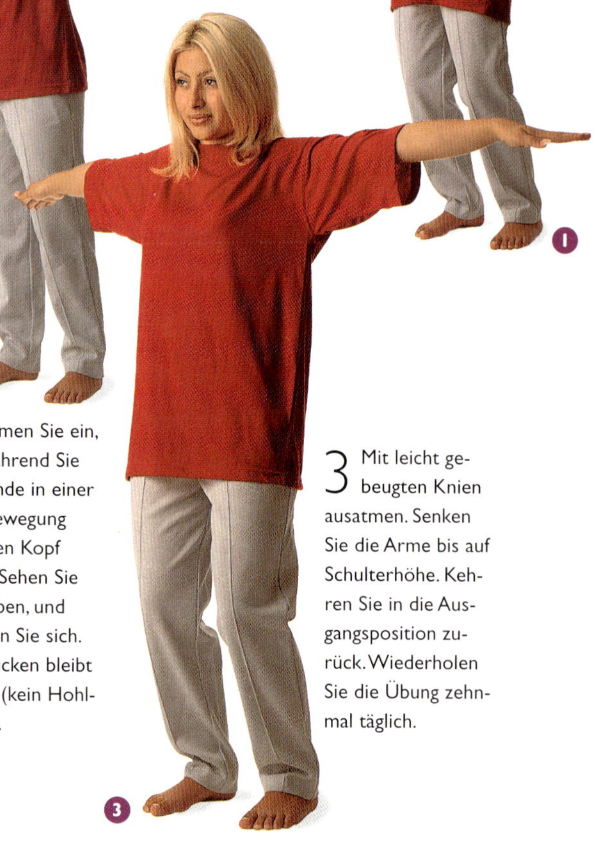

3 Mit leicht gebeugten Knien ausatmen. Senken Sie die Arme bis auf Schulterhöhe. Kehren Sie in die Ausgangsposition zurück. Wiederholen Sie die Übung zehnmal täglich.

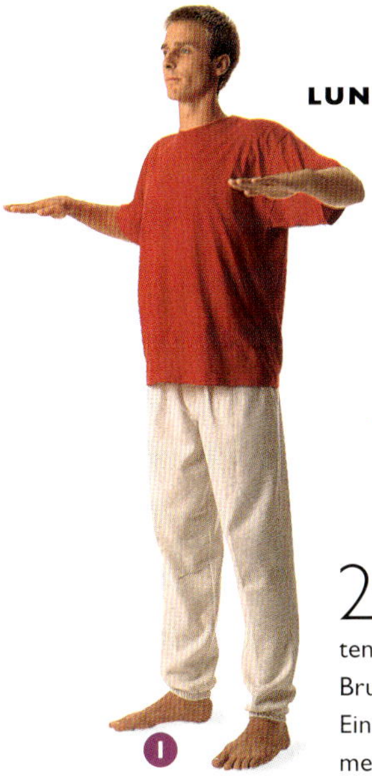

LUNGEN-ÜBUNG METALL

1 Die Füße stehen schulterbreit. Winkeln Sie die Arme horizontal ab. Die Handflächen zeigen nach unten.

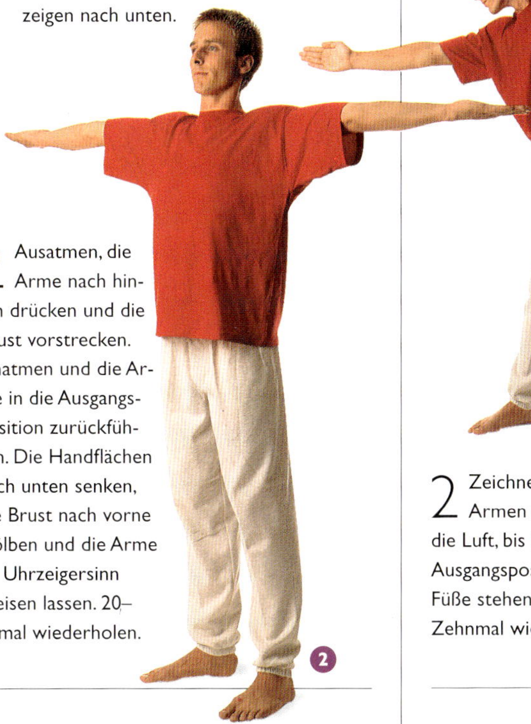

2 Ausatmen, die Arme nach hinten drücken und die Brust vorstrecken. Einatmen und die Arme in die Ausgangsposition zurückführen. Die Handflächen nach unten senken, die Brust nach vorne wölben und die Arme im Uhrzeigersinn kreisen lassen. 20–30mal wiederholen.

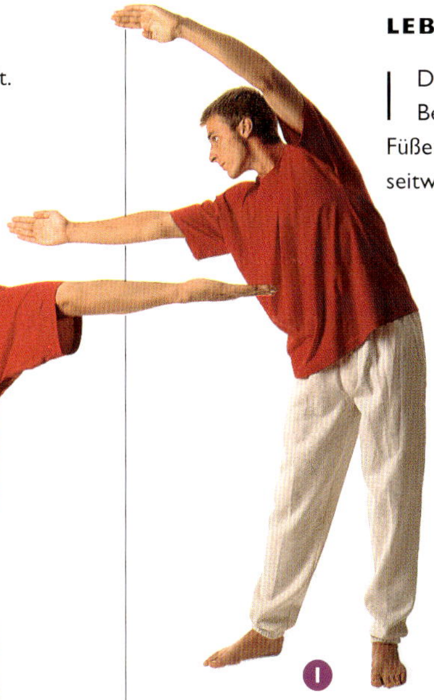

LEBER-ÜBUNG HOLZ

1 Diese Übung verbessert auch die Beweglichkeit der Wirbelsäule. Die Füße stehen hüftbreit. Beugen Sie sich seitwärts, und lassen Sie die Arme sinken.

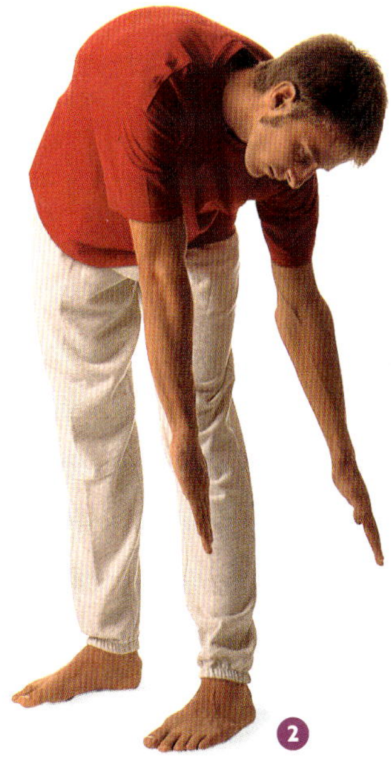

2 Zeichnen Sie mit Rumpf und Armen einen weiten Kreis in die Luft, bis Sie wieder in der Ausgangsposition stehen. Die Füße stehen flach auf dem Boden. Zehnmal wiederholen.

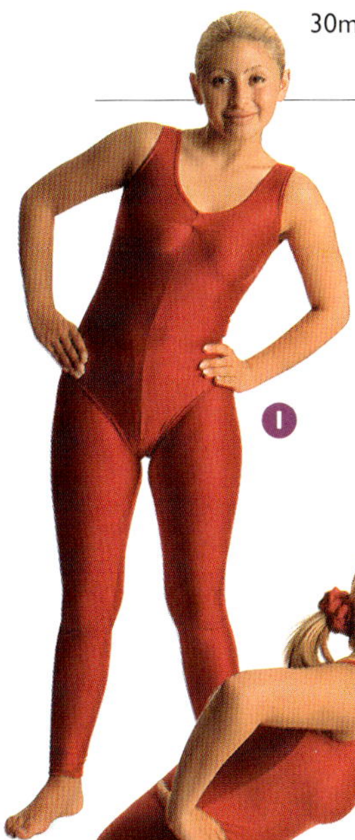

NIEREN-ÜBUNG WASSER

1 Die Hände liegen auf den Hüften, die Füße stehen schulterbreit fest am Boden, während Sie sich aus der Taille seitwärts beugen.

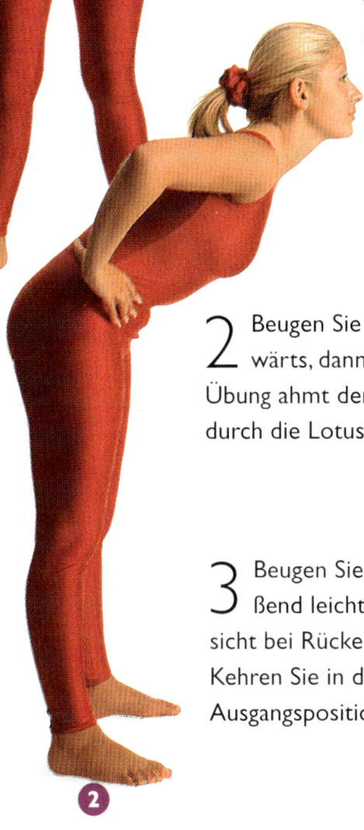

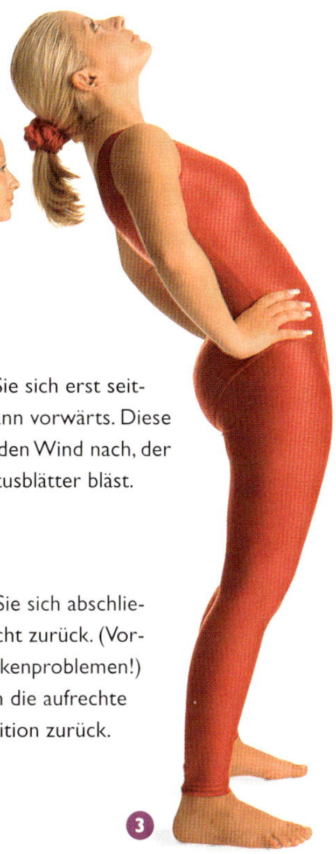

2 Beugen Sie sich erst seitwärts, dann vorwärts. Diese Übung ahmt den Wind nach, der durch die Lotusblätter bläst.

3 Beugen Sie sich abschließend leicht zurück. (Vorsicht bei Rückenproblemen!) Kehren Sie in die aufrechte Ausgangsposition zurück.

HERZ-ÜBUNG FEUER

1 Strecken Sie einen Arm vor sich aus, die Handfläche zeigt nach oben. Heben Sie den anderen Arm mit der Handfläche nach oben, und strecken Sie sich dabei. Nun die Arme wechseln.

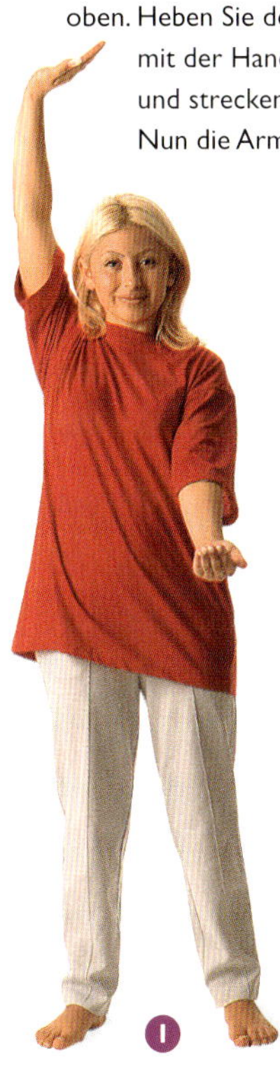

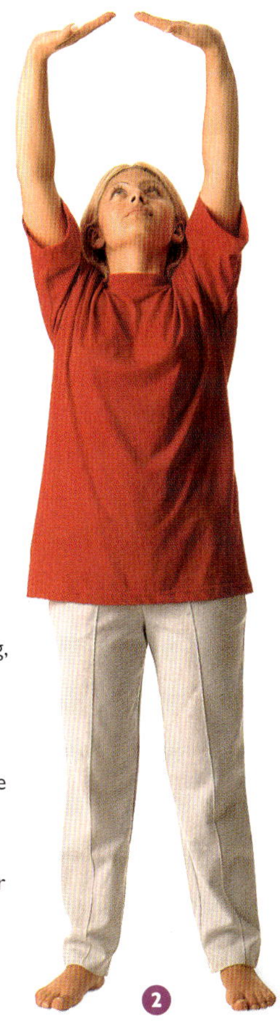

2 Heben Sie die Arme in einer kräftigen Bewegung, die Handflächen zeigen nach oben. Schauen Sie nach oben und halten Sie diese Position. Die Übung nennt sich »Unterstützung der Himmel«.

RESÜMEE:
Essen Sie hauptsächlich Gemüse und nur wenig tierische Proteine, Hülsenfrüchte und Obst.

Vegetarier und Frauen müssen besonders auf eine ausgewogene Kost achten.

CHINESISCHE HEILKRÄUTER

ERNÄHRUNG

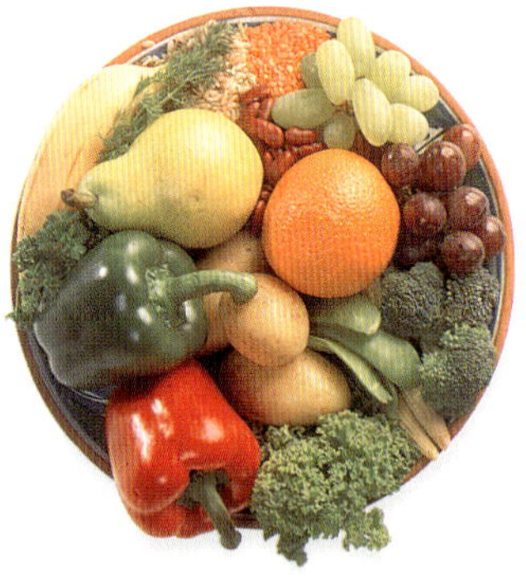

OBEN: **Vegetarische Kost ist im Westen populär, in China praktisch unbekannt.**

Die chinesische Ernährungslehre sieht vorwiegend frisches Gemüse und Getreide (etwa 70 Prozent) und weniger Fleisch, Fisch, Milchprodukte, Nüsse, Früchte und Hülsenfrüchte vor. In China variieren die Ernährungsgewohnheiten stark. In kälteren Provinzen, wie in Szechuan, sind scharfe Speisen populär, im heißen Süden des Landes Eier und Wok-Gerichte .

Energie und Geschmack

Nach chinesischer Auffassung sind Nahrungsmittel entweder an Energie oder an Geschmack reich. Energiereiche Kost, wie etwa Getreide und Gemüse, ist leicht und vitalisierend. Geschmackreiche Nahrungsmittel hingegen sind schwer, nahrhaft und tendenziell feucht, blutig oder fettig. Beispiele dafür sind Tierprodukte, Getreide, Früchte und Nüsse.

Unsere Kost sollte sowohl Energie als auch Geschmack aufweisen. Energiereiche Kost fördert die Verdauung. Leider entspricht dies nicht unseren Vorlieben.

Gute Gewohnheiten

- Genießen Sie das Essen.
- Essen Sie Nahrungsmittel, die in Ihrer Region wachsen.
- Entspannen Sie sich beim Essen.
- Gründlich kauen!
- Essen Sie sich nur zu zwei Dritteln satt.
- Während des Essens nicht viel trinken, vor allem keine kalten Getränke.
- Nehmen Sie regelmäßig ein Frühstück und ein Mittagessen zu sich.
- Nehmen Sie das Abendessen nicht zu spät zu sich.
- Leeren Sie den Darm am frühen Morgen.

ROHE UND GEKOCHTE SPEISEN

»Gekochte Kost ist nicht nur schmackhaft, sondern reduziert auch die Krankheitsanfälligkeit, vor allem des Verdauungstrakts: Gekochte Nahrungsmittel stärken die Widerstandskraft, da die Nährstoffe rascher verdaut und absorbiert werden«. Dieses Zitat stammt aus den Schriften von Zang Enqin, einem Meister der chinesischen Medizin.

DIE VERDAUUNG

Die Unterscheidung von rohen und gekochten Nahrungsmitteln hat in der chinesischen Diätetik einen hohen Stellenwert. Rohkost enthält mehr Nährstoffe als gekochte Nahrung, da manche Nährstoffe während des Kochens verlorengehen. Die chinesische Medizin geht jedoch davon aus, daß man mit gekochten Speisen im Endeffekt mehr Nährstoffe aufnimmt, da sie viel leichter verdaut werden. Rohkost sollte daher, vor allem im Frühling und im Sommer, eingeschränkt verzehrt und auf die Verdauung des Patienten abgestimmt werden.

Der Verdauungsprozeß wird mit der Zubereitung einer Suppe verglichen. Dazu benötigt man Hitze. Die Verdauung erfordert eine im Vergleich zur normalen Körpertemperatur höhere. Für die Verdauung gut gekauter, gekochter Nahrung muß der Körper weniger Energie aufwenden als für Rohkost. Durch Einfrieren und Aufwärmen gekochter Speisen gehen die positiven und wärmenden Eigenschaften verloren. Man sollte daher möglichst immer frischen Speisen den Vorzug geben.

Der Verdauungsprozeß

- Die Nahrung wird von den Zähnen zerkleinert.
- Im Magen wird die Nahrung in eine »Suppe« verwandelt.
- Die Suppe wird in das Reine und das Unreine aufgespalten.
- Das Reine bewegt sich aufwärts zu Herz und Lunge.
- Das Unreine wird ausgeschieden.
- Die Nährstoffe werden in Blut und Qi verwandelt.

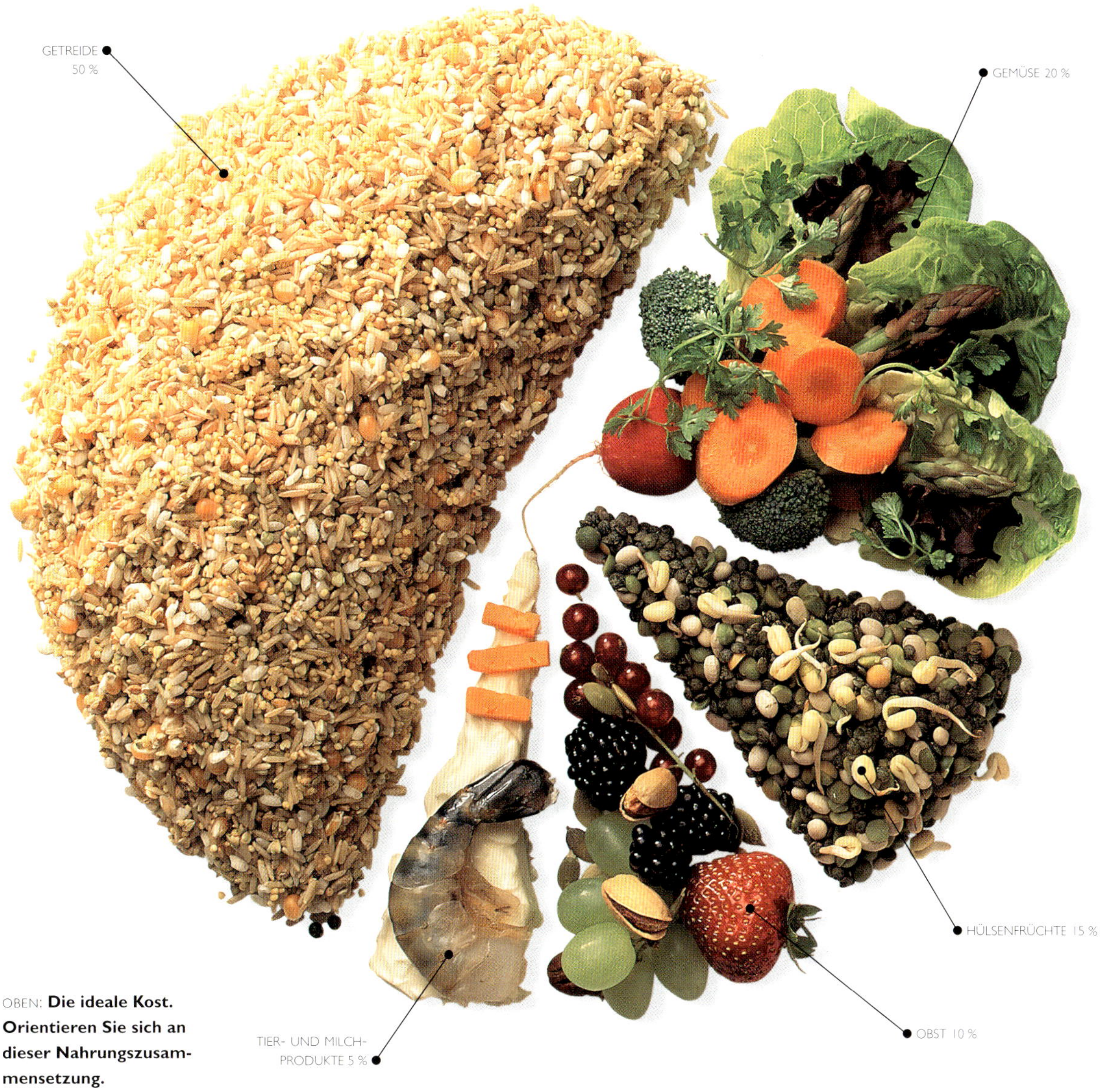

OBEN: **Die ideale Kost. Orientieren Sie sich an dieser Nahrungszusammensetzung.**

Nahrungsmittel, die man meiden oder selten konsumieren sollte

- Milch
- Weizen
- gebratene, gegrillte, angebrannte Speisen
- fermentierte Nahrungsmittel
- Kaffee
- Zucker
- ungesättigte Öle
- tierische Fette
- geräuchertes oder konserviertes Fleisch

Die richtige Zusammensetzung

Eine ausgewogene Kost sollte nach Auffassung der chinesischen Medizin wie folgt zusammengesetzt sein:

GETREIDE	50 %
GEMÜSE	20 %
HÜLSENFRÜCHTE (z. B. Bohnen, Erbsen, Linsen, Sprossen, Sojaprodukte)	15 %
OBST (Nüsse und Samen inbegriffen)	15 %
TIERISCHE PRODUKTE (Milchprodukte inbegriffen)	5 %

CHINESISCHE HEILKRÄUTER

DIE VERMEIDUNG VON GIFTSTOFFEN

Die Umweltverschmutzung nimmt erschreckende Ausmaße an. Wo immer man lebt, man kann ihren Auswirkungen heute kaum noch entkommen. Es gibt so viele Schadstoffquellen, daß man nicht recht weiß, wo man mit der Reduzierung toxischer Substanzen anfangen soll. Da sich Giftstoffe im Körper sammeln, ist aber jede Reduktion, ob zu Hause, am Arbeitsplatz oder in der Umwelt, sinnvoll.

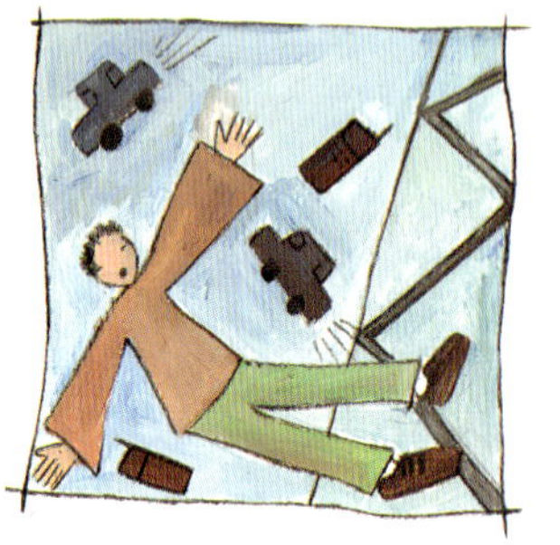

OBEN: **Wir sind täglich mit unzähligen Giftstoffen konfrontiert.**

Schadstoffquellen und wie man sie vermeidet

SCHADSTOFFQUELLEN

GASHERDE
Durch das Verbrennen von Gas entstehen schädliche Dämpfe, die Erkrankungen der Atemwege verursachen können.
✖ *In der Küche gut lüften oder einen Elektroherd anschaffen.*

FARBDÄMPFE
Farben verströmen noch Tage nach dem Gebrauch krebserregende Dämpfe.
✖ *Nach dem Anstreichen den Raum lüften und nicht sofort benützen. Schlafzimmer einige Tage lang nicht benutzen.*

LÖSUNGSMITTEL
Lacke und Klebstoffe verströmen schädliche Gase.
✖ *Tragen Sie eine Maske und Handschuhe.*

HOLZFASERPLATTEN
Unversiegelte Holzfaserplatten setzt Formaldehyde frei. Der feine Staub kann die Lunge reizen.
✖ *Beim Zuschneiden eine Maske tragen.*

REINIGUNGSMITTEL
Chemische Reinigungsmittel, Lufterfrischer und Bleichmittel enthalten krebserregende Substanzen.
✖ *Handschuhe tragen, Kleider auslüften.*

KOSMETIKA
Der in manchen Kosmetika enthaltene Holzgeist kann die Zellen schädigen.
✖ *Verwenden Sie möglichst wenig Kosmetika und kaufen Sie Bio-Produkte.*

AMALGAM-FÜLLUNGEN
Quecksilber und andere Metalle können in den Körper eindringen.
✖ *Lassen Sie die Füllungen auswechseln.*

ZENTRALHEIZUNG
Trockene Luft schadet der Lunge.
✖ *Verwenden Sie Luftbefeuchter.*

DOPPELTE FENSTER
Schadstoffe bleiben im Raum.
✖ *Öffnen Sie die Fenster.*

TEPPICHBÖDEN
Ideal für Staubmilben.
✖ *Holzböden und brücken*

NAHRUNGSMITTEL

PESTIZIDRÜCKSTÄNDE
Beim Anbau der meisten Nahrungsmittel werden Pestizide verwendet, die das Immunsystem angreifen und durch Wasser allein nicht zu entfernen sind.
✖ *Obst und Gemüse gründlich mit Seifenwasser waschen. Kaufen Sie Produkte aus biologischem Anbau.*

KONSERVIERUNGSMITTEL, FARBSTOFFE UND E-NUMMERN
Sind an der Entstehung vieler Krankheiten, wie etwa Hyperaktivität, beteiligt.
✖ *Vermeiden!*

STIMULANTIEN
Alkohol, Kaffee, Tabak etc. schwächen das Immunsystem.
✖ *Den Konsum minimieren oder streichen.*

VERSTECKTER ZUCKER
Schädlich für die Zähne.
✖ *Vermeiden Sie Produkte, die Fructose und Glukose enthalten.*

TRANSFETTSÄUREN
Hoch gesättigte Fettsäuren in Margarine oder Fertiggerichten.
✖ *Vermeiden!*

ANTIBIOTIKA IM FLEISCH
Schwächen das Immunsystem.
✖ *Essen Sie Fleisch aus biologischer Tierhaltung.*

ANGEBRANNTE, RANZIGE, ALTE, KONSERVIERTE SPEISEN
Wenig Nährstoffe; können krebserregend und toxisch sein.
✖ *Vermeiden!*

GENMANIPULIERTE NAHRUNGSMITTEL
Keine Erfahrungswerte.
✖ *Essen Sie Nahrungsmittel aus biologischem Anbau.*

ARBEIT

FOTOKOPIERER/FAX/COMPUTER
Elektrosmog ist krebserregend.
✖ *Stellen Sie Pflanzen auf den Schreibtisch oder in die Nähe des Arbeitsplatzes.*

AIR-CONDITION
Verteilt Viren und Bakterien.
✖ *Vermeiden Sie es, in der Nähe der Entlüftung zu sitzen.*

GETRÄNKEAUTOMATEN
Die Getränke enthalten unbekannte Inhaltstoffe.
✖ *Bereiten Sie Ihre Getränke selbst zu.*

STRESS
Greift das Immunsystem an.
✖ *Lernen Sie Entspannungstechniken.*

KUNSTSTOFFMÖBEL IM BÜRO
Geben giftige Gase ab.
✖ *Machen Sie darauf aufmerksam.*

BILDSCHIRMSTRAHLUNG
Es gibt keine Sicherheitsstandards.
✖ *Verwenden Sie Strahlenschutzschirme.*

UMWELT

TRANSPORTMITTEL
Benzinfahrzeuge stoßen Kohlenmonoxid, Giftstoffe und flüchtige organische Verbindungen aus. Vor allem Kinder sind betroffen.
✖ *Tragen Sie nicht zur Umweltverschmutzung bei. Benutzen Sie das Auto nur, wenn es unbedingt nötig ist. Gehen Sie zu Fuß, nehmen Sie öffentliche Verkehrsmittel. Tragen Sie beim Radfahren eine Maske.*

BENZIN-/DIESELDÄMPFE
Starker, unmittelbarer Schadstoffausstoß.
✖ *Vermeiden Sie das Einatmen von Dämpfen beim Tanken.*

VERSCHMUTZTES WASSER
Leitungswasser kann Giftstoffe, eine Plastikflasche Rückstände von Lösungsmitteln enthalten.
✖ *Trinken Sie gefiltertes Wasser oder Mineralwasser aus Glasflaschen.*

ARZNEIMITTEL
Der unnötige Konsum von Medikamenten, vor allem von Antibiotika, schwächt das Immunsystem.
✖ *Nehmen Sie Antibiotika nur, wenn es nötig ist.*

STARKSTROMLEITUNGEN/KRAFTWERKE
In ihrer Umgebung besteht eine starke Strahlung, die Krankheiten verursachen kann.
✖ *Ziehen Sie um.*

UNTERIRDISCHE GASE WIE RADON
Radon ist krebserregend.
✖ *Ziehen Sie um.*

OZON
Löcher in der Ozonschicht begünstigen Hautkrebs.
✖ *Tragen Sie Sonnenschutzmittel und einen Hut.*

FLUOR-CHLORKOHLENWASSERSTOFFE
Sie sind verantwortlich für den Ozonabbau und an schädlichen chemischen Prozessen beteiligt.
✖ *Vergewissern Sie sich, daß Kühlschrank und Spraydosen FCKW-frei sind.*

HAUSTIERE
Sie sind Wirtstiere für zahlreiche Schädlinge und Krankheitskeime.
✖ *Wer empfindlich reagiert, sollte keine Haustiere halten.*

PARASITEN, MIKROORGANISMEN
Sie verursachen Allergien, Krankheiten des Immunsystems und Verdauungsstörungen.
✖ *Stärken Sie Ihr Immunsystem.*

Nahrungsergänzung

Einige Nahrungsmittel, Vitamine und Mineralien enthalten Antioxidantien, die den Körper vor Krebs schützen. Der regelmäßige, langfristige Konsum dieser Nährstoffe vermindert das Risiko, an Krebs zu erkranken.

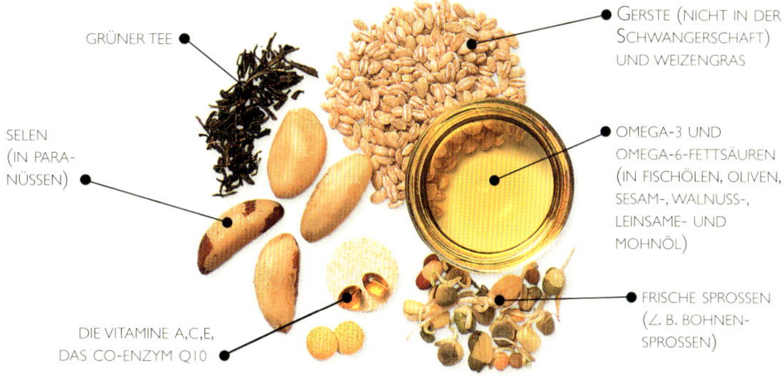
GRÜNER TEE
GERSTE (NICHT IN DER SCHWANGERSCHAFT) UND WEIZENGRAS
SELEN (IN PARANÜSSEN)
OMEGA-3 UND OMEGA-6-FETTSÄUREN (IN FISCHÖLEN, OLIVEN, SESAM-, WALNUSS-, LEINSAME- UND MOHNÖL)
FRISCHE SPROSSEN (Z. B. BOHNENSPROSSEN)
DIE VITAMINE A,C,E, DAS CO-ENZYM Q10

CHINESISCHE HEILKRÄUTER

WIE BEHANDELT EIN CHINESISCHER ARZT?

Der Besuch bei einem Praktiker der traditionellen chinesischen Medizin unterscheidet sich in jeder Hinsicht von einer herkömmlichen Untersuchung. Die ganzheitliche Heilkunde versucht auf zwei Ebenen zu wirken. Der Arzt setzt sich einerseits mit dem konkreten Problem des Patienten auseinander, versucht aber gleichzeitig herauszufinden, welche Beschwerden in Zukunft auftreten könnten und wie diese zu vermeiden sind.

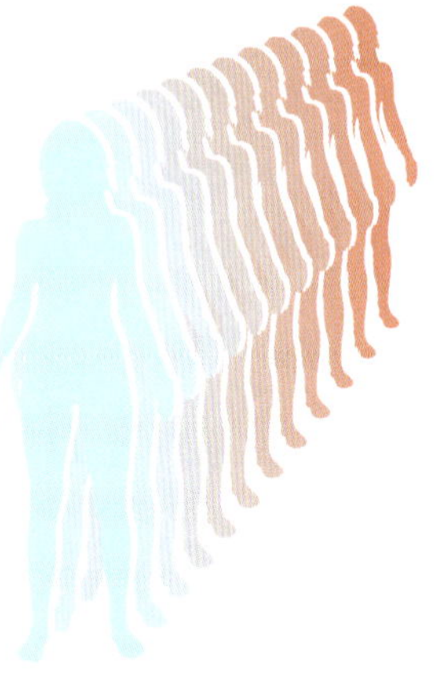

OBEN: **Chinesische Ärzte betrachten alle Aspekte Ihrer Gesundheit.**

Der Arzt

UNTEN: **Durch die Informationen, die Sie dem Arzt geben, und Ihr Verhalten dabei erhält der Arzt einen Einblick in Ihre Verfassung, noch bevor die eigentliche Untersuchung stattfindet.**

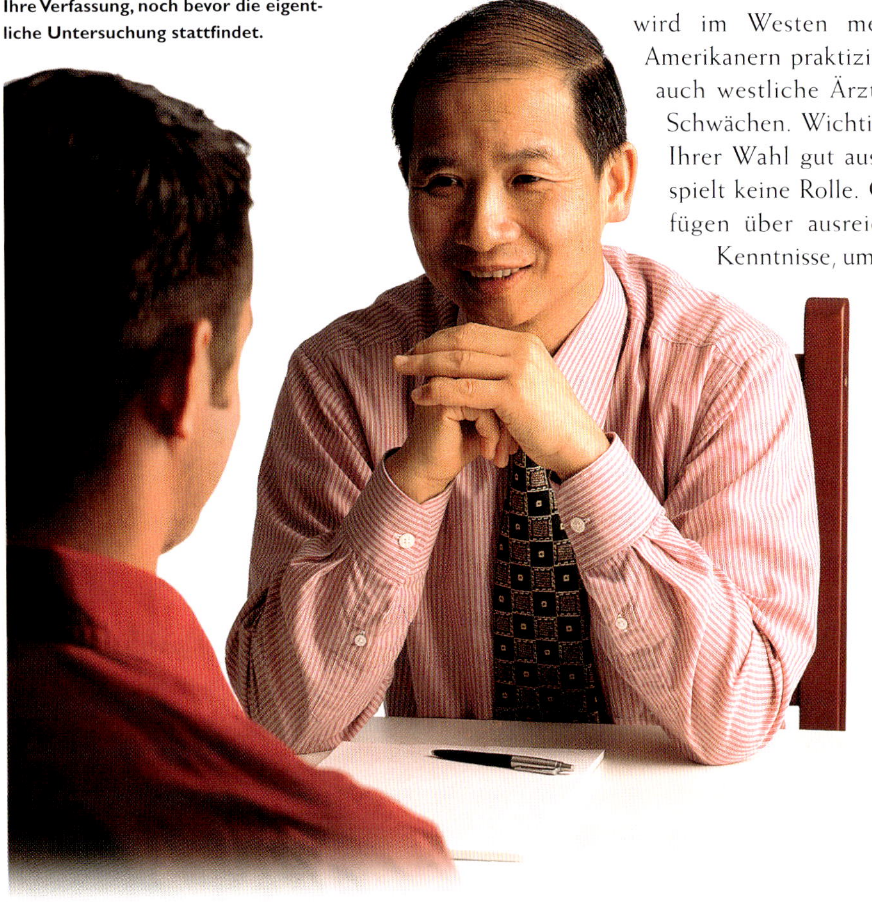

Patienten, die im Westen einen chinesischen Arzt aufsuchen, stellen oft verwundert fest, daß der Arzt kein Chinese ist. Chinesische Medizin wird im Westen meist von Europäern oder Amerikanern praktiziert. Sowohl chinesische als auch westliche Ärzte haben ihre Stärken und Schwächen. Wichtig ist, daß Sie mit dem Arzt Ihrer Wahl gut auskommen, die Nationalität spielt keine Rolle. Gut ausgebildete Ärzte verfügen über ausreichende schulmedizinische Kenntnisse, um Ihr Problem auch aus dieser Warte betrachten zu können. Die therapeutischen Ansätze variieren. Manche verschreiben nur Heilkräuter, andere auch Akupunktur, Schröpfen oder Qi Gong.

Eine Krankheit nach ihrem Ausbruch zu behandeln, ist, als ob man einen Brunnen graben würde, wenn man durstig ist.

UNTEN: **Das Pulsfühlen ist äußerst aufschlußreich für den Arzt.**

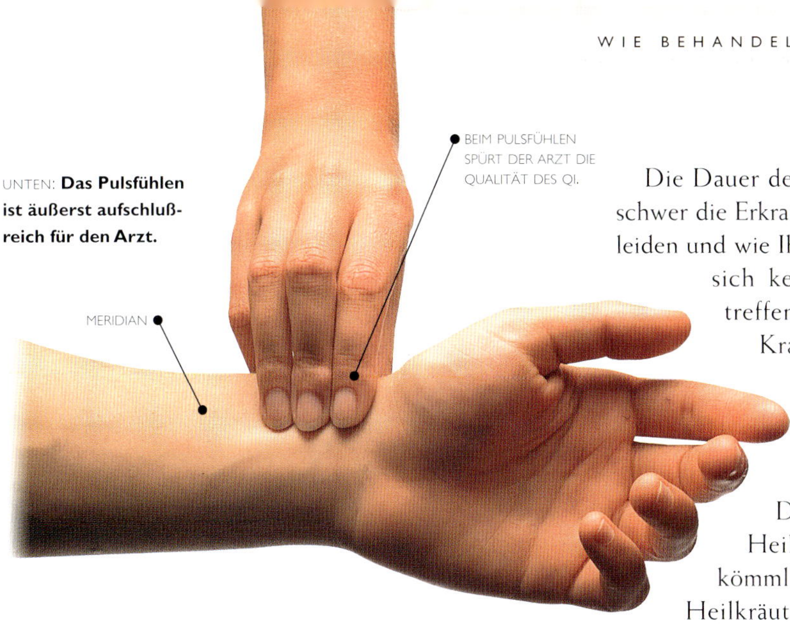

WIE VERLÄUFT DER ARZTBESUCH?

Der Besuch bei einem chinesischen Arzt verläuft im großen und ganzen nach einem bestimmten Muster. Kleinere Abweichungen sind jedoch möglich.

Erst sammelt der Arzt Informationen über die Hintergründe des Problems, indem er dem Patienten Fragen stellt. Gleichzeitig hat er dabei Gelegenheit, den Patienten zu beobachten. Er achtet auf seine Stimme und schätzt seinen Gemütszustand ein.

Anschließend wird die Zunge untersucht und der Puls gefühlt. Es kommt auch vor, daß der Arzt den Bauch oder andere Körperzonen abtastet. Eine Blutdruckmessung ist zwar nicht Teil der traditionellen Diagnose, wird aber heute oft durchgeführt, wenn es dem Arzt angemessen erscheint.

BEHANDLUNG

Durch die Kombination aller Informationen entsteht ein Gesamtbild Ihres Gesundheitszustandes, in dem etwaige Krankheiten als Disharmoniemuster erscheinen. Die Diagnose zeigt an, welche Behandlungsmethode die geeignete ist.

UNTEN: **Sie bekommen eine Abkochung, eine Tinktur oder Pillen verschrieben.**

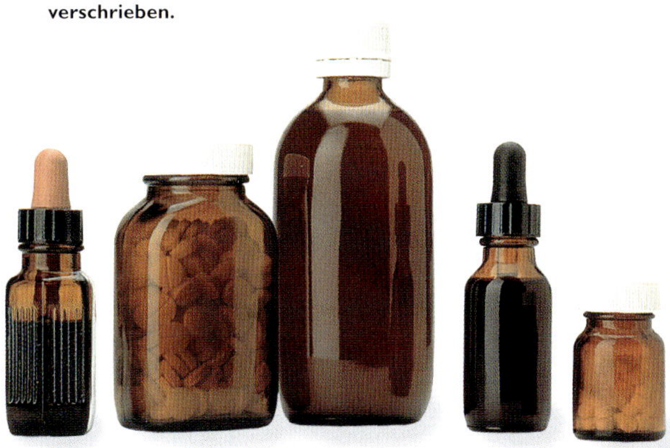

Die Dauer der Behandlung hängt davon ab, wie schwer die Erkrankung ist, wie lange Sie schon daran leiden und wie Ihr Allgemeinzustand ist. Zwar lassen sich keine verallgemeinernden Aussagen treffen, doch erfordert die Heilung von Krankheiten, an denen ein Patient schon seit Jahren leidet, meist auch längere Zeit.

NATÜRLICHE HEILMITTEL

Denken Sie daran, daß natürliche Heilmittel anders wirken als die herkömmlichen Medikamente und Therapien. Heilkräuter, Akupunktur und Ernährungstherapie stimulieren die körpereigenen Mechanismen und stellen das Gleichgewicht im Körper wieder her, indem sie harmonisierend wirken. Medikamente und chirurgische Eingriffe unterdrücken oder verhindern Symptome oder Reaktionen des Körpers. Zweifelsohne zeigt die moderne Medizin oft schneller eine sichtbare Wirkung als die traditionelle Medizin, doch muß man längerfristig meist Nebenwirkungen in Kauf nehmen.

RESÜMEE: Bei der Wahl des Arztes ist die Sympathie, nicht die Nationalität wichtig. Manche Kräuter wirken sehr rasch, meist ist die Behandlung aber langwierig.

UNTEN: **Die Analyse der Zunge ist so aufschlußreich wie ein Röntgenbild.**

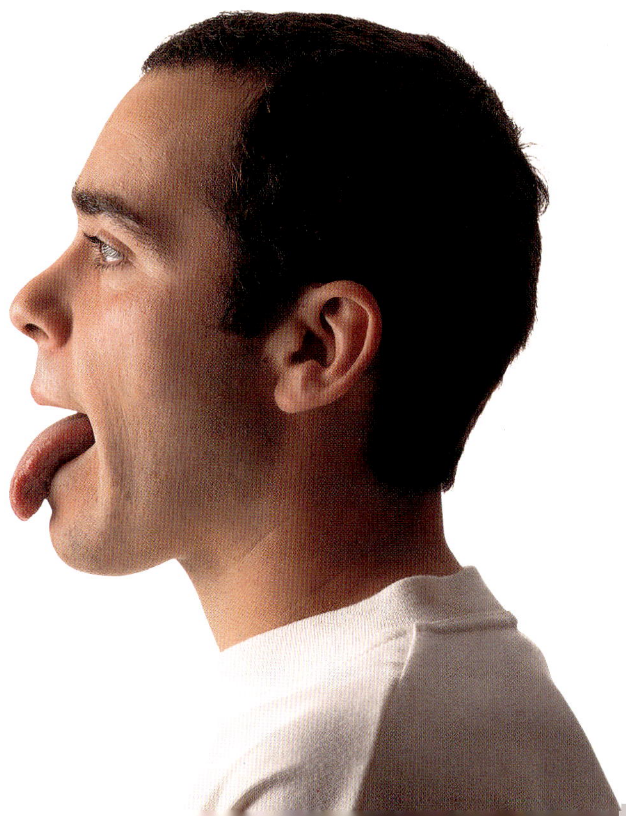

CHINESISCHE HEILKRÄUTER

WANN SOLLTE MAN EINEN ARZT KONSULTIEREN?

Die Erhaltung der Gesundheit ist eine tägliche Aufgabe, die richtige Ernährung, regelmäßige Gymnastik, Streß-Management und die Diagnose und Behandlung von Beschwerden umfaßt. Wichtig ist, daß man weiß, wann man einen Arzt konsultieren muß. Fast jeder kommt einmal in eine Situation, in der nur noch ein erfahrener Arzt helfen kann, wieder gesund zu werden.

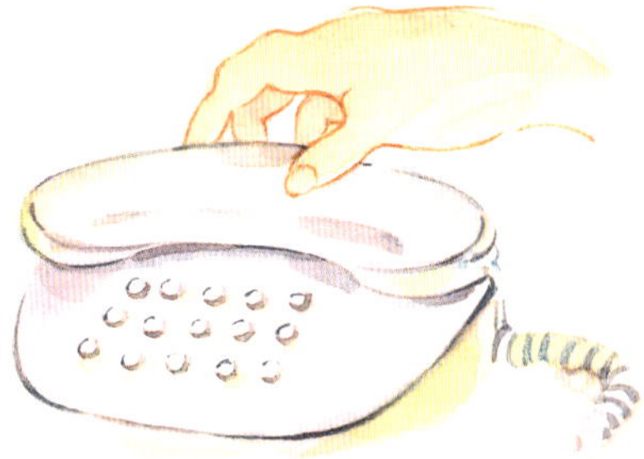

OBEN: **Konsultieren Sie einen Arzt, wenn die Symptome nicht besser werden.**

UNTEN: **Besprechen Sie mit Ihrem praktischen Arzt alternative Behandlungsformen.**

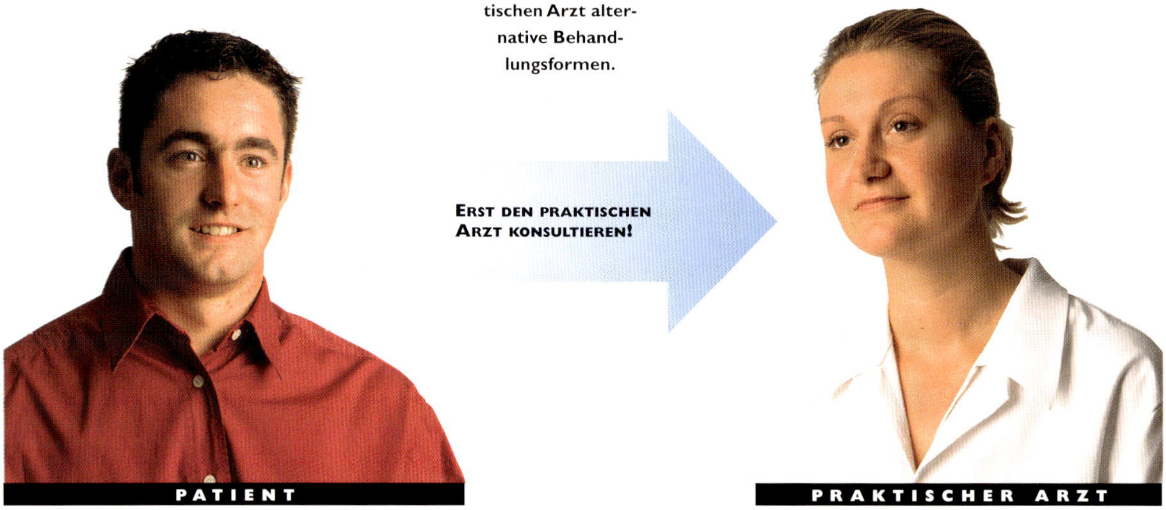

Professionelle Hilfe

Bei schweren, lebensbedrohlichen Krankheiten oder in der Schwangerschaft versteht es sich von selbst, daß man professionelle Hilfe sucht. Doch auch bei chronischen Beschwerden empfiehlt sich der Gang zum Arzt, wenn Ihre Bemühungen und die Selbstmedikation erfolglos blieben.

Wenn man einen Schulmediziner konsultiert, heißt das nicht unbedingt, daß alternative Behandlungsformen ausgeschlossen sind, da viele Ärzte diese zusätzlich zu konventionellen Medikamenten empfehlen. Wenn Sie mehrere Spezialisten konsultieren, ist es wichtig, daß einer der Ärzte, beispielsweise Ihr Hausarzt, alle Behandlungen aufeinander abstimmt. In seltenen Fällen können Heilkräuter und herkömmliche Arzneien sich in ihrer Wirkung beeinträchtigen, weshalb Sie Ihre Ärzte über alle Heilmittel und Arzneien, die Sie nehmen, informieren sollten.

WIE FINDET MAN EINEN CHINESISCHEN KRÄUTERHEILKUNDIGEN?

Ob es in Ihrer unmittelbaren Umgebung gut ausgebildetete chinesische Ärzte gibt, hängt davon ab, wo Sie leben. In den meisten Ländern gibt es mittlerweile Berufsverbände für chinesische Kräuterheilkunde. Diese Organisationen haben festgelegte Kriterien, die die Mitglieder erfüllen müssen, wie etwa eine Versicherungspflicht und die Einhaltung berufsethischer Grundsätze. Weiters bieten Sie Beschwerdemöglichkeiten, von denen Sie Gebrauch machen können, wenn Sie mit der Behandlung unzufrieden sind.

Vielleicht konsultieren Sie lieber einen Arzt, der Ihnen von Freunden oder Verwandten empfohlen wurde. Dies schafft zwar eine Vertrauensbasis, doch sollten Sie sich dennoch vergewissern, ob der Arzt bei einem Berufsverband eingetragen ist. Bei Ärzten, die behaupten, daß dies nicht nötig sei, ist Vorsicht angebracht.

WICHTIGE FRAGEN

Sobald Sie sich für einen Arzt entschieden haben, sollten Sie einen Termin vereinbaren. Fragen Sie den Arzt, ob er Erfahrung mit Ihrem konkreten Problem hat und welche Behandlung es dafür gibt. Nach der Dauer der Behandlung zu fragen, ist nicht sehr sinnvoll, da dies vor Aufnahme der Krankengeschichte schwer abschätzbar ist. Vergessen Sie nicht, sich nach den Kosten zu erkundigen.

DIE ANREISE

Versuchen Sie einen Arzt in Ihrer Nähe zu finden. Manche Menschen reisen meilenweit, ja in andere Länder, um einen berühmten Arzt, von dem sie gehört haben, aufzusuchen. Das lohnt sich nicht immer. Durch den zusätzlichen Streß, die Reisekosten und die langen Abstände zwischen den Arztterminen überwiegen meist die Nachteile. Der Aufwand lohnt sich nur, wenn Sie an einer sehr seltenen und entsprechend schwierig zu behandelnden Krankheit leiden.

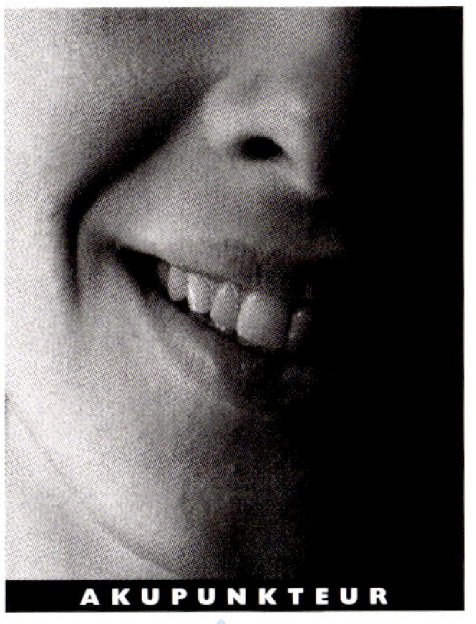

OBEN: **Die Akupunktur bietet für manche Probleme eine alternative Therapie.**

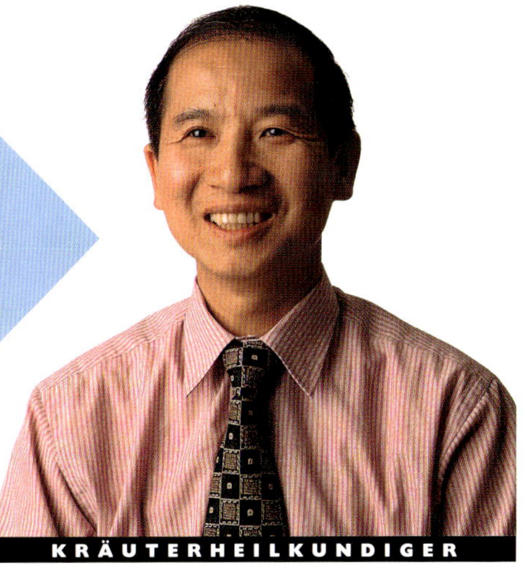

OBEN: **Die chinesische Kräuterheilkunde eignet sich für jung und alt.**

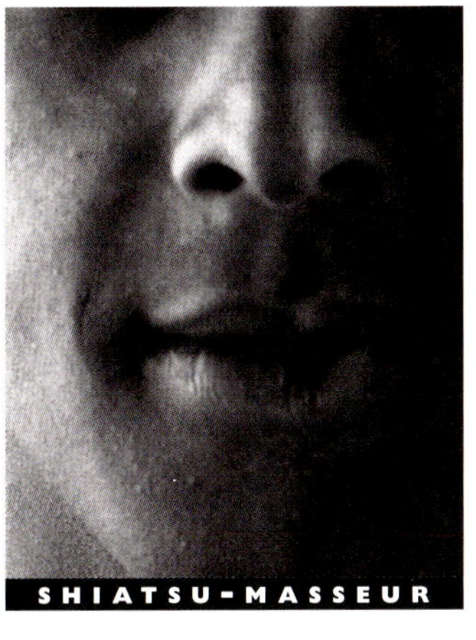

RECHTS: **Shiatsu, eine Massagetechnik, stellt den Qi-Fluß wieder her.**

RESÜMEE:
Informieren Sie Ihren praktischen Arzt über sämtliche Behandlungen und Medikamente.

Entscheiden Sie sich für einen Arzt, der Erfahrung mit Ihrem Problem hat. Informieren Sie sich über alle Details der Behandlung.

CHINESISCHE HEILKRÄUTER

GLOSSAR

Abkochung: Form der Zubereitung von Kräutern, bei denen man die Kräuter eine Stunde oder länger in siedendem Wasser köcheln läßt.

Abtasten: Praxis, mit Fingern und Händen Körperteile abzutasten, um Disharmonien aufzuspüren.

Allopathie: Im Westen übliches Heilverfahren der Schulmedizin, bei dem Krankheiten mit entgegengesetzt wirkenden Mitteln behandet werden.

Aufguß: Methode der Zubereitung von Heilkräutern, bei der kochendes Wasser über die getrockneten Kräuter gegossen und die Mischung sofort abgeseiht wird.

Blut: Der Begriff umfaßt sämtliche befeuchtenden, nährenden und kühlenden Prozesse im Körper. Besonders wichtig für die Gesundheit von Frauen.

Die Acht Grundmuster : Die vier Gegensatzpaare Yin – Yang, Fülle – Leere, Innen – Außen und Hitze – Kälte, mit deren Hilfe Krankheitsbilder beschrieben werden.

Entgiftung: Ausschwemmung von Giftstoffen aus dem Körper durch eine bestimmte Diät.

Feuchte Hitze: Kombination von Feuchtigkeit und Hitze, die die Merkmale beider Muster aufweist.

Feuchte Kälte: Kombination von Feuchtigkeit und Kälte, die die Merkmale beider Muster aufweist.

Feuchtigkeit: Anomalie der Körperflüssigkeiten, die sich eindicken und Disharmonien und Krankheiten verursachen.

Fülle/Übermaß: Ein Übermaß einer bestimmten Substanz im Körper, das zu einer Disharmonie führt.

Innen: Ungleichgewicht, das innere Ursachen hat.

Jin Ye: Körperflüssigkeiten; dazu gehören auch Blut und Schleim.

Jing oder Ahnen-Qi: Das Qi, mit dem wir geboren werden und das unsere Konstitution bestimmt.

Kälte: Yin-Einfluß, der eine Antriebsschwäche bewirkt.

Konfuzius (551–479 v. Chr.): Chinesischer Gelehrter, berühmt für seine *Analekten*, die posthum veröffentliche Sammlung seiner Aussprüche und Lehren, sowie für die Kodifizierung des *Yi Jing (I Ging)*.

Leere (Xu): Mangel einer bestimmten Substanz im Körper, der zu einer Disharmonie führt.

Leere – Hitze: Hitze infolge eines Yin-Mangels.

Leere – Kälte: Kälte infolge eines Yang-Mangels.

Li Shi Zhen: Chinesischer Arzt, der die *Pulsstudien des Seeuferherrn* verfaßte.

Mangel: Schwäche (eines Organs, des Blutes oder des Qi), die eine Disharmonie verursacht.

Mao Zedong (1893–1976): Chinesischer Staatsmann (1935–1976), Vorsitzender des Zentralkomitees der Volksrepublik China. Er verfaßte das berühmte Rote Buch, in dem er seine politische Philosophie darlegte. Während der Kulturrevolution ging viel traditionelles medizinisches Wissen verloren.

Meridiane: Die Leitbahnen im Körper, durch die das Qi fließt; die Akupunktur macht sich diese zunutze.

Patentrezepturen: Pflanzenheilmittel, die als Fertigarzneien in der Kräuterapotheke verkauft werden.

Qi: Lebensenergie; die Energie, die in allen Lebewesen vorhanden ist. Blockiertes oder stagnierendes Qi kann Schmerzen oder Krankheiten verursachen.

Qi Gong: Sanfter Kampfsport, der auf Atmung, Meditation und Bewegung aufbaut und den Qi-Fluß reguliert.

San Jiao: Dreifacher Erwärmer, eines der zwölf Organe.

Schleim: Durch die Wirkung stagnierender Feuchtigkeit oder durch die Wirkung von Hitze und Kälte auf normalen Schleim kann pathologischer Schleim entstehen.

Sechs Übel: Äußere Krankheitsursachen. Die Sechs Übel sind: Wind, Kälte, Feuer, Sommerhitze, Trockenheit und Feuchtigkeit.

Shen: Der Geist oder die Seele mit Sitz im Herzen.

Shen Nong (der Göttliche Landmann): Mythische Gestalt, die der Legende nach die Menschheit lehrte, wie man Nahrungsmittel und Kräuter anbaut; er soll auch die Kunst der Kräuterheilkunde in China eingeführt haben.

Shi: *Siehe* Fülle/Übermaß.

Shiatsu: Massagetechnik, bei der das Qi stimuliert wird.

Stagnation: Zustand, der durch eine Qi-Blockade entsteht. Am häufigsten zu beobachten bei stagnierender Nahrung, bei der durch zuviel oder qualitativ minderwertige Nahrung Verdauungsstörungen entstehen; stagnierendes Qi ist die Ursache von Schmerzen.

Tai Chi: Sanfter Kampfsport.

Taoismus: Chinesische Philosophie, bei der Demut und Frömmigkeit zentrale Begriffe sind.

Tinktur: Form der Zubereitung von Heilkräutern, bei der man die Kräuter in Alkohol ziehen läßt.

Trockenheit: Yin-Mangel, der ein Fehlen oder einen Mangelzustand der Körperflüssigkeiten bewirkt.

Wind: Der Begriff »Wind« umfaßt Bewegung und die Vorstellung einer Krankheit, die durch die Luft übertragen wird. Gilt im allgemeinen als böser Einfluß, als eines der Sechs Übel: Kann im Körper verbleiben und Allergien oder Disharmonien verursachen.

Xin Bao: Perikard, Herzbeutel, eines der zwölf Organe.

Xu: *Siehe* Mangel.

Yin – Yang: Die Vorstellung, das alles auf polaren Kräften beruht; Gesundheit ist nur möglich, wenn diese Gegensätze in Balance sind. Yin (dunkel, kühl, ruhig, abwärts, passiv, feucht) und Yang (hell, warm, aktiv, aufwärts, trocken) sind relative Begriffe: Alles enthält sowohl Yin- als auch Yang-Aspekte.

Zang-Fu-System: Zehn der zwölf Organe (ausgenommen sind der Dreifache Erwärmer und das Perikard), die entweder Yin oder Yang zugeordnet und jeweils einem der Fünf Elemente zugewiesen werden.

Zwölf Organe/zwölf Minister: Ausdruck für die wichtigsten Organe und die mit ihnen verbundenen Funktionen nach Auffassung der chinesischen Medizin: Herz, Milz, Leber, Lunge, Nieren, Dickdarm, Dünndarm, Dreifacher Erwärmer, Blase, Gallenblase, Perikard und Magen.

CHINESISCHE HEILKRÄUTER

BEZUGSQUELLEN

Es gibt mehrere Möglichkeiten, um die Heilkräuter, die Sie zur Selbstbehandlung benötigen, zu erwerben.

VON EINEM KRÄUTERARZT

Wie auf *Seite* 178–181 erläutert, empfehle ich, einen beim Berufsverband eingetragenen Kräuterheilkundigen konsultieren. Dies ist die beste Vorsorge, die Sie für Ihre Gesundheit und Ihr Wohlergehen treffen können. Ihr Arzt kann Ihnen die Kräuter verschreiben, die Sie benötigen, und Ihnen Tips zur Selbstbehandlung geben. Als eingetragener Arzt hat er Zugang zu Kräutern bester Qualität. Konsultieren Sie nur Ärzte, die beim Berufsverband Ihres Landes eingetragen sind. In Deutschland sind dies:

ARBEITSGEMEINSCHAFT FÜR KLASSISCHE AKUPUNKTUR UND TRADITIONELLE CHINESISCHE MEDIZIN E.V.
Wisbacher Straße 1
D-83435 Bad Reichenhall
Tel: 0049/8651/690 919
Fax: 0049/8651/710 694
e-mail: agtcm@t-online.de
Internet: www.agtcm.de

SOCIETAS MEDICINAE SINENSIS (SMS)
INTERNATIONALE GESELLSCHAFT FÜR CHINESISCHE MEDIZIN
Franz Joseph Straße 38
D-80801 München
Tel: 0049/89/335 674
Fax: 0049/89/337 352
Internet: www.tcm.edu

BIOLÄDEN

Es gibt eine Reihe von Läden, die gesunde Nahrungsmittel und Pflanzenprodukte anbieten. Kleine, spezialisierte Läden bieten oft einen persönlichen Service, und die Verkäufer sind meist gut informiert. Diese Läden sind eine gute Bezugsquelle für einfache Kräuterpräparate, vor allem für westliche Kräuter. Meist sind die Kräuter als Tinkturen oder in Form von Pillen erhältlich. Lassen Sie sich beraten, bevor Sie Produkte einkaufen, die eine Kombination von Kräutern oder Vitaminen enthalten.

AUS DER APOTHEKE

Die meisten Apotheken und Drogerien bieten eine Reihe von Kräutern oder Bioprodukten an. Das Personal ist jedoch meist nicht einschlägig ausgebildet und kann Sie nicht beraten.

INTERNET

Ich rate vom Kauf pflanzlicher Produkte über das Internet ab, da man keine Garantien über die Qualität der Heilkräuter und die Seriosität der Anbieter hat.

CHINESISCHE SUPERMÄRKTE

Die meisten chinesischen Supermärkte oder Asienläden haben einige Säcke getrockneter Kräuter und beliebte Patentrezepturen in Pillenform auf Lager. Oft bieten sie auch Suppenmischungen aus getrockneten Kräutern an, die als Tonikum und Würzmittel verwendet werden. Die Qualität der Kräuter variiert jedoch, meist sind sie auch sehr teuer. Die Fertigarzneien sind oft Kombinationen von westlichen, allopathischen Medikamenten mit Kräutern, was hierzulande verboten ist.

CHINESISCHE APOTHEKEN

In den letzten Jahren schossen die chinesischen Kräuterläden wie Pilze aus dem Boden, in den meisten großen Städten sind sie mittlerweile zu finden. Bedenken Sie, daß es einem Laien nicht möglich ist, zwischen gut ausgebildeten chinesischen Medizinern und Amateuren zu unterscheiden. Zeugnisse an der Wand bieten hier keine Garantie. Erkundigen Sie sich beim Berufsverband Ihres Landes (siehe oben).

VERTRIEBSNETZE

Es gibt vor allem in den USA immer mehr Firmen, die ihre Kräuterpräparate über Vertriebsnetze verkaufen (Schneeballsystem). Die Produkte sind zwar meist qualitativ hochwertig, doch handelt es sich häufig um Fertigpräparate, die nicht auf die persönlichen Bedürfnisse abgestimmt werden können.

CHINESISCHE HEILKRÄUTER

LITERATURHINWEISE

Einige Literaturempfehlungen für jene, die mehr über chinesische Medizin erfahren oder ihr Wissen vertiefen wollen:

GESUNDHEIT DURCH CHINESISCHE MEDIZIN. SELBSTHEILUNG MIT KRÄUTERN, AKUPRESSUR, QI GONG UND RICHTIGER ERNÄHRUNG.
Stephen Gascoigne
Droemer Knaur, München 1997

DAS GROSSE BUCH DER CHINESISCHEN MEDIZIN. DIE MEDIZIN VON YIN UND YANG IN THEORIE UND PRAXIS. DAS GRUNDLAGENWERK DER HEILKUNST DER CHINESEN.
Ted J. Kaptchuk
Wilhelm Heyne Verlag, München 1998

DAS GROSSE BUCH DER CHINESISCHEN MEDIZIN. DIE MEDIZIN VON YIN UND YANG IN THEORIE UND PRAXIS.
O. W. Barth
München 1990

KRÄUTER-HAUSAPOTHEKE. NATÜRLICH UND GESUND
Penelope Ody
Bertelsmann Verlag, Rheda-Wiedenbrück 1995

HANDBUCH DER CHINESISCHEN HEILKRÄUTER
Daniel Reid
Droemer Knaur, München 1998

ALTERNATIVE HEILKUNDE. CHINESISCHE KRÄUTERHEILKUNDE
Eve Rogans
Könemann, Köln 1999

DAS GROSSE BUCH DES FENG SHUI. DIE CHINESISCHE KUNST DER CHI-OPTIMIERUNG FÜR ERFOLG, GESUNDHEIT UND HARMONISCHES LEBEN.
Lilian Too
Droemer Knaur, München 1997

CHINESISCHE MEDIZIN
Paul U. Unschuld
C. H. Beck'sche Verlagsbuchhandlung, München 1997

MEDIZIN IN CHINA. EINE IDEENGESCHICHTE
Paul U. Unschuld
C. H. Beck'sche Verlagsbuchhandlung, München 1980

CHINESISCHE MEDIZIN. DAS PRAKTISCHE HANDBUCH
Tom Williams
Mosaik, München 1996

GESUND DURCH CHINESISCHE HEILKUNST. LEBEN IM GLEICHGEWICHT. DAS GANZHEITLICHE GESUNDHEITSPROGRAMM.
Erich Wühr
Gräfe und Unzer Verlag, München 1996

CHINESISCHE HEILKRÄUTER

REGISTER

CHINESISCHE HEILKRÄUTER

HEILKRÄUTER VON A – Z

CHINESISCHE HEILKRÄUTER

DANKSAGUNG

Der Verlag dankt folgenden Personen und Institutionen
für die Genehmigung zum Abdruck der Fotografien:

The Hutchison Library: S. 42 (l) (John Wright), S. 172 (ol) (Melanie Friend)
The Image Bank, London: S. 14 (ol), S. 50
Rex Features, London: S. 84 (r)
The Stock Market Photo Agency: S. 14 (or), S. 26 (ul), S. 29 (u), S. 44 (u),
S. 45 (o), S. 48, S. 49, S. 74 (ol), S. 81, S. 82 (r), S. 86 (o), S. 93,
S. 114 (l), S. 142 (l), S. 169 (ul), S. 170 (ol)
The Science Photo Library: S. 16 (ol), S. 64 (ul.), S. 144 (ol)
Wellcome Institute Library: S. 52 (o), S. 162 (ol)

Die Herausgeber danken für die Unterstützung bei der Fotografie:

Helen Furbear
Mayway (UK) Company Ltd.
Western Herbs

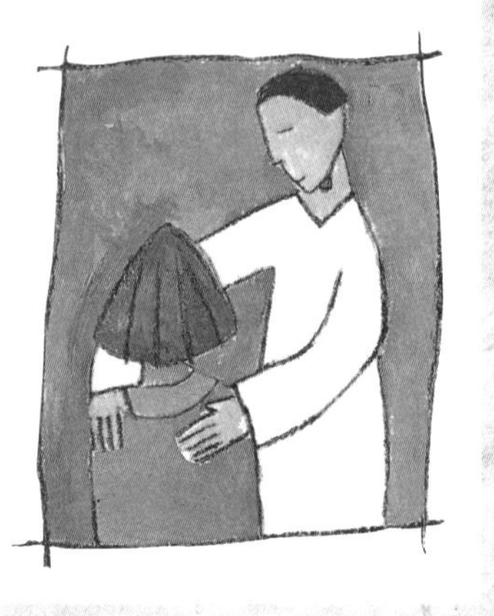